W0260252

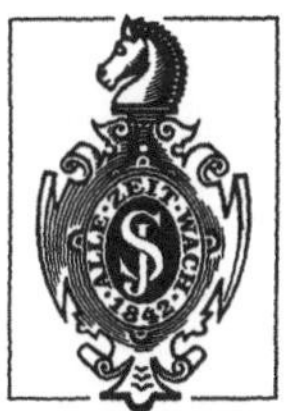
ALLE ZEIT WACH
1842

Hans-Martin Sass (Hrsg.)

Ethik und öffentliches Gesundheitswesen

Ordnungsethische und ordnungspolitische Einflußfaktoren im öffentlichen Gesundheitswesen

Mit Beiträgen von H. Baier, H.T. Ballantine, B.A. Brody, A. Buchanan, D. Cassel, H.T. Engelhardt, Ch. v. Ferber, M. Feshbach, K.-D. Henke, J.F. Lacronique, A. Maynard, D. Nord, P. Oberender, H. Piechowiak, M. Rie, H.-M. Sass, B. Schoene-Seifert, S.F. Spicker

Mit 13 Abbildungen und 4 Tabellen

Springer-Verlag Berlin Heidelberg New York
London Paris Tokyo

Prof. Dr. phil. Hans-Martin Sass
Professor für Philosophie, Ruhr-Universität, Bochum

Senior Research Fellow Joseph und Rose Kennedy
Institute of Ethics Georgetown University
Washington, D.C. 20057, USA

ISBN-13: 978-3-540-19084-4 e-ISBN-13: 978-3-642-73541-7
DOI: 10.1007/ 978-3-642-73541-7

CIP-Kurztitelaufnahme der Deutschen Bibliothek:
Ethik und öffentliches Gesundheitswesen: ordnungseth. u. ordnungspolit. Einflussfaktoren im öffentl. Gesundheitswesen/Hans-Martin Sass (Hrsg.). Mit Beitr. von: H. Baier ... – Berlin; Heidelberg; New York; London; Paris; Tokyo: Springer, 1988

NE: Sass, Hans-Martin [Hrsg.]; Baier, Horst [Mitverf.]

Gesamtherstellung: Brühlsche Universitätsdruckerei, Gießen
2119/3020-543210

Autorenverzeichnis

Baier, Horst, Prof. Dr. Dr. med.
Universität Konstanz, Sozialwissenschaftliche Fakultät,
Fachgruppe Soziologie, Postfach 5560, 7750 Konstanz 1

Ballantine, H., Thomas, M.D.
Massachusetts General Hospital ACC 312
15 Parkman, Boston/Mass. 02114

Brody, Baruch A., Prof. Ph. D.
Director of Center of Ethics, Medicine and Public Issues,
Baylor College of Medicine, One Baylor Plaza,
Houston/Texas 77030

Buchanan, Allen E., Ph. D.
Department of Philosophy, University of Arizona
Tuscon/AZ 85721

Cassel, Dieter, Prof. Dr.
Universität Duisburg, Fachbereich Wirtschaftswissenschaft,
Lehrstuhl für Wirtschaftspolitik
Lotharstr. 65, 4100 Duisburg

Engelhardt, H. Tristram, Jr., Prof. Ph., M.D.
Center of Ethics, Medicine and Public Issues,
Baylor College of Medicine, One Baylor Plaza,
Houston/TX 77030

Ferber, Christian von, Prof. Dr.
Institut für Sozialmedizin, Universität Düsseldorf
Universitätsstr., 4000 Düsseldorf

Feshbach, Murray, Ph. D.
Senior Research Fellow, Kennedy Institute of Ethics,
Georgetown University, Washington/DC 20057

Henke, Klaus-Dirk, Prof. Dr.
Universität Hannover, Fachbereich Wirtschaftswissenschaft,
Lehrstuhl für Finanzwissenschaft; Mitglied des Sachverständigenrats
für die Konzertierte Aktion im Gesundheitswesen
Wunstorfer Str. 114, 3000 Hannover

Lacronique, J. François, Prof. Dr. phil.
Head of Department of Public Health, Université Paris XII, Val de Marne, Avenue du Général de Gaulle, F-94010 Créteil

Maynard, Alan, Prof. Dr.
Director, Center for Health Economics, University of York Heslington/York, GB-Y01-5DD

Nord, Dietrich, Priv.-Doz. Dr.
Boehringer Mannheim GmbH, Referat Gesundheitspolitik Sandhofer Str. 116, 6800 Mannheim

Oberender, Peter, Prof. Dr.
Lehrstuhl für Volkswirtschaftslehre/Wirtschaftstheorie, Universität Bayreuth, Postfach 3008, 8580 Bayreuth

Piechowiak, Helmut, Dr. med.
Arzt für innere Medizin, Lehrbeauftragter für Allgemeinmedizin an der Universität München; Landesversicherungsanstalt Niederbayern-Oberpfalz, Gabelsberger Str. 7, 8400 Regensburg

Rie, Michael A., M.D.
Department of Anesthesia, Massachusetts General Hospital, Harvard Medical School, Boston/Mass. 02115

Sass, Hans-Martin, Prof. Dr. phil.
Institut für Philosophie der Ruhr-Universität Bochum Postfach 102148, 4630 Bochum

Schoene-Seifert, Bettina, Dr. med., M.A.
Institut für Geschichte der Medizin der Universität Göttingen Nikolausberger Weg 7b, 3400 Göttingen

Spicker, Stuart F., Prof. Dr. phil.
School of Medicine, University of Connecticut Farmington/CT 06032

Inhaltsverzeichnis

Einführung

Hans-Martin Sass

Das öffentliche Gesundheitswesen ist krank; darin stimmen seine Diagnostiker überein. Die meisten Diagnostiker stimmen auch in bezug auf die Prognose überein. Die Diagnose ist „Kostenexplosion". Als Therapie werden „Kostendämpfungsmaßnahmen" der verschiedensten Art vorgeschlagen. Die Krankheit wird als „ökonomische Triage" bezeichnet. Das sieht nach Symptombehandlung aus, so wie wenn man eine Blinddarmentzündung durch „Fiebersenkung" kurieren wollte.

Der Gutachter und Diagnostiker am Krankenlager des öffentlichen Gesundheitswesens gibt es derzeit in der Bundesrepublik Deutschland viele, vielleicht zu viele, und nicht alle sind entweder genügend kompetent oder genügend selbstlos bzw. ausschließlich an der Gesundheit der Bürger und des Gesundheitssystems interessiert: die Konzertierte Aktion im Gesundheitswesen; die Enquetekommission des Deutschen Bundestages, die Bonner Regierungskoalition, die verschiedenen Gruppierungen des Systems der etablierten Vertreter der Interessen am Status quo des Gesundheitswesens, schließlich die Anbieter auf dem Gesundheitsmarkt, Ärzte, Pfleger, Apotheker, Krankenhäuser, Pharmahersteller und ihre jeweiligen Verbandsorganisationen.

Die Krankheit ist nicht eingebildet, das belegen die Zahlen. Von 1970 bis 1986 stiegen die Kosten der Gesetzlichen Krankenversicherung von 24 Mrd. auf 114 Mrd. DM; der Ausgabenanstieg war höher als der Lohnanstieg; konsequenterweise stieg der Beitragssatz von 8,2% im Jahre 1960 auf 12,2% im Jahre 1986. Nach Berechnungen des Statistischen Bundesamtes wurden 1985 insgesamt 242 Mrd. DM für die Gesundheit ausgegeben; das ist ein Achtel des Bruttosozialprodukts. Der Kostenanstieg ist jedoch nicht auf die Bundesrepublik beschränkt. In den Ländern der OECD stiegen 1985 die Kosten für die Gesundheit um 8,9% bei einer Inflationsrate von nur 3,2%; in den USA gab es zwischen 1980 und 1985 trotz großer Anstrengungen zur Kostendämpfung einen Anstieg der Gesundheitskosten in Höhe von 11% pro Jahr. Die Kostensituation in den am weitesten entwickelten Ländern der nördlichen Hemisphäre war also relativ gleich hoch und von der Struktur des Gesundheitswesens relativ unabhängig. Das hat W. B. Schwartz in einem vielbeachteten Beitrag im *Journal of the American Medical Association* (1987, Bd. 257, S. 220ff.) zu der These geführt, daß alle Kostendämpfungsmaßnahmen scheitern müssen und höchstens kurzfristige Erleichterungen bringen werden. Ungünstiger werdende Altersstrukturen, wachsende tatsächliche Kosten der Anbieter von Gesundheitsleistungen und technische Fortschritte sind nach Schwartz die drei Triebkräfte, die die Kostenlawine in Bewegung halten und bei jeder Art von Gesundheitssystem für eine Triage sorgen.

Die ökonomische Triage gilt allgemein als die Ursache der Probleme des Gesundheitswesens. Deshalb konzentriert sich die aktuelle Diskussion auf die Kosten. An den Kosten wird herumkuriert, nach dem Prinzip des geringsten Widerstands werden Kosten dort reduziert oder eingefroren, wo kurzfristig der geringste Widerstand erwartet wird. Wo die Widerstände größer sind oder wo die „Therapeuten", Krankenhausträger, Versicherungen, in ihrer Eigenschaft als Mitbeteiligte an der Diagnosestellung selbst betroffen sind, finden keine oder nur kosmetische Kosteneinfrierungen statt. Das Prinzip der Konzertierten Aktion selbst dürfte eine der Ursachen sein, daß es bei der Symptomdiagnose und Symptomtherapie bleibt. Wo die Spieler, die von den früher einmal aufgestellten Spielregeln leben bzw. diesen ihre Existenz und ihren Einfluß verdanken, selbst die Spielregeln ändern sollen, wird nicht viel herauskommen. James Buchanan hat in *Die Grenzen der Freiheit* (1984) gezeigt, wie die Regeln bürokratischer und administrativer Prozesse von institutionsinternen Gesetzen bestimmt werden, sofern sich diese Institutionen nicht der ständigen Anpassungskorrektur durch den Markt und Lernprozessen durch die Herausforderungen der Konkurrenten und Nachfrager aussetzen. Zu den „heiligen Kühen" der derzeitigen Diskussion über die Zukunft des Gesundheitswesens zählen solche historisch gewachsenen Tatbestände wie die Trennung zwischen ambulanter und stationärer Behandlung, zwischen Pflicht- und Privatkassen, das Ein-Apotheken-Prinzip, die Preisbindung der Pharmaka, die Verhandlungspflicht zwischen Versicherern und Krankenhausträgern nach starren Regeln, die praktisch nicht vorhandene Vertretung der Versicherten, der Kranken und der Bürger bei der Festsetzung der „Spielregeln" des Gesundheitswesens. Die verschiedenen an der Festschreibung der Spielregeln Beteiligten besorgen, wie sollte es anders sein, selbstverständlich zuerst ihre eigenen Interessen; nur indirekt kann aus diesen Verhandlungen im Glücksfall dem Bürger etwas Positives zufallen. Die institutioneninternen Interessen an der Reform eines überholten Systems sind nur dort zu wecken, wo das System insgesamt in Frage gestellt wird; das etablierte System der Interessen des öffentlichen Gesundheitswesens in der Bundesrepublik Deutschland und seine Erhaltung war aber gerade eine der Bedingungen der Möglichkeit der Einrichtung der Konzertierten Aktion. Es mag sein, daß die politische Kraft nicht stark genug ist, das bestehende System der Ordnungspolitik grundsätzlich in Frage zustellen; es mag aber auch sein, daß in Anbetracht eines Innovationsdefizits in unserer Gesellschaft die ordnungspolitische Herausforderung nicht einmal gesehen wird. Die Ursachen des kranken Gesundheitssystems dürften also zu einem großen Teil primär in der Unfähigkeit unserer Ordnungspolitik liegen und nicht in den uns zugewachsenen Möglichkeiten, Krankheiten zu behandeln oder Krankheiten zu diagnostizieren.

Eine *kranke Ordnungspolitik* aber kann ihre Ursache in einer nicht genügend ausgebildeten Ordnungsethik haben. Vor der Ordnungspolitik kommt die Ordnungsethik, die erst die Werte bestimmt und festlegt, die dann ordnungspolitisch in Institutionen und Verfahren umgesetzt werden. Die Beiträge dieses Bandes befassen sich mit den ordnungsethischen und verteilungsethischen Voraussetzungen jeder Ordnungspolitik und Verteilungspolitik, die sich vor Werten will verantworten können. Wir holen also hier eine Diskussion nach, die eigentlich *vor* der technisch zu führenden ordnungspolitischen Diskussion geführt werden müßte. Die Wertediskussion jetzt – im Jahre 1988 – zu beginne, heißt aber nicht, daß es dafür zu spät ist. Jede ordnungspolitische Maßnahme, die nicht Ergebnis einer sauberen und überlegten ordnungsethischen Diskussion ist, ist sowieso zum Scheitern verurteilt und wirkt als zusätzliches Indiz für die Dringlichkeit der Wertediskussion. In der Medizin gilt, daß das „Wertbild" des Patienten in den allermeisten Fällen ebenso wichtig bei Diagnose und Prognose ist wie das „Blutbild". Angewandt auf die Ordnungspolitik des öffentlichen Gesundheitswesens würde dies bedeuten, daß die Diagnose, Bewertung und Therapie des Wertbildes der Beteiligten und derer, die an den derzeitigen Diskussionen nicht beteiligt oder nur unzureichend beteiligt sind, ebenso zu berücksichtigen ist wie das „Zahlenbild" der Gesundheitsökonomen. Einige der Autoren dieses Bandes gehen auf die aktuelle Diskussion um die Kostenkontrolle des öffentlichen Gesundheitswesens in der Bundesrepublik ein; einige sind direkt und maßgeblich an den Diskussionen beteiligt; andere beziehen sich nicht auf die aktuelle Situation in der Bundesrepublik, sind aber maßgeblich an der Analyse und zum Teil auch Strukturierung der Gesundheitssysteme anderer Länder beteiligt.

Ethik ist nicht schlicht und einfach identisch mit Emotion, wie viele meinen. Ethik ist vielmehr die Begründung, Bewertung und Anwendung von Wertprinzipien auf konkrete Situationen, z. B. auf Situationen des Managements von Risiken, auch von Gesundheitsrisiken. Ethik hat also sehr viel mit Analyse und Bewertung von Werten zu tun und zielt sehr selten oder nie auf die Durchsetzung eines einzigen moralischen Prinzips. In der Regel streiten mehrere ethische und kulturelle Prinzipien um ihre Anwendung in einer konkreten Situation, und es ist die Kunst der Güterabwägung, der ethischen Kosten-Nutzen-Wertung, die sich um eine optimale Mischung von Prinzipien bemüht. Die Risiken, die die Erhaltung der Gesundheit mit sich bringt, setzen sich aus den natürlichen und aus den lebensstilbedingten zusammen. Mit der Erweiterung der medizinischen Möglichkeiten, der Verbesserung der hygienischen Verhältnisse und der Erhöhung des Lebensstandards hat sich die Zahl der natürlichen Gesundheitsrisiken verringert und die der lebensstilbedingten erhöht. Die sog. „Zivilisationskrankheiten" – Herz-Kreislauf-Krankheiten, Stoffwechselkrankheiten, die Risiken der Sucht- und Genußmittel – sind es in erster Linie, die uns die Kostenlawine im Gesundheitswesen bescheren. Was läge näher, als eine Tendenzwende in gesundheitsrisikoreichen Lebensstilen zu fördern, statt unter Akzeptanz der ausschließlich privaten Verantwortung von Gesundheitsrisiken die Solidargemeinschaft die Kosten der Freuden des selbstverantworteten Lebensstils tragen zu lassen? Das derzeitige Kostenerstattungssystem der öffentlichen Vorsorge und Fürsorge hat eine ungesunde Medikalisierung von Gesundheitsrisiken und Lebensrisiken und -problemen gefördert, die nur schwer wieder rückgängig zu machen sein wird.

Damit sprechen wir von dem ersten ethischen Prinzip der Gesundheitsfürsorge, dem der *Verantwortung*. Verantwortung für Gesundheit heißt zunächst *meine* Verantwortung für *meine* Gesundheit, heißt in der Setzung und Realisierung von Lebenszielen Gesundheitsrisiken und die Erhaltung der Gesundheit als Basis für ein gutes Leben gegeneinander abzuwägen. Gesundheit ist ein erhaltenswertes und erhaltbares Gut, ein Gut allerdings, das zeitlich ist und das wie das menschliche Leben und wie alles Leben weder ewig währt noch immer gleich ist. Traditionelle „Regeln zur Erhaltung und Pflege der Gesundheit" sind weitgehend vergessen, zum Teil auch deshalb, weil Gesundheitspflege – und das heißt hier und heute: die Benutzung des öffentlichen Gesundheitswesens – ja auch „nichts kostet“, weil der sorgsame Umgang mit der eigenen Gesundheit sich in ökonomischen Dimensionen kaum auszahlt, weil Gesundheitskosten ja sowieso „nicht selbst zu bezahlen sind“. Individuelle Gesundheitsverantwortung wird von unserem Gesundheitssystem kaum honoriert.

Unser Gesundheitswesen spricht von dem *Recht auf Gesundheit;* das Grundgesetz wird zur Begründung herangezogen; auf die Pflicht zur Solidarität wird hingewiesen. Das öffentliche Gesundheitswesen soll diesen „Rechtsanspruch“ sichern und durchsetzen. Dabei ist Recht auf Gesundheit doch zunächst erst einmal *mein Recht*, auf *meine Gesundheit* selbst zu achten, sie mir nicht von andern schädigen zu lassen, aber auch: „Gesundheit“ einzutauschen gegen die Dinge, die mir in diesem kurzen Erdenleben wichtig sind, die das Leben lebenswert machen, das ohne sie nur eine eintönige Langeweile von der Wiege bis zur Bahre wäre. Einige Voraussetzungen zur Wahrnehmung dieses Rechts, für meine Gesundheit sorgen zu können, sind unserer Generation in höherem Maße gegeben als unseren Vätern: bessere hygienische Verhältnisse, die Verdrängung der meisten traditionellen Geiseln der Menschheit, die Kenntnisse und Informationen, die wir uns über gesunde Ernährung, Gesundheitsrisiken, Gesundheitserhaltung und gesundes Altwerden aneignen können, und schließlich die Kenntnisse, die wir durch immer mehr verfeinerte und immer langfristiger aussagekräftige Diagnosetechniken für unsere Lebensplanung bzw. die Gestaltung eines von uns als wertvoll und gelungen angesehenen Lebens nutzen können. Die Realisierung unseres „Rechts auf Gesundheit“ können wir schon wegen dieser Voraussetzungen, die noch gar nichts mit der Kostenexplosion im öffentlich geförderten und gestalteten Gesundheitswesen zu tun haben, viel effektiver und autonomer in die Hand nehmen als unsere Vorfahren sich das je träumen ließen.

Solidarität ist der einzige Wert, der in der derzeitigen Struktur unseres Gesundheitswesens realisiert ist. Solidarität in entscheidenden Risikolagen des Lebens ist ein wichtiger Indikator einer gelungenen kulturellen und politischen Gemeinschaft. Solidarität als Grundprinzip unseres über hundert Jahre alten Sozialsystems hat entscheidend zum Aufbau unseres heutigen Gesundheitssystems und zur Erhöhung unserer Lebenserwartung beigetragen. In seiner ursprünglichen Fassung ersetzte es nicht die eigene Gesundheitsverantwortung und galt auch nicht für alle Gesundheitsrisiken; der Katalog dessen, was medizinisch möglich war und was deswegen auch nur vom System abgedeckt werden konnte, war relativ geringer als heute. Das Prinzip Solidarität machte das Prinzip der Eigenverantwortung und das der persönlichen Risikokompetenz nicht überflüssig. Zu viele Gesundheitsrisiken gab es, die von der medizinischen Vorsorge her nicht vermieden werden konnten. In einer Zeit, in der die meisten Risikofaktoren für Gesundheit in unseren (zivilisatorischen) Lebensumständen begründet sind, wird die Ausschließlichkeit, mit der ein ordnungspolitisches Regelsystem zur Gesundheitspflege auf das Prinzip Solidarität gegründet wird, nicht nur unglaubwürdig, sondern auch unmoralisch. Den persönlichen Nutzen, der aus einer Inkaufnahme von Gesundheitsrisiken zu ziehen ist, privat zu halten und die Kosten auf die Solidargemeinschaft abzuwälzen, ist zutiefst *un*moralisch und *un*solidarisch. Ordnungsethisch ein solches System zu zementieren, ist politisch und gesellschaftlich unmoralisch und erst recht nicht Ausdruck von Solidarität. Es ist auch vor allem deswegen unethisch und unsolidarisch, weil es wegen der teils zugelassenen, teils geduldeten Mißbräuche des Solidarprinzips insgesamt aus Kostengründen die Solidarleistungen herabsetzen muß und damit die Simulanten und Trittbrettfahrer unserer Solidarnetze zusammen mit denen bestraft, die wirklich unsere Solidarität brauchen. Es ist einfach nicht richtig, wenn behauptet wird, daß unser derzeitiges System auf den beiden Pfeilern von Solidarität und Verantwortung beruht; zu sehr ist die Verantwortungskomponente unterentwickelt und zuwenig wird sie vom System honoriert oder durch die derzeit diskutierten Änderungen motiviert. Die Bismarksche Sozialgesetzgebung war ein großer Entwurf aus einem Stück; sie war vielleicht nicht unbedingt ein Ergebnis komplexer ordnungsethischer Analysen, aber sie bewirkte zu ihrer Zeit und für ein Jahrhundert das, was jedes Solidarnetz zur Abdeckung von Gesundheitsrisiken leisten soll: Verantwortung, Solidarität, Effizienz und optimale Nutzung der Ressourcen. Die Fortschritte der medizinischen Möglichkeiten, die Zunahme der lebensstilbedingten Gesundheitsrisiken und die besseren Möglichkeiten der individuellen Erkennung und Verantwortung von Gesundheitsrisiken haben das überkommene System so, wie es sich heute darstellt, ineffizient, ja zum Teil kontraproduktiv zur Sicherung und Erhaltung von Gesundheit, Gesundheitsverantwortung sowie Lebensfreude und -erfüllung gemacht.

Die *technische Effizienz* medizinischer Möglichkeiten ist ein hoher ethischer Wert, den es zu erhalten und zu verbessern gilt; noch gibt es zuviele Krankheiten, die nicht (Aids!) oder nicht optimal heilbar oder behandelbar sind. Andererseits drohen *Ökonomisierung, Politisierung* und *Bürokratisierung,* den Fortschritt der technischen Möglichkeiten und selbst die Nutzung der schon bestehenden Technik zu behindern oder zu erschweren. Verordnungen, Regulierungen, Bevormundungen behindern den freien Markt der Anbieter von Gesundheitsleistungen und der Klienten dieses Marktes. Administrative und ökonomische Standardisierungen von Gesundheitsbegriffen und Krankheitsbegriffen täuschen eine Scheinrationalität auf einem Gebiet vor, das über diese bürokratisch zu verwaltende Rationalität nicht verfügt, und tragen im übrigen zu einer weiteren „Medikalisierung" des Gesundheitsverständnisses bei. Schon der Begriff der Gesundheit ist kein ausschließlich biologisch-technischer; Gesundsein/Wohlbefinden/Sichwohlfühlen ist innerhalb von medizinisch durchaus angehbaren Grenzen eine außerordentlich individuelle und zum Teil auch nicht nur individuell, sondern ebenso kulturell gesteuerte und verantwortete Angelegenheit. Menschen und Mitmenschen sind keine Maschinen, deren Wartung nach ausschließlich technischen Normen erfolgen kann. Die gemeinsame Berücksichtigung von „Blutbild" und „Wertbild" bei Diagnose und Therapie ist in der arbeitsteiligen und weitgehend technisch orientierten Medizin sowieso schon bedroht und bedarf einer sorgfältigen Transformation in die Welt der modernen Medizin. Die Fixierung des medizinisch Erforderlichen oder Wünschenswerten in technischen Daten, die ins Ökonomische übersetzbar sind, beeinträchtigt die Gesundheitsversorgung und die Behandlung der individuellen Risikofaktoren. Effizienz in der Gesundheitspflege ist technisch nur schwierig zu messen und ökonomisch kaum quantifizierbar; ja, es ist bemerkt worden, daß tatsächliche Kostensteigerungen nicht notwendigerweise (quantitative oder qualitative) Verbesserungen von Gesundheit bedeuten muß und daß höhere Kosten mit einer schlechteren Gesundheitspflege einhergehen können. Deshalb werden alle Kostensteigerungen oder Kostenreduktionen direkt nur wenig zur Verbesserung von Gesundheit und zur Vermeidung oder Milderung von Gesundheitsbeeinträchtigungen beitragen.

Die Triagesituation, in der sich unser öffentliches Gesundheitssystem und unser persönliches wie das öffentliche Verständnis von Gesundheitsverantwortung befinden, ist keine ökonomische Triage angesichts der Milliarden, die uns zur Verfügung stehen. Es ist auch keine technische Triage angesichts der enormen Möglichkeiten heutiger Medizin, von der unsere Väter nicht einmal zu träumen wagten. Es ist eine Triage von Werten, wobei der Mangel an Fähigkeiten zur Güterabwägung beim einzelnen Bürger und innerhalb der Gesellschaft im allgemeinen evident ist. Der Mangel an ethischer Kosten-Nutzen-Abwägungskompetenz beim Bürger scheint ein direktes Resultat des als absolut gesetzten Solidaritätsprinzips und seines Mißbrauchs zu sein: Verantwortungskompetenz und Verantwortungsnotwendigkeit verkümmerten. Durch die Neueinführung komplexer Güterabwägungen zwischen den verschiedenen Werten wie Verantwortung, Solidarität, Effizienz würde das Kartell etablierter Interessen der staatlich sanktionierten Gesundheitsversorgung Machtfunktionen einbüßen, weil dem mündigen Bürger – jenem mit *seinem* Recht und *seiner* Pflicht zur Gesundheitsverantwortung – Macht und Recht zur Selbstbestimmung zurückgegeben werden müßten.

Ethik und Expertise gehören zusammen; auch medizinische Ethik und medizinische Expertise gehören zusammen, so wie Ordnungsethik und Ordnungspolitik zusammengehören. Abstrakte Ethik ohne konkrete Kenntnis der Situation ist stumpf; technische Expertise ohne die Fähigkeit der Güterabwägung ist blind. Das gilt in der Organisation des öffentlichen Gesundheitswesens und in der Organisation der persönlichen Gesundheitspflege wie in allen Bereichen der kulturell und moralisch verantwortlichen Anwendung von Techniken und Kenntnissen. Die technische Expertise medizinischer Berufe und die Expertise in der Anwendung von ethischen Werten und Regeln auf den konkreten Fall machen in ihrer Einheit erst das berufliche Ethos aus. Professionelle Ethiker können nicht die ethische Expertise des Arztes und der Angehörigen der Pflegeberufe ersetzen, sie können auch nicht die ethische Expertise des Bürgers und Patienten ersetzen. Ethiker können jedoch hilfreich sein, die Kompetenz zur Güterabwägung zu schulen und einzuüben; Ethiker können sich beratend und kritisch äußern zu den ethischen Aspekten des Einzelfalls und der allgemeinen ordnungsethischen Voraussetzungen der ordnungspolitischen Strukturen im Gesundheitswesen. Die ethische Expertise, die medizinische Expertise, die ordnungspolitische Expertise und die Gesundheitskompetenz und Wertkompetenz des Bürgers/Patienten werden durch Korrekturen am bestehenden Gesundheitsversorgungssystem nicht überflüssig. Im Gegenteil, Symptombehandlungen am öffentlichen Gesundheitssystem werden nur deutlich machen, wieviel an den ordnungsethischen Voraussetzungen dieser Korrekturen und wieviel an der durch das bestehende System und seine Auswüchse mitverantworteten unterentwickelten individuellen *Gesundheitsmündigkeit* noch zu arbeiten ist. Ethik und Expertise zusammenzubringen, ist nicht eine einmalige Aufgabe, sondern ein langwieriger Prozeß für den einzelnen, den Nachfrager und den Anbieter von Gesundheitsleistungen, aber auch für die „res publica“ und ihre Verantwortungsträger. In diesem Prozeß ist die Rolle der ethischen Güterabwägung bisher zu kurz gekommen. Ohne diese Expertise wird es aber in Zukunft nicht gehen, auch und gerade auf dem Gebiet der

Kostenkontrolle nicht. Die Kostenkontrolle ohne eine vom Sozialkonsens getragene ethische Güterabwägung wird nicht nur der Gesundheit der Bürger und dem Gesundheitssystem schaden, sie wird auch dem Gemeinwesen selbst Schaden zufügen; Verbitterung, Frustration, Egoismus und weiterer Mißbrauch des Systems durch alle Beteiligten werden die Folge sein. Der Realitätssinn des Bürgers für die realen Dimensionen der Gesundheitsrisiken wird weiter abnehmen und mit ihm die Kompetenz zu Gesundheitsverantwortung und Lebensverantwortung; der Bürger wird schwächer – zusammen mit den schwächer werdenden Leistungen der sozialen Sicherungsnetze.

Die Beiträge dieses Bandes stellen keine ordnungspolitische Patentlösung der Probleme der Verteilungsgerechtigkeit, der individuellen Verantwortungen und der beruflichen Verantwortungen oder der Solidaritäten auf dem Gebiet des Gesundheitswesens dar. Die ordnungsethischen und individualethischen Fragen zur Lösung dieser Probleme sind noch gar nicht hinreichend klar formuliert. Zum Aufzeigen dieser Fragen und zu einer ersten Ausmessung des Raumes von individueller Gesundheitsverantwortung, gesellschaftlicher Solidarität, ärztlicher und medizinischer Verantwortung und der optimalen Abwägung dieser Werte beim einzelnen, in der Gesellschaft und in der Politik wollen allerdings die hier diskutierten Themen etwas beitragen.

Teil A präsentiert theoretische und pragmatische Zugänge zum Thema des Verhältnisses von Verteilungsgerechtigkeit und Ordnungspolitik. Cassel und Henke beschreiben weitgehend in der Sprache der Gesundheitsökonomie die Problemlage in der Bundesrepublik angesichts der Diskussionen um ökonomische Symptombehandlungen am gegenwärtigen Gesundheitssystem; sie diskutieren insbesondere die Zukunft der Gesetzlichen Krankenversicherung zwischen Utopie und Pragmatik. Solidarität, Eigenverantwortung, Kostenbewußtsein und Strukturreform sind die 4 Prinzipien, an denen sie den Stand und die Diskussionen um unser öffentliches Gesundheitssystem messen. Engelhardt formuliert die 4 unverzichtbaren ordnungsethischen Forderungen, die in jedem tragfähigen und solidarisch und moralisch verantwortbaren Gesundheitssystem in gegenseitiger Abwägung pragmatisch erfüllt werden müssen: bestmögliche medizinische Versorgung; gleiche Versorgung für alle; Effizienz der Kosten; optimale Wahlfreiheit für Erbringer und Nachfrager von Gesundheitsleistungen. Brody und Spicker diskutieren die Möglichkeiten und Grenzen des freien Marktes von Gesundheitsleistungen und die Rolle von persönlicher Verantwortung und Solidarität bei Rationalisierungen im öffentlich finanzierten Gesundheitswesen. Baier beschreibt die verhängnisvolle Spirale der Steigerung von Sozialangeboten seitens des Staates auf der einen und der gleichzeitig wachsenden Unmündigkeit und Abhängigkeit der die staatlichen Eliten wiederwählenden sozialen Klientele auf der anderen Seite.

Teil B setzt die ordnungsethischen Diskussionen der Beiträge von Teil A fort, unter Konzentration auf die Verantwortungsproblematik auf verschiedenen Ebenen der Allokation von Steuermitteln oder Mitteln der Solidargemeinschaften von Pflicht- oder freiwillig Versicherten. Ordnungsethische Gründe werden diskutiert, die für ein zweigeteiltes System der Versicherung gegen Gesundheitsrisiken sprechen: eine solidarisch zu verantwortende Versicherung gegen elementare

Gesundheitsrisiken und eine individuell zu verantwortende Versicherung gegen zusätzliche oder lebensstilrelevante Gesundheitsrisiken. C. v. Ferber analysiert den Einfluß des öffentlich finanzierten Gesundheitssystems auf die Medikalisierung des Krankheitsverhaltens und der Gesundheitsverantwortung und plädiert für die ordnungspolitische Unterstützung der Wiedergewinnung von Gesundheitsverantwortung durch alternative Finanzierungskonzepte. Schoene-Seifert beschreibt die verschiedenen Ebenen der Allokation von Mitteln im bundesrepublikanischen Gesundheitswesen: Makroallokation auf der volkswirtschaftlichen und allgemeinen gesundheitspolitischen Ebene, Mikroallokationen auf den Ebenen des Krankenhauses, zwischen ambulanter und stationärer Behandlung, zwischen älteren oder jüngeren Patientengruppen, und schließlich die individuellen Mikroallokationen am Krankenbett und in der Einzelpatientenbehandlung. Unter Verwendung der Rawlschen Gerechtigkeitskriterien plädiert auch sie für eine pragmatische Lösung der Verteilungstriage durch eine Stärkung der Eigenverantwortung der Versicherten durch Anreize für gesundheitsbewußtes Verhalten und Prävention; mehr Aufklärung, mehr öffentliche Diskussion über die ethischen Prinzipien, nach denen das Gesundheitssystem geordnet ist und reformiert werden soll, sind wichtige Beiträge zu einer ethisch verantwortbaren Verbesserung der Herausforderungen der Mikroallokation. Die Analysen von Piechowiak über Mißbräuche von Solidarangeboten durch unverantwortliche Mediziner und Patienten werfen ein grelles Licht auf die Ausbeutungsmöglichkeiten, die das bestehende System zuläßt, ja, zu denen es zum Teil einlädt. Ballantine ermißt – aus einer mehr als 40jährigen Erfahrung als Arzt und Chirurg – die Veränderungen, die das neue System der arbeitsteiligen und auf technischen Fortschritt und ökonomische Abrechnungsmodalitäten basierende System für das traditionelle hippokratische Verantwortungsmodell des Arztes mit sich bringt. Nord diskutiert verschiedene Modelle der Selbstbeteiligung in bezug auf ihren Beitrag nicht zur Kostensenkung, sondern auch in bezug auf eine Stärkung von Gesundheitsverantwortung und Gesundheit; auch hier werden die Werte von Solidarität und Gerechtigkeit miteinander in eine Güterabwägung gebracht.

Teil C versucht die ordnungsethische Diskussion in der Bundesrepublik zu bereichern durch einen Blick über den Zaun: in die ordnungsethischen Diskussionen und faktischen ordnungspolitischen Entscheidungen in anderen nationalen Gesundheitssystemen. Ein solcher Blick erscheint keineswegs überflüssig angesicht einer sich auf ökonomische Modelle festbeißenden politischen Diskussion in der Bundesrepublik. Buchanan problematisiert die Diskussion um die Realisierung der 4 Prinzipien: beste Medizin, gleicher Zugang, geringe Kosten und optimale Wahlmöglichkeit anhand des Gesundheitssystems in den USA. Er kommt zu dem Ergebnis, daß die freie Wahlmöglichkeit nur eines – und vielleicht nicht das wichtigste – Prinzip ist, das bei der Konstitution eines gerechten Gesundheitssystems zu berücksichtigen ist. Maynard und Lacronique analysieren je von verschiedener Position aus die gesundheitlichen und ethischen Vorzüge und Nachteile von nichtmarktorientierten Modellen der öffentlichen Gesundheitspolitik in England und in Frankreich. Während Maynard die Verbesserungsmöglichkeiten des englischen Modells der verstaatlichten Gesundheitspflege bewertet, unterstreicht Lacronique die Vorteile, die sich aus einer Verringerung der staatlichen Bevormundung im Gesundheitswesen ergeben. Feshbachs Vorstellung des Gesundheitssystems der Sowjetunion unterstreicht die Schwächen jeder Art von Gesundheitsbürokratie, den Mangel an Herausforderungen und Belohnungen für Verantwortungen, das Schwinden des hippokratischen Ethos, den völligen Mangel an Markttransparenz und die inoffizielle Beachtung eines zweigeteilten Systems, in dem die Zuordnung zur besseren Versorgung nach Kriterien der politischen Bedeutung oder des politischen Einflusses und der Zugehörigkeit zur parteipolitischen Elite entschieden wird. Rie macht demgegenüber auf die noch ungetesteten Beiträge der profitorientierten, marktorientierten und sich dem Konkurrenzkampf um den Bürger und Patienten stellenden neuen privatwirtschaftlich organisierten Gesundheitsförderungsmodelle aufmerksam. Oberender greift einzelne der von anderen Autoren analysierten ordnungsethischen Werte für die derzeitige Diskussion um das Gesundheitswesen in der Bundesrepublik auf und plädiert für ein System, das Gesundheitsbewußtsein belohnt und gesundheitsgefährdendes und krankheitsauslösendes oder krankheitsbegünstigendes Verhalten sanktioniert. Unter der Devise „Subsidarität soweit wie möglich, Solidarität soweit wie nötig" argumentiert er für einen in Einzelschritten zu erfolgenden Übergang in ein zweigestuftes System der Krankenversicherung. Erst die Realisierung von marktwirtschaftlichen Prinzipien und die Wiedereinsetzung des Verantwortungsprinzips wird dem Solidaritätsprinzip wieder seine ethische Berechtigung zurückgeben, die es seit der Bismarckschen Reform hatte.

Dieser Band vereinigt Beiträge von Medizinern, Philosophen, Ökonomen und Gesundheitspolitikern. Einige der Beiträge wurden auf einer Tagung der Werner-Reimers-Stiftung in Bad Homburg im Juli 1986 vorgetragen und für diese Publikation von Almuth Baier ins Deutsche übersetzt. Andere Beiträge wurden in den letzten Wochen eigens für diesen Band geschrieben. Die in Bad Homburg 1986 vorgetragenen Papiere sind in der englischen Originalfassung erschienen in: Sass HM, Massey RU (eds) (1988) *Health care systems. Moral conflicts in European and American public policy*. Reidel, Dordrecht.

Insgesamt wollen die Autoren einen Beitrag leisten zur Eröffnung eines Dialoges über die Zukunft unseres Gesundheitswesens, der sich nicht im Stile eines Krisenmanagements bloß an Kostenbeschneidungen und an der Erhaltung historischer Versorgungsstrukturen und der sie trennenden Gräben orientiert, sondern der die tragenden Werte unserer solidarischen Verantwortungsgemeinschaft in bezug auf unsere individuellen und gesellschaftlichen Gesundheitsrisiken offensiv zur Sprache bringen will. Dieser Dialog muß beginnen; er muß so breit wie möglich ausgetragen werden; er muß so offen wie möglich sein; er muß die Politiker und Ökonomen einschließen und selbstverständlich die heilberuflich Tätigen, vor allem aber den Bürger als Patienten oder potentiellen Patienten und in seiner Rolle als Mensch, der primär die Verantwortung für seine Gesundheit zu tragen hat.

A. Verteilungsgerechtigkeit und Ordnungspolitik

Reform der Gesetzlichen Krankenversicherung in der Bundesrepublik Deutschland zwischen Utopie und Pragmatik: Kostendämpfung als Strukturreform?

Dieter Cassel und Klaus-Dirk Henke

Das deutsche Gesundheitswesen in der Krise

Krisensymptome

Das System der Gesetzlichen Krankenversicherung (GKV) in der Bundesrepublik Deutschland leidet aus ökonomischer Sicht nach Meinung vieler an einer Insuffizienz seines Steuerungs- (Lenkungs-, Allokations-)Mechanismus. Die Produktion, Verteilung und Finanzierung von Gesundheitsgütern steckt nämlich in mehrfacher Hinsicht in einer „Rationalitätenfalle“:

- Die Gesundheitsgüter werden von Politikern (Regierung, Parlament) versprochen und von Leistungsanbietern (Ärzte, Krankenhäuser, Pharmaindustrie usw.) produziert, die in ihrem legitimen Streben nach Wählerstimmen- bzw. Einkommensmaximierung darum konkurrieren, das Leistungsangebot nach Menge und Qualität möglichst weit auszudehnen.
- Die Gesundheitsgüter werden von Nachfragern (Patienten) konsumiert, die sie in der Regel zum Nulltarif beanspruchen können; insoweit unterliegen die Nachfrager keiner Budgetbegrenzung, so daß sie in ihrem legitimen Streben nach Nutzenmaximierung am liebsten bis zur absoluten Sättigungsgrenze damit versorgt werden wollen.
- Und schließlich wird die daraus resultierende Leistungsexpansion des Gesundheitssektors durch Zwangsversicherungen (Kassen) finanziert, die untereinander wegen der beschränkten Kassenwahlfreiheit ihrer Mitglieder zumindest teilweise im Wettbewerb stehen; sie wollen und können deshalb die von den Leistungsanbietern geschaffene Leistungsnachfrage nicht eindämmen – zumal sie die entstehenden Ausgaben ihren Mitgliedern (Versicherten) durch das Umlageverfahren quasi als Steuer auferlegen dürfen.

Offenbar mangelt es diesem System an der erforderlichen „Geschlossenheit der Wirtschaftsrechnung“ (Eucken) der Beteiligten. Versicherte, Patienten, Kassen, Ärzte, Pharmaindustrie, Apotheker usw. handeln aus ihrer Sicht jeweils einzelwirtschaftlich rational; weil die positiven und negativen Konsequenzen ihres Rationalverhaltens aufgrund der gesamtwirtschaftlich inadäquaten Ordnungsbedingungen im gegenwärtigen System der GKV aber nicht oder nur unzureichend als „Belohnung“ oder „Bestrafung“ auf sie zurückfallen, führt die Verfolgung der jeweiligen Individualinteressen geradewegs in die kollektive Irrationalität: Relativ stark zunehmende Ausgaben im Gesundheitsbereich, partielle Über- und Unterversorgung, deutliche Beitragssatzunterschiede und Marktanteilsverschiebungen innerhalb der GKV sowie beträchtliche Einkommens- und Nutzendisparitäten bei den Leistungsanbietern und -nachfragern sind so gesehen nur die unausweich-

Ethik und öffentliches Gesundheitswesen
Hrsg.: H.-M. Sass

lichen Symptome eines ordnungspolitisch inadäquat verfaßten Teilsystems unserer sozialen Marktwirtschaft (Knappe u. Roppel 1982; Albers 1983; Hamm 1984; Oberender 1986; Henke 1987a; SVR KA 1987).

Die Allokationsmängel im gegenwärtigen System der GKV wären kein Thema, wenn nicht der Gesetzgeber von Anfang an aus sozialpolitischen Gründen wettbewerblich geordneten Märkten im sozialen Gesundheitssektor so überaus kritisch und letztlich ablehnend gegenüber gestanden hätte; denn geordnete „Märkte" gelten spätestens seit Adam Smith als äußerst effizientes Instrument, um die Verfolgung von Einzelinteressen in den Dienst des Gesamtinteresses an einer bedarfsgerechten Güterproduktion und -verteilung zu stellen. Um bestimmte Bevölkerungsgruppen zu schützen und sie unabhängig von ihrer Zahlungsfähigkeit im notwendigen und hinreichenden Umfang mit Gesundheitsgütern zu versorgen, hat der Sozialgesetzgeber im Laufe der Zeit jedoch ein Versorgungssystem geschaffen, das sich weniger auf den Markt als vielmehr auf Bürokratie, Kollektivverhandlungen und (Sozial)wahlen als alternative Lenkungsinstrumente stützt (Herder-Dorneich 1980; Thiemeyer 1984, 1986; Eisen u. Schrüfer 1987; Neubauer 1987).

Ein solches System, das 1884 bei Gründung der Bismarckschen Unterstützungskassen für die verelendete Arbeiterklasse und das verarmte Kleinbürgertum wirtschaftlich sicherlich notwendig und bei einem zunächst relativ kleinen Erfassungsanteil auch ordnungspolitisch vertretbar war, läßt sich heute, wo es über 92% unserer modernen Wohlstandsgesellschaft erfaßt und mit über 120 Mrd. DM mehr als 6% unseres Bruttosozialprodukts durch seine Kassen schleust, sozialpolitisch nicht mehr auf gleiche Weise rechtfertigen und allokationstheoretisch nur schwerlich begründen. Dies wird allein schon sichtbar an der immensen Regelungsdichte der Reichsversicherungsordnung (RVO), mit der soziale und allokative Insuffizienzen des Systems verhindert werden sollen: Die RVO muß in immer kürzeren Abständen an neue Gegebenheiten angepaßt, durch Kostendämpfungsgesetze ergänzt und mit wachsendem administrativem Aufwand praktiziert werden – eine sozial- und ordnungspolitische Aufgabe, die längst zum Krisenmanagement verkommen ist und angesichts der zu erwartenden demographischen, gesundheitsberuflichen und medizinisch-technischen Entwicklung immer schwerer zu erfüllen sein wird. Vor diesem Hintergrund ist der vielstimmige Ruf nach einer durchgreifenden Strukturreform des Gesundheitswesens in der Bundesrepublik Deutschland zu verstehen, in den längst auch die Deutsche Bundesbank (1985) sowie der Sachverständigenrat zur Begutachtung der gesamtwirtschaftlichen Entwicklung (SVR 1985/86) eingestimmt haben.

Dabei müßte sich die „Beweislast" längst umgekehrt haben: Nicht die Reformnotwendigkeit, sondern das Festhalten am Bestehenden ist zu begründen – wohl wissend, daß eine Änderung des gewachsenen und lange Zeit bewährten Systems der GKV nicht von heute auf morgen und nicht in radikalen Schritten realisierbar ist. Immerhin zielen die meisten reformerischen Vorstöße längerfristig gesehen auf weniger staatliche Bevormundung, größere Wahlfreiheiten, mehr Eigenverantwortung sowie verstärkte Selbstkontrolle aus Selbstinteresse, um der beschriebenen Rationalitätenfalle zu entkommen. Dreh- und Angelpunkt ist dabei die Forderung nach mehr „Markt" – und damit zugleich nach mehr „Wettbewerb" – in allen Bereichen des Gesundheitssektors, insbesondere aber in jenem

Bereich, dem eine allokative Schlüsselrolle zukommt: der GKV selbst. Der marktwirtschaftliche Steuerungsmechanismus kann im Gesundheitssektor nämlich nur dann befriedigend funktionieren, wenn eine hinreichende Zahl von Versicherungswilligen bzw. -pflichtigen zwischen einzelnen Kassen oder Kassenarten wählen und auf deren Leistungsangebote entweder mit Zustimmung und Hinwendung oder mit Widerspruch und Abwanderung reagieren kann. Wer mehr Markt bzw. Wettbewerb im GKV-System fordert, ist somit zwangsläufig mit der Frage nach Ausmaß und Beschränkungen der Kassenwahlfreiheit der zu Versichernden bzw. der Versicherten konfrontiert.

Sozialpolitisch eher geduldet als gefördert, konkurrieren die Krankenversicherungen in der Bundesrepublik Deutschland nicht erst seit heute um neue Mitglieder – vor allem um die Berufsanfänger. Der Wettbewerb, der zwischen den Trägern der Privaten und Gesetzlichen Krankenversicherung einerseits und den Kassen der GKV andererseits besteht und sich zu intensivieren scheint, kommt durch die RVO zustande, die bestimmten Gruppen von Versicherten Kassenwahlfreiheit gewährt. Da diese Kassenwahlfreiheit aber ziemlich beschränkt ist, sind dem Kassenwettbewerb ebenfalls enge Grenzen gesetzt. Selbst dieser begrenzte Wettbewerb führt jedoch zu unerwünschten Ergebnissen, weil die verschiedenen Kassenarten im gewachsenen System so unterschiedliche rechtliche, organisatorische und strukturelle Startbedingungen haben, daß Chancengleichheit im Wettbewerbsprozeß von vornherein ausgeschlossen ist. Überdies läßt sich nicht ausschließen, daß der bestehende Wettbewerb auf Dauer die tragenden Prinzipien – vor allem das Solidarprinzip – ausgehöhlt werden und dem prinzipiell GKV-fremden Äquivalenzprinzip – vom Sozialgesetzgeber gewollt oder ungewollt – vollends zum Durchbruch verholfen wird (Cassel 1987).

Gewachsene Strukturen

Das in Deutschland über ein Jahrhundert gewachsene soziale Gesundheitswesen sollte freilich nach dem Willen des Gesetzgebers grundsätzlich ein wettbewerblicher „Ausnahmebereich" sein (Loytved 1980): Die RVO war ursprünglich darauf angelegt, gerade keine Marktbeziehungen – und damit auch keinen Wettbewerb – zwischen den nach dem Regional-, Berufs- und Betriebsprinzip relativ stringent in Orts-, Innungs- und Betriebskrankenkassen gegliederten Versicherungsträgern (RVO-Kassen) zuzulassen; doch spätestens seit der Einbeziehung der Ersatzkassen in die RVO durch die Aufbaugesetzgebung vom 1. Januar 1936 und mit der dabei begrenzt zugelassenen Kassenwahlfreiheit für einen Teil der Versicherten sehen sich innerhalb der GKV zumindest die RVO- und Ersatzkassen – wie seit jeher die Ersatzkassen untereinander – als Konkurrenten.

Als Gründe für die prinzipielle Herausnahme des Wettbewerbs aus der GKV lassen sich gewisse allokative Besonderheiten von Versicherungsmärkten, v. a. aber sozialpolitische Motive anführen: Der Sozialstaat hält sich für verpflichtet, den Schutz vor Krankheitsrisiken nicht in jedem Falle dem einzelnen zu überlassen und ihn insbesondere auch nicht dem Wettbewerb und seinen Konsequenzen auf dem Krankenversicherungsmarkt auszusetzen. Der wettbewerbsbestimmte Leistungsaustausch zwischen Anbietern und Nachfragern würde nämlich zur freiwilligen, eigenverantwortlichen Daseinsvorsorge im Krankheitsfall führen („Individualprinzip“) und Prämiensätze hervorbringen, die dem von der Krankenversicherung zu deckenden Risiko des einzelnen Versicherten bzw. seiner Alterskohorte versicherungstechnisch äquivalent sind („Äquivalenzprinzip“). Ob und inwieweit sich jedoch der einzelne zu diesen Preisen gegen das Krankheitsrisiko versichert, hängt von seinen Präferenzen und – mehr noch – von seiner Zahlungsfähigkeit ab. Wenn aber die Krankenversicherung ein „meritorisches Gut“ ist, das teilweise nicht oder allgemein zu wenig nachgefragt ist, weil die Mitglieder der Gesellschaft ihr subjektives Krankheitsrisiko systematisch unterschätzen oder zu einkommensschwach sind, um zahlungsfähig zu sein, stellt sich sozialpolitisch die Frage nach Alternativen zur Marktlösung; dies nicht zuletzt auch deshalb, weil die Allgemeinheit vor den materiellen Folgen von Krankheit wirtschaftlich schwacher und nicht- bzw. unterversicherter Mitglieder der Gesellschaft geschützt werden sollte.

Eine solche Alternative stellt die GKV dar. Sie ist ihrer Entstehung nach Ausdruck gesetzlich verfügter Daseinsvorsorge („Sozialprinzip“), indem sie bestimmte Bevölkerungsgruppen der Krankenversicherungspflicht unterwirft und zu Versichertengemeinschaften zusammenfaßt. Durch sie erhält der einzelne im Krankheitsfall die notwendigen Gesundheitsgüter, an deren Ausgaben er sich aber nur nach Maßgabe seiner wirtschaftlichen Leistungsfähigkeit zu beteiligen braucht („Solidarprinzip“). Die gesetzlich verfügte Daseinsvorsorge schränkt jedoch in jedem Falle individuelle Entscheidungs- und Handlungsfreiheiten sowie individuelle Selbstbestimmungs- und Selbstverantwortungsmöglichkeiten mehr oder weniger ein. Das Sozialprinzip, das so gesehen grundsätzlich im Widerspruch zum Wettbewerb steht, gerät also stets in Konflikt zum wettbewerbskonformen Individualprinzip. Es ist deshalb jeweils eine Sache der politischen Wertentscheidung, ob und inwieweit dem Sozialprinzip auf Kosten des Individualprinzips Raum gegeben werden kann und soll.

Das in der Bundesrepublik Deutschland dafür allgemein akzeptierte Kriterium ist das „Subsidiaritätsprinzip“. Es besagt, daß der Staat keine Aufgaben an sich ziehen soll, die der einzelne, die Familie oder private Selbstorganisationen aus eigener Kraft und Verantwortung besser, mindestens aber gleich gut lösen können. Umgekehrt darf der Staat seine Hilfe und Förderung aber auch nicht versagen, wenn einzelne, Familien oder Gemeinschaften bei der Daseinsvorsorge in ihrer Leistungsfähigkeit überfordert sind. Selbsthilfe geht somit vor Fremdhilfe, der einzelne vor der Gemeinschaft und diese wiederum vor dem Staat. Bezogen auf die nach dem Sozialprinzip gestaltete GKV bedeutet dies, daß sie nur jene Personen als Mitglieder aufnehmen dürfte, die im wohlverstandenen Interesse des einzelnen wie der Gesellschaft des Schutzes durch eine vom Staat geregelte Daseinsvorsorge bedürfen. Wenn gegenwärtig in der GKV etwa 75% der Bevölkerung pflichtversichert und weitere 15% freiwillig versichert sind (jeweils einschließlich der als Familienmitglieder mitversicherten Personen), stellt sich die reformpolitische Kernfrage, ob und inwieweit die Abgrenzung des Personenkreises und Leistungsumfangs in der GKV unter den in der Bundesrepublik Deutschland gegebenen wirtschaftlichen Verhältnissen noch dem Gebot der Subsidiarität entspricht. Dies auch und gerade hinsichtlich des Grundrechts des einzelnen auf freie Entfaltung seiner Persönlichkeit (Art. 2 GG), aus dem sich die Priorität für eine nach dem Individualprinzip gestaltete Daseinsvorsorge auch im Krankheitsfall ableiten läßt (Isensee 1982; Heinze 1984).

Die GKV ist als Versicherung begründet worden. Anders als in der nach dem „Äquivalenzprinzip“ kalkulierenden PKV, erfolgt der Risikoausgleich in der GKV nach der „Kollektiväquivalenz“, d. h. die Summe der von den Mitgliedern einer Kasse aufzubringenden Beiträge entspricht dem Gesamtleistungsbedarf der Versichertengemeinschaft. Die Beitragssätze der GKV werden nach dem Umlageverfahren bestimmt und berücksichtigen grundsätzlich weder alters-, geschlechts- und vorerkrankungsbedingte Risiken der einzelnen Mitglieder noch Unterschiede im Leistungsumfang, soweit das für alle einheitliche „Sachleistungsprinzip“ gilt. Eine Differenzierung der Beitragssätze ist allerdings grundsätzlich insbesondere bei solchen Mitgliedern möglich, die einen Anspruch auf Kranken-, Mutterschafts- oder Sterbegeld haben. Dies sind Elemente der Individualäquivalenz, die jedoch praktisch zu einem ziemlich breiten Spektrum der Beitragssätze innerhalb einer Kasse führen können.

Die bewußte Abkehr von der Individualäquivalenz gibt der GKV die Möglichkeit, den für jede Versicherung begriffsnotwendigen Risikoausgleich durch einen sozialen Ausgleich zu ergänzen („Solidarprinzip“): „... die Leistung, die der einzelne Versicherte als Glied der Gemeinschaft in seiner Krankenkasse erhält, (ist) im Idealfall nach seinen Notwendigkeiten und Bedürfnissen bemessen, während sich sein Beitrag zu den Aufwendungen der Gemeinschaft nach seiner wirtschaftlichen Leistungskraft (Einkommen) bestimmt. Man bekommt nach dem Maße seiner Bedürfnisse und gibt nach dem Maße seiner Leistungskraft“ (Smigielski 1985, S. 79). Das so umschriebene Solidarprinzip läßt sich wie folgt konkretisieren:

- im Mitgliedschaftsrecht durch die Versicherungspflicht und die Versicherungsberechtigung bestimmter Bevölkerungsgruppen in Abhängigkeit von gesetzlich fixierten Einkommens-(Versicherungspflicht-)Grenzen sowie durch die kostenlose Mitversicherung von Familienangehörigen (Familienlastenausgleich); dies ist Ausfluß des Sozial- und Subsidiaritätsprinzips;
- im Beitragsrecht durch einkommensproportionale Beiträge bis zur Beitragsbemessungs- bzw. Versicherungspflichtgrenze sowie durch Bundeszuschüsse an die GKV. Hierin spiegelt sich das Sozialprinzip. Das Subsidiaritätsprinzip kommt darin zum Ausdruck, daß freiwillig Versicherte – und Rentner, soweit Lohnersatzleistungen (z. B. Betriebsrenten) herangezogen werden – grundsätzlich mit ihren gesamten „Einnahmen zum Lebensunterhalt“ beitragspflichtig sind, während bei den Versicherungspflichtigen allein der aus abhängiger Beschäftigung erzielte „Grundlohn“ maßgebend ist;
- im Leistungsrecht durch eine für alle Mitglieder grundsätzlich gleichmäßige, wirtschaftliche und beitragsunabhängige Versorgung im Krankheitsfall durch ausreichende und zweckmäßige Sachleistungen („Sachleistungsprinzip“) sowie durch eine einkommens- und beitragsabhängige wirtschaftliche Absicherung bei Krankheit („Krankengeld“); hierin kommt das „Versorgungsprinzip“ als paternalistisches Element der gesetzlich verfügten Krankheitsvorsorge zum Ausdruck, das im weiteren Sinne auch die Beteiligung der GKV an der Sicherstellung der kassenärztlichen Versorgung („Sicherstellungsauftrag“) sowie an der Krankenhausbedarfsplanung deckt.

Derart als Institution der kollektiven Daseinsvorsorge im Krankheitsfall ausgestaltet, wird die GKV zugleich in den Dienst einer sozialpolitisch erwünschten Einkommensumverteilung gestellt. Der durch das Mitgliedschafts-, Beitrags- und Leistungsrecht innerhalb der Versichertengemeinschaft in Gang gesetzte Umverteilungsprozeß ist dabei recht vielschichtig. Im wesentlichen sind folgende Umverteilungsrichtungen zu unterscheiden (Lampert 1983; Henke 1986):

- Besserverdienende zahlen nach Maßgabe der Bemessungsgrenze mit für Schlechterverdienende;
- Erwerbstätige zahlen zugunsten noch nicht (bzw. noch nicht voll) oder nicht mehr (bzw. nicht mehr voll) Erwerbstätiger;
- Jüngere und Gesunde zahlen mit für Ältere und relativ Morbide;
- Ledige und Kinderlose zahlen mit für Familien mit Kindern;
- Männer zahlen – wegen unterschiedlicher geschlechtsspezifischer Risiken – mit für Frauen.

Einen Verstoß gegen das Solidarprinzip im Sinne der kollektiv-äquivalenten Risikoabsicherung stellt hingegen die der GKV vom Sozialgesetzgeber auferlegte Pflicht dar, für nichtversicherbare Personen (z. B. beim Eintritt bereits Erkrankter, beschäftigte Behinderte, Schwerbehinderte) oder nichtversicherbare Tatbestände (z. B. Mutterschaftsgeld; beitragsfreie Mitgliedschaft während des Bezugs von Erziehungsgeld) Leistungen zu erbringen – es sei denn, sie würden als Auftragsverwaltung des Staates bei voller Kostenerstattung abgewickelt. Der Sozialgesetzgeber sieht die GKV bisher eben nicht nur als Versichertengemeinschaft, sondern offenbar auch als geeignetes Instrument an, mit dem er seine sozialpolitischen Ziele verwirklichen kann, ohne dafür finanziell eintreten zu müssen. So läuft die GKV ständig Gefahr, als „wirtschafts- und sozialpolitischer Packesel“ mißbraucht zu werden.

Reformpolitische Aufgaben

Das gewachsene System des deutschen Gesundheitswesens wird innerhalb der Bundesrepublik Deutschland weitgehend als bewährt angesehen und außerhalb der Landesgrenzen nicht selten als mustergültig hingestellt. Dennoch zeigen sich seit geraumer Zeit immer mehr Symptome, die auf gravierende Funktionsstörungen seines Steuerungsmechanismus hinweisen und eine grundlegende Strukturreform unabweisbar erscheinen lassen. Ihre Notwendigkeit ergibt sich aus einer ordnungspolitischen Neubesinnung auf die konstituierenden und regulierenden Prinzipien einer sozialen Marktwirtschaft und auf die in diesem System erforderliche finanzielle Absicherung des Krankheitsfalles. Zu dieser übergreifenden Begründung für eine Reform im Gesundheitswesen treten zwei Argumente, die im Vordergrund der mehr kurzfristigen Weiterentwicklung der Krankenversicherung stehen. Hierbei handelt es sich zunächst um die mangelnde Finanzierbarkeit der Ausgaben der gesetzlichen Krankenversicherung, insbesondere unter Hinweis auf die Höhe der Lohnnebenkosten und die konjunktur- und wachstumspolitischen Prioritäten, wie sie derzeit gesetzt werden. Weiterhin werden erhebliche Zweifel an der Effektivität und Effizienz der Gesundheitsversorgung als Gründe für die Reformnotwendigkeit angeführt. Diese Begründungen werden von einer weitgehenden Einmütigkeit unter Nationalökonomen, Sozialmedizinern und

Epidemiologen getragen und haben eine ordnungs- und prozeßpolitische Grundsatzdiskussion entfacht, die weit über die Wissenschaft hinaus die Aufmerksamkeit der Öffentlichkeit gefunden hat. Daß sie nunmehr auch die Träger der Selbstverwaltung der jahrhundertalten Gesetzlichen Krankenversicherung erfaßt hat, vermittelt den Eindruck, als wären gewachsene und traditionsreiche Systeme aus sich heraus über lange Zeit hinweg reformunfähig geblieben.

Die Mehrzahl der reformerischen Vorstöße zielt denn auch auf mehr Entscheidungsfreiheit, mehr Eigenverantwortung und mehr Selbstkontrolle aus Selbstinteresse aller Beteiligten. Dreh- und Angelpunkt der Reformdebatte ist deshalb die Forderung nach mehr Wettbewerb auch und gerade unter den Versicherungsanbietern – und zwar nicht nur zwischen den privaten und gesetzlichen Krankenversicherungen, sondern v. a. auch zwischen den Kassen der GKV („Intra-GKV-Wettbewerb"); denn Wettbewerb eröffnet generell den Marktbeteiligten Handlungsspielräume, bewirkt Leistungsanreize und -kontrollen, steigert die ökonomische Effizienz und beschleunigt den Fortschritt.

Wer um solcher Ergebnisse willen verstärkt auf den marktwirtschaftlichen Steuerungsmechanismus setzt und dem Wettbewerb in der sozialen Krankenversicherung mehr Raum geben möchte, ohne ihre tragenden Prinzipien aufzugeben oder allzusehr zu verletzen, hat reformpolitisch im wesentlichen 3 Aufgaben zu lösen:

- Erstens sind ausreichende Wettbewerbsvoraussetzungen zu schaffen; denn ein hinreichend intensiver und unverzerrter Intra-GKV-Wettbewerb kann nur zustande kommen, wenn und insoweit die Versicherten zwischen den Kassen wählen und durch Zulauf bzw. Abwanderung über deren Leistungsangebot „abstimmen" können. Ausgehend vom bestehenden GKV-System mit seiner durch die RVO festgeschriebenen, nach Kassenarten recht unterschiedlichen Mitglieder- bzw. Risikostruktur, ist gleichzeitig dafür zu sorgen, daß die Kassen von dieser wettbewerbsverzerrenden Hypothek entlastet werden, so daß sie sich unter vergleichbaren Bedingungen dem „Votum" der Versicherten bzw. zu Versichernden stellen können.
- Zweitens ist für ausreichende und geeignete Wettbewerbsparameter zu sorgen; denn wenn die Kassen durch verbesserte Wettbewerbsvoraussetzungen verstärktem Konkurrenzdruck ausgesetzt sind, müssen sie auch auf der Absatz- und Beschaffungsseite über größere Aktionsspielräume verfügen als sie die RVO bisher zugesteht. Auf der Absatzseite – d. h. gegenüber den Versicherungsnachfragern – sind mehr Möglichkeiten zur Differenzierung der Beitragssätze und des Leistungsangebots, auf der Beschaffungsseite – d. h. gegenüber den Leistungserbringern – zur vertraglichen Gestaltung der Leistungserbringung und -honorierung zu schaffen. Der Intra-GKV-Wettbewerb muß sich, um sinnvoll und effizient zu sein, überwiegend als „Preis"- und „Produktwettbewerb" vollziehen und darf sich nicht auf ein überwiegend oder ausschließlich mit dem Instrumentarium des Marketings geführten „Reklamewettbewerb" reduzieren.
- Drittens schließlich ist der Solidarausgleich zu sichern; denn der Versicherungswettbewerb ist zwar – wie in der PKV mit ihren risikoäquivalent kalkulierten Prämien ersichtlich – mit dem „Äquivalenzprinzip" vereinbar, steht aber in grundsätzlichem Konflikt mit dem „Solidarprinzip" der GKV als der tragen-

den Säule der für bestimmte Bevölkerungsgruppen gewünschten gesetzlich verfügten Daseinsvorsorge im Krankheitsfall. Dies zeigt sich schon daran, daß die RVO-rechtliche Ausgestaltung des Solidarprinzips – Pflichtversicherung mit weitgehendem Kassenzwang, Sachleistungsprinzip, Familienlasten- und Generationsausgleich sowie einkommensproportionale Beiträge bis zur Beitragsbemessungs- bzw. Versicherungspflichtgrenze – dem Wettbewerb eigentlich keinen Raum läßt. Soll aber die GKV kein wettbewerblicher Ausnahmebereich sein, ist dafür zu sorgen, daß das sozialpolitisch für erforderlich gehaltene Maß an Solidarausgleich vor den vom Wettbewerb ausgehenden Erosionsgefahren geschützt wird.

Wie diese Aufgaben im Rahmen der beabsichtigten Strukturreform der GKV angegangen werden könnten, ohne gravierende Strukturbrüche oder gar ein Lenkungschaos zu riskieren, ist z. Z. eine ebenso offene wie umstrittene Frage. Dies vor allem deshalb, weil der Sozialgesetzgeber wesentliche Elemente des sozialen Gesundheitswesens als eine unabdingbare administrative Gestaltungsaufgabe ansieht und ihre Wahrnehmung von der Mehrheit der Beteiligten auch eingefordert wird. Dabei handelt es sich um wenigstens 6 voneinander zu trennender Bereiche:

- Ein erstes, aus der Sicht der Krankenversicherung besonders zentrales Element ist die Finanzierungs- bzw. Mittelaufbringungsfunktion der Krankenkassen. Zu ihrer Ausgestaltung bei unterschiedlichen Krankheitsrisiken gehören u. a. die Regelung des Mitgliedschafts- und Beitragsrechts sowie ggf. die Ausgestaltung des Solidar- und Finanzausgleichs.
- Als zweites konstituierendes Element soll die Finanzierung der Leistungserbringer angesehen werden; hier geht es um die Frage nach der Preisbildung im Gesundheitswesen, insbesondere bei Gesundheitsleistungen im ambulanten und stationären Sektor.
- Ein dritter Regelungsbereich ergibt sich im Hinblick auf die Zulassung zu den Heilberufen und die damit verbundene Frage der Bedarfsplanung und der Standortwahl von Einrichtungen, die der Gesundheitsversorgung dienen.
- Die stärker betriebswirtschaftlich ausgerichtete Frage nach der Zweckmäßigkeit unterschiedlicher Betriebsformen für die Anbieter von Gesundheitsleistungen führt auf die vierte Gestaltungsebene.
- Weiterhin ist die aus gesundheitspolitischer Sicht übergreifende Frage nach Art, Umfang und Qualität derjenigen Leistungen, die im Schadens- bzw. Krankheitsfall erbracht werden sollen, zu beantworten. Zu diesem fünften konstituierenden Regelungsbereich können unter anderem die Abgrenzung des Leistungsrahmens, die Struktur des Leistungsangebots, die Selektion des medizinisch-technischen Fortschritts, die Qualitätssicherung und Wirksamkeitskontrolle sowie die angemessene Behandlung von Sonderrisiken, wie z. B. das Pflegerisiko und das Risiko des Lohnausfalls bei Krankheit, gezählt werden.
- Schließlich lassen sich die Organisation der Versicherungsträger, die Rolle der Selbstverwaltung, der Versicherungsaufsicht und der rechtlichen Ausgestaltung als sechstes Gestaltungselement von Krankenversicherungssystemen hervorheben.

Alle 6 Bereiche bedürfen einer Ausgestaltung, wobei insbesondere entschieden werden muß, welche Rolle der Staat, die Selbstverwaltung, der Markt oder andere Koordinationsmechanismen spielen sollen.

Optionen zur Strukturreform der GKV

Schwerpunkte und Reichweite der Reformvorschläge

In der Bundesrepublik Deutschland werden recht unterschiedliche Ansätze zur Reform der GKV diskutiert. Sie lassen sich ganz allgemein durch die ihnen zugrunde liegenden Normen und Werte sowie durch ihre unterschiedliche Reichweite voneinander abgrenzen. Eine besondere Rolle spielen solche Optionen, die unmittelbar auf die Ausgestaltung der finanziellen Absicherung im Krankheitsfall ausgerichtet sind. Die mit ihr angestrebte Abdeckung des individuellen Krankheitsrisikos kann grundsätzlich von privaten Krankenversicherungen oder vom Staat übernommen werden; risikoproportionale Prämien einerseits und die Mittelbereitstellung über die öffentliche Haushalte andererseits sind die entsprechenden Finanzierungsinstrumente. Diese extremen Gestaltungsalternativen lassen jedoch keinen Platz für eine GKV, wie sie in der Bundesrepublik Deutschland nun einmal besteht und nach mehrheitlicher Auffassung prinzipiell auch fortbestehen sollte. Deshalb werden im folgenden nur solche Reformansätze erörtert, in denen an der GKV festgehalten wird. Die Optionen liegen also zwischen den genannten Extremen und schließen sich gegenseitig nicht in allen Fällen aus.

Bei der Reform der GKV geht es aber nicht nur um die Art der übergreifenden Mittelaufbringung, sondern u. a. auch um die zweckmäßige Finanzierung der Gesundheitsleistungen im stationären und ambulanten Bereich, die rechtlichen und institutionellen Rahmenbedingungen, die konkreten Versorgungsaufgaben in den einzelnen Leistungsbereichen sowie um die Behandlung von Sonderrisiken. Die Vielzahl der regelungsbedürftigen Sachverhalte erschwert eine plakative Klassifikation der Reformvorschläge. Klassische Einteilungen der Reformvorschläge nach dem zugrundeliegenden Koordinationsmechanismus (mehr Markt, mehr Staat, mehr Selbstverwaltung), nach der Marktseite (angebots- und nachfrageseitige Reformansätze) oder nach den Anreizmechanismen (administrative Lenkung vs. marktmäßige Steuerung) bringen zwar Ordnung in die Vielfalt der Reformvorschläge; nur lassen sie sich wegen ihrer Vielschichtigkeit nicht immer einer einzigen Konzeption zuordnen, sondern umfassen durchaus Elemente aus unterschiedlichen Reformmodellen.

Globalsteuerung und Budgetierung der Gesundheitsausgaben

Globalsteuerung und Budgetierung gehören zu den Reformalternativen, die in der Bundesrepublik Deutschland bereits im Ansatz praktiziert werden und in Kanada und England eine besondere Rolle spielen. Es handelt sich entweder um eine

- Quotierung in Form vorgegebener Ausgabenhöchstbeträge,
- eine Orientierung der Ausgaben an der Lohn- und Gehaltssumme oder um
- eine Festschreibung von Beitragssätzen.

Derzeit wird in der Bundesrepublik im Rahmen der einnahmenorientierten Ausgabenpolitik nach § 405a RVO versucht, die Finanzierung der GKV durch die Koppelung der Gesundheitsausgaben an die Entwicklung der Grundlöhne sicherzustellen. Seit geraumer Zeit steigen nämlich die Krankheitskosten deutlich stärker als die Einkommen, so daß die Beitragssätze der Kassen ständig heraufgesetzt werden mußten. So wuchsen die Ausgaben je Mitglied in der GKV im Zeitraum von 1970–1986 um insgesamt 301%, während die Bruttoverdienste je Arbeitnehmer nur um 169% zunahmen. Dementsprechend lag der durchschnittliche Beitragssatz im Jahre 1970 noch bei 8,2%, 1986 aber schon bei 12,2%. Allein im Jahre 1986 erhöhten sich die Leistungsausgaben je GKV-Mitglied mit 4,2% um 1,1 Prozentpunkte deutlich stärker als die Grundlohnsumme, wobei die einzelnen Leistungsbereiche ein recht unterschiedliches Bild zeigten (Abb. 1). Diese Ausgabendynamik soll durch eine wirksame „Kostendämpfung" gebremst werden, so daß die Beitragssätze, die einen wesentlichen Bestandteil der Lohnnebenkosten darstellen, nicht mehr weiter erhöht zu werden brauchen (Hauser u. Sommer 1984).

„Beitragssatzstabilität" ist dann gewährleistet, wenn die Zuwachsraten von Grundlohn und Leistungsausgaben übereinstimmen. Die dazu erforderliche „Budgetierung" bzw. „Globalsteuerung" der Gesamtausgaben wie der einzelnen Ausgabenblöcke soll mit Hilfe von Empfehlungen der Konzertierten Aktion im Rahmen der Selbstverwaltung anhand von medizinischen und ökonomischen Orientierungsdaten erfolgen (s. § 405 RVO sowie die Aufgabenstellung des Sachverständigenrats für die Konzertierte Aktion im Gesundheitswesen, Henke 1987 b). Im Rahmen dieses Reformansatzes will man dem ökonomischen Postulat nach Ausgleich der Grenznutzen der Gesundheitsausgaben genügen, indem die medizinisch nicht erforderlichen Leistungen aus der Kostenerstattung ausgeschlossen werden: Der Leistungskatalog der GKV ist an die veränderten demographischen und medizinischen Gegebenheiten gemäß § 368 p 1 RVO anzupas-

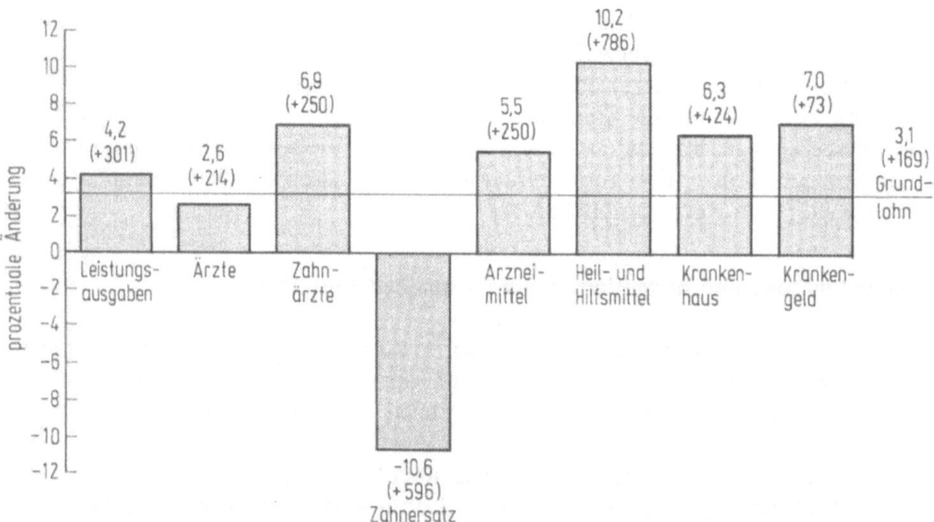

Abb. 1. Ausgaben- und Grundlohnentwicklung je GKV-Mitglied im Jahre 1986*

* Zahlen in Klammern: Zuwachs in % im Zeitraum 1970–1986. Quelle: Arbeits- und Sozialstatistik BMA; im einzelnen s. SVR KA (1987), Kap. IV

sen. Eine wiederholte Überprüfung der „Grauzone des medizinisch nicht Notwendigen“ (Timmer) ist unverzichtbar, wenn die Leistungsstrukturen nicht konserviert werden sollen. Der Druck, Wirtschaftlichkeitsreserven zu mobilisieren, wird durch die Beitragssatzstabilität erzeugt. Diese Strategie, die die Gesundheitspolitik zur Kostendämpfung verkümmern läßt, schließt mehr Preiswettbewerb im Pharmabereich, einen Abbau von Betten und eine weitere Verringerung der Verweildauer keineswegs aus, wie auch andere als bisher praktizierte Formen der Honorierung ärztlicher Leistungen denkbar sind.

Insgesamt erfordert die einnahmenorientierte Ausgabenpolitik eine konsequente Budgetierung und mehr planerisches Handeln, wodurch sich die Finanzierungs- und Entscheidungszentralität erhöht. Der bestehende Beitragssatz wird festgeschrieben, ohne daß ausgemacht ist, ob seine Höhe heute wie in Zukunft ökonomisch überhaupt gerechtfertigt ist – d. h. den individuellen Präferenzen für Gesundheitsleistungen entspricht (WIdO 1984, S. 160ff.; Hofemann u. Scharr 1985, S. 13ff.).

Duale Systeme und Leistungsausgrenzung

Zu den häufigsten Vorschlägen zur Strukturreform gehören duale Systeme, wobei das Kriterium der Dualität durchaus unterschiedlich definiert wird. So kann sich die Dualität auf verschiedene Koordinationsmechanismen beziehen. Im sog. PKV-Modell würde die derzeitige solidarische Finanzierung der GKV durch das Äquivalenzprinzip ersetzt, wobei eine direkte Subventionierung des sozialen Ausgleichs der GKV durch die öffentliche Hand erfolgen müßte.

Häufiger wird das duale System auf eine Kombination von Grund- und Zusatzleistungen bezogen: Es kombiniert dann die einkommensabhängige Finanzierung einer Grundversorgung mit der risikoproportionalen Finanzierung von (freiwilligen) Zusatzversicherungen. Eine solche Zweiteilung des Krankenversicherungsschutzes kann entweder indikationsgebunden erfolgen oder an einer Einkommensgrenze der Versicherten orientiert sein. Darüber hinaus kann sich der Vorschlag entweder nur auf die GKV beziehen oder aber für die GKV und PKV gleichermaßen gelten. Im letzteren Fall stünden gesetzliche und private Krankenkassen sowohl bei der Grundversorgung als auch bei der Zusatzversicherung im Wettbewerb. Zu entscheiden wäre dann auch, ob das Sachleistungsprinzip nur für die Grundversorgung und das Kostenerstattungsprinzip nur für die Zusatzversicherung gelten sollen. Die Grundsicherung läßt sich als Risikoversicherung mit gestaffelter Selbstbeteiligung vorstellen und kann unabhängig vom Einkommen und vom Arbeitsvertrag ausgestaltet sein (Kronberger Kreis 1987; Wissenschaftliche Arbeitsgruppe „Krankenversicherung“ 1987).

Im Zusammenhang mit dem dualen System wird auch die Zurücknahme von versicherungsfremden Leistungen gefordert, die derzeit durch die GKV finanziert werden. Dazu gehören nicht versicherbare Risiken, v. a. aber solche versicherungsfremden Leistungen, die aus politischen Gründen in den Leistungskatalog der GKV aufgenommen wurden und die sie mehr und mehr zum „wirtschafts- und sozialpolitischen Packesel“ gemacht haben. Die Finanzierung der auszugrenzenden und versicherungsfremden Leistungen könnte über Bundeszuschüsse erfolgen oder zu Lasten des privaten Konsums.

Gelegentlich wird mit der Herausnahme der versicherungsfremden Leistungen aus der GKV auch die Ausgliederung des Familienlastenausgleichs gefordert. Wenn auch die Kosten, die auf den Familienlastenausgleich zurückgehen, gegenwärtig mit einem Beitragssatzanteil von 2,5 bis 3 Prozentpunkten zu Buche schlagen, muß man sich doch vor Augen halten, daß eine Herausnahme dieses Teils des Solidarausgleichs aus der GKV das Ende der einkommensbezogenen Finanzierung darstellen würde. Die solidarische Beitragsbemessung müßte sich zwangsläufig in Richtung einer stärker risikoproportionalen Kalkulation entwickeln (Kronberger Kreis 1987).

Schließlich gehören zu den versicherungsfremden Leistungen jene, die nicht zur medizinischen Versorgung im engeren Sinne zählen. Leistungen, die ganz aus dem Versicherungsschutz ausgeschlossen werden könnten, gibt es im Bereich des Zahnersatzes, der Physiotherapie, des Kuraufenthalts, der Hör- und Sehhilfen, im Bereich der Heil- und Hilfsmittel, der orthopädischen Hilfsmittel sowie der Leistungen, die im Zusammenhang mit den naturgegebenen Begleiterscheinungen des Alters stehen. Die konkrete Ausgrenzung solcher Leistungen wäre eine Aufgabe des Gesetzgebers, ist aber nach geltendem Recht vorrangig Aufgabe der Krankenkassen bzw. der gemeinsamen Selbstverwaltung; zum Teil ist sie Bundesausschüssen übertragen (z. B. die Entwicklung von Richtlinien für Prothetik im zahnmedizinischen Bereich). Teilweise gibt es vertraglich vereinbarte Gremien, wie etwa den Untersuchungs- und Heilmethodenausschuß nach dem Bundesmanteltarifvertrag. Diese Institutionen werden jedoch derzeit nicht genügend genutzt; der Konditionenwettbewerb der Krankenkassen steht ihrem effektiven Einsatz durch die Selbstverwaltung entgegen.

Neubestimmung des Versicherungscharakters der GKV

Eine Förderung des Versicherungsgedankens und des Wettbewerbs in der GKV kann nicht nur durch ein duales System verwirklicht werden, sondern auch durch eine Neubestimmung des Versicherungscharakters der GKV. Neben der Einschränkung des Leistungskatalogs durch die Herausnahme versicherungsfremder Leistungen zählen hierzu folgende Elemente:

- Neubestimmung des versicherungspflichtigen und des versicherungsberechtigten Personenkreises (mit entsprechenden Konsequenzen für das Verhältnis von GKV zur PKV);
- Förderung von Wahl- und Wechselmöglichkeiten innerhalb der GKV (mit entsprechenden Wirkungen für den Solidarauftrag);
- Ausbau der sektorspezifischen Kostenerstattung;
- Einführung einer übergreifenden, gestaffelten Selbstbeteiligung;
- Abschaffung des Arbeitgeberbeitrags zugunsten höherer Löhne, d. h. volle Zahlung des Krankenversicherungsbeitrags durch den Versicherten;
- mehr Transparenz und Information über erbrachte Leistungen und verursachte Kosten;
- finanzielle Anreize für ein gesundheitsbewußtes Verhalten.

Im Rahmen dieser Reformalternative würden die weitgehend einheitliche Gesundheitsversorgung von über 90% der Bevölkerung aufgelockert und der Wettbewerb zwischen den Trägern der GKV einerseits und den Leistungserbringern andererseits durch neuartige Versicherungs-, Vergütungs- und Versorgungsformen belebt. Hierzu zählt auch die geforderte Einführung des Kassenwahlrechts für Arbeiter, die mit ihrem Einkommen über der Versicherungspflichtgrenze liegen (Cassel 1987).

Zur weitergehenden Liberalisierung der Märkte für Krankenversicherungsleistungen werden sog. Gesundheitskassen vorgeschlagen, die in den USA erfolgreich arbeiten und in der Schweiz modellhaft erprobt werden. Derartige Entwicklungen würden dazu führen, daß Leistungskomplexhonorierung und Einzelleistungshonorierung sowie andere Vergütungsformen miteinander in Wettbewerb träten; Versicherte könnten den Versicherungsschutz frei wählen, und Ärzte könnten sich die Bedingungen aussuchen, unter denen sie arbeiten wollen. Die Wahl zwischen unterschiedlichen Behandlungsintensitäten gewönne an Gewicht. Neuartige Versicherungspläne ließen sich, z. B. durch regional begrenzte Versuche, im Rahmen von Experimentierklauseln für die Beteiligten modellhaft einführen.

Reformschritte zur Stärkung des Versicherungsgedankens und des Wettbewerbs machen nicht bei den Versicherten und den Krankenkassen halt, sondern greifen auf die Angebotsseite über und lassen auch die Selbstverwaltung in ihrer jetzigen Form nicht unberührt. Die zunehmende Versorgungsvielfalt würde die Diskussion über die im Schadensfall erforderlichen bzw. medizinisch tatsächlichen angezeigten Leistungen beleben. Krankenhäuser, Ärzte, Zahnärzte, die pharmazeutische Industrie und die Hersteller medizinisch-technischer Geräte würden im Rahmen dieser Reformoption über eine Veränderung der im Gesundheitswesen geltenden Eigentumsrechte zu einem kostengünstigeren und nachfragegerechteren Verhalten angeregt. Derzeitige Regelungen müßten sich in der neu entstehenden Vielfalt der Versorgungs- und Finanzierungsform behaupten (Eidem u. Viotti 1978; Münnich 1984).

Reformen einzelner Leistungsbereiche und die Behandlung von Sonderrisiken

Naturgemäß beziehen sich viele Vorschläge zur Strukturreform auf die Einzelbereiche der Gesundheitsversorgung. Hierzu zählen die ambulante Versorgung, die zahnmedizinische Versorgung, die stationäre Versorgung, die Versorgung mit Heil- und Hilfsmitteln sowie der Arzneimittelbereich. Die unterschiedlichen Versorgungsaufgaben, formalen Bedingungen, institutionellen Gegebenheiten und Finanzierungsregelungen erfordern eine getrennte Analyse der 5 Leistungsbereiche (SVR KA 1987). Diese Unterschiede, die sich auch in den jeweils unterschiedlichen Koordinationsmechanismen widerspiegeln, erschweren sektorübergreifende Reformansätze.

Die Reformdiskussion wird nicht nur dadurch erschwert, daß neben sektorübergreifenden Reformoptionen sektorspezifische Lösungsansätze diskutiert werden, sondern daß darüber hinaus noch eine Reihe von Sonderproblemen existiert, die vermutlich nur einer getrennten Lösung zugänglich sind. Hierzu zählen u. a. die Regelung der Lohnfortzahlung im Krankheitsfall, die finanzielle Absicherung des Pflegerisikos sowie die spezielle Situation der Krankenversicherung der Rentner innerhalb der GKV. Hinzu treten medizinische Entwicklungstendenzen und das Auftreten neuer Krankheiten (z. B. AIDS) sowie die Herausforderungen, die sich aus der medizinisch-technologischen Entwicklung ergeben. Schließlich lassen sich an dieser Stelle Ad-hoc-Vorschläge subsumieren, die sich auf den Abbau der Überkapazitäten im Gesundheitswesen beziehen oder neue Finanzierungsquellen erschließen wollen (z. B. Forderung nach einem Bundeszuschuß für die GKV).

Reformanspruch und Reformwirklichkeit

Alle diese Optionen enthalten einen Reformanspruch an die gesundheitspolitischen Entscheidungsträger, der um so dringlicher wird, je mehr sich die Krise im Gesundheitswesen der Bundesrepublik zuspitzt. Freilich sind die angebotenen Lösungen recht unterschiedlich, je nachdem, welche Wertvorstellungen, Interessenlagen und Zielsetzungen jeweils zur selbstgewählten oder vorgegebenen Maxime der Politikberatung gemacht werden. Wer das gewachsene System erhalten und verbessern will, erhebt einen anderen Reformanspruch als der auf radikalen Strukturwandel zielende Systemveränderer; wer dem Wettbewerb oder der Selbstverwaltung einen Eigenwert beimißt, wird anders zu ihnen stehen als derjenige, der darin nur technokratisch nutzbare Institutionen sieht; und wer schließlich Beitragssatzstabilität zum obersten Ziel erhebt, wird eine andere Reformstrategie wählen müssen, als der an bedarfsgerechter und kostengünstiger Gesundheitsversorgung Interessierte. Stehen die Ziele erst einmal fest, finden sich in der Regel auch die zweckrationalen Lösungen. Der Politiker steht gleichsam vor den prall gefüllten Regalen eines Selbstbedienungsladens für Reformalternativen. Wie hat er sich daraus bedient, um die Reformwirklichkeit zu gestalten?

(Vor)entwurf des Gesundheitsreformgesetzes

Die bereits in der letzten Regierungserklärung angekündigte Strukturreform des deutschen Gesundheitswesens ist im Herbst 1987 zunächst durch eine Rahmenvereinbarung der Regierungskoalition und kurz vor Weihnachten 1987 durch einen Vorentwurf des Bundesministers für Arbeit und Sozialordnung (BMA) konkretisiert worden. Die Schwerpunkte des Reformvorhabens, das unter dem Motto: „Solidarische Erneuerung unserer Krankenversicherung“ (s. Kasten auf S. 28) vorgestellt wurde, lassen sich wie folgt zusammenfassen:

- Verzicht auf nicht unbedingt erforderliche Versicherungsleistungen durch Einführung von Festbeträgen;
- Ausgrenzungen von Leistungen;
- krankheitsbezogene Früherkennungsmaßnahmen;
- medizinischer Dienst der Krankenkassen;
- Verbesserung der häuslichen Pflege;
- Maßnahmen zur Qualitätssicherung;
- Stärkung der Eigenverantwortung durch Gesundheitsvorsorge und Sparanreize;
- Maßnahmen zur Erhöhung der Wirtschaftlichkeit in allen Leistungssektoren;

- Aufwertung der Konzertierten Aktion im Gesundheitswesen;
- Gleichstellung von Arbeitern und Angestellten oberhalb der Versicherungspflichtgrenze;
- Solidarbeitrag der Arzneimittelhersteller.

Über allem steht jedoch das Ziel „Beitragssatzstabilität“, das in §§ 81, 91 und 150 des Sozialgesetzbuches (SGB – Gesetzliche Krankenversicherung) verankert werden soll.

Durch das Reformkonzept ergibt sich rechnerisch eine Bruttoentlastung der GKV in Höhe von 14,5 Mrd. DM. Sie wird zu mehr als der Hälfte in Form von Beitragssatzsenkungen an die Versicherten zurückgegeben; der Rest wird für neue Leistungen verbraucht. Trotz vielfältiger Warnungen vor der Aufnahme der finanziellen Absicherung des Pflegerisikos in die GKV sollen rund 6,5 Mrd. DM zur besseren Förderung der häuslichen Pflege aufgebracht werden. Hierdurch wird jedoch ein neuer Kostentreibsatz in die GKV eingebaut, der das selbstgesetzte Reformziel, die Beitragssatzstabilität, schon auf kurze Sicht gefährden und den Verteilungskampf um die verbleibenden Mittel erheblich verstärken dürfte; denn je konsequenter am Ziel der Beitragssatzstabilität festgehalten wird, um so stärker geht die Finanzierung der Pflegekosten zu Lasten anderer Gesundheitsleistungen.

Angesichts des Umfangs des Gesetzentwurfs (über 300 Paragraphen) und seiner Begründung sowie der erfolgten rechtssystematischen Überarbeitung des geltenden Krankenversicherungsrechts mit seiner Eingliederung in das Sozialgesetzbuch (SGB) ist es für eine umfassende Bewertung des Reformvorhabens noch zu früh. Im April 1988 soll nach den bis dahin erfolgenden Anhörungen die 1. Lesung im Deutschen Bundestag erfolgen und im November 1988 die 2. und 3. Lesung; zum 1. Januar 1989 soll das Gesetz in Kraft treten.

Enttäuschte Erwartungen

Erste und z. T. vorschnelle Reaktionen auf das Reformkonzept der Koalition machen einerseits den Widerstand deutlich, auf den zahlreiche Vorschläge treffen, spiegeln andererseits aber auch die Enttäuschung darüber wider, daß die Reform nicht einschneidender ausfallen soll. Unstrittig dürfte wahrscheinlich nur die in der über hundertseitigen klar strukturierten und gut lesbaren Begründung des Gesetzesentwurfs enthaltene Auflistung der Systemmängel sein:

- fehlende Anreize zu gesundheitsbewußtem Verhalten und sparsamer Inanspruchnahme auf seiten der Versicherten;
- falsche Wirtschaftlichkeitsanreize und fehlender Wettbewerb auf seiten der Leistungserbringer;
- fehlende Transparenz über die Kosten und Leistungen;
- Überkapazitäten und Überversorgungen;
- Fehlentwicklungen im Wettbewerb der Krankenkassen;
- Ungleichbehandlungen von Arbeitern und Angestellten; sowie
- unvertretbar hohe Beitragssatzunterschiede zwischen den Krankenkassen.

So mutig und zutreffend die Mängelanalyse ist, so zaghaft und unsicher sind die mit dem Referentenentwurf gezogenen pragmatischen Konsequenzen. So

Solidarische Erneuerung unserer Krankenversicherung

I. Solidarität neu bestimmen
- (1) Die Leistungen auf das medizinisch Notwendige konzentrieren
  - (a) Leistungen durch Festbeträge auf das notwendige Maß begrenzen
  - (b) Auf nicht notwendige Leistungen verzichten
- (2) Neue Herausforderungen annehmen
  - (a) Große Volkskrankheiten wirksam bekämpfen
  - (b) Bei der häuslichen Pflege helfen
  - (c) Qualität und Menschlichkeit im Gesundheitswesen sichern

II. Eigenverantwortung stärken
- (1) Gesundheitsvorsorge ausbauen
- (2) Sparanreize für die Versicherten schaffen
  - (a) Bonusregelungen
  - (b) Beitragsrückgewähr
  - (c) Zuzahlungen

III. Mehr Wirtschaftlichkeit schaffen
- (1) Kostenbewußtes Verhalten bei den Leistungserbringern durchsetzen
  - (a) Im Krankenhaus Wirtschaftlichkeit erhöhen und überflüssige Betten abbauen
  - (b) Bei Ärzten und Zahnärzten die Wirtschaftlichkeitsprüfungen verstärken und den steigenden Ärztezahlen entgegenwirken
  - (c) Bei den Apotheken insbesondere den prozentualen Apothekenzuschlag durch einen fixen Zuschlag ersetzen und den Kassenrabatt umgestalten
  - (d) Arzneimittelhersteller in die Pflicht nehmen
  - (e) Durch Festbeträge den Preiswettbewerb bei Herstellern von Arzneimitteln, Heilmitteln und Hilfsmitteln verschärfen
- (2) Mehr Transparenz über Kosten und Leistungen schaffen
- (3) Den medizinischen Dienst der Krankenkassen wirksamer gestalten
- (4) Die Konzertierte Aktion im Gesundheitswesen leistungsfähiger machen

IV. Strukturen der Krankenversicherung modernisieren
- (1) Unterschiede bei den Beitragssätzen überwinden
- (2) Wettbewerbsverzerrungen der Kassen im gegliederten System abbauen
- (3) Beitrag zur Krankenversicherung der Rentner angleichen
- (4) Arbeiter und Angestellte oberhalb der Versicherungspflichtgrenze gleichstellen
- (5) Der Selbstverwaltung neue Gestaltungsmöglichkeiten eröffnen

V. Das Recht der Krankenversicherung verständlicher machen

wurden bereits in der Regierungserklärung jene weitgespannten Erwartungen gedämpft, die sich aus Sorge um die drohende Insuffizienz unseres Gesundheitswesens auf eine Reform der GKV an „Haupt und Gliedern“ richteten: „Staatlichen Versorgungssystemen“ wie „reinen Marktmodellen“ wurden von Anfang an eine Absage erteilt; dennoch durfte man sich nach der vom BMA anfänglich durch eine offen geführte Diskussion geschürten Reformeuphorie mehr versprechen, als „erste Schritte“. Wenn Politik die Kunst des Möglichen ist, so ist es in Sachen Gesundheitspolitik entweder mit der Kunst oder mit den Möglichkeiten nicht weit her: Die Grundprinzipien der GKV werden nicht angetastet, es soll sogar zu einer „solidarischen Erneuerung“ kommen, obwohl gerade das in mancherlei Hinsicht überstrapazierte Solidarprinzip einer effizienteren Gestaltung unseres Gesundheitssystems im Wege steht. Die einkommensabhängige proportionale Finanzierung der GKV bis zur Versicherungspflichtgrenze mit Arbeitgeberanteil, die beitragsfreie Mitversicherung der Familienangehörigen, der nahezu einkommensbzw. beitragsunabhängige Anspruch auf Leistungen im Rahmen des Sachleistungsprinzips und der Charakter der Pflichtversicherung mit partiellem Kassenzwang für einen großen Teil der Versicherten werden nicht in Frage gestellt. Das kollektive Versicherungsprinzip, wie es der GKV traditionsgemäß zugrunde liegt, bleibt bestehen. Eine umfassende Reform des Systems, orientiert am Gedanken der subsidiären Schutzbedürftigkeit der Bevölkerung, ist damit ausgeschlossen. Markt und Wettbewerb solle nur bedingt zugelassen werden, nämlich dort, wo sie „sinnvoll und möglich“ erscheinen. Die vorgesehenen Maßnahmen sollen also nur zu einer „Generalüberholung der GKV“ bei Aufrechterhaltung von Kassenstruktur und der Selbstverwaltung führen, nicht aber zu einer Neukonstruktion der GKV oder anderen Formen der Daseinsvorsorge.

Bei der Diskussion und Bewertung der Einzelaspekte (Festbeträge, Sterbegeld, Zuzahlungen, häusliche Pflege, Fahrtkosten, Finanzierung der KVdR, Gleichstellung von Arbeitern und Angestellten, Solidarbeitrag der pharmazeutischen Industrie) sowie ihrer kurz- und langfristigen Auswirkungen auf das gesamte Gesundheitssystem darf die übergreifende Zielsetzung der Strukturreform nicht außer acht gelassen werden. Und an ihr scheiden sich die Geister: Ist die Forderung nach Beitragssatzstabilität mit der daraus folgenden einnahmeorientierten Ausgabenpolitik in der GKV tatsächlich ein sinnvolles Ziel, dem sich alle Maßnahmen unterordnen sollten? Ist sie sachlich gerechtfertigt oder nur Ausdruck des (erforderlichen) gemeinsamen Nenners im politischen Entscheidungsprozeß? Gibt es Wirtschaftlichkeitsreserven und wie hoch ist das Einsparpotential? Und bedeutet die Mobilisierung von Wirtschaftlichkeitsreserven eine Gefahr für den Gesundheitssektor als Wachstumsbranche (SVR, 1987/88, Tz. 306)?

Solange die Grundlohnsummenorientierung als politische Vorgabe akzeptiert wird und der Ordnungsrahmen des Krankenversicherungsschutzes nicht grundsätzlich geändert werden soll, gilt es Verfahren zu finden, die die Wirtschaftlichkeitsreserven nicht nur mobilisieren, sondern sie in bessere Verwendungen überführen, ohne die Bürokratie unangemessen zu verstärken. Der „dritte Weg“ zwischen Markt und Staat in der Gesundheitsversorgung wird damit zu einem ebenso publikumswirksamen wie verführerischen Programm: Die Organe der Selbstverwaltung in der GKV müßten gestärkt, ihre Kompetenzen vergrößert und ihre Verhaltensweisen stärker ökonomisch und medizinisch konditioniert werden.

Denn im Zeichen sich verknappender Ressourcen kommt es darauf an, den Patienten vor einer auf bloße Minimierung des Mitteleinsatzes zielenden fiskalischen Denkweise zu bewahren und ihm statt dessen eine wirtschaftliche, an der Effizienz der Bekämpfung von Krankheiten orientierten Gesundheitsversorgung zu garantieren. Es erscheint jedoch fraglich, ob dieser Anspruch durch eine Verstärkung des korporatistischen Elements in der GKV eingelöst werden kann. Man muß abwarten, wie sich die Beteiligten in dem so „reformierten" System verhalten und auf welche Weise sie ihren legitimen Individualinteressen Geltung verschaffen. Die Gesundheitspolitik hat sich jedenfalls mit ihrer doppelten Zielsetzung „Beitragssatzstabilität" und „Systemerhaltung" von vornherein um einen nachhaltigen Erfolg gebracht, weil sie auf Dauer die Eigendynamik eines so komplexen, widersprüchlich geordneten und ohne konsistenten Selbststeuerungsmechanismus arbeitenden Systems auf Dauer administrativ nicht beherrschen kann.

Strukturreform – ein neuer Fall von Politikversagen?

Wer weitergehende Erwartungen an Ausrichtung und Reichweite der Strukturreform hegte, wird nicht nur enttäuscht sein, sondern sich auch fragen, warum es nicht zu einer umfassenderen Neuordnung kommt. Vielleicht ist es die Kehrseite der Selbstverwaltung und der Verbandsvielfalt im Gesundheitswesen, daß es kein Gebiet der Wirtschafts- und Sozialpolitik gibt, das dermaßen interessenvermint ist, wie die Gesundheitsversorgung. Schließlich geht es im Kontext der Kostendämpfungsbemühungen um Macht, Wiederwahl und Umsätze. Die Einkommensinteressen aller Beteiligten sind unmittelbar und nachhaltig berührt. Jede eingesparte Mark beeinträchtigt die Einkommenssituation der Leistungsanbieter. Zunehmende Kapazitäten belasten den ohnehin schon heftigen Kampf um Ressourcen und Einkommen. Neue, von der Basis der Gesundheitsberufe ausgehende Entwicklungen stellen überkommene Versorgungsstrukturen in Frage. Länder und Gemeinden spielen im föderativen System der Bundesrepublik Deutschland ebenfalls eine nicht zu unterschätzende Rolle im Prozeß der gesundheitspolitischen Willensbildung. So sollte es nicht verwundern, daß in diesem Geflecht von Interessen, Einfluß und Macht die Zweckrationalität politischen Handelns auf der Strecke bleibt (Aaron 1973). Was als Forderung nach einer umfassenden Strukturreform des Gesundheitswesens hoffnungsvoll begann, ist im Begriff, in einem bloßen Konsolidierungsakt des Sozialhaushalts zu verpuffen.

Einsichtige wußten schon immer, daß es so kommen würde: Für eine reformpolitische Großtat ist die Lage des deutschen Gesundheitswesens einfach noch nicht ernst genug, fehlt es an einem tragfähigen Konsens der Parteien über die strukturbestimmenden Reformziele und mangelt es den Verantwortlichen am politischen Durchsetzungswillen. Was man in einem politischen System, in dem die Entscheidungsträger ängstlich nach dem (vermeintlichen) Wählerwillen schielen und dem Einfluß mächtiger Verbandsinteressen von Kassen und Leistungserbringern ausgesetzt sind, erwarten kann, ist bestenfalls eine rationale Politik der kleinen Schritte im Sinne des "piecemeal social engineering" (Popper), im schlechtesten Fall aber eine technokratische Flickschusterei. Der jetzt vorliegende Entwurf des Gesundheitsreform-Gesetzes scheint dazwischen zu liegen: Durchaus vernünftige Maßnahmen (z. B. Ausgrenzung medizinisch fragwürdiger Leistungen, Stärkung der Früherkennung und Gesundheitsvorsorge, Gleichstellung von Arbeitern und Angestellten jenseits der Versicherungspflichtgrenze usw.) stehen fragwürdige, weil in ihren Konsequenzen kaum absehbare oder mit einer freiheitlichen Marktwirtschaft nicht zu vereinbarende Lösungsvorschläge gegenüber (z. B. Einbeziehung des Pflegerisikos in den Leistungskatalog der GKV, Einführung von Festbeträgen statt genereller Selbstbeteiligung, Preisadministration auf dem Arzneimittelmarkt, Solidarbeitrag der Arzneimittelhersteller, Stärkung des Korporatismus in der GKV usw.). Hinzu kommt, daß eine Reihe wichtiger, wenn nicht der wichtigsten Probleme ungelöst bleiben: der durch beschränkte Kassenwahlfreiheit und risikostrukturbedingte Beitragssatzunterschiede verzerrte Wettbewerb der Kassenarten und die subsidiaritätswidrige Einbeziehung von 92% der Bevölkerung in eine soziale Krankenversicherung ebenso wie die Überstrapazierung des Solidarprinzips im Familienlastenausgleich, das verfehlte Anreizsystem in der Krankenhausfinanzierung oder das tendenziell kostentreibende Zusammenspiel von Kassen und ärztlichen Vereinigungen.

Alles dies hat die wissenschaftliche Reformdiskussion seit langem thematisiert und zum vordringlichen Reformanspruch erhoben. Die viel zu frühe Verengung des pragmatischen Reformziels auf „Beitragssatzstabilität“ und „Systemerhaltung“ hat jedoch richtungweisende und gangbare Wege schon im Vorfeld versperrt.

Literatur

Aaron H-J (1973) Why is welfare so hard to reform? Brookings, Washington, DC

Albers W et al. (1983) Strukturfragen im Gesundheitswesen in der Bundesrepublik Deutschland. Schwartz, Bonn

Cassel D (1987) Möglichkeiten und Grenzen des Wettbewerbs im System der gesetzlichen Krankenversicherung. Expertise im Auftrag des Bundesministers für Arbeit und Sozialordnung (BMA), Forschungsbericht 149 zur Gesundheitsforschung, hrsg. v. BMA, Bonn

Deutsche Bundesbank (1985) Aktuelle Tendenzen in der finanziellen Entwicklung der gesetzlichen Krankenversicherung, in: Monatsberichte der Deutschen Bundesbank, 37 (1985) 1, S 29–39

Eidem R, Viotti S (1978) Economic systems. How resources are allocated. Robertson, Oxford

Eisen R, Schrüfer K (1987) Gesundheitsleistungen: Märkte, Wahlen oder Bürokraten. Ein Beitrag zu einer positiven Gesundheitsökonomik. In: Gäfgen G (Hrsg) Ökonomie des Gesundheitswesens. Verhandlungen auf der Jahrestagung des Vereins für Socialpolitik vom 16.–18. September 1985 in Saarbrücken. Duncker & Humblot, Berlin

Hamm W (1984) Programmierte Unfreiheit und Verschwendung: Zur überfälligen Reform der Gesetzlichen Krankenversicherung. ORDO 35:21–42

Hauser H, Sommer JH (1984) Kostendämpfung im Gesundheitswesen in den USA, in Kanada und in der BRD. Haupt, Bern Stuttgart

Heinze M (1984) Möglichkeiten der Fortentwicklung des Rechts der Sozialen Sicherheit zwischen Anpassungszwang und Bestandsschutz. Gutachten E zum 55. Deutschen Juristentag. Beck, München

Henke K-D (1986) Möglichkeiten und Grenzen des Wettbewerbs in einer sozialen Krankenversicherung. In: AOK (Hrsg) Symposium Marktorientiertes Handeln der AOK vom 7. bis 9. November 1985 in Bochum. Haarfeld, Essen, S 36–43

Henke K-D (1987a) Möglichkeiten einer Reform der Gesetzlichen Krankenversicherung in der Bundesrepublik Deutschland. In: Gäfgen G (Hrsg) Ökonomie des Gesundheitswesens. Verhandlungen auf der Jahrestagung des Vereins für Socialpolitik vom 16.–18. September 1985 in Saarbrücken. Duncker & Humblot, Berlin

Henke K-D (1987b) Funktionsweise und Steuerungswirksamkeit der Konzertierten Aktion im Gesundheitswesen (KAiG), Diskussionspapier Nr. 108, Universität Hannover, Fachbereich Wirtschaftswissenschaften (erscheint 1988 in Gäfgen G, Hrsg, Korporatismus. Nomos, Baden-Baden)

Herder-Dorneich P (1980) Gesundheitsökonomik. Systemsteuerung und Ordnungspolitik im Gesundheitswesen. Enke, Stuttgart

Hofemann K, Scharf B (1985) Verschärfter Wettbewerb oder gestärkte Solidarität – Eine kritische Auseinandersetzung mit den Strukturpapieren der Spitzenverbände der Sozialen Krankenversicherung. Soziale Sicherheit, Heft 7

Isensee J (1982) Der Sozialstaat in der Wirtschaftskrise. In: Listl J (Hrsg) Demokratie in Anfechtung und Bewährung. Festschrift für Johannes Broermann. Duncker & Humblot, Berlin, S 365–390

Knappe E, Roppel U (1982) Zur Stärkung marktwirtschaftlicher Steuerungselemente im Gesundheitssystem. Probleme und Ansatzpunkte. Deutscher Instituts-Verlag, Köln

Kronberger Kreis (1987) (W. Engels et al.) Mehr Markt im Gesundheitswesen. Schriftenreihe des Frankfurter Instituts für wirtschaftspolitische Forschung e.V., Bd 13, Bad Homburg v.d.H.

Lampert H (1983) Strukturfragen aus ordnungspolitischer Sicht: Gesundheitswesen und gesetzliche Krankenversicherung in der Sozialordnung der Bundesrepublik Deutschland. In: Albers W et al. (Hrsg) Strukturfragen im Gesundheitswesen in der Bundesrepublik Deutschland. Schwartz, Bonn, S 65–108

Loytved H (1980) Der Wettbewerb in der Krankenversicherung. Wirtschaftswiss. Dissertation, Universität Bayreuth

Münnich F (im Druck) Sozialökonomische Entwicklungstendenzen des Gesundheitswesens, Beitrag zum 13. Colloquium Gesundheitsökonomie der Robert Bosch Stiftung. In: Münnich FE, Schwartz FW (Hrsg) Die Zukunft des Gesundheitswesens – Struktur seiner ökonomischen Probleme. Bleicher, Gerling

Neubauer G (1987) Wahlen als Steuerungs- und Kontrollinstrument der „gemeinsamen Selbstverwaltung". In: Gäfgen G (Hrsg) Ökonomie des Gesundheitswesens. Verhandlungen auf der Jahrestagung des Vereins für Socialpolitik vom 16.–18. September 1985 in Saarbrücken. Duncker & Humblot, Berlin

Oberender P (1986) Reform des Gesundheitswesens durch Zulassung marktwirtschaftlicher Steuerungselemente: Diagnose und Therapie unter besonderer Berücksichtigung der Gesetzlichen Krankenversicherung. Hamburger Jahrbuch für Wirtschafts- und Gesellschaftspolitik 31, S 177–199

Smigielski E (1985) Die Bedeutung des Versicherungsgedankens für die gesetzliche Krankenversicherung. In: Schmähl W (Hrsg) Versicherungsprinzip und soziale Sicherung. Mohr, Tübingen, S 76–88

SVR (1985/86) Jahresgutachten 1985/86 des Sachverständigenrates zur Begutachtung der gesamtwirtschaftlichen Entwicklung. Deutscher Bundestag, Drucksache 10/4295, Bonn

SVR (1987/88) Jahresgutachten 1987/88 des Sachverständigenrates zur Begutachtung der gesamtwirtschaftlichen Entwicklung. Deutscher Bundestag, Drucksache 11/1317, Bonn

SVR KA (1987) Sachverständigenrat für die Konzertierte Aktion im Gesundheitswesen. Medizinische und ökonomische Orientierung. Vorschläge für die Konzertierte Aktion im Gesundheitswesen, Jahresgutachten 1987. Nomos, Baden-Baden

Thiemeyer T (1984) Nicht-Markt-Steuerung. Bundesarbeitsblatt/Schwerpunktheft: Ordnungspolitische Alternativen der Gesundheitspolitik 12:20–22

Thiemeyer T (1986) Gesundheitsleistungen – Steuerung durch Markt, Staat und Verbände? Sozialer Fortschritt 35, 5/6:97–104

WIdO (1984) Wissenschaftliches Institut der Ortskrankenkassen (Hrsg) Ausgewogene Absicherung von Gesundheitsrisiken. Gutachten, erstellt im Auftrag des Senators für Gesundheit, Soziales und Familie des Landes Berlin, Bonn

Wissenschaftliche Arbeitsgruppe „Krankenversicherung“ (1987) (W. Gitter et al. Hrsg) Vorschläge zur Strukturreform der Gesetzlichen Krankenversicherung, Bayreuth

Zielkonflikte in nationalen Gesundheitssystemen

H. Tristram Engelhardt, Jr.

Einführung

Es ist schwierig zu entscheiden, welches Gesundheitssystem [1] das richtige ist, denn es geht um Fragen über Leben und Tod. Das Problem wird noch dadurch erschwert, daß die westliche Kultur aus einer Periode weitverbreiteten Glaubens an ein Leben nach dem Tode in eine Periode weitverbreiteter Skepsis übergeht. Für viele ist es nicht klar, welchen Standard man in der Gesundheitsversorgung wählen sollte, wenn dieses Leben unser einziges sein soll. Je mehr der Glauben an ein höheres Wesen schwindet, desto schwieriger wird es, „Gott zu spielen“ und Entscheidungen auf sich zu nehmen, die sich auf die Höhe der Morbiditäts- und Mortalitätsrate auswirken. Es ist schwierig, die Grenzwahrscheinlichkeit höherer Lebenserwartung mit verschiedenen Lebensqualitäten zu vergleichen oder zu entscheiden, daß ein Leben einer bestimmten Qualität eine Verlängerung nicht wert ist. Gesundheitspolitische Entscheidungen haben für all diese Fragen Konsequenzen.

Bei der Rettung von Leben geht es um unterschiedliche Existenzen und um unterschiedliche Ergebnisse; je nachdem, ob man die Ressourcen in die Schwangerschaftsvorsorge oder in die Intensivpflege für unterentwickelte, untergewichtige Neugeborene steckt. Die Höhe der Investitionen in die Gesundheitsversorgung und die unterschiedliche Mittelzuweisung im Rahmen des Gesundheitsbudgets wirken sich nicht nur auf die Morbiditäts- und Mortalitätsraten aus, sondern haben auch Folgen für den Charakter und die Qualität des Lebens und Sterbens.

Um solche Entscheidungen treffen zu können, muß man in Geldwert festlegen, welche Aufwendungen welche Lebensverlängerung oder Morbiditätsabnahme lohnt. Die Schwierigkeit ist, daß oft die Informationen zu einem Nutzenvergleich einer bestimmten Investition unzulänglich sind. Außerdem beschäftigen Intensivmaßnahmen oder Eingriffe unter Einsatz der neuen Hochtechnologie oft mehr das Interesse der Öffentlichkeit und daher auch das der Verantwortlichen für die politische Entscheidung als die weniger spektakulären Maßnahmen der Vorsorgemedizin. Eine Viertelmillion Dollar wird eher in eine Lebertransplantation gesteckt als in eine Aufklärungskampagne über die Wirkung von Alkoholkonsum bei Jugendlichen. Dabei würde sich eine solche Aufklärung vielleicht auf Mortalität und Morbidität positiver auswirken.

In unserem intuitiven Moralverständnis gibt es eine Verzerrung, die uns die Rettung ganz bestimmter, identifizierbarer Menschenleben für höherwertig er-

[1] In diesem Aufsatz folge ich dem Bericht der President's Commission und mache keinen Unterschied zwischen "health care" und "medical care" (Gesundheitspflege und medizinischer Versorgung), weil beide Begriffe in der Literatur in beiderlei Bedeutung verwendet werden (s. [9]).

Ethik und öffentliches Gesundheitswesen
Hrsg.: H.-M. Sass

scheinen läßt als die statistischer Menschenleben [2]. Dies mag auf individueller Ebene eine angemessene Einstellung sein, eher seinen Freunden als unbekannten Fremden zu helfen, doch dürfte es absolut keine rationale Richtlinie für politische Entscheidungen sein. Rational wäre eine Regelung, die einen selbst und andere als Durchschnittsgröße vor Mortalitäts- und Morbiditätsrisiken sichert, sofern nicht Gründe dafür bestehen, ein besonderes Gewicht auf das Bereitstellen von Hochleistungsmedizin zu legen.

Welchen Einfluß die politische Entscheidung auf die Gesundheitsversorgung hat, läßt sich am besten durch eine Metapher aus dem Versicherungswesen verdeutlichen [6]. Die Wahl eines bestimmten Gesundheitssystems kommt der Wahl einer bestimmten Versicherung gegen die Risiken der Natur- und Soziallotterie gleich, d. h. gegen unabwendbare Schadensfälle, die zu Krankheit, Mißbildung und Gebrechen führen, oder die den sozialen und finanziellen Status beeinträchtigen. Die Soziallotterie birgt das Risiko, daß jemand nicht in der Lage ist, die Behebung oder Minderung von Schäden zu bezahlen, die ihm durch Schadensereignisse in der Natur- wie in der Soziallotterie entstanden sind. Da es neben Krankheit und Invalidität noch andere nicht beherrschbare Umstände gibt, gegen die eine Gesellschaft gewappnet sein möchte (z. B. durch Verteidigungsbereitschaft für den Fall eines militärischen Angriffs) – über das Interesse hinaus, dieses kurze Leben einfach zu genießen – muß man sich auf ein Limit für den Gesundheitsbereich einigen. Sowohl die einzelnen als auch die Gesellschaften können sich nicht gegen alle Risiken schützen, denen sie ausgesetzt sind, und müssen sich entscheiden, für welche sie Vorsorge treffen wollen. Die Entscheidung z. B., die Hämodialyse für Personen über einem gewissen Alter nicht bereitzustellen, spiegelt die Entscheidung wider, für den Schutz vor derartigen Schadensfällen in der Naturlotterie keine Mittel zu investieren, sie statt dessen für andere gesellschaftliche Ziele zu verwenden oder sie zur privaten Verfügung zu haben.[2] Wenn man alle seine Energien in den Schutz vor Risiken investiert, bleiben in der Tat keine Ressourcen zum Genießen des so gesicherten Lebens. Und immer noch werden Risiken ungemindert übrigbleiben.

Obwohl Entscheidungen hinsichtlich der Investition von Ressourcen in das Gesundheitswesen besonders prekär sind, eben weil sie Fragen über Leben und Tod berühren, werden sie noch dadurch erschwert, daß auch massive Investitionen nicht immer den entsprechenden Gewinn bringen. Oft kann trotz enormen Aufwands an Zeit, Kraft und Geld die Gesundheit von Einzelpersonen nicht wieder ganz hergestellt oder können dem Menschen keine Lebensjahre gesichert werden, die er auch nur im mindesten als befriedigend erachten kann.

Im Gegensatz dazu kann man einzelnen Menschen sehr wohl eine Ernährung geben, die minimalen Anforderungen genügt. Den Menschen, die in Äthiopien verhungern, kann im Prinzip, so viel an Nahrung und Unterkunft gegeben werden, daß sie bei sonst gleichen Umständen den gleichen Ernährungsstand wie die Europäer und Amerikaner haben. Ab einem gewissen Punkt ist die Lieferung von Nahrung und Obdach nicht mehr produktiv und kann sogar unproduktiv sein, zumindest hinsichtlich der objektiven Maßstäbe von Morbidität und Mortalität.

---

[2] Eine Beschreibung der Art, wie das Britische Gesundheitssystem funktioniert – durch inoffizielle Sperrung der Hämodialyse für Patienten über 50 Jahre, findet sich in [1].

Die Menschen können also leichter und effektiver gefüttert werden, um einen angemessenen Ernährungszustand zu erreichen, als sie medizinisch versorgt werden können, um einen angemessenen Gesundheitszustand zu sichern. Trotzdem meint man, mehr in die Kernspintomographie, in die Intensivmedizin oder in Koronarbypassoperationen investieren zu sollen, die das Lebensalter der Bevölkerung als ganzes immer mehr erhöhen und ihre Morbidität senken, dabei drastische Unterschiede im Leben bestimmter Einzelmenschen herbeiführen.

Weil die Gesundheitsversorgung als so vorrangig eingeschätzt wird, stört viele weniger die Tatsache, daß einige in Villen und andere in kleinen Wohnungen wohnen als die Tatsache, daß einige sich eher eine angemessene medizinische Versorgung kaufen können und deshalb möglicherweise länger leben oder weniger krank sind. Sorgen um die Gesundheit und die medizinische Versorgung sind eng verknüpft mit unserem ureigenen Verständnis von Sterblichkeit und mit unserer Angst vor dem Tod und allem, was damit zusammenhängt. Ungleichheiten erregen die Gemüter, und falls nicht alles für die Gesundheit getan wird, wird dies als Manko empfunden, und zwar trotz der Tatsache, daß bessere Wohnungen wirkungsvoller die Lebensqualität von Menschen steigern können als das Bereithalten von Intensivmedizin in finalen Krankheitszuständen.

Kurzum, jegliche Diskussion über Gesundheitspolitik ist befrachtet mit widersprüchlichen Werten und Vorstellungen von einem guten Leben. Selbst wenn die medizinische Versorgung nicht so wichtig für die Gesundheit und das Wohlbefinden sein mag wie gute Ernährung und angemessene Unterkunft, wird die Hochleistungsmedizin eher als existentielle Frage gesehen als die alltäglichen Sorgen mit der angemessenen Ernährung. Dieser Sachverhalt wird dadurch kompliziert, daß das durch Einsatz von Hochtechnologie gesicherte Menschenleben oft nicht lebenswert ist oder den Aufwand an Energie und Geld nicht lohnt, der an anderer Stelle oder früher im Leben mehr Glück hätte bringen können. Das ziemlich generelle Problem, mit der Sterblichkeit des Menschen zurechtzukommen, wird so bei allen gesundheitspolitischen Entscheidungen aufgeworfen, wenn nämlich festgelegt werden muß, in welcher Höhe finanzielle und andere Ressourcen in die Rettung welcher Anzahl von Leben von welcher Qualität investiert werden sollen. Alle diese Schwierigkeiten werden immer noch komplizierter durch die Vielfalt menschlicher Vorstellungen von der Güte des Lebens und von einer angemessenen Gesundheitsversorgung sowie durch die Ungleichheit der Mittel, Talente und Bedürfnisse, die das tatsächliche Leben der einzelnen Menschen kennzeichnet.

Die moralischen Spannungen in der Gesundheitspolitik

Wegen der Vielfalt der Probleme, die in der Gesundheitsversorgung berücksichtigt werden müssen, ergeben sich für die Gesundheitspolitik vier nahezu unvereinbare Ziele:

1) Alle sollten die beste medizinische Versorgung bekommen.
2) Es sollte in der Gesundheitsversorgung mehr Gleichheit geben.
3) Die Kosten für die Gesundheitsversorgung sollten im Rahmen bleiben.
4) Die Entscheidungsfreiheit von Erbringer und Verbraucher der Gesundheitsversorgung sollte möglichst gewahrt werden.

Das 1. und das 3. Ziel lassen sich nicht ohne Modifikationen und Kompromisse verfolgen. Man kann nicht die beste Versorgung für alle bei einer Kostenbegrenzung haben, ohne zumindest Grenznutzenverluste aus dem Leistungsverzicht zugunsten von Kosteneinsparung hinnehmen zu müssen. Ebenfalls lassen sich Ziel 2 und 4 nicht gleichzeitig verfolgen. Man kann nicht Gleichheit in der Verteilung von medizinischer Versorgung zu erreichen versuchen und gleichzeitig Patienten und Ärzten Freiheit in der Entscheidung über die zu erbringenden Dienstleistungen zugestehen. Patienten mit größeren Ressourcen werden sich bessere und effektivere Versorgung sichern. Damit besteht auch eine Spannung zwischen den Zielen 3 und 4. Jeder Versuch, die Gesundheitskosten zu beschränken, greift in die Vereinbarungsfreiheit von Patient und Arzt ein. Kurzum, man kann nicht die beste Gesundheitsversorgung für alle zu geringem Preis unter Wahrung der Freiheit aller Beteiligten haben.

Die übliche Antwort ist, daß wir eben nicht für alle die beste Versorgung haben sollten, sondern nur die mindestvertretbare oder angemessene Versorgung. Bei diesem Modell erhalten alle einen gewissen Standard von Versorgung, der aber unterhalb dessen liegt, den sich die Reichen leisten können. In den meisten westlichen Demokratien gibt es Unterschiede vor allem in den Vorstellungen von dem, was als angemessen zu erachten ist. Was als vertretbares oder angemessenes Minimum zählt, ist sehr schwierig zu bestimmen.[3] In einem großzügigen Verständnis bietet eine angemessene Minimalversorgung bei Bedarf fast allen fast die gesamte Hochleistungsmedizin. Unterschiede etwa zwischen der privaten und der öffentlichen Versorgung wären dann vielleicht nur noch am Drumherum erkennbar, etwa in der Einrichtung des Krankenzimmers. In anderen Gesellschaften ist die Hochleistungsmedizin, wenn sie nur Grenznutzen verspricht, ausschließlich den Privatzahlern vorbehalten.

Bekanntlich wird selbst in sozialistischen Ländern, wie Polen, ein erheblicher Anteil der medizinischen Versorgung nach wie vor nur auf der Basis Gebühr gegen Leistungen angeboten ([13], S. 204). Es ist aber wahrscheinlich schwer, wenn nicht unmöglich, eine zweite, private Ebene ganz zu unterdrücken. In der Tat mag ein wirklich durchsetzbares Konzept der Gleichheit im Gesundheitswesen gar nicht zu formulieren sein. In Anbetracht dieser Tatsache ist die einzige Frage, inwieweit der private Bereich in aller Offenheit agiert und wieviele Menschen Zugang dazu haben. Je mehr dieser Bereich attackiert und beschränkt wird, desto weniger haben Zugang; eben nur die wirklich Privilegierten.

---

[3] Es ist sehr schwer zu definieren, was als angemessene Bereitstellung von Gesundheitsversorgung gelten sollte. Abgesehen von dem Definitionsproblem, was „gleiche Versorgung" bedeutet (z. B. gleicher Geldwert oder gleiche Leistungsmenge oder gleicher Erfolg), bereitet es Schwierigkeiten ein „angemessenes Minimum" oder einen „angemessenen Standard der Gesundheitsversorgung" zu definieren. Wenn das „angemessene Minimum" im Sinne all dessen definiert wird, was einen Nutzen bringt oder einen Bedarf deckt, weitet sich das Konzept des angemessenen Minimums auf drastische Weise aus. Man denke z. B. daran, wie Einzelpersonen von Schönheitsoperationen profitieren können, oder daran, daß die Intensivmedizin das Leben von Einzelpersonen nur um ein paar Tage oder Wochen verlängern kann. Sollte eine so kostspielige Behandlung zum angemessenen Minimum gehören? Eine interessante Analyse dieser Fragen und ein Definitionsversuch des angemessenen Standards der Gesundheitsversorgung seitens der President's Commission findet sich in [9].

Der Versuch, den Konflikt zwischen den 4 Zielen eines idealen Gesundheitssystems zu lösen, zwingt so die Verantwortlichen zu einer Entscheidung über Art und Ausmaß der Ungleichheiten in der Gesundheitsversorgung, die für ihre Gesellschaft tragbar sind. Er verlangt auch eine Definition des minimal vertretbaren oder angemessenen Standards der Gsundheitsversorgung. Je mehr man zu der Überzeugung gelangt, daß diese Konzepte einer angemessenen oder minimal vertretbaren Versorgung nicht durch reine Denkanstrengung gefunden werden können, desto mehr wird man dazu kommen, sie in öffentlicher Diskussion und demokratischer Meinungsbildung zu suchen. Das bedeutet, man muß die Suche nach der absolut richtigen Antwort aufgeben und sich mit einer relativ guten begnügen. Die Interaktion der 4 Ziele ist in dem Sinne dialektisch, als wechselseitige Qualifikationen und Ergänzungen erforderlich sind. Sonst hätte man ein einseitiges und unvollständiges Verständnis von der Gesundheitsversorgung.

Auch machen diese Überlegungen klar, daß ein Vergleich der moralischen und politischen Qualitäten der Systeme verschiedener Länder Anlaß gibt, sich eine Reihe fundamentaler ethischer Fragen zu stellen. Wir werden die relative Bedeutung moralischer Grundprinzipien genauer bestimmen müssen.

Gleichheit

Es geht um das Ausmaß, in dem es moralisch wünschenswert, zwingend oder nützlich ist, nach Gleichheit in der Verteilung der medizinischen Ressourcen zu streben. Dazu bedarf es weiterhin der Feststellung, ob sich die Forderung nach Verteilungsgleichheit auf alle Formen der Gesundheitsversorgung oder nur auf einige beziehen soll. Man wird entscheiden müssen, was Gleichheit in der medizinischen Versorgung heißt. Die Erbringung der gleichen Dienste für alle oder die Bereitstellung des gleichen Geldbetrages für alle wird kaum sinnvoll sein, da der Bedarf an medizinischer Versorgung zu unterschiedlich ist. Allenfalls könnte man ein Verzeichnis derjenigen Dienstleistungen aufstellen, die für alle bereitgehalten werden.

Freiheit

Es geht um das Ausmaß, in dem die Selbstbestimmungsrechte der Erbringer und Empfänger von Gesundheitsleistungen die Freiheit verbürgen, Formen der Behandlung und/oder Bezahlung zu vereinbaren, mit denen größere Teile der Gesellschaft womöglich nicht einverstanden sind.

Private vs. öffentliche Mittel

Es geht wiederum um das Ausmaß, in dem sowohl private als auch öffentliche Ressourcen für den Kauf von Gesundheitsversorgung zur Verfügung stehen. Geben private Mittel, soweit überhaupt welche vorhanden sind, dem einzelnen das Recht, eine Spezialversorgung zu kaufen innerhalb eines Systems, das auf Gleichheit ausgerichtet ist?

Grenzen der staatlichen und gesellschaftlichen Verfügungsmacht

Sofern man nicht zu dem Schluß kommt, daß die Zuteilung der Ressourcen und Leistungen an die einzelnen ausnahmslos Sache der Gesellschaft oder des Staates ist, bleiben Exklaven privater Verfügung bestehen, wo die einzelnen mit anderen eigene Regelungen für die Gesundheitsversorgung treffen. Wenn private Ressourcen vorhanden und der Autorität des Staates oder der Gesellschaft Grenzen gesetzt sind, bilden sich Schwarzmärkte im Gesundheitswesen als Freiheitsräume heraus, trotz aller Versuche, ein allumfassendes nationales Gesundheitssystem zu schaffen.

Die Bedeutung des freien Marktes

Anhand von empirischen Daten muß man feststellen, ob und auf welchen Gebieten eine freie Marktwirtschaft bei der Verteilung der Ressourcen für die Gesundheitsversorgung nützlich ist. Man wird feststellen müssen, wo Gewinnmotive am besten im gewünschten Sinne wirken. Einige Kompromisse mögen akzeptabel sein, selbst für diejenigen, die dem Ideal eines einzigen, allumfassenden nationalen Gesundheitswesens anhängen. Man mag eine Analogie im Umgang mit der Prostitution in der christlichen Welt des Mittelalters sehen, die toleriert wurde, weil ein Verbot die Sache noch verschlimmert hätte. Einer, der sich dem Gleichheitsprinzip verschrieben hat, mag in ähnlicher Weise als kleineres Übel sehen, wenn sich einige offen eine Spezialbehandlung kaufen, als wenn das Gesundheitssystem heimlich untergraben wird.

Man muß auch das Ausmaß herausbekommen, in dem Profitmotive auf bestimmten Gebieten wirken, wie der Entwicklung und/oder Verteilung von Arzneimitteln oder technischen Innovationen oder in der Motivierung von Ärzten zu gewissenhafter Pflichterfüllung. Liegen die empirischen Befunde vor, können sie zu theoretischen moralischen Problemen thematisiert werden in der Art eines John Rawls [10] und seiner Anhänger, die seine Theorie auf das Gesundheitswesen anzuwenden versucht haben.[4] Sollte zum Beispiel die Verteilung der Gesundheitsleistungen nur unter dem Prinzip der Chancengleichheit gesehen werden, so daß die Ressourcen gleich verteilt werden müssen (was auch immer das bedeutet), oder können sie unter Begünstigung der Bedürftigen verteilt werden? Streng genommen erhalten dann freilich einige eine bessere Versorgung als andere. Ist diese Praxis gerechtfertigt in einem System, das doch die bestmögliche Gesundheitsversorgung gewährt für diejenigen, die am wenigsten erhalten?

Entdecken oder Erfinden der angemessenen Verteilungsstruktur

Um im vorigen Punkt angesprochene Daten interpretieren zu können, muß man entscheiden, ob die richtige Art der Verteilung der Gesundheitsversorgung durch

[4] Man hat sich sehr bemüht, die Theorie von John Rawls auf Ethik, Ökonomie und Politik anzuwenden und ihre Bedeutung zu analysieren (s. z. B. [3]). Es wurden auch Versuche unternommen, Rawls' Theorie auf die Zuteilung von Ressourcen im Gesundheitswesen anzuwenden, obwohl Rawls solchen Anwendungen skeptisch gegenübersteht (vgl. [4, 7, 8, 12]). Ein genereller Überblick über Fragen der Gerechtigkeit und der Gesundheitsversorgung findet sich in [11].

moralisches Räsonieren entdeckt oder durch demokratische Abklärung geschaffen werden kann. Wenn man zu dem Schluß kommt, daß sozial gerechte Entscheidungen leichter zu erreichen sind als absolut korrekte, muß man die angemessenen Verfahren festlegen, wie eine korrekte Struktur der Verteilung sozial gerecht ausgehandelt werden kann [5].

Der Wert der Gesundheit im Vergleich zu anderen Werten sowie „Gesundheit" versus „Gesundheit"

Ob man die Antwort auf die Frage der richtigen Struktur der Verteilung von Ressourcen „erdenkt" oder entdeckt, allemal muß man entscheiden, wie wichtig die Gesundheit im Vergleich zu anderen Gütern ist, damit man die Höhe des Gesundheitsetats festlegen kann. Zudem muß man einzelne Formen der Gesundheitsversorgung – z. B. Leukämietherapie im Vergleich zur Behandlung der Arthritis im Vergleich zu Schönheitsoperationen – miteinander vergleichen, damit man über die Einteilung der Budgetmittel entscheiden kann. Der Markt würde eine Antwort im Sinne von „pure process" liefern. Danach sind Höhe und Einteilung des Gesundheitsbudgets nur durch die zahlenmäßigen Entscheidungen der Menschen auf dem freien Markt bestimmt – allenfalls auf dem durch Wohlfahrtseinrichtungen erweiterten Markt. Nach einer allgemeinen Lösung im Sinne einer entdeckbaren Struktur könnte höchstens in einer Zentralverwaltungswirtschaft gesucht werden, in der es nur um das Bereitstellen von Ressourcen zur Befriedigung der „echten Bedürfnisse" der Bürger geht. Je mehr man verzweifelt an dem Vorhaben, die „wahre" Rangordnung der Bedürfnisse zu entdecken, desto mehr muß man der Frage nachgehen, wer über die Rangordnung befinden und sie anderen oktroyieren darf. Je zentralistischer der Wirtschaftszweig „Gesundheit" geplant wird, desto wichtiger wird die Frage nach der Legitimation der Macht, eine bestimmte Rangordnung zwangsweise aufzuerlegen.

Ein sorgfältiger Vergleich der nationalen Gesundheitssysteme wird zweifellos aufzeigen, daß jedes mehrfache und verschiedene moralische oder philosophische Rechtfertigungen hat. Dennoch ist eine Analyse der angeblichen und der tatsächlichen Rechtfertigungen unbedingt erforderlich, wenn wir einer so weit gefächerten Auswahl an politischen Entscheidungen einen Sinn geben wollen. Außerdem verlangt jede gesundheitspolitische Entscheidung eine Lösung der Spannungen, ja Konflikte zwischen den 4 Zielsetzungen der Gesundheitsversorgung und die Beachtung der behandelten 7 Fragenkomplexe.

Das Wechselspiel der Ebenen, auf denen Gesundheitsversorgung zugeteilt wird

Man kann 4 Diskussionsebenen hinsichtlich der Zuteilung von Ressourcen unterscheiden:

1) Makroallokation auf hoher Ebene; die Festlegung des Anteils am Bruttosozialprodukt, der dem Gesundheitssektor zugeteilt werden soll.

2) Makroallokation auf unterer Ebene; die Festlegung des Anteils am Bruttosozialprodukt, der bestimmten Zielen der Gesundheitsversorgung zugeteilt werden soll.
3) Mikroallokation auf oberer Ebene; die Festlegung der Prinzipien, nach denen Ressourcen der Gesundheitsversorgung an bestimmte Einzelpersonen zugeteilt werden (z. B. Verteilung nach Zufall oder nach gesellschaftlichem Wert).
4) Mikroallokation auf unterer Ebene; Vor-Ort-Entscheidung über die Zuteilung von Ressourcen der Gesundheitsversorgung an bestimmte Patienten unter Berücksichtigung der Entscheidung nach Punkt 3.

Diese Ebenen stehen notwendigerweise nicht isoliert, sondern in einer Wechselbeziehung zueinander. Wenn man die dem Gesundheitswesen zugeteilten Mittel beschränkt, müssen diese auf der Ebene der Mikroallokation selektiv vergeben werden. Wenn andererseits auf der unteren Ebene der Mikroallokation besondere Fälle das Interesse der Öffentlichkeit erregen mit dem Ergebnis, daß für deren Behandlung Mittel flüssig gemacht werden, wie es bei Nierentransplantationen in den USA der Fall war, werden die Mikroallokationen sowohl auf unterer als auch auf oberer Ebene abgeändert [13]. Die Art der gegenseitigen Beeinflussung hängt davon ab, wie man die oben aufgeworfenen 7 Fragen („Freiheit", „Gleichheit" usw.) analysiert, und bringt moralische Rücksichten auf den verschiedenen Zuteilungsebenen ins Spiel. Die moralische Entscheidung, gleiche Versorgung für alle bereitzuhalten und die Kosten im Sinne des größten Allgemeinwohls zu beschränken, kollidiert mit moralischen Argumenten, die auf das Selbstbestimmungsrecht und/oder die Begrenzung der Macht des Staates zielen. Sie werden auf der Ebene der Mikroallokation von Einzelpersonen gebracht, die bereit sind, auf andere Güter zu verzichten, um zur Hochleistungsmedizin speziellen Zugang zu haben. Die moralische Motivation, auf der Ebene der Mikroallokation die beste Versorgung zu erbringen, stößt sich an der Verpflichtung zu wirksamen Kostenbeschränkungen, genauso wie das Ziel der Kostenbeschränkung die Frage aufwirft, ob eine nur einen Grenznutzen versprechende Behandlung im besten Interesse der Patienten ist oder ob darauf verzichtet werden soll und die Ressourcen an anderer Stelle eingesetzt werden sollen.

Zusammenfassung

Nicht unerwartet tauchen in der Diskussion über die Zuteilung von Gesundheitsversorgung bei relativer Knappheit der Ressourcen eine Reihe von fundamentalen Problemen des „richtigen" Umgangs der Menschen miteinander auf. Außerdem gibt ein Vergleich der den verschiedenen nationalen Gesundheitssystemen zugrundeliegenden Werte die Gelegenheit, die moralischen Werteskalen näher zu betrachten. Es ist also wichtig, nicht nur die wirtschaftlichen Unterschiede auszuforschen, sondern man muß sie aus den breiteren moralischen Rücksichten und Ansichten über die „richtigen" sozialen Verhältnisse abzuleiten verstehen. Bei der Ausformung von gesundheitspolitischen Entscheidungen trifft man auf das wesentliche Phänomen wechselseitiger Abhängigkeit von wirtschaftlichen Realitäten und menschlichen Idealen.

Da die Gesellschaften der ganzen Welt vor dem Problem der Finanzierung der Gesundheitsversorgung angesichts der teuren Hochleistungsmedizin und der mehr oder minder knappen Mittel stehen, bedarf es eines sorgfältigen Vergleichs und einer Analyse der konkurrierenden und einander widersprechenden Regelungschancen, wie es in diesem Band geschieht. Wir stehen erst am Anfang unserer Bemühungen, die prometheischen Fortschrittsvisionen, die uns zur Entwicklung einer immer effektiveren Medizin treiben, mit hippokratischen Begriffen von einer Sinngrenze der Medizin in Einklang zu bringen. Beide Seiten müssen zu ihrem Recht kommen. Hinzu kommt das Problem, wie das Wertesystem in demokratischen Gesellschaften ausbalanciert werden kann, in denen die Rechte des einzelnen – inklusive Eigentumsrechte in gewissen Grenzen – einen hohen Stellenwert haben. Diese Fragen sind Herausforderungen an die praktische Philosophie und politische Praxis.

Literatur

1. Aaron HJ, Schwartz WB (1984) The painful prescription: Rationing hospital care. Brooking's Institution, Washington
2. Calabresi G, Bobbitt P (1978) Tragic choices. Norton, New York
3. Daniels N (ed) (1974) Reading Rawls. Basic Books, New York
4. Daniels N (1983) A reply to some stern criticisms and a remark on health care rights. J Med Philos 8:363–371
5. Engelhardt HT Jr (1984) Shattuck lecture – Allocating scarce medical resources and the availability of organ transplantation. N Engl J Med 311:66–71
6. Engelhardt HT Jr (1985) The foundations of bioethics. Oxford Univ Press, New York (esp. chap 8)
7. Green RM (1976) Health care and justice in contract theory perspective. In: Veatch RM, Branson R (eds) Ethics and health policy. Ballinger, Cambridge, pp 111–126
8. Green RM (1983) The priority of health care. J Med Philos 8:373–380
9. President's Commission of the Study of Ethical Problems in Medicine and Biomedical and Behavioral Research (1983) Securing access to health care. U.S. Government Printing Office, Washington
10. Rawls J (1971) A theory of justice. Bolknap Press, Cambridge
11. Shelp EE (1981) Justice and health care. Reidel, Dordrecht
12. Stern L (1983) Opportunity and health care: criticisms and suggestions. J Med philos 8:339–361
13. Veatch RM (1985) The ethics of critical care in cross-cultural perspective. In: Moskop JC, Kopelman K (eds) Ethics and critical care medicine. Reidel, Dordrecht, pp 191–205

Solidarität und Verteilungsgerechtigkeit

Baruch A. Brody

Zweifellos macht man sich heute in den meisten Ländern mehr denn je Sorgen über die Gesundheitspolitik. Der Grund dafür liegt, so meine ich, auf der Hand. Einerseits hat der enorme Kostenanstieg für die Gesundheitsversorgung dazu geführt, daß jede Gesellschaft nach Möglichkeiten der Kostendämpfung sucht. Gleichzeitig geht es darum, daß diese Kostendämpfung weder die Qualität der Gesundheitsversorgung beeinträchtigen noch den Minderbemittelten den Zugang versperren darf, der sich ihnen gerade erst öffnet. So spiegelt die gesundheitspolitische Diskussion von heute, so behaupte ich, einen Konflikt wider zwischen 1) dem Wert der Kostenbeherrschung im Gesundheitswesen, 2) dem Wert der Wahrung einer hohen Qualität und 3) dem Wert der Gewährleistung eines angemessenen Zugangs für alle Bürger.

Erlauben Sie mir, hier relativ freimütig meine Meinung zu vertreten. Es ist im Rahmen der derzeitigen politischen Debatte unwahrscheinlich, daß wir diese verschiedenen Werte in ein Gleichgewicht bringen. Und zwar aus folgendem Grund: Wir haben nämlich einen vierten Wert nicht in angemessener Weise berücksichtigt, den Wert der Wahrung eines Maximums an Selbstbestimmung für Patienten wie für Ärzte. Nur dann, wenn wir diesen Wert berücksichtigen, gelingt uns die Ausgewogenheit der ersten drei Werte. Ich werde am Schluß einige Empfehlungen zur Gesundheitspolitik geben, Empfehlungen, die diesen zusätzlichen Wert einbringen und, vom Konkreten ausgehend, für das Gesamtsystem gelten sollen.

Wichtige Vorbemerkungen zu bekannten Tatsachen

Meines Erachtens erübrigt es sich, massenhaft Statistiken aus den USA, die genausogut aus den meisten anderen westlichen Ländern stammen könnten, herbeizuziehen als Beweis für eine allgemein bekannte und bewußte Tatsache, nämlich daß der auf den Gesundheitsbereich entfallende Prozentsatz des Bruttosozialprodukts in der Nachkriegszeit drastisch gestiegen ist und – wenn auch vielleicht nicht mehr im gleichen Tempo – noch weiter steigt, und zwar trotz aller Versuche, die Kosten in den Griff zu bekommen. Die Reaktion auf dieses Wachstum ist ein Aufschrei in der Öffentlichkeit. Der Staat kann nicht mehr, so sagt man, die Gesundheitsversorgung speziell für die Alten und Armen finanzieren, und gerade die Schwächsten können also nicht mehr die für sie notwendigen Gesundheitsleistungen bekommen. Die Kosten für die private Krankenversicherung, so sagt man, werden untragbar und zu einem Hauptproblem für die Wirtschaft, die ja auf dem Weltmarkt bestehen muß. Das Bild sieht düster aus. Der Tenor ist, daß wir dra-

Ethik und öffentliches Gesundheitswesen
Hrsg.: H.-M. Sass

stische Maßnahmen ergreifen müssen, wenn wir künftige Krisen in der Gesundheitsversorgung vermeiden wollen.

Dieses Bild ist der Hintergrund der meisten gesundheitspolitischen Analysen. In diesem ersten Teil möchte ich einige moralische und prinzipielle Vorbemerkungen machen, die für die späteren Teile dieses Aufsatzes noch wesentlich werden sollen.

Die erste dieser Vorbemerkungen hat mit der Frage zu tun, ob der steigende Prozentsatz am Bruttosozialprodukt für das Gesundheitswesen etwas Schlechtes ist. Ich lege meiner Analyse amerikanische Zahlen zugrunde, glaube aber, daß bei Heranziehung der Zahlen anderer Länder ähnliche Faktoren wirksam sind. Nehmen wir den Zeitraum von 1971 bis 1981, in dem die auf den Gesundheitssektor entfallende Quote des Bruttosozialprodukts in den USA enorm gestiegen ist. Wir wissen aus einer kürzlich erschienenen Studie [9], daß ungefähr 60% des Kostenanstiegs in dieser Zeit auf die allgemeine Inflation und auf das Bevölkerungswachstum zurückzuführen sind. Nur die restlichen 40% entfallen auf Faktoren, die dem „Wirtschaftszweig" Gesundheitswesen zuzurechnen sind. Und ein großer Teil dieser 40% entfällt auf mehr Arztbesuche und Krankenhausaufenthalte je Kopf und mehr Dienstleistungen je Besuch oder je Krankenhausaufenthalt. Diese Kostenfaktoren stehen für etwa 30% der obigen 40% des Kostenanstiegs. Sind diese höheren Zahlen wünschenswert oder nicht?

Man bedenke folgendes Argument [6] für die Antwort: „Ja, sie sind wünschenswert." Die Vereinigten Staaten haben erst in den 60er Jahren, später als die meisten Länder, mit der Einführung von Medicare und Medicaid den gleichberechtigten Zugang zur Medizinversorgung für alle geöffnet. In den frühen 70er Jahren nahmen die Alten und Bedürftigen diese Programme in Anspruch und bekamen die Gesundheitsleistungen, von denen sie bislang ausgeschlossen waren. Daraus ergibt sich zu einem großen Teil die wachsende Zahl von Arztbesuchen und Krankenhausaufenthalten. Eigentlich sollten wir dies begrüßen. Außerdem verfeinerte sich in den 70er Jahren die medizinische Diagnostik und Therapie, was sich in der wachsenden Zahl von Dienstleistungen je Artzbesuch und Krankenhausaufenthalt niederschlägt. Sofern wir nicht glauben, daß diese Entwicklung bedauerlich ist, sollten wir diese Kostensteigerung ebenfalls gutheißen. So können also aus dieser Sicht die allgemein beklagten Kostensteigerungen im Gesundheitswesen etwas Positives sein, nicht um ihrer selbst willen, sondern wegen der Errungenschaften, die dahinter stecken.

Keineswegs möchte ich damit die Probleme vom Tisch wischen, auch nicht leugnen, daß im Gesundheitswesen in den Vereinigten Staaten Verschwendung betrieben wird. In dieser ersten Vorbemerkung wollte ich nur zur Vorsicht mahnen, wenn wir aus der enormen Kostensteigerung im Gesundheitswesen einfach den Schluß ziehen, daß es sich um eine Fehlentwicklung handelt, die rückgängig gemacht werden müsse. Dies ist die erste, teils prinzipielle, teils normative Feststellung, die ich vorausschicken wollte.

Ich komme jetzt zu einem zweiten, damit zusammenhängenden Punkt. In den USA ist in der Zeit nach dem 2. Weltkrieg der Prozentsatz des Bruttosozialprodukts, der auf den Konsum von Qualitätsweinen teils aus Deutschland oder Frankreich, teils aus Kalifornien entfällt, enorm gestiegen. Natürlich geht es hier um erheblich geringere Dollarbeträge als im Gesundheitsbereich. Aber der Anstieg ist real und signifikant. Warum gibt es über diese Steigerung keine öffentliche Diskussion? Warum nicht über viele andere Sektoren der Wirtschaft, die ebenfalls in der Nachkriegszeit enorm gewachsen sind? Die Antworten auf diese Fragen liegen großenteils auf der Hand. Lassen Sie mich auf eine, die mir entscheidend zu sein scheint, besonders eingehen. Der Grund ist, daß die Kosten von denen, die die betreffenden Waren erhalten, direkt aus eigener Tasche bezahlt werden. Es besteht kein Anlaß für eine landesweite politische Debatte, weil diese Ausgaben kein Thema der Gesellschaftspolitik sind.

Ganz anders ist die Situation bei der Frage der Kosten im Gesundheitswesen. Hier sind die Leistungsempfänger immer weniger identisch mit den Bezahlern. Zurück zur amerikanischen Entwicklung. Man bedenke, daß noch 1929 die direkten Zahlungen der Patienten 88,4% aller Ausgaben für die persönliche Gesundheitsversorgung ausmachten. 1950 wurden noch 65,5% direkt bezahlt. 1983 war der Prozentsatz auf etwas über 27% gesunken [11]. Der Rest der Gesundheitskosten wurde von privaten Krankenkassen und durch öffentliche Mittel finanziert. Die Prämien für die private Krankenversicherung wurden darüber hinaus durch Steuervergünstigungen für die vom Arbeitgeber übernommene Versicherung subventioniert. Obwohl im amerikanischen Gesundheitswesen nach wie vor die private Finanzierung eine größere Rolle spielt als in den meisten Ländern der westlichen Welt, geht die Entwicklung zu einem System, das aus Steuermitteln finanziert wird. In Anbetracht dessen ist eine nationale Gesundheitspolitik erforderlich, und es muß politisch geklärt werden, welche Prozentquote des Bruttosozialprodukts für den Gesundheitsbereich aufgewendet werden soll.

Woher kommt diese strukturelle Veränderung in der Bezahlung für Gesundheitsleistungen in den Vereinigten Staaten? Sie folgt der wachsenden Erkenntnis, daß die Armen, die Alten und sogar große Teile der arbeitenden Mittelschicht sich ohne öffentliche Hilfe keine angemessene Gesundheitsversorgung leisten können, selbst wenn entsprechende Versicherungssysteme bestünden. Die Steuervergünstigung für Krankenversicherungsbeiträge stellt einen Versuch dar, die Gesundheitsversorgung für die arbeitende Bevölkerung der mittleren und unteren Schichten zu subventionieren. Die Einführung und Ausweitung von Medicare und Medicaid ist ein Versuch, für die Gesundheitsversorgung der Alten und nicht erwerbstätigen Bedürftigen noch größere Subventionen bereitzustellen.

Unsere zweite wichtige, prinzipielle und normative Feststellung ist: Wir benötigen eine nationale Politik hinsichtlich der Ausgaben für das Gesundheitswesen, und zwar aus der nationalen Pflicht zur Sicherstellung der Gesundheitsversorgung für diejenigen, die nicht aus eigenen Kräften dafür aufkommen können. Wenn diese Pflicht nicht bestünde, müßten wir über die Höhe des Gesundheitsetats und über die Berechtigung eines Anstiegs auch keine politische Entscheidung treffen.

Diese beiden Feststellungen seien also vorausgeschickt, weil meine weitere Analyse darauf aufbaut. Folgendes wollen wir also festhalten: Die meisten modernen Länder, die USA vielleicht später als andere, haben es als Verpflichtung akzeptiert, daß die Gesundheitsversorgung von allen, unabhängig von der Zahlungsfähigkeit (unter Einbeziehung etwaiger privater Krankenkassen), in Anspruch genommen werden kann. Das hat, auch in den USA zu einem raschen Anstieg des durch Steuergelder finanzierten Prozentsatzes der Gesundheitsaufwendungen geführt. Demzufolge ist die Entscheidung über das Angebot eines gewissen Standards der Gesundheitsversorgung nicht mehr eine private, sondern eine öffentliche Sache. Die Gesellschaft muß sich also als organisierte Gruppe der Frage stellen, ob der sich ergebende Kostenanstieg im Gesundheitswesen eine annehmbare Begleiterscheinung einer besseren Gesundheitsversorgung auf der Basis größerer Gleichberechtigung ist oder ob er einen unannehmbar hohen Anteil an der nationalen Wertschöpfung darstellt.

Die Herausbildung einer „Standardansicht"

In diesem Teil möchte ich herausarbeiten, welche „Standardansicht" sich meiner Beobachtung nach in den Vereinigten Staaten herausbildet. „Standardansichten" haben etwas Eigentümliches an sich. Nicht, daß sie von einer großen Zahl von Autoren *in toto* artikuliert werden. Eher stellen sie ein Ensemble von Ansichten dar, von denen jede einzelne ein erhebliches Maß an Zustimmung hat und die zusammen ein kohärentes Bild abgeben. Eben diese „Standardansicht" will ich im folgenden aufs Korn nehmen und im Schlußteil werde ich dann eine Alternative vorstellen, die meine Prämissen berücksichtigt.

Lassen Sie mich zunächst einmal aufzählen, was m. E. die Hauptforderungen der „Standardansicht" sind:

Verschwendung vermeiden durch Reglementierung und/oder Wettbewerb. Ein beträchtlicher Teil der für die Gesundheitsversorgung ausgegebenen Dollars wird verschwendet und könnte durch eine angemessene Kombination strengerer Vorschriften und einer Anregung des Wettbewerbs eingespart werden.

Vorteile der Vorsorgemedizin. In Amerika wird zu viel Gewicht auf die Behandlung von Krankheiten, wenn sie aufgetreten sind, gelegt und zu wenig auf die Vorsorgemedizin, wobei darunter sowohl die von den Einzelnen zur Verbesserung ihrer Gesundheit ergriffenen Maßnahmen zu verstehen sind als auch die, die von der Gesellschaft zur Verbesserung der Gesundheit ihrer Bürger getroffen werden. Wenn diese übertriebene Gewichtung der kurativen Medizin abgebaut würde, ergäben sich erhebliche Einsparungen.

Dies alles reicht aber noch nicht. Es ist unwahrscheinlich, daß Amerika sein Problem wachsender Gesundheitskosten durch bessere Vorschriften, Wettbewerbsbelebung und eine mehr auf Krankheitsverhütung angelegte Medizin schon lösen könnte, und zwar aus demographischen und technologischen Gründen. Wie die meisten anderen Länder „altert" Amerika. Die Menschen werden nicht nur älter, es gibt auch immer mehr sehr alte Menschen. Für diese sind enorme Gesundheitsaufwendungen notwendig, bedenkt man die Pflege und die Behandlung chronischer Leiden. Außerdem gibt uns der Fortschritt in der Medizin immer mehr Mittel an die Hand, mit diesen Gesundheitsproblemen fertig zu werden. Aber all das ist sehr teuer.

Die Notwendigkeit der Rationierung. Selbst ein so reiches Land wie die USA hat keine andere Wahl, als zur Rationierung der Gesundheitsleistungen überzugehen, wie es Großbritannien bereits getan hat.

Nachdem ich die Vorstellungen dieser sich herausbildenden „Standardansicht“ kurz umrissen habe, lassen Sie mich näher darauf eingehen.

Verschwendung vermeiden durch Reglementierung und/oder Wettbewerb

An einer Kostendämpfung im Gesundheitswesen ist am meisten den Politikern gelegen, die ungern für Steuererhöhungen plädieren und den Unternehmern, die für ihre Arbeitnehmer nicht noch höhere Versicherungsprämien zahlen wollen. Sie haben sich zwei Methoden einfallen lassen, wie der Verschwendung zu begegnen ist.

Zum ersten ist es die stärkere Reglementierung durch Vorschriften. Darunter fällt z. B. der geforderte Bedarfsnachweis für alle Investitionen, besonders den Bau neuer Einrichtungen, sowie das neue Gutachterprogramm, das die Entscheidung über umstrittene Maßnahmen einer Kollegenkommission zuweist, die über die Notwendigkeit von Fall zu Fall zu befinden hat.

Zum zweiten ist an die marktwirtschaftliche Lösung gedacht, durch wirtschaftliche – positive und vor allem negative – Anreize das Anwachsen der Gesundheitskosten in den Griff zu bekommen. Diese Anreize können den Erbringern von Gesundheitsleistungen geboten werden, indem die Vergütung beschränkt wird. Ein gutes Beispiel ist das kürzlich von Medicare eingeführte “Prospective-payment-Programm”. Die Anreize können aber auch den Empfängern geboten werden, indem eine größere Selbstbeteiligung verlangt wird. Diese Überlegung erklärt die neueren Initiativen, den Patienten größere “deductibles” und “co-insurance-Zahlungen“ aufzuerlegen.

In den USA ist eine ausgedehnte Debatte über die Vor- und Nachteile dieser Lösungen im Gange. Einige Stellungnahmen behaupten, daß wirtschaftliche Anreize allein schon genügen; auch ohne stärkere Reglementierung. Alain Enthoven [8] sähe gern die Bildung von mehreren konkurrierenden Gesundheitssystemen, unter denen die Verbraucher sich das aussuchen können, was eine bessere Gesundheitsversorgung zu niedrigeren Kosten bietet. Dies würde, so meint er, den Erbringern von Gesundheitsleistungen wirtschaftliche Anreize geben, keine Verschwendung zu treiben. Andere Autoren [10] mißtrauen diesem marktwirtschaftlichen Lösungsversuch. Sie haben die Befürchtung, daß die Einführung von wirtschaftlichen Prinzipien das Berufsethos des Arztes korrumpiert, das Bestmögliche für den Patienten zu tun. Viele Gegner des marktwirtschaftlichen Ansatzes sähen lieber mehr Kontrollmechanismen der oben erwähnten Art.

Ich will mich hier nicht auf das Für und Wider der beiden Konzepte einlassen. Ich will lediglich den Punkt herausstreichen, der für beide gilt und der für unsere „Standardansicht“ von Bedeutung ist: sie sind angelegt – und scheinen höchst geeignet – für eine Eindämmung der Verschwendung. Es erscheint glaubhaft, daß bestimmte Formen verschwenderischen Umgangs – seien es Investitionen oder unnötige Maßnahmen – durch Vorschriften gezügelt werden können. Es erscheint ebenfalls glaubhaft, daß andere Formen der Verschwendung entweder für den Erbringer oder für den Empfänger von Gesundheitsleistungen durch finanzielle Anreize gesteuert werden können. Aber keines dieser Konzepte erscheint hilfreich für die Lösung anderer Probleme.

Vorteile der Vorsorgemedizin

Es steht außer Zweifel, daß Amerika mehr Vorsorgemedizin benötigt. Darunter fällt das Problem des individuellen Gesundheitsverhaltens. Viele Amerikaner müßten einfach das Rauchen aufgeben oder sich im Alkoholkonsum mäßigen (bitte beachten Sie den Unterschied in der Radikalität der Forderung). Die Amerikaner essen zu viel und nicht das Richtige, wir müssen also unseren Speiseplan ändern. Viele von uns würden in mancherlei Hinsicht Gewinn aus einer weniger „sitzenden" Lebensweise ziehen, die geeignete Formen körperlicher Bewegung einbezieht. Diese Botschaften haben die meisten Amerikaner heute erreicht und sie werden auch geglaubt, wenn es auch schwer fällt, sich daran zu halten.

Bei der Vorsorgemedizin geht es aber nicht nur darum, daß die Einzelnen ihre Lebensweise ändern, es geht auch um die Art, wie die Gesundheitsleistungen angeboten werden. Amerikas Problem der hohen Säuglingssterblichkeit, zumindest im Vergleich zu anderen Industrieländern, scheint teilweise auf unsere Versäumnisse in der Schwangerschaftsvorsorge zurückzuführen sein, die sich in einer hohen Zahl von untergewichtigen Neugeborenen ausdrücken. Wir sind in der Bypasschirurgie besser als in wirksamen Reihenuntersuchungsprogrammen zur Früherkennung von Hypertonie. Wir müssen mehr tun zur Früherkennung von Brustkrebs, von Kolon- und Rektumkarzinom usw. Wiederum sind das Botschaften, die immer mehr ankommen und zur Ideologie der sich formierenden Gesundheitsbewegung in Amerika gehören. Aber es sind auch Botschaften, die leichter einzusehen als zu verwirklichen sind.

Noch eine dritte Art der Vorsorgemedizin muß in diesem Zusammenhang besonders erwähnt werden: Wir sind zwar weit davon entfernt, alle Umwelt- und Arbeitsplatzfaktoren zu kennen, die unserer Gesundheit abträglich sind. Gewiß können wir aber schon heute viele Umweltveränderungen allgemein und des Arbeitsplatzes im besonderen dingfest machen, die auf unseren Gesundheitsstatus einen günstigen Einfluß ausüben. Wiederum ist das eine Botschaft, deren Berechtigung weithin anerkannt ist, deren Umsetzung in die Praxis sich aber als schwierig erweist.

Allen diesen drei Formen der Vorsorgemedizin gemeinsam ist, daß man zwei wesentliche Argumente für sie ins Feld führen kann: Nämlich erstens den Wert besserer Gesundheit, die sie wahrscheinlich hervorbringt. Wir wollen länger und gesünder leben, und diese Formen der Vorsorgemedizin verhelfen uns dazu. Das zweite Argument ist jedoch für meine Analyse noch relevanter. Es geht von der Beobachtung aus, daß es oft viel teurer ist, Schäden zu reparieren, die unserer Gesundheit durch mangelnde Vorsorgemaßnahmen entstanden sind, als es kosten würde, sie rechtzeitig zu verhüten. In vielerlei Hinsicht ist die Forderung nach Vorsorgemedizin aus dieser zweiten Perspektive wiederum ein Appell, die Verschwendung im Gesundheitswesen abzubauen. Es ist Verschwendung, so wird argumentiert, für die Wiederherstellung der menschlichen Körper (wenn überhaupt möglich) viel Geld aufzuwenden, statt zu einem früheren Zeitpunkt zu ihrer Erhaltung weniger auszugeben.

Das alles reicht aber noch nicht

Zur Zeit herrscht in gewissen Kreisen die Zuversicht, daß mit einer Kombination von strengeren Vorschriften und ökonomischen Anreizen für härteren Wettbewerb die Kosten im Gesundheitswesen in den Griff zu bekommen sind. Die durchschnittliche Verweildauer des Patienten im Krankenhaus sank 1984 drastisch, und weithin macht man das "Prospective-payment-Programm" dafür verantwortlich, da es für die Krankenhäuser einen enormen Anreiz bietet, die Patienten früher zu entlassen.

Die ersten Daten über die eingesetzten Gutachterkommissionen scheinen eine erhebliche Ablehnungsrate auszuweisen, was bedeutet, daß die Krankenhäuser die diagnostischen und therapeutischen Maßnahmen jetzt sparsamer einsetzen. So sehen viele die Effektivität dieser kombinierten Mechanismen als erwiesen an. Die sich herausbildende „Standardansicht" warnt uns aber vor übertriebenem Optimismus. Ihre Vertreter sind sich einig in der Annahme, daß die ergriffenen Maßnahmen im Sinne der Einschränkung von Verschwendung gut gegriffen haben und noch greifen werden; sie befürchten jedoch, daß wir nach Ausschaltung aller Verschwendung immer noch das Problem eskalierender Gesundheitskosten haben werden, weil es dafür Faktoren jenseits der Verschwendung gibt.

Einer dieser Faktoren ist der ständige Zuwachs neuer, teurer Technologien. Man denke an die Organverpflanzung. Leber- und Herztransplantationen treten heute neben die Nierentransplantationen als Behandlung der Wahl; unter gewissen Bedingungen. Das sind teure Behandlungen. Eine Zeitlang verweigerten die traditionellen Kostenträger, die Staatskasse sowie die privaten Krankenkassen die Übernahme der Kosten mit dem Argument, daß sich diese Methoden noch im Versuchsstadium befänden. Dies ist aber nicht mehr haltbar. Wir beobachten, daß die Bezahlung solcher Maßnahmen immer mehr von Drittzahlern übernommen wird. Da sie keine Verschwendung sind, werden auch die Mechanismen zur Vermeidung von Verschwendung auf lange Sicht nicht greifen. Die Beispiele sind nicht auf die Transplantationsmedizin beschränkt. Der erste Grund, warum das alles noch nicht reicht, liegt darin, daß unsere medizinische Wissenschaft gute Arbeit leistet und neue erfolgversprechende Techniken entwickelt, die aber teuer sind. Und deswegen vertritt die sich herausbildende „Standardansicht" die Meinung, daß wir uns die ganz neue Hochtechnologiemedizin nicht leisten können.

Ein zweiter Faktor spielt hier eine wesentliche Rolle und ist mit ein Grund dafür, warum alle diese Kostendämpfungsmaßnahmen nicht ausreichen werden. Ich meine die Überalterung der amerikanischen Gesellschaft. Wie in Europa vor uns wird die Bevölkerungspyramide kopflastig werden. Die maximale absolute Lebensdauer hat sich zwar nicht wesentlich erhöht, und man streitet bekanntlich, ob sie sich je ändern kann. Aber es besteht doch eine dramatische Steigerung der Lebenserwartung, die es viel mehr Menschen erlaubt, bis ins hohe Alter zu leben. Die durchschnittliche Lebenserwartung hat sich im 20. Jahrhundert in den USA um mehr als 25 Jahre erhöht; von 47 Jahren im Jahre 1900 auf 73 Jahre im Jahre 1980, bei steigender Tendenz. Nach Hochrechnungen [7] ist im Jahre 2040 einer von 5 Mitbürgern über 65 Jahre alt und, was noch schwerer wiegt: dann sind 13 Mio. Menschen über 85 Jahre alt. Heute schon sind die Gesundheitsausgaben pro Kopf für die über 65jährigen Amerikaner 3fach so hoch wie für die unter 65jährigen. So bedeuten wachsende Zahl und steigender Prozentsatz an Alten rasch wachsende Kosten im Gesundheitswesen. Besondere Sorgen bereitet die Gruppe der über 75jährigen und noch mehr die Gruppe der über 80jährigen. Angehörige dieser Altersgruppe sind nun einmal oft pflegebedürftig. Die Kosten für die Unterbringung in Pflegeheimen sind jetzt schon in raschem Anstieg begriffen – und das noch vor dem großen Schub des Altenanteils in unserer Bevölkerung. Außerdem sind alle Hochrechnungen wahrscheinlich noch zu tief gegriffen, weil sie weitere medizinische Errungenschaften nicht berücksichtigen, die uns in die Lage versetzen, die Lebenserwartung von noch mehr Amerikanern zu erhöhen. In gewissem Sinn haben die potentiellen Erfolge der Vorsorgemedizin erschreckende Auswirkungen, da sie bedeuten können, daß noch mehr Menschen dieses sehr hohe Alter erreichen und enorme Ansprüche an das System der Gesundheitsversorgung stellen werden. Der zweite Grund, warum man die heute bereits ergriffenen Maßnahmen für noch nicht ausreichend hält, ist also der demographische Faktor einer immer älter werdenden Bevölkerung.

Hier setzt das entscheidende Argument der sich herausbildenden „Standardansicht“ an, nämlich, daß eine erfolgreiche Medizin, die also die präventive Medizin mit den Fortschritten einer kurativen Hochtechnologiemedizin vereint, die Gesundheitsausgaben immer weiter hochtreibt. In diesem Umfang erlassen wir auch zur Vermeidung von Verschwendung Vorschriften und bauen Wettbewerbsfaktoren ein. Die Schlußfolgerung ist, daß wir uns die Spitzenmedizin nicht für alle Menschen leisten können, zu deren Nutzen sie eingesetzt werden könnte.

Die Notwendigkeit der Rationierung

Eine Antwort darauf wäre, sich einfach ins Unvermeidliche zu schicken. Eine andere wäre zu sagen, daß wir nach weitestmöglicher Abschaffung der Verschwendung im Gesundheitswesen Amerikas die weiteren Steigerungen der Gesundheitskosten schlicht akzeptieren müssen. Wenn diese Steigerung keine Verschwendung darstellt, sondern sinnvolle Gesundheitsversorgung auf sozial gerechter Basis, was sollte dagegen sprechen?

Die sich herausbildende „Standardansicht“ weiß darauf ein schlagendes, freilich einfaches Argument: Es gibt viele Dinge, die wünschenswert sind und für die unsere Gesellschaft ihre Ressourcen verwenden kann. Das Gesundheitswesen ist nur ein Bereich. Gleichgültig, wie wünschenswert die Gesundheitsversorgung sein mag, es kommt der Zeitpunkt, wo die Zuweisung immer höherer Mittel an den Gesundheitssektor bedeutet, daß keinerlei Mittel mehr anderen wünschenswerten Zwecken zugeführt werden können. Ab einem gewissen Punkt können wir einfach nicht mehr den ständig wachsenden Prozentsatz am Bruttosozialprodukt, der im Gesundheitswesen verbraucht wird, akzeptieren; gleichgültig wie gesundheitsförderlich die finanzierten Maßnahmen sind. Die große politische Debatte, heißt es, muß darum geführt werden, wo dieser Punkt erreicht ist und was dann zu tun ist.

Und was ist dann zu tun, wenn uns dieser Grenzwert erreicht scheint? Die „Standardansicht“ meint, daß wir zur Rationierung übergehen müssen [14]. Was ist der Unterschied zwischen Rationierung und Beseitigung von Verschwendung?

Verschwendete Gesundheitsausgaben sind solche, die für den Patienten keinen Nutzen bringen. Unnötige Operationen sind Verschwendung, weil der Patient allen Nutzen aus einer wiederhergestellten Gesundheit auch ohne diese Operation erhalten kann, und das oft risikoloser. Verschwendung von Gesundheitsausgaben zu vermeiden, heißt also, Ausgaben zu vermeiden, die dem Patienten keinen Nutzen bringen.

Rationierung ist etwas anderes. Zunächst werden Gesundheitsleistungen definiert, die zwar einen gewissen Nutzen bringen, aber sehr teuer sind. Dann wird entschieden, diese Leistungen nicht zu erbringen, selbst wenn sie für den Patienten einen Heilerfolg versprechen. Natürlich richtet sich bei jeder Rationierung die Aufmerksamkeit zuerst auf diejenigen Gesundheitsleistungen, die am kostspieligsten und am wenigsten erfolgversprechend sind. Trotzdem bleibt der springende Punkt bei der Rationierung, daß den Patienten etwas vorenthalten wird, was zu ihrem Wohle wäre. Dies macht den Unterschied zwischen Rationierung und Vermeidung von Verschwendung.

Dies gibt auch der letzten Forderung der sich herausbildenden „Standardansicht" ein so starkes Gewicht. Sie besagt, daß als einzige Lösung des Problems der steigenden Gesundheitsausgaben in einer Welt der Hochtechnologiemedizin und einer immer älter werdenden Bevölkerung bleibt, aus wirtschaftlichen Gründen einen Teil der Gesundheitsleistungen denjenigen zu verweigern, die davon profitieren würden.

Das klassische Beispiel in diesen Diskussionen über die Rationierung ist die britische Richtlinie [13], Patienten mit Nierenversagen ab einem gewissen Alter die Dialyse zu verweigern. Nicht, daß diese Menschen keinen Nutzen aus der Dialyse mehr hätten. Ohne Dialyse sterben sie, und mit Dialyse leben sie eine gewisse Zeit länger. Vielmehr ist es so, daß in einer Welt beschränkter Ressourcen eine Entscheidung getroffen worden ist, erhebliche Mittel für diese Form von Heilbehandlung für Menschen ab einem gewissen Alter nicht auszugeben; vielleicht mit dem Gedanken, daß es effektiver ist, diese Ressourcen für die Gesundheit jüngerer Menschen auszugeben, die noch mehr Jahre bei höherer Lebensqualität vor sich haben. Die Befürworter der Rationierung verweisen mit Stolz auf dieses Beispiel, das ihrer Ansicht nach zeigt, wie ein zivilisiertes Land die Gesundheitsausgaben in den Griff bekommen kann, indem es bei der Verteilung der Ressourcen „rational" vorgeht. Oder sie akzeptieren es einfach als Beweis für den unvermeidlichen Preis, den wir für eine Rationierung zu bezahlen haben. Wie auch immer die persönliche Wertung der britischen Maßnahme ist: Entscheidend bleibt, daß die „Standardansicht" den Standpunkt vertritt, daß wir um eine Rationierung nicht herumkommen, wenn wir ernsthaft das Problem eines wachsenden Bedarfs unserer Bevölkerung an Gesundheitsleistungen angehen wollen, ohne der Gesellschaft die Erfüllung anderer Bedürfnisse unmöglich zu machen.

Was ist dieser „Standardansicht" entgegenzuhalten?

Ich werde jetzt herausarbeiten, daß es drei sehr gute Gründe gibt, dieser sich herausbildenden „Standardansicht" entgegenzuwirken. Der erste ist, daß jede Rationierung notwendigerweise an den Wünschen der Patienten vorbeigeht und ihr implizit und/oder explizit eine Täuschung innewohnt. Sie läuft der Tendenz zu ehrlicher Diskussion und Entscheidungsteilhabe ganz und gar zuwider, die in der modernen Medizinethik und Rechtswissenschaft so ernst genommen wird. Der zweite ist, daß es keine allgemein anerkannte Basis für die Entscheidung darüber gibt, wieviel an Ressourcen einer Gesellschaft dem Gesundheitsbereich im Vergleich zu anderen zugewiesen werden soll oder wie die zugewiesenen Ressourcen auf die verschiedenen Aspekte der Versorgung verteilt werden sollen. Die Einführung einer Rationierung würde zu einem totalen Chaos führen, da die grundsätzliche Basis für derartige Entscheidungen fehlt. Schließlich würde in vielen Fällen die Rationierung eine Verletzung unserer fundamentalen Verpflichtung auf den Wert des menschlichen Lebens bedeuten. Lassen Sie mich jeden dieser Kritikpunkte näher beleuchten.

Wie wirkt die Rationierung in der Praxis? Wie schaffen es z. B. britische Ärzte, bei Patienten, deren Leben gerettet werden könnte, um die Dialyse herumzukommen? Ich will eine Passage aus der kürzlich erschienenen Studie über die Rationierung im britischen Gesundheitswesen von Aaron u. Schwartz zitierten ([1], S. 36 f.):

> Britische Ärzte sagen offen, wie sie Patienten davon abbringen, auf der Dialyse zu bestehen. Auf die Frage, wie er den Angehörigen einer 65jährigen Frau mit Nierenversagen ihre Aussichten erklären würde, sagte uns ein niedergelassener Allgemeinarzt zunächst, daß es seiner Meinung nach nicht in seiner Entscheidung liege, ob sie die Dialyse bekommen soll oder nicht. Er würde die Entscheidung dem zugezogenen Spezialisten überlassen ... Als wir ihn zur Beantwortung der Frage drängten, ob er nicht jedermann Zeit und Angst ersparen könnte, wenn er eine Überweisung gar nicht erst vorschlüge, beschrieb er, wie er zur Familie sprechen würde: „Ich würde sagen, daß die Nieren der Mutter oder Tante ausgefallen sind oder es nicht mehr tun und daß man eigentlich nicht viel dabei machen kann aufgrund ihres Alters und ihres allgemeinen körperlichen Zustands, und daß ich raten würde, ihr weitere Untersuchungen und schmerzhafte Prozeduren zu ersparen, und daß wir es ihr eben so angenehm wie möglich für den Rest ihrer Tage machen sollten.“ Bemerkenswert wenige Kriterien für die Ablehnung werden ausdrücklich genannt. Das Alter beispielsweise wird offiziell nicht als Hindernis für eine Behandlung bezeichnet ... Wegen der Achtung und des Respekts, die die meisten Patienten für Ärzte haben, wird die Empfehlung der Hausärzte im allgemeinen mehr oder minder klaglos akzeptiert; besonders wenn die Krankheit sich nicht so manifestiert, daß sie für den Patienten erkennbar ist oder wenn sie nur eine Beschwerde in einem facettenreichen Leiden wie Diabetes ist.

Was ist an diesem Vorgehen falsch? Es steht außer Frage, daß die Rationierung funktioniert, weil die Patienten passiv sind und aus Respekt vor der Autorität des Arztes die Behauptung akzeptieren, daß man eigentlich nicht viel dagegen unternehmen kann. Außerdem scheint es klar, daß diese Ärzte ihre Patienten im besten Fall täuschen und im schlechtesten Fall belügen. Es ist ja nicht wahr, daß bei diesen älteren Patienten wenig oder nichts getan werden kann. Sie könnten, selbst wenn sie schon älter sind und an Diabetes leiden, mit behutsamer Behandlung des Nierenversagens durch Dialyse und entsprechende Stützmaßnahmen noch erhebliche Zeit am Leben erhalten werden. So belegt die Studie von Aaron und Schwartz, was wir ja ohnehin vermutet haben, daß die Rationierung die Passivität des Patienten voraussetzt und eine Portion Täuschung erforderlich macht.

In Paranthese sollte hier bemerkt werden, daß neuerdings britische Gerichtsurteile [2] ausdrücklich die amerikanische Doktrin des „informierten Einverständnisses" abgelehnt haben mit der Begründung, daß die britische Medizin viel mehr auf Vertrauen beruht und damit besser fährt. Es ist interessant, diese britische Entscheidung im Zusammenhang mit der Rationierung der Ressourcen für die Gesundheitsversorgung zu sehen; denn wenn die britischen Patienten weniger informiert werden, soll dies vielleicht weniger der Erhaltung eines wohltuenden Vertrauensverhältnisses dienen, sondern eher der Ansicht, das System der Rationierung reibungsloser durchsetzen zu können. In der Tat berichten Aaron u. Schwartz an anderer Stelle ([1], S. 107):

> Ein führender Nephrologe erzählte uns zum Beispiel, daß ein Patient, der sich im Wartezimmer niederläßt, wahrscheinlich nicht unbeachtet bleibt, und daß für ihn ein Platz im Dialyseprogramm gefunden wird.

Mit anderen Worten, Patienten, die es verstehen, können das Rationierungssystem unterlaufen. So ist ausschlaggebend für dessen Funktionieren, daß es recht viele Patienten nicht verstehen.

Es liegt auf der Hand, warum eine Rationierung in Amerika nicht ohne weiteres funktionieren würde. Sie würde in Amerika nicht funktionieren, weil die amerikanischen Patienten immer besser informiert sind und selbst mitdenken und weil sie in der Androhung von Haftungsprozessen wegen "malpractice" über eine wirkungsvolle Waffe verfügen, um die Ärzte zu einer ihnen nützlichen Behandlung zu zwingen. Abgesehen davon gibt es ganz gewichtige Gründe, warum sich die Amerikaner gegen den Vorschlag wehren sollten. Eine der positivsten Entwicklungen der letzten Jahre war ja gerade, daß in der Medizinethik und im Medizinrecht großer Wert auf die Patiententeilhabe an der Entscheidungsfindung gelegt wird sowie auf eine ehrliche Kommunikation zwischen Ärzten und Patienten. Eine Welt der Rationierung, eine Welt, in der den Patienten gesundheitsfördernde Leistungen verweigert werden, weil die Gesellschaft nicht die Ressourcen dafür bereitstellen will, ist eine Welt, in der die Entscheidungen zwangsläufig an den Patienten vorbei und über ihre Köpfe hinweg getroffen werden, und zwar am besten in Verfahren, die ihre Einsicht in die Vorgänge möglichst gering halten. Daher können diejenigen von uns, die an den Wert der Patientenbeteiligung und der ehrlichen Arzt-Patienten-Beziehung glauben, kaum eine Rationierungspolitik gutheißen.

Eine Reaktion auf dieses Problem muß noch näher beleuchtet werden. Verteidiger der Rationierung könnten behaupten, daß die Rationierung nicht unbedingt mit Täuschung einhergehen muß, wenn die Fragen öffentlich im voraus rein theoretisch diskutiert werden, so daß sich die Mitglieder der Gesellschaft bewußt sind, daß die Rationierungsentscheidung mit vernünftigen Gründen sowie im Sinne und im Einvernehmen der Gesellschaft getroffen worden und nicht der Willkür einzelner Ärzte in konkreten Fällen überlassen ist. Aber dies dürfte aus mehreren Gründen nicht funktionieren.

Erstens wird der Reiche vermutlich weiterhin in der Lage sein, sich die sonst verwehrte Behandlung zu kaufen. In der Öffentlichkeit wird man also denken, daß manche sterben oder schwere Leiden ertragen müssen, nur weil sie sich die entsprechende Behandlung nicht leisten können. Diese soziale Ungerechtigkeit wird nicht einfach geschluckt werden und man wird nicht umhinkommen, die Rationierungsentscheidungen lieber nicht an die Öffentlichkeit gelangen zu lassen.

Zweitens ist es eine Sache, abstrakt und theoretisch die Rationierung einer bestimmten Behandlung zu billigen und eine andere, sie zu akzeptieren, wenn man selbst oder ein Angehöriger krank ist, also davon betroffen wird. Die Schwierigkeit, in dieser Situation vom Patienten und seiner Familie die Zustimmung zu bekommen, treibt die Ärzte zur Täuschung oder zumindest zur bewußten Vorenthaltung von Informationen.

Nach meinem Verständnis und im Widerspruch zu den Befürwortern der Rationierung erklären diese beiden Faktoren, warum sich die britischen Ärzte in der von Aaron und Schwartz beschriebenen Weise verhalten.

Ich will mich nun dem zweiten Grund für die Ablehnung der Rationierung zuwenden, nämlich dem Fehlen einer rationalen Basis. Um zu sehen, wie problematisch die Sache ist, müssen wir uns klar machen, daß ja erst 2 Grundsatzfragen geklärt werden müssen: einmal die Frage, welchen Anteil unseres Bruttosozialprodukts wir für die Gesundheitsleistungen im traditionellen Verständnis aufwenden wollen, abgehoben von anderen guten Dingen (wie Ernährung, Unterbringung, Bekleidung, Erziehung), die ebenfalls zu besserer Gesundheit beitragen; zum zweiten die Frage, wie im Rahmen der für die Gesundheitsleistungen im engeren Sinn zugewiesenen Mittel die Entscheidung zu treffen ist, welche Formen Vorrang vor anderen haben sollen. Wenn wir uns die Brisanz dieser beiden Entscheidungen klar machen, sehen wir, wie unwahrscheinlich es ist, daß eine Rationierungspolitik auf eine solide, wohlbegründete Basis gestellt werden könnte.

Die einen sprechen von dem Recht auf Gesundheitsversorgung unabhängig von der Zahlungsfähigkeit des Einzelnen. Andere, wie die President's Commission [12], sprechen lieber von der gesellschaftlichen Pflicht zur Bereitstellung von Gesundheitsversorgung, ungeachtet der Zahlungsfähigkeit des Einzelnen. Wie auch immer wir an die Sache herangehen, eine Rationierungspolitik bedeutet, daß wir folgendes akzeptieren: Das Recht auf Gesundheitsversorgung ist nur ein begrenztes Recht, nur das Recht auf ein bestimmtes Maß von Gesundheitsleistungen, die der Einzelne zu seinem Wohle in Anspruch nehmen kann. Oder – anders gesehen: Die gesellschaftliche Pflicht zur Bereitstellung von Gesundheitsversorgung ist nur eine begrenzte Pflicht, ein bestimmtes Maß von Gesundheitsleistungen bereitzustellen, die der Einzelne zu seinem Wohle in Anspruch nehmen kann. Eine Rationierung zwingt uns zu einer Entscheidung über den Umfang des Rechts auf Gesundheitsversorgung, und zwar mit dem Bewußtsein dieser beiden Aspekte.

Lassen Sie mich 2 Beispiele zur Begründung meiner These bringen, daß wir eine rationale Rationierungspolitik nicht einführen können, die sich den beiden genannten Fragen stellt. Vor kurzem erschien eine wichtige Studie [3] mit einer Kosten-Nutzen-Analyse von wöchentlichen Viruskulturen bei Schwangeren mit rezidivierendem Herpes genitalis. Diese Frauen stehen vor der schwierigen Frage, ob sie durch Kaiserschnitt entbinden sollen, um eine Übertragung des Herpesvirus auf das Kind während der Geburt zu vermeiden. Das Problem ist, daß bei einem Kaiserschnitt sowohl das Risiko mütterlicher Morbidität und Mortalität als auch die Kosten der Geburt des Kindes höher sind. Daher wird nicht generell mit Sectio entbunden, sondern untersucht nach rezidivierenden Infektionen und nur bei positivem Befund einen Kaiserschnitt durchgeführt. Eine Untersuchungsmethode wäre, nach krankhaften Veränderungen des Organs zu schauen. Aber

Frauen, die keine optisch manifesten Anzeichen aufweisen, werden bei einer solch einfachen Routineuntersuchung nicht erfaßt, und deshalb wird weiterhin empfohlen, von diesen Schwangeren während der letzten acht Wochen vor der Niederkunft Viruskulturen anzulegen. Die Autoren der Studie meinen, daß die generelle Einführung einer solchen Untersuchungsmethode eine sehr teure Maßnahme zur Verhütung von primären Herpesinfektionen von Neugeborenen wäre. Unter Zugrundelegung verschiedener Ausgangswerte kommen sie zu dem Schluß, daß es zwischen $ 400 000 und 5 000 000 kosten würde, um in Anbetracht der Seltenheit einen Fall von Herpes neonatalis auszuschließen, wobei der wahrscheinlichste Schätzwert bei $ 1 840 000 liegt. Sollte nun diese Form einer „aggressiven" Routineuntersuchung im Rahmen einer Rationierungspolitik einen Platz haben?

Ich habe dieses Beispiel aus 2 Gründen gewählt; erstens, weil es uns wiederum zeigt, daß wir dann, wenn wir die Entscheidung treffen, die Quote unseres Bruttosozialprodukts für den Gesundheitsbereich zu limitieren, eine sehr große Zahl von Routinemaßnahmen in Diagnose und Therapie auf ihren Rang hin in der Prioritätenliste unserer Gesundheitsaufwendungen überprüfen müssen. Es geht also nicht nur um die Frage, ob wir älteren Nierenpatienten die Dialyse oder Herzpatienten die Herztransplantation ermöglichen sollen; zweitens, weil es uns veranschaulicht, warum keine Theorie der Rationierung oder keine theoretische Eingrenzung des Rechts auf Gesundheitsversorgung (was im Grunde dasselbe ist) auch nur im entferntesten uns helfen kann, diese konkreten Fälle in der täglichen Praxis zu lösen.

Lassen Sie mich das erklären: Berechnungen dieser Art nennt man Kosten-Nutzen-Analysen im Gesundheitswesen. Sie grenzen die Kosten und den Nutzen ein, bestimmen ihre Größe und legen fest, welche Formen von Gesundheitsleistungen zu Kosten angeboten werden können, die durch den Nutzen gerechtfertigt sind. Wenn wir nun zwei Formen medizinischer Leistungen miteinander vergleichen und zu ermitteln versuchen, welche gleichen Nutzen zu geringeren Kosten bringt, ist dies unproblematisch. Aber um rationieren zu können, müssen wir mehr leisten. Wir müssen am Ende entscheiden können, ob die billigste Methode zur Erreichung eines bestimmten medizinischen Nutzens diesen mit einem Kostenaufwand erzielt, der in Anbetracht des Nutzens gerechtfertigt ist. Wenn nein, können wir diese Leistung streichen. Wenn ja, müssen wir sie immer noch mit anderen Leistungen zur Erzielung anderer Nutzen vergleichen. Die Pointe dieses ersten Beispiels ist, daß die Verteidiger der Rationierung uns keine feste Ausgangsbasis für die Entscheidung bieten, ob der Nutzen den Kostenaufwand rechtfertigt, also nicht einmal für die einfachste Form der Rationierung. Wie können wir z. B. im Fall dieser Studie überhaupt zu überlegen beginnen, ob wir diese Diagnosemaßnahme haben wollen oder nicht, wenn wir keinerlei Basis für die Entscheidung haben, ob die Verhütung von Neugeborenenherpes überhaupt diesen Kostenaufwand wert ist.

Es gibt noch anders gelagerte Fälle, mit denen wir uns befassen müßten. Man stelle sich ein öffentliches Krankenhaus mit vielen armen Patienten vor. Aus mannigfachen Gründen ist auf der geburtshilflichen Abteilung der Anteil der Frauen groß, die untergewichtige Babies mit all den damit zusammenhängenden Komplikationen zur Welt bringen. Selbst eine bessere Schwangerschaftsvorsorge scheint dieses Problem nicht ganz zu lösen. Die Neugeborenen benötigen oft eine intensive, also teure Pflege. Würde diese Art Gesundheitsleistung im Rahmen einer Rationierungspolitik geboten werden? Würden wir eine bessere Entscheidung treffen, wenn wir diese Art Versorgung einstellten und den betreffenden Familien lieber bessere Ernährung, Unterkunft und Erziehung für ihre normalen Kinder gäben? Ich gebe dies nicht nur als eine Frage besserer Vorsorge zu bedenken. Mir geht es um etwas anderes. Wie entscheiden wir grundsätzlich, ob es richtiger ist, den Bedürftigen Gesundheitsleistungen zu bieten oder statt dessen andere Güter zu finanzieren? Welche Mittelzuweisung wäre besser für sie? Wozu sind wir moralisch mehr verpflichtet?

Nun komme ich zum letzten Fragenkomplex, den ich in Zusammenhang mit einer Rationierungspolitik aufwerfen möchte. In vielen Fällen, den meistdiskutierten, bedeutet Rationierung, den Älteren und Todkranken lebensverlängernde Maßnahmen zu versagen, was den Tod dieser Patienten zur Folge hat. Man beachte, daß ich nicht von dem älteren Patienten spreche, der sagt, es sei nicht wert, sein ganzes für den Ruhestand erspartes Geld auszugeben, um ihn etwas länger am Leben zu erhalten. Man möge ihn doch sterben lassen, so daß seine Frau noch etwas für den Rest ihres Lebens hat, wovon sie zehren kann. Es geht vielmehr darum, ob wir den Patienten sterben lassen nach unserer eigenen Beurteilung seines Lebens und dessen Wertes. Der Glaube an die Unverletzlichkeit des menschlichen Lebens ist ein Glaube, daß alles menschliche Leben von unbegrenztem Wert ist, und daß keine Ausgaben gescheut werden dürfen, ein menschliches Leben zu retten. Es ist gar nicht notwendig, einen so extremen Glauben an den Wert menschlichen Lebens zu haben, um von einer Rationierungspolitik beunruhigt zu sein. Eigentlich muß jeder, dem menschliches Leben heilig ist, gegen jegliche Rationierung sein. Es genügt, abgeschwächte, aber gediegene Ansichten über den Wert menschlichen Lebens zu haben, um vor den Bewertungen zu erschauern, von denen in diesen Fällen eine Rationierungspolitik ausgehen würde. Die Befürworter einer Rationierung, insbesondere einer Rationierung der lebenserhaltenden Maßnahmen für ältere und todkranke Patienten, müssen uns schon genauer ihre Ansicht über den Wert solchen menschlichen Lebens darlegen. Da sie uns das bisher schuldig geblieben sind, bestehe ich darauf, daß wir sehr, sehr skeptisch sein müssen, ob sie es in befriedigender Weise tun könnten, und daß daher alle Vorsicht gegenüber der von ihnen propagierten Rationierung angebracht ist.

Einige bescheidene Vorschläge

Wie nun sollten wir entscheiden, wieviel Hochtechnologiemedizin wir uns leisten können, um sie denen bereitzustellen, die den Nutzen davon haben; in einer Welt mit einer immer älteren Bevölkerung? In diesem Schlußteil möchte ich gern 3 Vorschläge unterbreiten.

Alle 3 haben denselben Leitgedanken, der schon in unserer Ablehnung der Rationierung zum Tragen kam. Es ist die Betonung der individuellen Freiheiten der Patienten anstatt kollektiver, gesellschaftlicher Entscheidungen. Alle drei Vorschläge postulieren als essentiellen Wert die individuelle Selbstbestimmung.

Nun zum ersten Vorschlag. Gehen wir davon aus, daß folgende 3 Hypothesen gültig sind:

a) Es gibt mehrere große Gruppen von Patienten, für die nach allgemeiner (wenn auch nicht vollständiger) Übereinstimmung verschiedene Stufen von aggressiver und teurer Diagnose und Therapie nicht oder nicht mehr angewendet werden sollten; dies aber unter der Voraussetzung, daß der Patient, wenn er dazu in der Lage ist (oder seine Familie oder sein Vormund, wenn er dazu nicht in der Lage ist), die Zustimmung gibt.
b) Gesundheitsleistungen, die mit dieser Zustimmung beschränkt werden könnten, werden oft deswegen erbracht, weil keiner der betroffenen Parteien die Entscheidungsfrage überhaupt gestellt wird.
c) Für derartige Leistungen werden erhebliche Kosten aufgewendet. Eine institutionelle Verankerung von Methoden zu ihrer Beschränkung könnte erhebliche Einsparungen in unserem nationalen Gesundheitsbudget erbringen.

Wenn diese 3 Annahmen alle stimmen, hätten wir einen Vorschlag, wie zumindest ein Teil des Problems der steigenden Gesundheitsausgaben gelöst werden könnte, bei Vermeidung der Einwände, die wir gegen eine Rationierung erhoben haben. Er bezieht die Patienten und ihre Familien in die Entscheidung ein, ob die Leistungen beschränkt werden sollen anstatt sie von Ärzten zuteilen zu lassen. So würde die Tradition der Patientenbeteiligung und der offenen Aufklärung erhalten bleiben. Die Basis für die Leistungsbeschränkung wäre eine solide, nämlich die Option der betroffenen Person bzw. der für sie Sprechenden. Da es sich gewöhnlich um Patienten mit einer letalen Krankheit oder einer sehr geringen Lebensqualität handelt, sind die Ansichten im Falle ihrer Zustimmung nicht kontrovers.

Von welchen Patientengruppen ist hier die Rede? Ich meine folgende: 1) chronisch vegetative Patienten; 2) Patienten mit dokumentierter Krankengeschichte einer chronischen, schweren Demenz; 3) Patienten mit schweren motorischen Schäden trotz versuchter Rehabilitation; 4) Patienten mit chronischen, fortschreitenden, rezidivierenden Krankheiten, die langfristig stationär behandelt worden sind und trotz aggressiver Heilbehandlung in ihren täglichen Aktivitäten schwer beeinträchtigt sind; 5) Krebspatienten mit eindeutig festgestellter Metastasenbildung, für die eine kurative Therapie nicht verfügbar ist und die in ihren verbleibenden Funktionen erheblich eingeschränkt sind; 6) Patienten mit eindeutig festgestelltem Versagen von 3 oder mehr Organsystemen. Die Details dieser Kategorien könnten noch klarer definiert werden, aber mir scheint, es besteht weitgehender Konsens, daß solche Patienten nicht aggressiv behandelt werden müssen, wenn sie eine akute Krise haben und wenn sie selbst oder die für sie Sprechenden keine weitere aggressive Therapie wünschen.

Würde der Verzicht auf weitere aggressive Behandlung in solchen Fällen einen nennenswerten Einbruch in den nationalen Gesundheitsausgaben bringen? Diese Frage läßt sich hier nicht definitiv beantworten. Aber es gibt Gründe zum Optimismus. Denn eben die Faktoren, die uns eine ernste Krise des Gesundheitswesens bescheren (so sehr wir auch Verschwendung auszuschließen bemüht sind), nämlich eine alternde Bevölkerung, die mit Hochleistungsmedizin am Leben erhalten werden kann, sind auch die Faktoren, die für viele dieser Fälle zutreffen.

Viele der Patienten in diesen Gruppen sind eben alt und werden durch aggressive Maßnahmen am Leben erhalten. So könnte das politisch sanktionierte Prinzip, daß man auf Wunsch dieser Patienten die Behandlung einstellt, verbunden mit dem Prinzip, daß dem Patienten immer eine echte Option ermöglicht wird, allein schon ausreichen, um die Kostensteigerung zu drosseln. Ergänzt durch die Techniken zur Vermeidung von Verschwendung könnten wir durch dieses bisher fehlende Element unserer Gesundheitspolitik die Rationierung vermeiden.

Dies ist also mein erster Vorschlag zur Kostendämpfung. Von zentraler Bedeutung ist dabei der Leitgedanke des Selbstbestimmungsrechts des Patienten. Und dieser Leitgedanke setzt auch meinen ersten Vorschlag – und die folgenden – von allen Rationierungsvorschlägen ab. Die Anerkennung der zentralen Bedeutung der Selbstbestimmung des Patienten in meinem ersten Vorschlag eröffnet weitere Ansätze zur Lösung unseres Problems.

Ich muß auf eine meiner Vorbemerkungen zurückkommen. Wie gesagt, liegt unser gesellschaftliches Problem teilweise darin, daß die Gesellschaft insgesamt immer mehr für Gesundheitsleistungen zahlen muß, die einzelne Bürger erhalten. Wir tun das, weil wir wissen, daß viele Patienten finanziell nicht in der Lage sind, die ihnen zuträglichen medizinischen Leistungen selbst zu finanzieren. Wir dekken diesen Bedarf entweder durch direkte Versorgung (in öffentlichen Krankenanstalten oder Einrichtungen der Veterans Administration) oder durch ein staatlich finanziertes Versicherungswesen (Medicare und Medicaid). Nachdem wir diese Einrichtungen geschaffen haben, müssen wir uns fragen, welche Art Leistungen wir in den öffentlichen Krankenanstalten anbieten bzw. in diesem Versicherungsprogramm finanzieren sollen. Daß sich diese Frage nicht prinzipiell beantworten läßt, ist mit ein Grund für unsere Skepsis gegenüber jeder Rationierung.

Wir haben schon gesagt, daß 2 Hauptschwierigkeiten angesprochen werden müssen, zum ersten die Frage, welche Gesundheitsleistungen erbracht werden sollen, wenn einmal die Höhe der Gesundheitsaufwendungen festgelegt ist; und zum zweiten die Frage, wie hoch die traditionellen Gesundheitsleistungen im Vergleich zu alternativen Leistungen für die Bedürftigen sein sollen. Dabei müssen wir uns nicht den Kopf zerbrechen über die Gesundheitsversorgung der Nichtbedürftigen in einem weiten gesundheitspolitischen Sinn. Denn diese können selbst entscheiden.

Meine nächsten zwei Vorschläge gestatten es, eine oder sogar beide dieser wesentlichen Fragen von den Empfängern der Gesundheitsleistungen selbst und nicht von der Gesellschaft insgesamt beantworten zu lassen. Man gehe davon aus, daß wir über die Höhe der Ausgaben entschieden haben, die wir für die Gesundheit derjenigen aufzuwenden bereit sind, die nicht selbst dafür bezahlen können. Dann bliebe bei jeglicher Rationierung noch die Frage zu klären, welche Leistungen angeboten werden sollen. Diese Frage erübrigt sich aber eigentlich, wenn wir diesen Subventionsbetrag in Form von Berechtigungs- oder Gutscheinen an die Bedürftigen verteilen und ihnen die Wahl überlassen. Enthoven [8] meint, daß sie dann zwischen verschiedenen Versicherungssystemen wählen könnten. Sie könnten sich für eine Krankenkasse entscheiden, die ihr Hauptgewicht auf präventive Medizin und bessere, angenehmere Primärversorgung legt und dafür gewisse teure Hochtechnologie in auswegloser Situation nicht übernimmt. Sie könnten auch

Mitglied einer Kasse werden, die mehr für den schweren Notfall ausgelegt ist, eine, die Primärversorgung und Vorsorgemedizin mehr oder minder ausklammert. Warum müssen wir anstelle der direkt Betroffenen diese Wahl treffen? Warum organisieren wir unser Gesundheitswesen nicht am Leitfaden der individuellen Freiheit?

Wiederum beachte man, daß bei diesem Vorschlag die Hauptschwierigkeiten entfallen würden, die wir gegen jegliche Rationierung ins Feld geführt haben. Es ist ein System, bei dem Entscheidungsfreiheit, Kenntnis und Einsicht der Patienten anstelle von Passivität und Unwissenheit zum Zuge kommen. Was für Gesundheitsleistungen die Patienten erhalten und welche nicht, wird auf einer grundsätzlichen Basis entschieden; nämlich ihrer eigenen Wahl bei gegebenem Budgetlimit und nicht aufgrund einer Rationierungsentscheidung anderer. Schließlich ist in dem Ausmaß, wie Patienten eine bessere Primärversorgung wählen und dabei bewußt auf teure lebenserhaltende Maßnahmen unter Einsatz der Hochtechnologie verzichten, unser Sinn für den Wert des Lebens weniger verletzt, wenn dann auf diese Maßnahmen tatsächlich verzichtet wird. Wir sehen darin dann nicht eine Vorenthaltung von Leistungen an diese Leute, sondern eher die Anerkennung und Befolgung ihrer eigenen Entscheidungen.

Dieser zweite Vorschlag ist übrigens mit dem ersten zu vereinbaren. Eine Krankenkasse, die vielleicht für viele attraktiv wäre, kann ja durchaus eine bessere Gesundheitsversorgung in jüngeren Lebensjahren anbieten, wenn sie die Kosten für die späteren Jahre drückt, indem sie den Sinn lebenserhaltender Technologien unter gewissen Umständen in Frage stellt. Viele Patienten, wenn auch nicht alle, würden sich für ein solches System entscheiden. Mein zweiter Vorschlag führt also tatsächlich den ersten nur weiter.

Und doch ist mit der Annahme dieses zweiten, mehr umfassenden Prinzips eine wesentliche Frage noch ungelöst, nämlich wieviel von unserem Sozialprodukt wir für die Subventionierung der Gesundheitsversorgung der Minderbemittelten zur Verfügung stellen wollen. Warum ist das eine so schwere Frage? Teils deswegen, weil es, wie unter „Was ist dieser ‚Standardansicht‘ entgegenzuhalten?“ (S. 53–58) ausgeführt, auch noch andere Dinge gibt, die wir den Bedürftigen zukommen lassen wollen (Ernährung, Unterkunft, Erziehung der Heranwachsenden usw.) und wir keine Norm für das Verhältnis medizinischer Leistungen zu anderen Dingen haben. Daraus ergibt sich mein dritter und radikalster Vorschlag, den ich schon an anderer Stelle [4] expliziert habe und den ich hier nur kurz umreißen möchte.

Angenommen, wir erkennen an, daß wir wirklich den Bedürftigen helfen, ihnen aber nicht ausgerechnet die kostspieligsten Dinge zukommen lassen wollen; angenommen, wir erkennen an, daß wir aus Gründen der sozialen Gerechtigkeit den Bedürftigen Hilfe zur Selbsthilfe geben müssen, statt ihnen bestimmte Vergünstigungen zu gewähren – dann müßten wir ihnen Geld in die Hand geben und nicht Berechtigungsscheine für medizinische Versorgung (oder etwas anderes). Sie würden dann das verfügbare Geld zur Deckung von Bedürfnissen und Wünschen nach ihrem eigenen Prioritätensystem verwenden. Wir müßten weder die Frage beantworten, welcher Prozentsatz unseres Bruttosozialprodukts zur Deckung des Bedarfs an medizinischen Leistungen zugewiesen werden sollte, noch die Frage, welche Art von Leistungen zu erbringen ist. Wir müßten lediglich die generelle Frage beantworten, wieviel Unterstützung wir den Bedürftigen in unserer Gesellschaft zukommen lassen wollen. Die Entscheidung, wie dieses Geld verwendet wird, treffen dann die Empfänger der Mittel, nicht wir. Dieser Vorschlag beruht also, wie die beiden vorhergehenden, auf dem Wert der individuellen Freiheit.

Natürlich sind damit noch nicht alle Fragen aus der Welt. Es ist und bleibt die Grundfrage zu klären, welche Quote unseres Bruttosozialprodukts der Unterstützung der Armen gewidmet sein soll. Ich habe an anderer Stelle [5] versucht, für diese Frage eine Norm zu finden, und ich arbeite an einem Buch mit dem Arbeitstitel *"The redistributive budget"*, in dem ich die Antwort darauf umfassender zu entwickeln versuche. Dort argumentiere ich auch, daß die Gründe für eine Umverteilung unseres Staatshaushalts tatsächlich nahelegen, daß die Mittel des Sozialbudgets den Armen gehören, daß sie also auch über deren Verwendung selbst entscheiden sollten.

Ich habe 3 konkrete Vorschläge gemacht, die immer weitreichender wurden, wie man mit der Frage umgehen sollte, welche Formen von Gesundheitsleistungen von der Gesellschaft für diejenigen finanziert werden sollten, die für ihre Gesundheitsversorgung selbst mit Hilfe privater Krankenkassen nicht aufkommen können. Keiner dieser Vorschläge versucht, die Frage direkt zu beantworten. Jeder setzt aber Entscheidungsprozesse in Gang, die es den Empfängern der Gesundheitsleistungen ermöglichen, die Frage selbst zu beantworten. Im ersten Vorschlag erhalten sie eine Alternative, die ohnehin jeder haben sollte, ob sie eine bestimmte Leistung haben wollen oder nicht. Die anderen Vorschläge stellen ihnen die Mittel zur Verfügung, mit deren Hilfe sie freie Entscheidungen treffen können. Eine Rationierung dagegen, würde ihnen die Entscheidungsfreiheit nehmen.

Gegen die beiden letzteren Vorschläge wird immer mit dem Beispiel des Patienten an der Krankenhauspforte argumentiert, das in seiner dramatischsten Version etwa folgendermaßen lautet: „Man stelle sich vor, ein Empfänger dieses Berechtigungsscheins oder des Geldes trifft die vielleicht wohlüberlegte Wahl, die anspruchsvolle und lebenserhaltende Therapie irgendeiner seltenen Krankheit nicht abzusichern. Angenommen er oder sie bekommt ausgerechnet diese Krankheit und landet im Krankenhaus ohne Versicherungsschutz. Würden wir und sollten wir ihn oder sie abweisen und sterben lassen? Und wenn nein, fallen dann nicht Ihre beiden Vorschläge in sich zusammen?"

Meines Erachtens nicht, aber die Antwort ist heikel. Mindestens folgende Punkte müssen klargestellt werden:

a) Wenn ein angemessenes Umverteilungsprogramm bestanden hat und wenn dieser Patient vorher die Gelegenheit gehabt hat, sich zu informieren und über die Verwendung der Mittel selbst zu entscheiden, sind wir nicht verpflichtet, ihn aufzunehmen. Jedenfalls hat er keinen Anspruch darauf.
b) Wir könnten ihn trotzdem aufnehmen, entweder aus Mitleid oder aus Achtung vor dem menschlichen Leben.
c) Wir sollten es nicht tun, wenn wir überzeugt sind, daß wir ein Beispiel geben würden, das andere dazu verleitet, die Aufwendungen für die Gesundheitsvorsorge zu vernachlässigen in der Erwartung, daß für medizinische Notfälle dann doch die Allgemeinheit einspringt.

Ich spüre, wenn ich diese Vorschläge vortrage, auch immer erheblichen Widerstand von Leuten, die mit der Verteilung medizinischer oder anderer Leistungen an die Bedürftigen unmittelbar befaßt sind. Sie argumentieren, daß die Bedürftigen, diejenigen, um deren Gesundheit wir uns in einem gesellschaftlichen Entscheidungsprozeß kümmern müssen, unfähig zu eigenen Entscheidungen sind. Dagegen hätte ich nur zwei Dinge zu sagen: Erstens werden wir nie herausfinden, ob sie wirklich unfähig sind, bevor wir ihnen eine Chance zu freier Entscheidung geben. Zweitens machen wir sie vielleicht unfähig, für sich selbst Verantwortung zu übernehmen, indem wir sie keine Entscheidungen für sich treffen lassen.

Folgende Gedanken mögen den von mir vertretenen Standpunkt nochmals zusammenfassen: Wir haben ein gesellschaftliches Problem mit dem wachsenden Anteil am Bruttosozialprodukt für den Gesundheitsbereich nur wegen der von uns einmal getroffenen Entscheidung, die grundsätzlich ganz in Ordnung ist, daß die Bedürftigen die Gesundheitsleistungen erhalten sollen, die zu ihrem Wohle sind, die sie aber nicht bezahlen können. Die moralisch anfechtbare Politik der Rationierung gewinnt an Boden, weil wir über die Unterstützung der Bedürftigen so sehr in eingefahrenen Gleisen denken und uns nur eine Zuteilung vorstellen können. Wenn wir umzudenken lernten und ihnen selbst weitgehend die Entscheidungsfreiheit überließen, würde sich für uns das Problem entschärfen, wie wir prinzipiell mit den steigenden Kosten im Gesundheitsbereich fertig werden. Möglicherweise ist das Prinzip der *individuellen Freiheit* der Wert, auf den wir besonders achten müssen, wenn wir ein *finanzierbares, sozial gerechtes, hochwertiges* Gesundheitswesen haben wollen.

Literatur

1. Aaron H, Schwartz W (1984) The painful prescription: rationing hospital care. Brookings, Washington
2. Annas G (1984) Why the British Courts rejected the American doctrine of informed consent. Am J Public Health 74:1286–1288
3. Binkin N et al. (1984) Preventing neonatal herpes. JAMA 251:2816–2821
4. Brody B (1984) Health care for the haves and have-nots. In: Shelp E (ed) Justice and health care. Reidel, Dordrecht
5. Brody B (1983) Redistribution with egalitarianism. Soc Philos Policy 1:71–87
6. Brody B (1986) Wholehearted and halfhearted care: national policies vs. individual choices. In: Lawson I, Spicker S, Ingman I (eds) Geriatrics: ethical and economic conflicts for the 21st century. Reidel, Dordrecht
7. Bureau of the Census (1984) Projections of the population of the United States, by age, sex, and race: 1983 to 2080. U.S. Dept. of Commerce, Washington
8. Enthoven A (1980) Health plan. Addison-Wesley, Reading
9. Freeland MS, Schendler EC (1983) National health expenditure growth in the 1980s. Health Care Financ Rev 4:1–58
10. Fuchs VR (1984) The “rationing” of medical care. N Engl J Med 311:1572–1573
11. Gibson R et al. (1984) National health expenditures: 1983. Health Care Financ Rev 6:1–29
12. President’s Commission for the Study of Ethical Problems in Medicine (1983) Securing access to health care. Government Printing Office, Washington
13. Prottas J, Segal M, Sapolsky H (1983) Cross-national differences in dialysis rates. Health Care Financ Rev 4:91–104
14. Thurow LS (1984) Learning to say “no”. N Engl J Med 311:1569–1572

Rechte, Ansprüche und Rationalisierungen im Gesundheitswesen

Stuart F. Spicker *

Kosteninflation und Recht auf Gesundheitsversorgung

Ein Strukturmerkmal der Demokratie mit kapitalistischer Wirtschaftsordnung ist die Notwendigkeit von "trade-offs" – ein Begriff, der auch in die Diskussion der wirtschaftlichen Seite des Gesundheitswesens immer mehr Eingang findet. Wir sind geradezu verfolgt von der Idee der Abwägung von Gütern und Werten im Gesundheitswesen; selbst die Reichen interessieren sich für den wirtschaftlichen Aspekt und fragen sich, wie es weitergehen soll. Man trägt heute sowohl bei den Ärzten als auch bei den Patienten die Stirn in Falten. Besorgt ist man darüber, daß in Zusammenhang mit der ärztlichen Versorgung und allgemein der Gesundheitspflege (wenn man diese Unterscheidung überhaupt machen will, also der Gesundheitsversorgung) ein Konflikt zwischen Gleichheit und Effizienz, zwischen Demokratie und Kapitalismus, zwischen Menschlichkeit und kostenrationeller Ausgabenpolitik, selbst zwischen ethischen Prinzipien und wirtschaftlichen Konzepten besteht. Man kann auch von einem Konflikt zwischen Recht und Geld sprechen. Das einzige, was den Streit beenden könnte, wäre ein schlagendes Argument dafür, daß jeder Bürger ein *Recht* auf Gesundheitsversorgung hat.

Schließlich ist es ja eine Maxime des demokratischen Kapitalismus, daß gleich verteilten, im wesentlichen kostenlosen Rechten kein Geldwert beigemessen werden sollte, daß sie also nicht für Geld käuflich und verkäuflich sein sollten. Für US-Bürger ist es ja undenkbar, z. B. für das Recht auf Redefreiheit zahlen zu müssen. Da wir aber für kostenlose Dinge nicht bar bezahlen, fehlt uns eben oft der Anreiz, uns wirtschaftlich zu zügeln; so ist es auch, wenn wir auf einem Recht auf Gesundheitsversorgung bestehen – ein Recht, das eindeutig nicht kostenlos ist. Ich hänge 2 fundamentalen psychoökonomischen Gesetzen an: 1) Wenn man jedem von uns volle Freiheit zur Wahl unserer „Güter" gibt, speisen wir im Ritz. 2) Wenn man nicht jedem von uns psychoökonomische Anreize in der Art ständiger Motivation gibt, werden wir faul und üben nicht einmal unsere Rechte aus. Die Gründer des demokratischen Kapitalismus verstanden sich scheinbar genauso gut auf menschliches Verhalten und menschliche Psyche wie auf den Wert individueller Freiheit ohne Zwang.[1] Um den Faden wieder aufzunehmen: Rechte,

* Ich bin meinen Freunden und Kollegen Thomas Halper und Tristram Engelhardt, Jr., für ihre kritischen Einwände besonders dankbar. Für noch verbliebene Unzulänglichkeiten des Textes zeichnet der Autor verantwortlich.

[1] Siehe Adam Smith ([20], Buch IV, Kap. 5, S. 508). „Das natürliche Bestreben jedes Menschen, seine Lage zu verbessern, ist, wenn es sich mit Freiheit und Sicherheit geltend machen darf, ein so mächtiges Prinzip, daß es nicht nur allein und ohne alle Hilfe die Gesellschaft zum Wohlstand und Reichtum führt, sondern auch hundert unverschämte Hindernisse überwindet, mit denen die Torheit menschlicher Gesetze es nur allzuoft zu hemmen suchte. Freilich ist die Wirkung solcher Hindernisse jederzeit mehr oder weniger die, die Freiheit dieses Prinzips zu beschränken oder seine Sicherheit zu vermindern."

Ethik und öffentliches Gesundheitswesen
Hrsg.: H.-M. Sass

z. B. das behauptete Recht auf Gesundheitsversorgung, sind gewöhnlich universell, gelten für alle gleich, und die Betonung liegt auf Gleichheit, manchmal bei hohen ökonomischen Kosten. Da Rechte nicht käuflich und verkäuflich sind, ist eine Gesellschaft, die sich der Idee des Rechts eines jeden Bürgers auf Gesundheitsversorgung verpflichtet fühlt, gezwungen zu arbeiten, um jeden Bürger alles zu bieten, was das Recht auf Gesundheitsversorgung beinhaltet, d. h. nicht nur materielle Güter wie Arzneimittel, medizinische Einrichtungen und die neueste High-tech-Apparatur, sondern auch die Zeit und das Talent von medizinischem Personal, besonders Ärzten und Schwestern.

1980 hat Edmund D. Pellegrino, M. D., der Direktor des Kennedy Institute of Ethics an der Georgetown University, gesagt, daß „zweifelsfrei dem Arzt, allen Angehörigen der Gesundheitsberufe und den medizinischen Einrichtungen eine entscheidende Rolle bei der Aufrechterhaltung des ökonomischen und moralischen Gleichgewichts zukommt" ([18], S. 183). Außerdem fügte er sicher zu Recht hinzu, daß „unsere gesundheitsökonomischen Entscheidungen unsere Erwartungen an die Gesundheitspflege und ärztliche Versorgung in einer entwickelten demokratischen Gesellschaft widerspiegeln müssen" ([18], S. 183). Tatsächlich stimmt Pellegrino offenbar mit so vielen überein, die behaupten, daß wir alle ein Recht auf Gesundheitsversorgung haben, obwohl er dies in seinen beredten Bemerkungen zum Thema nicht ausdrücklich sagt [18]. Wo, so könnte man fragen, liegt die Begründung für solche Rechte – und Pflichten? Pellegrino mag sich auf die angloamerikanische ärztliche Tradition berufen, aber gerade die Werte dieser Tradition werden heute in Frage gestellt. Positiv gewendet: Ein Beweisgrund für das behauptete Recht auf Gesundheitsversorgung würde tatsächlich eine Pflicht auf seiten aller Angehörigen der Gesundheitsberufe begründen; und hier sind wir bei der Asymmetrie zwischen Rechten und Pflichten. Das heißt: wenn auch der Anspruch auf eine Pflicht oft nicht gleich bedeutet, daß jeder ein Recht hat, würde ein begründeter Anspruch auf ein Recht auf Gesundheitsversorgung *de facto* eine Pflicht seitens der Gesundheitsberufe bedeuten. Oder juristisch ausgedrückt, hieße es nicht: „Der Bürger hat ein Recht auf Gesundheitsversorgung", sondern eher „Der Bürger hat ein Recht auf Gesundheitsversorgung derart, daß die Angehörigen der Gesundheitsberufe ... sollen". Mir kommt es darauf an, daß praktisch all die edlen Ansprüche bezüglich der Rechte der Patienten und der Pflichten der Ärzte nicht den *Verlust an Autonomie für die Angehörigen der Gesundheitsberufe* in Rechnung stellen, ganz abgesehen von den Gefahren, die eine Durchsetzung des sog. „Rechts auf Gesundheitsversorgung" sonst noch mit sich bringt.

Ich möchte hier die Prämissen vorführen, aus denen sich ableiten läßt, daß es kein Recht auf Gesundheitsversorgung gibt.

1. Es gibt natürliche (unveräußerliche, menschliche, wesentliche) Rechte – wie das Recht auf Leben und Freiheit.
2. Jede Person hat ein Recht, nach den eigenen Werten zu streben und *friedlichen* Tätigkeiten nachzugehen, um den Lebensunterhalt zu sichern.
3. Angehörige der Gesundheitsberufe streben als Personen nach Werten, die ihren Lebensunterhalt sichern.
4. Ärztliche Tätigkeiten und Gesundheitspflege beinhalten notwendigerweise die Zeit und die Leistungen der Ärzte und der anderen Angehörigen der Ge-

sundheitsberufe; sie haben ja den Gesundheitsberuf gewählt, um ihren Lebensunterhalt zu verdienen.

5. Rechte können gesetzlich geschützt werden und werden auch gesetzlich geschützt, d.h. sie sollten prinzipiell durchgesetzt werden, wenn sie irgendeine gesellschaftliche Bedeutung haben sollen. Darunter fällt auch die legitime Macht des Staates, durch Vorschriften und Verfahren die Bürger vor Gewalt und Betrug zu schützen.
6. Ein Ausdruck der legitimen Autorität des Staates ist bewaffnete Macht, während die Anwendung illegitimer Gewalt die Antithese von Freiheit ist.
7. Freiheit ist fundamentale Voraussetzung für rationale Wahlentscheidungen und für das friedliche Streben des einzelnen nach seinen Werten.
8. Wenn Gesundheitsversorgung ein Recht ist, folgt die Anwendung oder Androhung von Gewalt des Staates gegen die Angehörigen der Gesundheitsberufe.[2]
9. Jedoch ist die Anwendung von Gewalt zur Beschränkung der Freiheit und zum Erzwingen von Leistungen der Angehörigen der Gesundheitsberufe, die heilende Tätigkeiten ausüben, illegitim, allerdings nicht unvereinbar mit einer Besteuerung, und steht daher im Widerspruch zur 2. Prämisse: daß Personen ein Recht haben, nach eigenen Werten zu streben und friedlichen Tätigkeiten nachzugehen, um ihren Lebensunterhalt zu sichern.
10. Wenn man behauptet, daß für alle Bürger ein Recht auf Gesundheitsversorgung besteht, dann leugnet man das Recht der Angehörigen der Gesundheitsberufe auf ein Leben in Frieden und Freiheit.

Quod erat demonstrandum: Es besteht kein Recht auf Gesundheitsversorgung.

Ich habe diesen kleinen Umweg absichtlich gemacht, um zu zeigen, daß die zentralen Fragen, vor denen wir im Konflikt zwischen den wirtschaftlichen und finanziellen Entscheidungen im Gesundheitswesen einerseits und den ethischen Idealen andererseits stehen, von mehr als nur der Verteidigung der „traditionellen moralischen Pflichten der Ärzte gegenüber den einzelnen Patienten", seien sie auch noch so virtuos vorgetragen, abhängen ([18], S. 175). Appelle an das moralische Primat der Fürsorgepflicht der Ärzte gegenüber ihren Patienten reichen nicht aus, so sehr wir den Werten unserer Traditionen verpflichtet sein mögen. Da von keinem Bürger ein Recht auf Gesundheit legitimer Weise beansprucht werden kann, sind wir nämlich tatsächlich in schwere Zeiten geraten, wo Dollars ein gewichtiges Wort mitsprechen. Damit meine ich, daß wir in Anbetracht des Fehlens jeglichen gültigen Anspruchs auf ein Recht auf Gesundheitsversorgung

[2] Ein etabliertes Recht auf Gesundheitsversorgung würde nicht ein Recht *in personam* gegenüber dem einzelnen Arzt begründen, dessen Pflicht es dann wäre, unter Zwang Gesundheitsversorgung zu leisten, sondern ein Recht *in rem* gegenüber *allen* Erbringern von Gesundheitsleistungen in ihrer Gesamtheit, da diese über Wissen und Können verfügen, das andere nicht haben. Die in Gesundheitsberufen Tätigen würden eine Pflicht zur Gesundheitsversorgung übernehmen, die sie allen verletzten oder kranken Personen gegenüber schuldig sind. *In summa* würde ein etabliertes Recht auf Gesundheitsversorgung ein positives Recht in *rem* gegen die *Gemeinschaft der in Gesundheitsberufen Tätigen* sein. Die Pflichten der Gemeinschaft der Erbringer würden mit den positiven Rechten *in rem* der Empfänger in Wechselwirkung stehen. Dies läßt ebenfalls den Schluß zu, daß es kein Recht auf Gesundheitsversorgung gibt ([9], S. 131 et passim).

gezwungen sind, 1) uns mit den Unkosten zu befassen, die nach unserer Hoffnung die Effizienz und Wirtschaftlichkeit befördern würden; 2) schwierige Entscheidungen zu treffen, die die Qualität der Versorgung in bezug zu ihren Kosten setzen; 3) Anreize zu schaffen und evident zu machen, die gesellschaftlich produktive Anstrengungen anregen; 4) diejenigen notwendigen Kompromisse zu schließen (vielleicht zu banal „trade-offs" genannt), die den Patienten und den Angehörigen der Gesundheitsberufe den größten Nutzen bringen.

Dieser Feststellung sollte ich sofort anfügen, daß ich persönlich jegliches politisches Paradigma ablehne, das *alle* Beziehungen nur nach den Kriterien des Marktes definiert. Aber die Erfahrungen mit der wirtschaftlichen Seite der Gesundheitsversorgung legen uns nahe, den Angehörigen der Gesundheitsberufe Pförtnerfunktionen zuzumuten und die lange hochgehaltene traditionelle Erwartung aufzugeben, daß der Gesundheitsberuf sich selbst überwachen kann. Gewiß dürfen wir nicht alle Beziehungen nur nach dem Marktmodell definieren – sofern dies überhaupt jemand will. Gleichzeitig sind wir uns aber der Wirkung der Marktkräfte bei der Eindämmung der ständig steigenden Kosten für die Gesundheitsversorgung bewußt, auch wenn wir unsere Volksvertreter gern dazu überreden würden, die derzeitige Quote für das Gesundheitswesen (USA: 10,6%, Bundesrepublik Deutschland: 10% des Bruttosozialprodukts) erheblich zu steigern – eine Politik, die nach Brody heute durchaus mit unseren nationalen und auch internationalen Optionen in Einklang steht. Eine kürzlich erschienene Studie besagt, daß „paradoxerweise... die Amerikaner nicht besonders beunruhigt sind über den wachsenden Anteil der nationalen Ressourcen, die in das Gesundheitswesen gesteckt werden ([2], S. 613). Aber worüber wir alle beunruhigt sind, ist die Zwangsläufigkeit menschlicher Schwäche, die, wie Pellegrino mit Recht beobachtet, unsere Einstellung gegenüber den Kosten medizinischer Versorgung tendenziell prägt: Ich zietiere: „Wenn wir krank und in unmittelbarer Not sind, denken wir wahrscheinlich weniger an die wirtschaftlichen Folgen der Behandlung als an Heilung und Vorsorge" ([18], S. 179).

Eben aus diesem Grund, müssen wir nach meiner Meinung unsere derzeitige Krise jetzt lösen und das Gesundheitssystem radikal neu konstituieren, *bevor* die freie Selbstbedienung des einzelnen Patienten ihren vollen Umfang erreicht hat und das System überfordert ist. Zur Frage steht, wie immer: „Was sind *jetzt* die *legitimen Erwartungen* derjenigen, die krankheitshalber einen Arzt aufsuchen und mit dem Versorgungssystem Kontakt aufnehmen?" Ich glaube, es ist nicht sinnvoll, sich auf die traditionellen Werte zu berufen und einfach zu sagen, daß „eine ferne Bedrohung des wirtschaftlichen Wohls der Gesellschaft moralisch nicht in Konkurrenz treten kann zum unmittelbaren und dringenden Bedarf des Patienten" ([18], S. 176). Kurzum, wir müssen die fest verankerten *legitimen Erwartungen* der Ärzte und allgemein der Angehörigen der Gesundheitsberufe in Frage stellen.

In den USA müssen wir unsere Bevölkerung in die gesundheitspolitische Debatte einbeziehen, um herauszubekommen, welchen Stellenwert wir der Gesundheitsversorgung einräumen, wie wir das System ändern sollten und, vor allem, wie weit wir zu *Kompromissen* oder Abstrichen von unserer traditionellen, legitimen Erwartung bereit sind, daß z. B. in den meisten klinischen Situationen im ernsten Krankheitsfall alles nur mögliche unabhängig von den Kosten allein in unserem

Interesse getan wird. Wir würden alle gern in einer Welt leben, in der die Bedürfnisse des Patienten absoluten Vorrang haben, in der nur die beste Versorgung bereitgehalten wird. Unsere Zeitgenossen in Großbritannien und anderen europäischen Ländern würden gern dabi sein, glaube ich, aber die Realität der Auswahl und Behandlung von Patienten mit terminaler Niereninsuffizienz z. B. in Großbritannien [11] läßt vermuten, daß derartige Idealvorstellungen nicht die Politik diktieren. Auch in den USA sind diese Ideale nicht mehr erreichbar, zumindest nicht auf der Grundlage unseres derzeitigen Gesundheitssystems und rationeller Wirtschaftsprinzipien, die eine weitere Verknappung der Mittel in Rechnung stellen und sogar eine Rationierung nahelegen.

Die gemeinsamen Prämissen von Ruth Mattheis und Baruch A. Brody

Ich setze mich jetzt mit zwei verwandten Positionen auseinander, die beide von unbelegten Thesen ausgehen und die auf der Tagung 1986 in Bad Homburg vorgetragen wurden; der eine Beitrag ist von Brody (siehe unten, S. 45–63), der andere von Mattheis (siehe meine Literaturliste, Nr. 14).

1) Es besteht eine Knappheit und eine Belastung der wirtschaftlichen Ressourcen – finanziell, personell und materiell – in Anbetracht des heutigen und künftigen Bedarfs an Gesundheitsversorgung der stetig wachsenden Zahl von sehr alten Patienten (s. Beitrag Brody; [14]), und angesichts einer Hochtechnologiemedizin mit künstlichen Organen und künstlichen Gelenken, mit armverbundenem Monitoring der Körperfunktionen [14], und mit Spenderherz- und Kunstherztransplantationen für Patienten jeden Alters [10] – für Neugeborene wie für Alte; Entscheidungen also an den beiden Grenzen des Lebens.
2) Das derzeitige Gesundheitssystem ist in signifikanter Weise ineffizient und verschwenderisch (s. Beitrag Brody; [14]), insofern als die Behandlung häufig keinen wesentlichen Nutzen für das Leben des Menschen bringt. Demzufolge ist es hinsichtlich der Bereitstellung von Gesundheitsleistungen in Anbetracht der erhöhten Nachfrage nach medizinischen Ressourcen notwendig geworden, a) die Kosten insgesamt durch ein "prospective payment system", also durch eine diagnosebezogene Bezahlung [14] zu dämpfen, b) „Produktionsverluste" zu vermeiden, wie zusätzliche Kosten, die durch Abzug von Arbeitskräften aus der Wirtschaft aufgrund von Krankheiten entstehen, die sich durch Vorsorgeprogramme verhüten ließen (s. Beitrag, Brody), oder den enormen Zeit- und Materialaufwand für chronisch kranke Kinder und andere Dauerpatienten zu bedenken, c) die bereits laufenden Bemühungen fortzusetzen, die teuren Investitionen zu beschränken, und d) wo immer möglich, die Zahl der Medizinstudenten und die Kosten der ärztlichen Ausbildung zu senken [14].
3) Sie sind sich einig, daß man von einer *Knappheit* der Ressourcen ausgehen muß und daß der Gesundheitsversorgung Grenzen gesetzt werden müssen [14], eine Annahme, die vielleicht heute noch nicht, aber sicher in nicht allzuferner Zukunft für die USA zutreffen dürfte. Daher ist sie also berechtigt und verleiht dem Konflikt zwischen Ethik und Ökonomie der Gesundheitsversorgung eine prekäre Bedeutung. *Rationierung* – d. h. die Zuteilung oder Umverteilung der

Ressourcen auf einem Niveau unterhalb der Marktpreise – muß heute mehr als je zuvor kritisch betrachtet werden (s. Beitrag Brody), v. a. wegen der enorm wachsenden sozialen Kosten. Die logische Folge ist, wie Mattheis [14] feststellt, die Notwendigkeit, im einzelnen darüber nachzudenken, welche für gewisse Zwecke verwendeten Ressourcen nicht für alternative Zwecke zur Verfügung stehen oder anderswohin geleitet werden könnten [14]. Wir haben das Beispiel der Niereninsuffizienz in Großbritannien, wo Patienten für die Dialyse bekanntlich schon selektiert werden.[3]

4) Die Autoren scheinen auch stillschweigend darin übereinzustimmen, daß wirtschaftliche Argumente, isoliert betrachtet, in sich keine ethischen Konzepte rechtfertigen, obwohl sie nicht direkt irgendeine bestimmte ethische Theorie vertreten und zu rechtfertigen versuchen, was wir tun *sollten*. Gemeinsam ist ihnen die Tendenz, für alle wirtschaftlichen Entscheidungen im Gesundheitswesen das Prinzip der individuellen Autonomie gelten zu lassen. Beide sind der Ansicht, daß größtmögliche Wahlfreiheit für jeden Bürger der moralische Leitfaden in seinen Gesundheitsversorgungs- und wirtschaftlichen Entscheidungen sein sollte (s. Beitrag Brody; [14]). Mattheis allerdings stellt das Ideal „einer größtmöglichen Wahlfreiheit“ für Patienten und Ärzte am Ende doch in Frage [14].

Rationierung der „Waren“ der Gesundheitsversorgung

Ein kürzlich erschienener, umfassender Master Plan Report für das University of Connecticut Health Center und Lehrkrankenhaus hebt zu Beginn hervor, daß sich ein rascher Wandel in den äußeren Umständen vollzieht, in denen medizinische Zentren arbeiten müssen, u. a. ein verstärkter Wettbewerb unter den Gesundheitseinrichtungen um die abnehmende Zahl von stationären Patienten; eine fixe Bezahlung nach Diagnose, das “prospective payment system” oder eigentlich das “prospective pricing system”[4], in der stationären Versorgung statt des Tagessatzes pro Patient; die Beschränkung der Wahlfreiheit des Patienten durch Druckmittel der Arbeitgeber und Versicherer, und schließlich Konkurrenzsysteme, die im Endeffekt gewisse Patientengruppen ausschließen, z. B. die Armen, die Alten und andere Hochrisikogruppen.

Es ist fast banal, eine signifikante Ambivalenz in der öffentlichen Einstellung zu den sich stets wandelnden ökonomischen Faktoren der Gesundheitsversor-

[3] „*Allokative Effizienz* wird nicht erreicht, wenn eine Person, ein Bereich oder eine Leistung nicht besser gestellt werden kann, ohne eine andere Person, einen anderen Bereich oder eine andere Leistung schlechter zu stellen“ ([6], S. 16). Allokative Effizienz zeigt sich z. B. bei Berücksichtigung des Wertes präventiver Medizin für die Kostendämpfung: Wo, kann man fragen, sind die Ressourcen besser eingesetzt: bei der Verhütung von Krankheit oder bei deren Heilung?

[4] „Preisfestlegung“ ist nicht das gleiche wie tatsächliche „Bezahlung“ seitens des Drittzahlers; aufgrund des Unterschieds können die Zahlungsempfänger (Krankenhaus) weniger erhalten als nach ihrer Meinung berechtigt ist. Deshalb sollten wir genauer von “prospective pricing system” sprechen. Diese Nuancierung verdanke ich H. Thomas Ballantine, M. D.

gung festzustellen. Doch gibt es einerseits wohl belegte Hinweise auf eine weitere Verknappung der Ressourcen; andererseits scheinen eben die gleichen Autoren zwar dieser Beurteilung der Lage zuzustimmen, vielleicht sogar Brody, die Konsequenzen daraus aber nicht zu sehen, so die Notwendigkeit von neuen Rationierungsnormen. Brody scheint sich allerdings der Tatsache wohl bewußt zu sein, daß *de facto* eine Rationierung in Form von Entscheidungen zum Abbruch einer Behandlung oft praktiziert wird. Außerdem scheinen beide auch mit einer Fortdauer der Knappheit zu rechnen, da sie sehen, daß kein Land in der Welt bereit ist, Gesundheitsversorgung auf dem neuesten Stand der Medizin allen Bürgern bereitzustellen. Doch in den öffentlichen Verlautbarungen hält man sich zurück. Ein Senior Vice President und Treasurer eines Krankenhauses in Connecticut sagte kürzlich: „Wir wissen nicht, wie sich die neuen Regelungen auf lange Sicht auswirken. Womöglich müssen wir unsere Ressourcen anders einteilen. Aber wir werden unserer Verantwortung für die Gemeinschaft immer nachkommen. Wenn die Menschen krank sind, bekommen sie den Grad an Versorgung, den sie benötigen. Zu diesem Zweck ist das Mount Sinai Hospital da" ([15], S. 9). Sind solche Statements wirklich überzeugend? Entsprechen sie der heutigen wirtschaftlichen Realität und ihren Trends? Meines Erachtens nicht.

Vernünftige Erwartungen: Ein Plädoyer für die staatliche Rationierungspolitik

Die Knappheit der Ressourcen bringt die schwierige Aufgabe mit sich, wirtschaftliche und ethische Aspekte unter einen Hut zu bringen und legt sogar eine Rationierung nahe ([12]; Beitrag Brody). Während es bisher der Reichtum der USA in vielen Fällen zugelassen hat, nur nach medizinischen Kriterien und von einem moralischen Standpunkt aus über den Einsatz von Gesundheitsleistungen zu entscheiden, stehen wir jetzt vor ökonomischen Bedingungen, die die Basis für künftige Entscheidungen genauso wie ihren Modus radikal ändern. Denn jetzt sollen und müssen wir die steigenden Kosten in den Griff bekommen und zugleich a) die Qualität der Versorgung aufrechterhalten, b) die weniger Bemittelten nicht bewußt vom Zugang und Erhalt der Gesundheitsversorgung fernhalten und c) ein Höchstmaß an Wahlfreiheit für die Bürger beibehalten (s. Beitrag Brody).

Es gibt wenig einzuwenden gegen die Ausführungen unserer Autoren, die Schwierigkeiten mit einem immer größeren Bedarf an Gesundheitsversorgung der Altenbevölkerung in den USA und Westdeutschland voraussagen, der wegen der erheblich höheren durchschnittlichen Lebenserwartung auch noch weiter zunehmen dürfte.[5] Ich beurteile die Lage genauso wie die Autoren: 1) das Übergewicht unserer Gesellschaft an Alten; 2) die Daten über die wachsende demographische

[5] Man sollte „Lebenszeit" nicht mit „durchschnittlicher Lebenserwartung" verwechseln; letztere ist in diesem Jahrhundert im Steigen begriffen. Die menschliche Lebenszeit andererseits hat sich seit den Tagen unserer Vorväter nicht geändert. Der springende Punkt ist, daß immer mehr von uns 70 und älter werden, und damit die durchschnittliche Lebenserwartung dramatisch ansteigt (s. Beitrag Brody).

Drift und die Kosten für verschiedene lebensverlängernde Proramme; 3) die Daten über den steigenden Bedarf an Dauerpflege; 4) die allgemeine Annahme, daß die Pflege der Alten in den nächsten Jahren sehr teuer werden wird (s. Beitrag Brody), da es sicherlich eine größere Zahl von abhängigen Alten als je zuvor in unserer Gesellschaft geben wird und sie gewiß nicht beschwerdefrei sein werden.

Aber diese Hinweise und Fakten sind praktisch nutzlos als Entscheidungshilfe für die Regierungen. Außerdem bringen die Appelle an objektiv verläßliche Kosten-Nutzen-Analysen wenig Trost, auch wenn sie notwendigerweise zu Allokationsentscheidungen führen, da sie nun einmal Empfehlungen enthalten, bestimmte Personen für Reihenuntersuchungen, Tests und Behandlungen auszuwählen und andere davon auszuschließen. Wir können leicht Großbritannien den Vorwurf machen, es habe seine Politik der begrenzten Finanzierungskontrollen nicht unter Zugrundelegung einer umfassenden Kosten-Nutzen-Analyse eingeführt [11]. Brody bemerkt richtig, indem er *The Painful Prescription* (1984, S. 36–37) von Aaron u. Schwartz zitiert, daß es faktisch die Allgemeinärzte sind, die die für die Behandlung in Frage kommenden Nierenpatienten auswählen, da sie als Pförtner zum Zugang zur Hämodialyse fungieren (s. Beitrag Brody). Leider werden diese Entscheidungen nicht „oberhalb" des klinischen Bereichs getroffen, wie sie vielleicht sollten, schon um die Tendenz der Täuschung der Patienten durch die Ärzte auszuschalten.

Lassen Sie mich jetzt kurz Brodys Position hinsichtlich der moralischen Zulässigkeit einer Rationierung durch staatliche Intervention rekapitulieren. Brodys Perspektive der Rationierungspolitik ist zwar nicht auf das Gesundheitswesen beschränkt, aber dieses steht hier zur Diskussion. Offenbar behauptet Brody nicht nur, daß die USA „unfähig zur Annahme einer vernünftigen Rationierungspolitik" sind (s. Beitrag Brody), er verschärft seine Behauptung im Schlußabsatz noch und spricht im Zusammenhang mit dem Bedarf an Gesundheitsversorgung der Armen von einer „moralisch anstößigen Politik" der Rationierung. Ich nehme an, sein Rigorismus beruht auf der Ansicht, daß eine Regierung mit einer Rationierungspolitik notwendigerweise sonst freie Bürger in ihrer Entscheidungsfreiheit einengt, für sich selbst zu wählen, wofür sie ihr Geld ausgeben möchten. Außerdem beschränkt eine Rationierung die Freiheit der Armen in gleicher Weise wie die der besteuerten Mittel- und Oberschichten. Diese quasiradikalliberale Position, die dem Selbstbestimmungsrecht der Bürger einen so hohen Stellenwert einräumt, besteht also widerspruchslos darauf, daß die Freiheit der Armen bewahrt werden und ihnen durch Gutscheine ohne Zweckbindung geholfen werden muß, während diese Subsidien anderen abgeknöpft werden, sei es auf dem Wege der Besteuerung, der Spenden aus Menschenfreundlichkeit oder der Abzweigung eines Prozentsatzes von den überzogenen Krankenhausrechnungen der nichtbedürftigen zugunsten der nichtzahlungsfähigen Krankenhauspatienten.

Brody meint (s. seinen Beitrag), der *einzelne solle selbst die Rationierung übernehmen* – Patienten und Familien sollten von sich aus die Inanspruchnahme beschränken, statt sich auf das Urteil der Ärzte zu verlassen. Ich finde diese Idee sehr verlockend, und zwar weitgehend aus den gleichen Gründen wie Brody. Aber solange die einzelnen nicht selbst für ihre Versorgung zahlen müssen, gibt es faktisch kaum einen Anreiz zur Beschränkung. Keinesfalls dürfen wir aber gerade heute, wo die Autonomie der Patienten und der Erbringer von Gesundheitsleistungen so betont wird, die Ärzte dazu ermutigen, ihre Patienten über Kosten und Einnahmen zu täuschen. Es ist schlimm genug, daß sie zu oft schon die Pförtner und Platzanweiser sind. Was noch schwerer wiegt: wir dürfen nicht das klinische Urteil völlig untergraben und dadurch die Medizinberufe entprofessionalisieren, wie Mattheis zu bedenken gegeben hat [14].

Bevor ich auf die Argumentation von Brody eingehe, die dann zu seiner Schlußfolgerung führt, daß eine Rationierung der Gesundheitsversorgung durch den Staat „moralisch anstößig" ist, lassen Sie mich die Standardargumente *gegen* eine Rationierungspolitik zusammenfassen:

Unter Knappheitsbedingungen haben wir, wenn einmal Verschwendung und Ineffizienz unter Kontrolle sind (z. B. bei gleicher Höhe des Budgets, aber einem höheren Nutzungsgrad von 20–30%), die Alternative, *entweder* für eine *universelle Behandlung* zu optieren, die aber in Anbetracht der Knappheit und der Tatsache, daß die Amerikaner nicht die gesamten Kosten einer hochwertigen Gesundheitsversorgung zu bezahlen bereit sind, unmöglich ist, *oder* für *nichtuniverselle Behandlung* zu optieren. Diese wäre aber nur zulässig, wenn die Selektion der Patienten für die Behandlung oder Nichtbehandlung moralisch freistünde. Also ist sowohl die universelle Behandlung als auch die nichtuniverselle Behandlung keine akzeptable Lösung. Es bleibt immer das Allokationsproblem, und zwar *sowohl* auf der Makro- *als auch* auf der Mikroebene.

Die Gegner eine Rationierungspolitik behaupten dann weiter, daß die Kriterien für die Auswahl der Patienten nicht nur medizinische seien, wie allenfalls vertretbar, vielmehr seien sie „soziale", die von einzelnen Ärzten angewandt werden. Solcherart Rationierungsentscheidungen seien also willkürlich und moralisch anstößig und, wie sie sagen, notwendigerweise ungenau und ungerecht. Einige sprechen auch von irrationaler Strategie oder Politik. Außerdem schütze die Rationierungspolitik die Patienten nicht in gleicher Weise. Sie resümieren, daß die Rationierungspolitik in bösartiger Weise diskriminierend und unfair sei, da die Ärzte die Macht haben zu entscheiden, wer behandelt wird und wer nicht. Schließlich stelle die Rationierung unsere ursprüngliche Verpflichtung auf den Wert des Lebens in Frage (s. Beitrag Brody) und verleite – mit anderen Faktoren – die Ärzte tendenziell zu einer Täuschung ihrer Patienten, was zivilrechtliche oder gar strafrechtliche Konsequenzen haben könnte.

Ich bin sicher einer Meinung mit Brody, daß eine Rationierungspolitik gewisse Probleme und sogar Gefahren mit sich bringt. Aber seine Einwände überzeugen mich nicht so weitgehend, daß ich sagen würde, Rationierungspolitik ist „moralisch anstößig". Lassen Sie mich meine Auffassung nochmals klarer und direkter vertreten: Argumente, die die Rationierungspolitik, wie sie von Regierungen betrieben wird, zurückweisen sollen, sind vielleicht rational, aber *nutzlos* und *unpraktisch*. Meine Ansicht ist, daß ein Staat um des Überlebens willen – und ich fordere Prof. Brody auf, mir einen Nationalstaat zu nennen, der ohne Rationierungspolitik überlebt hat – die Befugnis haben muß, Steuergelder von seinen Bürgern für ausgewählte und spezifische Zwecke einzuziehen – wie eben Förderung des Wohls aller Bürger durch Bereitstellung einer angemessenen Mindestversorgung besonders für seine derzeit unversicherten armen Bürger. Sich auf ein System der Menschenfreundlichkeit zu verlassen, trägt nicht und wird nie tragen; es ist kaum eine denkbare Lösung in Anbetracht des Bedarfs von Millionen von

Amerikanern, die keinerlei Krankenversicherungsschutz haben.[6] Die Argumente gegen die Rationierungspolitik von seiten des Staates kommen mir wie die der Philosophen zur Verteidigung des Solipsismus vor. Sie sind rational vertretbar, aber nutzlos und unpraktisch. Daher trete ich für eine Rationierungspolitik in einer Zeit großer Knappheit ein – wobei diese nicht in erster Linie auf allgemein harte Zeiten in der Wirtschaft zurückzuführen ist, sondern auf den langfristigen, unstillbaren Appetit der Gesundheitsverbraucher –, und zwar mit folgenden Argumenten:

Da die Ressourcen knapp sind, müssen die Rgierungen Kosten-Nutzen-Analysen und Kosten-Einsatz-Analysen durchführen, um Möglichkeiten zu finden, um über Makroallokationsentscheidungen wie Aufwendungen zu beschränken und die Kosten zu dämpfen. Allokative Mechanismen können für gerechte Verteilung sorgen, besonders wenn große Sorgfalt darauf verwendet wird, nur solche Personen von Behandlungen und Leistungen auszuschließen, bei denen sich kein meßbar positiver Erfolg einstellen würde. Einige Kriterien für die Selektion von Individuen für die Behandlung oder die Nichtbehandlung können rational und gerecht festgelegt werden; derartige Allokationen müssen das Praxisrecht des Arztes nicht verletzen, obwohl es zu bestimmten Zeiten nötig sein mag, die Abwanderung der Ärzte zu lukrativeren privaten Dienstleistungen zu verhindern, um nicht die Versorgung der Armen zu gefährden. Außerdem braucht eine Rationierungspolitik nicht bösartig diskriminierend zu sein, sondern kann auf Ver-

---

[6] Genaue Daten über die Anzahl der US-Bürger ohne private oder öffentliche Krankenversicherung sind schwer zu bekommen. Zum Beispiel wurde 1950–1976 ein etwa 25–50%iger Anstieg in den Aufwendungen für ärztliche Leistungen dem *vermehrten* Versicherungsschutz zugeschrieben [5]. Nach der Statistik des US Census Bureau waren 1983 15% der Bevölkerung unversichert [4]. Andere Quellen geben an, daß „1983 ungefähr 29,2 Mio. Menschen – 12,6% der Bevölkerung – keine Krankenversicherung hatten" ([13], S. 59). Die Schätzungen von Mary O'Neil Mundinger und Uwe E. Reinhardt ([19], S. 20–28) unterscheiden sich nur wenig: Mundinger sagt, daß „35 Mio. Menschen, 15% der Bevölkerung, heute ohne privaten oder öffentlichen Krankenversicherungsschutz sind, was einer Erhöhung um 10 Mio., d.h. 25%, seit 1977 entspricht" ([16], S. 4).
Wilensky u. Walden vertreten die Ansicht, daß das Problem der Unversicherten oft übertrieben wird. Die Daten geben oft nicht wieder, da 1) viele unversicherte Personen nur vorübergehend nicht versichert sind, d. h. weniger als 1 Jahr, daß 2) ein großer Teil der Unversicherten relativ gesunde jüngere Personen zwischen 6 und 24 Jahren sind, daß 3) weniger als 1% über 65 Jahre ist und viele zur Mittel- oder Oberschicht gehören und vermutlich aus freien Stücken nicht versichert sind. 4) Selbst der Unterschied zwischen den Anteilen der Unversicherten und der Versicherten, die ihre Gesundheit als schlecht einschätzen, ist so gering, daß er sich leicht durch normale Erhebungsmängel erklären ließe [21]. Obwohl der erhöhte Versicherungsschutz von noch höheren Versicherungsbeiträgen begleitet war, hat diese 5) nicht die Inanspruchnahme der Gesundheitsversorgung gedämpft, da diese Lasten zeitlich zu weit von der Inanspruchnahme entfernt sind, als daß die Verbraucher die beiden in Verbindung brächten [17]. Da über 60% des Versicherungsschutzes der Bevölkerung von den Arbeitgebern bereitgestellt wird, ist 6) der Prozentsatz der Unversicherten notwendigerweise ziemlich labil und schwankt mit den Arbeitsmarkttrends.
Aday u. Anderson kommen der Wahrheit vielleicht näher mit ihrer Bemerkung, daß 1984 nur 9% der Gesamtbevölkerung unversichert waren ([1], S. 1335). Auf jeden Fall müssen die einzelnen Bürger und andere Interessengruppen bestimmen, was hinsichtlich dieser unversicherten Bürger zu tun ist, besonders hinsichtlich derer, die tatsächlich nicht in der Lage sind, für ihre Gesundheitsversorgung oder ihren Versicherungsschutz zu zahlen. Dieses Problem wurde schon von Brody aufgeworfen.

nunftgründen aufgebaut werden. Sie hat schließlich das Ziel, so viele Leben wie möglich zu retten, in dem Bewußtsein, nicht alle retten zu können.

Obwohl ich begründet habe, daß es kein Recht auf Gesundheitsversorgung gibt, ist es nach meiner Ansicht nicht inkonsequent, wenn ich mich bemüßigt fühle, die Rationierung überhaupt zu verteidigen. Sie mag tatsächlich unangenehm sein. Wir müssen womöglich dem einen oder anderen eine lebensrettende Versorgung ablehnen aus einem übergeordneten politischen Gesichtspunkt, was, wie Tristram Engelhardt bemerkte, unschön ist, aber nicht unbedingt unfair.

Ich verstehe Brodys Ansicht einfach nicht, daß „wir diesen Subventionsbetrag in Form von Berechtigungs- oder Gutscheinen an die Bedürftigen verteilen und ihnen dann die Wahl überlassen" sollten (s. Brodys Beitrag). Wo sind, wenn man schon die Prämisse der Knappheit ernst nimmt und zumindest die Bedeutung einer Rationierungspolitik debattiert, wie es Brody ja tut, die *zusätzlichen* Ressourcen, die es uns ermöglichen, diesen „Subventionsbetrag" bereitzustellen? Ich glaube fast, Brody zieht ihn hinter sich auf einer Krankenbahre her, z. B. in Form neuer Medicaiddollars. In Wahrheit ist die Bahre leer; es werden keine zusätzlichen Mittel von den anderen Sektoren des Staatshaushalts für das Gesundheitswesen abgezweigt und sollten es vielleicht auch nicht. (Dies ist eine kritisierbare Voraussetzung meiner Position bezüglich der Rationierung, wie ich sehr wohl weiß.) Die Anerkennung dieser wesentlichen Tatsache zwingt uns, der Notwendigkeit einer Rationierungspolitik offen ins Auge zu sehen. Unser Wunsch mag es sein, die staatliche Intervention auf ein absolutes Minimum beschränkt zu sehen, aber können wir uns das weiterhin leisten, ohne unsere selbst auferlegte *Pflicht* den Armen gegenüber zu vergessen?

Leider geht Brody davon aus, daß wir den Armen tatsächlich helfen können a) mit Geld oder b) mit nichtzweckgebundenen Gutscheinen oder c) mit anderen finanziellen Kunstgriffen. Ich bin hinsichtlich dieser Optionen sehr skeptisch. Die *Fähigkeit* der Armen, ihre eigenen Entscheidungen nach ihren ökonomischen Prioritäten zu treffen, möchte ich gar nicht in Frage stellen. Tatsächlich genau deswegen, weil ich das Urteil der Armen ernst nehme, gibt mir Brodys leidenschaftliches Plädoyer für ihr Selbstbestimmungsrecht über die Verwendung der Gutscheine zu denken, die *nicht* an die Gesundheitsversorgung für ihre Familie *gebunden* sind. Arme Leute geben aus zwingender Notwendigkeit verfügbare Mittel für Dinge aus, die sie *hic et nunc* benötigen. Führt man Gutscheine in der Absicht ein, den Bedürftigen bei Bedarf eine Gesundheitsversorgung zu ermöglichen, wird man sehr schnell feststellen, daß die Gelder ausgegeben sind – womöglich durchaus sinnvoll. Das heißt, es stehen wieder die gleichen Menschen vor den Toren der Krankenhäuser! Ich kann die Zuversicht nicht teilen, daß die Armen mit der Zeit die Subventionen einzuteilen lernen und Versicherungsbeiträge zahlen oder sich Vorsorgeprogrammen für ihre Familien anschließen [7, 8]. Außerdem sind wir sicher nicht willens und fähig, sie wegzuschicken, weil sie keine Gutscheine für die Gesundheitsversorgung mehr vorweisen können. Wenn mir einer hier entgegnet, daß die Verwendung der Gutscheine für andere Lebensnotwendigkeiten – Nahrung, Unterkunft, Benzin usw. – im Grunde die richtige ist, dann weicht er der eigentlichen Frage aus und tritt für eine Einkommensspritze ein, die nicht an die Gesundheitsversorgung gebunden ist. Er subsumiert die Gesamtheit der alltäglichen Bedürfnisse unter die Gesundheitserhaltung, womit das ursprüngliche Konzept außer Kraft gesetzt ist. Lassen Sie mich wiederholen: Ich bin strikt gegen die Strategie, die Mittel für Gesundheitsprogramme in Form von nicht zweckgebundenen Gutscheinen an die Bedürftigen zu vergeben. Wenn wir unsere beschränkten Ressourcen rationieren und nach speziellen Formeln umverteilen müssen, dann müssen die Bedürftigen sich die Freiheitsbeschränkung gefallen lassen, daß sie indirekt Unterstützung von anderer Seite für bestimmte Zwecke erhalten. Die Zweckbindung ist durch die Notwendigkeit der Rationierung bedingt. Daran ist moralisch nicht Anstoß zu nehmen.

Ich hüte mich vor einer Simplifizierung der Mechanismen einer auf Vernunft gegründeten Rationierungspolitik. Die Dinge sind nämlich sehr kompliziert, denkt man nur an die Angebotsseite, die Angehörigen der Gesundheitsberufe. Sie stehen einer so vielfältigen „Kundschaft" auf der Nachfrageseite gegenüber, nicht nur Patienten, sondern Arbeitgebern, Gewerkschaften, Versicherungsträgern und dem Staat. Aber kurz gesagt, sehe ich in einer Rationierungspolitik nichts „moralisch Anstößiges", wenn sie auf Bundesebene ausdrücklich zum Zweck der Förderung des Wohls aller Bürger betrieben wird. Eine Rationierung bedeutet nicht ein Übermaß an Freiheitsbeschränkung oder einen „Geldpaternalismus" gegenüber den Rationsempfängern.

Ich habe mit Freude zur Kenntnis genommen, daß Brody selbst im August 1983 in einem sehr kreativen Artikel festgestellt hat, daß „es 2 Formen legitimer Verletzung der Rechte anderer" gibt. „Die erste", schreibt er, „besteht bei einer größeren Bedrohung des Wohls eines einzelnen oder einer Gruppe, wenn dieser einzelne oder die Gruppe die Bedrohung nur durch Verletzung der Rechte anderer... aufheben kann. Die zweite Form besteht bei einer größeren Gelegenheit, das Wohl eines einzelnen oder einer Gruppe zu fördern, wenn diese Gelegenheit nur durch Verletzung der Rechte anderer... genutzt werden kann" ([3], S. 83). Ist nicht der 2. Fall hier gegeben – bei den Millionen von US-Bürgern, die heute keine Krankenversicherung haben? Muß nicht die Regierung uns andere „nutzen" und besteuern? *Notabene* hängt dieses Argument nicht von der Richtigkeit der Behauptung ab, daß Bürger ein Recht auf Gesundheitsversorgung haben, sondern nur davon, daß Bürger allgemein ein Recht haben, nicht unnötig gegängelt zu werden. Und hier können wir unendlich über das Recht des Staates diskutieren, uns Steuern aufzuerlegen, und über unser Recht, keine Steuern zu bezahlen. Kurz gesagt, wir müssen hier vorsichtig sein – ich erinnere an meine eingangs gemachten Bemerkungen und Argumente – und müssen unterscheiden zwischen der „nationalen Pflicht der Sicherstellung von Gesundheitsversorgung für diejenigen, die nicht aus eigenen Kräften dafür aufkommen können" (vgl. Beitrag Brody) und der Tatsache, daß der amerikanische Staat nicht so angelegt ist, daß jeder einzelne Bürger das Recht auf Gesundheitsversorgung beanspruchen kann. Die Regierungen können durch ihre Politik signalisieren, daß sie Pflichten anerkennen, ohne daß ihre Bürger gleich Rechte daraus ableiten können. Die derzeitige US-Administration verfolgt, wie der Leser weiß, die Politik, a) die Steuerlast zu senken und b) die Sozialausgaben des Bundes zu beschränken, einschließlich der Gesundheitsausgaben. Daher können wir in den USA damit rechnen, daß die Quote für das Gesundheitswesen von derzeit 10% des Bruttosozialprodukts kaum steigen wird; z.Z. der Abfassung dieses Beitrags zeigt sie sogar eine schwach sinkende Tendenz.

Es wäre interessant zu verfolgen, wenn wir das erleben könnten, ob die Bedürftigen Rechtsanspruch auf Ressourcen der Gesundheitsversorgung erhalten mit der theoretischen Begründung, *es sei eine gerechte Entschädigung für Schulden, die nicht mehr lebende Bürger früher eingegangen sind.* Immerhin sind viele Nutznießer einer verlängerten durchschnittlichen Lebenserwartung dank des Fortschritts im öffentlichen Gesundheitswesen und der Medizin. Könnten die Bedürftigen von heute ein Recht auf die derzeitigen Ressourcen beanspruchen nicht aufgrund eines Rechtes auf Gesundheitsversorgung, sondern aufgrund eines *Generationenvertrages*, also eines Transfers seitens früher lebender Bürger? Brody hat, wie mir bewußt ist, dieses Problem und diese Argumentationslinie angeschnitten, und ich würde gern sehen, wie er diesen interessanten Gedanken weiter verfolgt.

Schlußbemerkung

Ich habe indirekt verschiedene Optionen kritisch beleuchtet: a) *Wir könnten durch Verbesserung der Produktivität die Ausgaben senken* und dabei ganze 20–30% sparen, um ein effizienteres Gesundheitssystem zu schaffen. Aber selbst wenn uns das gelingt, stehen wir vor einer zweiten Phase, in der es notwendig ist, mit weniger Mitteln ein effizientes, aber bescheideneres System zu verwalten. In dieser schwierigen 2. Phase werden wir b) *Kosten sparen dadurch, daß wir weniger tun.* Das heißt, die Knappheit, nicht die Effizienz steht im Vordergrund. Dann ist der Scheideweg erreicht: Werden wir durch die Kosteneinsparung weiterhin diejenigen ausschließen, die keine Krankenversicherung haben (12–15% der US-Bevölkerung); *oder* werden wir zwecks Kosteneinsparung unsere nicht ausreichenden Ressourcen so umverteilen, daß die Bedürftigen (darunter auch Angehörige der Mittelschicht) weiter existieren können ohne die beste, aber mit einer „vertretbaren" oder „minimal angemessenen" Versorgung, die eine Regierung sich bereitzustellen verpflichtet fühlt? Folgen wir dem 2. Weg, legen wir am besten eine Rationierungspolitik fest und *besteuern* alle Bürger gerecht (proportional?), um die notwendigen Mittel zur Erfüllung dieser Pflicht zu beschaffen. Auf jeden Fall wird die politische und ökonomische Wirklichkeit nachhaltig ihren Tribut fordern. Ich glaube, daß die Gesundheit künftig harte Forderungen an uns stellt, die unmöglich ganz zu erfüllen sein werden in Anbetracht der politischen und wirtschaftlichen Gegebenheiten. Da sich nach meiner Ansicht Pech im Leben nicht ausschalten und eine Rationierung nicht umgehen läßt, bleibt uns nichts als die Hoffnung, daß sich grobe Ineffizienz, Ungerechtigkeit und Unfairneß vermeiden lassen.

Literatur

1. Aday L, Anderson R (1984) The national profile of access to medical care: where do we stand? Am J Public Health 74:1331–1339
2. Blendon RJ, Altman DE (1984) Special report: public attitudes about health-care costs. N Engl J Med 311/9:613–616
3. Brody B (1983) Redistribution without egalitarianism. Soc Philos Policy 1/1:71–93

4. Census Bureau (1985) Survey of income and program participation. U.S. Government Printing Office, Washington/DC
5. Dyckman ZY (1978) A study of physicians' fees. U.S. Government Printing Office, Washington
6. Eastaugh SR (1981) Medical economics and health care. Auburn House Publishing Company, Boston/MA
7. Enthoven AC (1978) Consumer-choice health plan: inflation and inequity in health care today. N Engl J Med 298/12:650–658
8. Enthoven AC (1978) Consumer-choice health plan: a national-health-insurance proposal based on regulated competition in the private sector. N Engl J Med 298/132:709–720
9. Feinberg J (1980) Rights, justice, and the bounds of liberty: essays in social philosophy. Princeton Univ Press, Princeton/NJ
10. Graven D et al. (1984) The price of life: ethics and economics: report of the task force on the affordability of new technology and highly specialized care: life at any price? Minnesota Coalition on Health Care Costs, Minneapolis/MN
11. Halper T (1985) Life and death in a welfare state, end-stage renal disease in the United Kingdom. Milbank Mem Fund Q 63/1:52–93
12. Heckler MM, Schwartz WB, DeVries WC, Hofmann PB, Lamm RD, Capron AM, McIntyre RL (1985) Ethics, rationing and economic reality. Fed Am Hosp Rev 18/3:14–43
13. Iglehart JK (1985) Medical care of the poor – A growing problem. N Engl J Med 313/1:59–63
14. Mattheis R (1988) Macroallocation in the Federal Republic of Germany. In: Sass HM, Massey RU (eds) Health care systems. Moral conflicts in European and American public policy. Reidel, Dordrecht (Bd 30 der Reihe "Philosophy and Medicine")
15. Mount Sinai Hospital Annual Report (1984) No easy answers: the issue of medical ethics. Mount Sinai Hospital, Hartford
16. Mundinger WO (1985) Health service funding cuts and the declining health of the poor. N Engl J Med 313/1:44–47
17. Pauley MV, Langwell KM (1982) Research on competition in the market for health services: Problems and prospects. Applied Management Systems, Silver Springs/MD
18. Pellegrino ED (1980) Medical economics and medical ethics: points of conflict and reconciliation. J Med Assoc Georgia 69:175–183
19. Reinhardt UE (1985) Economics, ethics, and the American health care system. New Phys 34/9:20–28, 42
20. Smith A (1776, 1965) An inquiry into the nature and causes of the wealth of nations (E. Cannan, ed) Modern library, New York
21. Wilensky GB, Walden DC (1981) Minorities, poverty, and the uninsured. Department of Health and Human Services, Hyattsville/MD

Klientele im Sozialstaat – Der Zugriff der politischen Klasse auf das Gesundheitswesen

Horst Baier

Von der Krise zur Selbstzerstörung des Sozialstaats

Der Sozialstaat erzittert gegenwärtig in seinen Fundamenten. Das Werk Bismarcks und die Leistung von Generationen engagierter Sozialpolitiker in den Parlamenten und eines kompetenten Verwaltungspersonals in Staats- und Selbstverwaltungsämtern durchläuft nicht nur eine schon mehr als 10 Jahre andauernde Kostenkrise, sondern ist jetzt in seinem Bestand selbst bedroht. Noch klingen die Jubiläumsreden hundert Jahre nach der Kaiserlichen Botschaft von 1881 und den großen Sozialversicherungsgesetzen der 80er Jahre in den Ohren, besonders laut sinnigerweise von den damals noch regierenden Sozialdemokraten und von den gewerkschaftlichen Sozialpolitikern, da müßten wir uns eigentlich zu den Obsequien rüsten [40]. Daran werden auch die Anstrengungen zur Sanierung und die Anläufe zur Strukturreform der jetzigen christlich-freidemokratischen Regierung nichts ändern, da sie auf taktische *Systemreparatur* und nicht auf eine strategische *Systemkehre* angelegt sind [36, 37].

Das System der sozialen Sicherung ist schon längst aus seinen Budgetbedrängnissen in die Phase des Leistungsverfalls geraten [2, 19, 30]. Als nächstes wird das Vertrauen der Sozialversicherten in ihre verläßliche soziale Sicherung wegkippen. Für Rentner, Jugendliche, kinderreiche Familien ist die Glaubwürdigkeit des Sozialstaats bereits dahin; Arbeitslose, chronisch Kranke, Behinderte sind auf diesem Weg; die arbeitende Bevölkerung in Industrie, Handel, Dienstleistung bis zum öffentlichen Dienst wird folgen [18, 55]. Schon lange ist von den seriösen Sozialwissenschaftlern, die sich der Korruption durch offenes oder zumeist verdecktes Parteiinteresse entziehen konnten, der Katarakt des Verfalls des Sozialstaates beobachtet worden: von der *Kostenkrise zur Leistungskrise* und schließlich *zur Glaubwürdigkeitskrise* [34]. Das Ende wird eine Zerstörung der sozialen und freiheitlichen Demokratie sein, – wenn wir nicht zur Einsicht und womöglich zu einer wirklichen Wende fähig sind. Dafür stehen freilich die Chancen schlecht. Bemühen wir uns wenigstens um Einsicht.

Wo liegen die Gründe für diese revolvierende Krise des Sozialstaats? Es ist eine *Selbstzerstörung* durch die Verkehrung seiner Prinzipien, eine Überforderung seiner Leistungen und eine Überdehnung der Erwartungen. Das Kernsymptom dieses sozialpathologischen Syndroms ist die Aushöhlung der staatsbürgerlichen Freiheiten durch staatsgarantierte Sicherheit, die Ersetzung der Selbstverantwortlichkeit der Bürger durch totale Daseinsvorsorge. Was heißt das genauer?

Übereinstimmung besteht, daß das System der sozialen Sicherung im Verfassungsrahmen einer sozialen und freiheitlichen Demokratie durch 2 Prinzipien bestimmt wird. Aus ihnen lassen sich soziale Regulative ableiten, die wirksam Gesetzgebung, Rechtsprechung und Verwaltung des Sozialstaats lenken.

Ethik und öffentliches Gesundheitswesen
Hrsg.: H.-M. Sass

Es ist

1) das Prinzip der *Solidarität* als Bereitschaft in einer Gefahrensgemeinschaft für soziale Not- und persönliche Risikofälle zusammenzuwirken,
2) das Prinzip der *Subsidiarität* als Verpflichtung zur tätigen Selbsthilfe, soweit die eigenen Mittel reichen, und zur Inanspruchnahme von öffentlicher Fremdhilfe, soweit diese zu einer angemessenen Lebensführung nötig ist.

Daraus entspringt einerseits die *Sozialpflichtigkeit* von Staat, Verbänden und Bürgern zu Handlungen, die den sozialen Frieden verbürgen, und zu Leistungen, die soziale Schäden verhindern, beheben oder zumindest ausgleichen. Andererseits folgt daraus die *Selbstverpflichtung* der öffentlichen Gewalten, der organisierten Interessen und der freien Einzelpersonen, der Selbstverwaltung und Selbstverantwortlichkeit einen ursprünglichen Raum zu belassen bzw. ihn durch tätige Mitwirkung auszufüllen [25, 52]. Wird diese heikle Balance des Solidaritäts- und Subsidiaritätsprinzips mit seinen normativen Folgen heteronomer wie autonomer Gesellschaftsgestaltung mißachtet [24, 48], so verfällt der Sozialstaat entweder der Anarchie des Privategoismus und der rücksichtslosen Selbstsicherung oder der Despotie totaler Daseinsvorsorge.

Nun stehen wir heute, allerorten im Zeichen des Leviathans, dem zweiten Extrem sehr viel näher als dem ersten. Ob als monarchische Untertanengesellschaft, als Volksgemeinschaft, als Industriegesellschaft mit ihren Sozialschichten von Leistungsbürgern oder ihren Klassen von Werktätigen, in immer wieder neuen Anläufen organisiert der Staat in West und Ost die Gesellschaft als *Solidargemeinschaft* für industrielle und militärische, für regenerative und ideologische Zwecke und zerfasert oder zerschlägt, je nach Macht- und Ideenlage, die gewachsenen Gliederungen und Gruppierungen, vor allem das stets anarchische Individuum und seine Lebenswelt [3].

In der politischen Sprache der demokratischen Massengesellschaft mit ihren links- und rechtstotalitären Varianten kennen wir für diesen Vergemeinschaftungszwang unter dem Griff des Staates die Emphatik und Metaphorik des Volksbegriffs, in der ursprünglich nüchternen Welt der Sozialversicherung haben sich unter seinem Einfluß z. B. die Ausdrücke der *Versichertengemeinschaft* und des *Generationsvertrags* verbreitet. Es sind Pseudonyme der Volksgemeinschaft, nach totalitärem Übereifer verschämte und versteckte Populismen unserer Sozialpolitiker. Sie nageln alle Bürger gleichsam auf das Koordinatenkreuz von Raum und Zeit: auf die Horizontale der räumlichen Gegenwärtigkeit aller erwerbstätigen und beitragzahlenden Sozialversicherten, auf die Vertikale der Geschlechterfolge von gestern geborenen, heute leistenden und morgen die Rente verzehrenden Bevölkerungskohorten. Diese Demagogie des Sozialstaats sagt nichts anderes aus, als daß jedermann und jede Frau mit Kind und Kindeskindern jederzeit in Haftung genommen sind für Abgaben und Leistungen im Netz der sozialen Sicherung [6, 7].

Soziale Klientele und politische Klasse

Es ist ein *Prozeß der Klientelisierung* des modernen Sozialstaats [2, 4, 38], der seine Bevölkerung und seine politische Klasse unter einen wechselseitigen Zugzwang setzt [24]. Nach der Enteignung der besitzenden Klassen und der Ausdünnung der persönlichen Erwerbschancen der aufsteigenden Klassen in den sozialen Revolutionen seit der Mitte des letzten Jahrhunderts; nach der Entwertung des beruflichen Fachwissens für Kopf und Hand in den technischen Revolutionen seit der Mitte dieses Jahrhunderts; erst recht natürlich nach dem Ersatz menschlicher Qualitäten durch zuerst Kraft- und Fertigungs-, nun auch Steuerungs- und Intelligenzmaschinen nach diesen unaufhaltsamen Expropriationen der Menschen, ihres Besitzes, ihres Leistungsgewinns und ihrer Fähigkeiten sind die einzelnen und ihre natürlichen Gemeinschaften nicht mehr in der Lage, aus eigenem Stand und Vermögen ihr Leben zu führen und gegen Wechsel- und Notfälle zu sichern [28, 29]. Ihre Abhängigkeit von der organisierten Daseinsvorsorge und Daseinsfürsorge des Staates [16] ist total geworden. Seine öffentlichen Gewalten greifen denn auch bis in die intime Existenz der Bürger hindurch und verwandeln alles Menschliche in Subventionseffekte und Anspruchsreflexe – mit der Folge diffuser Tristesse und Unzufriedenheit [31]. Die Medien freilich, in den Händen von Informationsarbeitern des Systems, spüren betriebsam die Menschenrechtsverletzungen in den Abseitigkeiten von Kriminalität und Terrorismus auf oder in den fernen Welten der Entwicklungsländer; sie übersehen willig die Entmündigung des freien Europäers, den wirklichen Bruch mit der Humanität in den bis jetzt noch komfortablen Sozialkasernen des Wohlfahrtsstaates – „trahison des clercs" [10].

Die *politische Klasse* (warum soll dieser Begriff der Elitensoziologie Gaetano Moscas [39] nur für die romanischen Länder gelten?) auf der anderen Seite verfügt heutzutage nur noch über knappste „Ressourcen von Legitimität", also von glaubwürdigen Leistungen für das Allgemeinwohl, die das politische Regiment mit der zugehörigen Equipage nötig und die Anerkennung und Fügsamkeit seitens der Bürger möglich machen [13, 43]. Wir vergegenwärtigen uns viel zu wenig, daß – nach dem Verfall der nationalen Machtstaaten im westlichen und mittleren Europa seit 1918 und endgültig seit 1945, schließlich nach dem Glaubwürdigkeitsverlust der sozialistischen Alternativen von der leninistischen Kaderdiktatur bis zu den sozialdemokratischen Wohlfahrtsdemokratien im östlichen und nördlichen Europa – den Bevölkerungen von Staatsseite allein noch öffentliche und soziale Sicherheit als erstrebenswerte Güter anzubieten sind. Die *Entzauberung des Gemeinschaftsglaubens* [15, 54] als letzter Effekt der Säkularisierung hat sich in unserem Alltag vollends durchgesetzt [32]. Weder der Nationalismus, noch der Sozialismus, geschweige christlicher Korporatismus oder irgendein Reichsimperialismus beflügeln heute die Massen, geben ihnen ideelle Zuversicht oder nötigen sie zu materiellem Verzicht. In Macht- und Genußdingen herrscht heute reine Natur. Der *soziale Eudämonismus*, der die Massen wohlfahrtsstaatlich mit Glücksverheißungen lenkbar gemacht hatte, kippt vollends um in einen *sozialen Hedonismus* mit daseinsfürsorglich erzeugten Lusterwartungen und daseinsvorsorglich vorgehaltenen Befriedigungschancen. Der Sozialstaat kennt keine Metaphysik, nicht einmal die Transzendenz des Glücks auf den Pfaden der „physiologischen Tugenden" der bürgerlichen Gesellschaft [17], sondern allein die Psychophysik der Macht- und Lustmechanik. Das ist die Herrschaftsräson seiner politischen Klasse und die Gefolgschaftsgesinnung seiner sozialen Klientele.

Wenn sich trotz allem die jugendlichen Eliten der politischen Klasse mit den Ideologien von links bis rechts aufwärmen, ja bis zur Militanz aufheizen [41], so hat dies seine Gründe in der Dynamik der um Macht rivalisierenden Gruppen. Und Jugend hat eben vorerst nicht mehr einzusetzen als höhere Lebenserwartung mit generationsdramatischer Gesinnung [50, 51]. Das gibt zu wenig Brennstoff für die schon „erkalteten Kamine der Weltanschauung" (Ernst Jünger). Öffentliche Zustimmung zum politischen Mandat ist gleichwohl bei den desillusionierten Zeitgenossen – und die Ärmeren an Maschine und Schreibtisch im Betrieb oder am Kantinentisch und Rollstuhl des Pflegeheimes waren stets auch ärmer an Illusionen – nur noch zu holen, wenn der gewählte oder aufgesetzte politische Mandatar wenigstens verläßliche und nachrechenbare *Daseinssicherung* vergibt [4].

Die seit dem absoluten Fürsten- und konstitutionellen Beamtenstaat so sorglich fortentwickelte Staatsmacht [26] ist auf ihren Kern zurückgeschrumpft, nämlich auf Garantie von Sicherheit, heute zumal auf ihre triviale Restform, auf *soziale Sicherheit* [25, 33]. Und in diesem Zirkel der öffentlichen Vorkehrungen zur Daseinsversorgung der Klientele und der privaten Erwartungen auf Daseinsschutz der Klienten läuft das Ringelspiel der Macht im Sozialstaat. Immer schneller kreist es, da die Furcht der politischen Klasse, die Herrschaft über ihre Schutzgefolgschaften zu verlieren, deren Erwartungen höher hinaufdrehen läßt und die Angst der sozialen Schutzbürger, ihrer Daseinsgarantie doch verlustig zu gehen, den Anspruch auf soziale Dienstleistungen noch steigert [46]. Angetrieben wird dieses Karussell von Leistungen und Ansprüchen durch öffentliche Steuer- und Sozialabgaben, die selbst wieder bis zur Halbierung der privaten Einkommen hinaufgedreht worden sind. Umverteilung heißt heute nicht nur horizontale Ausgleichung der Einkommenschancen – die Fortsetzung der sozialen Revolution des 19. Jahrhunderts zur gleitenden Egalisierung der Massen im 20. –, sondern auch vertikale Abschöpfung von unten nach oben, von den Konsumenten des Sozialstaats zu seinen Produzenten und Distributoren. Der Sozialstaat ist heute zu einer Existenzressource seiner politischen Klasse geworden, für ihre Parteien und Verbände, für ihre Stiftungen und Führungszirkel.

Kein Wunder also, daß bei solch einer naturgemäßen Überforderung und Überdehnung von Leistungen und Erwartungen [17] im Funktionskreisel des Systems der sozialen Sicherung die Prinzipien des Sozialstaats pervertieren: Aus der *Sozialpflichtigkeit* zum inneren Frieden durch Ausgleich in Risiko- und Notlagen wird sozialer Zwang; aus der *Selbstverpflichtung* zur Selbsthilfe wird die staatlich forcierte Enteignung der hierfür nötigen Subsistenzmittel. Die delikate Balance zwischen *Solidarität und Subsidiarität* im Sozialstaat, freiheitsgewährend und gemeinschaftsstiftend, verrückt sich zu einem fest gezurrten System organisierter Sekurität für alle und am Ende für keinen.

Zum Beispiel: Selbstbeteiligung als neue Verbrauchssteuer

Für meine These der Klientelisierung der Bürger im Sozialstaat nehme ich ein Beispiel aus dem Bereich des Gesundheitswesens: die angebliche *Selbstbeteiligung*. Es erhellt schlagartig die beschriebene Herrschaftslogik und damit die Funktionsimperative des anspruchsrollierten Systems der sozialen Sicherung. Freilich verdekken die Gebrauchswörter der Rechts- und Verwaltungssprache die Sinnbedeutungen der Vorgänge. Changieren wir also zwischen expliziter sozialer und impliziter politischer Semantik. Fragen wir zuerst, was *Selbstbeteiligung* überhaupt gesundheitsökonomisch ist und was sie sozialpolitisch will.

Seit Jahren wird von den Experten der Gesundheitsökonomie und des medizinischen Sozialrechts die Einführung einer Kostenbeteiligung der Sozialversicherten in der sozialen Krankenversicherung gefordert. Als Gründe werden angeführt: einmal Entlastung der Krankenkassenbudgets und damit nachhaltig wirksame *Kostendämpfung*; dann *Bedarfssteuerung* der medizinischen Leistungssektoren, d.h. mehr Marktrationalität und mehr Wirtschaftlichkeit in einem bürokratisch und juristisch überwucherten Lebensbereich; schließlich *Bedürfniskontrolle* bei den Sozialversicherten selbst, also Steigerung der Nachfragemacht und Nachfragehaftung der bislang unter Kuratel von Dritten gehaltenen „Sozialpatienten". Vergleiche mit anderen europäischen und nordamerikanischen Sicherungssystemen, die – wie die USA oder Kanada, wie Frankreich oder die Schweiz, wie sogar Österreich – längere Erfahrungen mit der Selbstbeteiligung haben, aber auch Vergleiche mit der inländischen privaten Krankenversicherung und dem Beihilfewesen der Beamten zeigen, daß und auf welche Weise solche Modelle kostendämpfend, angebotsrationalisierend und nachfragesteuernd wirken können. Als Resümee haben sich in den Debatten des letzten Jahrzehnts 5 Kriterien herausgeschält, die für eine Selbstbeteiligung in unserem System der sozialen Sicherung gelten müßten [21, 27].

Zum ersten müssen Selbstbehalte in Art und Höhe *einkommensbezogen* sein; ansonsten würde der Grundsatz einer sozial gerechten Lastenverteilung im Risikofall einer Krankheit oder eines Gebrechens verletzt und das Solidaritätsprinzip mißachtet werden.

Zum zweiten müßten die vom Sozialversicherten aufzubringenden Beträge für ihn erkennbar auf verlangte und erbrachte Leistungen bezogen sein und ihn spürbar in seiner jeweiligen Einkommenslage belasten. Ohne solche *Durchsichtigkeit* und *Merklichkeit* der Kostenbeteiligung [23] verlöre diese den gewünschten Steuerungseffekt für die Nachfrage nach Gesundheitsgütern.

Zum dritten dürfen Selbstbehalte und Franchisen (ich verwende zum Zweck des Vergleiches die Terminologie der nachbarlichen schweizerischen Krankenversicherung [42, 44]) *nicht diskriminatorisch* für bestimmte Leistungsbereiche der Krankenversorgung wirken, indem sie z.B. durch einseitige Gebührenerhebung für Arznei- und Heilmittel die ambulante Medizin und das öffentliche Apothekenwesen negativ, die stationäre Medizin und die Krankenhausapotheken durch den bislang dort üblichen Nulltarif positiv sanktionieren. Die Folge ist eine Verzerrung der sektoralen Leistungsentwicklung durch künstliche, d.h. vom Gesetzgeber provozierte Substitutionseffekte, die keine Kostendämpfung, sondern nur eine Kostenverschiebung bewirken [35].

Zum vierten sollten monetäre Zusatzbelastungen der Sozialversicherten nicht den *medizinischen Zweck* der Sozialversicherung aushöhlen, nämlich Gesundheitssicherung im objektiven Bedarfs- und subjektiven Bedürftigkeitsfall zu leisten, jedenfalls möglichst unabhängig von der jeweils persönlichen, örtlichen und sozialen Lage. Das gilt insbesondere für vor- und nachsorgende medizinische Leistungen, bei denen im allgemeinen – wie wir es von der Präventionsforschung wissen – persönliche, erst recht geldliche Zusatzkosten kontraproduktiv sind [20].

Zum fünften und letzten ist *Einfachheit* der Verrechnung und *Zügigkeit* für die Verwaltung erforderlich. Ob prozentuale, differentielle oder gebührenfixe Eigenanteile, ob Bonus- oder Malussysteme, ob Einzel- oder Pauschalverrechnung, ob Risikozuschläge oder Sonderversicherung bei spezifischen Gefährdungen usf. – die Wahl, Erprobung und Anwendung der Modalitäten und Kombination solcher Elemente von Modellen der Selbstbeteiligung ist immer Sache der Experten. Für den Sozialversicherten und die Selbststeuerung seines Verhaltens ist allein Einfachheit und Zügigkeit des Verfahrens entscheidend.

Bei Berücksichtigung dieser 5 Kriterien einer versicherten- und systemgerechten Selbstbeteiligung dürfte das *Solidaritätsprinzip* nicht verletzt sein und das *Subsidiaritätsprinzip* erst voll zum Zug kommen. Die Sozialpflichtigkeit aller, das soziale Sicherungssystem mitzutragen, und die Selbstverpflichtung der einzelnen, Fremdhilfe nur nach Maß mangelnder Selbsthilfe in Anspruch zu nehmen, begründen erst in ihrer Wechselwirkung – das ist ja meine leitende These – eine gesellschaftlich ausgleichende wie wirtschaftlich ausgeglichene Sozialversicherung.

Wie sehen nun tatsächlich die *Maßnahmen der Bundesregierungen* aus? Die Haushaltsbegleitgesetze von 1983 und 1984 der christlich-liberalen Regierung haben die Grundlinien des noch von der sozialliberalen Regierung entworfenen Sozialversicherungsänderungsgesetzes voll übernommen, nämlich einerseits Leistungen aus der Gesetzlichen Krankenversicherung (GKV) auszuschließen und andererseits pauschale Gebühren zu erheben [11]. Seitdem haben wir, natürlich mit jeweiligen länger zurückreichenden „Vorgeschichten", die faktische Negativliste der sog. Bagatellarzneimittel und der selbst zu zahlenden Heil- und Hilfsmittel; den amtlichen Verschreibungsdruck zu Billigarzneimitteln und Nachahmerpräparaten; die Qualitätsminderung und Teil„privatisierung" von Zahnersatz und Zahnprophylaxe; die Kostenablastung des Krankentransports; die Erschwerung der Krankenhauseinweisung und der Entlassungsdruck auf die Spitäler [49]. Seitdem kennen wir die erhöhte Rezeptgebühr, die Tagesgebühren für Krankenhaus- und Kuraufenthalte, die Kostenüberlastungen bei aufwendigen diagnostischen, operativen und therapeutischen Leistungen für die Sozialversicherten. Wenn man will, kann man auch die unaufhaltsam steigenden Beitragssätze der GKV (um von der Renten- und Arbeitslosenversicherung zu schweigen) und die seit 1983 eingeführten Krankenversicherungsbeiträge der Rentner als Staatsumlage zu Lasten der privaten Haushalte bezeichnen [9, 12]. Diese neuen Zahlungen wirken jedenfalls als eine Art *Sozialsteuer*, keinesfalls als sozial differenzierte und damit sozial ausgleichende *Prämien für eine Sozialversicherung*.

Nach Maßgabe unserer *5 Kriterien* finden wir eben weder einkommensgestaffelte, also sozial gerechte, noch merkliche, also subsidiär wirksame Selbstbehalte. Dazu beseitigen die Maßnahmen nach wie vor nicht die Diskriminierung des ambulanten Sektors zugunsten des stationären, dessen steiler Kostenanstieg nur durch noch härtere Instrumente, also durch degressive Pflegesätze, Bettenabbau und endlich Schließung von Krankenhäusern aufzuhalten ist, jedoch gewiß nicht durch eine „Ein- oder Zweiwochen-Hotelgebühr". Des weiteren wirken die Vorhaben mit Sicherheit medizinisch kontraproduktiv, wenn man sich z. B. die vom Bundessozialministerium ausgearbeiteten Indikationengruppen der „Bagatellarzneimittel" vornimmt und auf die Adressaten achtet: es sind ältere Frauen, Rentner, Arbeitslose, Ausländer. Schließlich erweist sich der Verwaltungs- und Verrechnungsaufwand nicht nur bei den Krankenkassen, sondern auch bei Krankenhäusern, Kurkliniken und Apotheken so enorm, daß der finanzielle Entlastungseffekt schon hier verpufft, zumal eine ganze Kanonade von Ausnahme- und Härtefallregelungen mit in Anschlag gebracht worden ist. Von Einfachheit und Zügigkeit für den Sozialversicherten selbst kann deshalb keine Rede sein.

Das Grundübel der Regierungsmaßnahmen ist jedoch, daß durch den *Gebührencharakter* dieser Art von Selbstbeteiligung das so fundamentale *Wechselverhältnis von Solidarität und Subsidiarität* im Sozialstaat vollends zerstört wird. Für den Einkommensschwächeren, für den Älteren, für den chronisch Kranken oder Behinderten, für den langfristig Arbeitslosen wirken auf der einen Seite Franchisen auf Einzelleistungen, d. h. fixe Gebühren bei Arzneimitteln oder Krankenhaus- oder Kuraufenthalten, „unsolidarisch", d. h. als persönliche Belastung gerade für den Zeitpunkt und Fall, in denen der volle Risikoschutz der Solidargemeinschaft eintreten sollte. Für die Versichertengruppen auf der anderen Seite, die über ein mittleres und womöglich höheres Einkommen verfügen, einen sicheren Arbeitsplatz haben, dazu im besten Alter stehen mit sporadischen Akut- oder Unfallerkrankungen, lösen die noch dazu viel zu geringen Franchisen eben keine subsidiären Anreize aus. Diese Versichertengruppe wird gerade nicht zu vermehrter Selbsthilfe – etwa zu Rücklagen oder einer Privatversicherung – stimuliert, sondern erträgt die Gebühren als lästige Nebenkosten. Wer das Solidaritätsprinzip bei denjenigen mißachtet, für die es gilt, und das Subsidiaritätsprinzip bei denjenigen nicht verstärkt anwendet, die zur Selbstverantwortlichkeit angehalten werden sollen, *korrumpiert den Sozialstaat*, auch wenn er sich rhetorisch zum Torhüter seiner sozialen Errungenschaften macht [14].

Greifen wir tiefer nach den Ursachen solcher Fehlentwicklungen, so wird die Zerrüttung des Sozialstaats noch beunruhigender. Es handelt sich – bei unserem Beispiel – offensichtlich überhaupt um *keine Selbstbeteiligung*, die ihren Namen verdient; denn es fehlt ihr das entscheidende Kennzeichen einer Verlagerung von den über die Sozialversicherung umgelegten, über die Krankenversicherungsbeiträge mitfinanzierten Drittkosten zu anteiligen Selbstkosten. Erst durch eine solche Entlastung der Budgets der GKV und eine Belastung der privaten Haushalte, in welchem Ausmaß und auf welchem Weg auch immer, läßt sich eine einkommensgestaffelte Kostenselbstbeteiligung als eine für alle sozialen Schichten erträgliche und sachlich sinnvolle Maßnahme rechtfertigen. Jede echte Selbstbeteiligung sollte ja die Kosten von den öffentlichen zu den privaten Budgets derjenigen verlagern, die sie ohne Minderung ihrer sozialen Stellung tragen können. Dadurch werden die Sparsameren und Gesünderen prämiert, was – nach Kennern dieser komplizierten gesundheitsökonomischen Materie – noch zweckmäßig durch Bonuszahlungen, Wahltarife, private Zusatzversicherungen verstärkt werden müßte. Das wäre die allein vertretbare Kostenselbstbeteiligung in der sozialen Krankenversicherung: *so solidarisch wie nötig, so subsidiär wie möglich.*

Bei den Maßnahmen der christlich- wie sozialliberalen Bundesregierungen handelt es sich dagegen in Wahrheit um eine *indirekte Verbrauchssteuer* beim Konsum von Gesundheitsgütern, um eine Art sozialstaatliche Akzise. So wie der mittelalterliche Stadt- oder Landmann und der früh-neuzeitliche Untertan des absolutistischen Fürstenstaates bei Eintritt in eine Stadt als Entgelt für gewährte städtische Sicherheiten eine Torakzise zu bezahlen hatte, so haben heute alle Sozialversicherten – sehen wir einmal von den stets manipulierbaren Befreiungen ab – Eintrittsgebühren in das System der sozialen Sicherung zu begleichen, sei es eine Arzneimittel- oder eine Krankenhaus- oder eine Kurgebühr.

Nehmen wir noch die rollierenden Steigerungen der Sozialabgaben für den Krankheits-, Alters- und Arbeitslosigkeitsfall hinzu, also die „Steuer"erhöhungen im System der sozialen Sicherung, so wird der Grundzug solcher Sozialpolitik sichtbar: sie ist Teil der *Fiskalpolitik eines überschuldeten Staates*, dessen Bevölkerungskurve unaufhaltsam sinkt und dessen Erwerbstätigenstatistiken sich immer mehr ausdünnen. Wie man beim Niedergang der Erwerbstätigkeit, also der Minderung der besteuerungsfähigen Bevölkerungsgruppen, und dem Ansteigen der Versorgungsberechtigung, also dem Wachstum der sozialen Klientele [45], Staatsschulden abbauen, sogar Steuern senken möchte, bleibt bis jetzt das Geheimnis der Finanzpolitiker unserer Republik [47, 53]. Da jedoch – im Karussel der Wählererwartungen und -abstimmungen – die Sozialleistungsquote höchstens abgebremst, keinesfalls nennenswert heruntergedrückt werden kann [2, 21], gilt – unbeschadet fiskalpolitischer Ungewißheiten – gewiß der Satz: Wer die Staatsquote senken und eine Steuerreform anbieten möchte, muß im gleichen Zug, zumal bei wachsenden Ansprüchen und Anspruchsberechtigten, die *Sozialsteuern erhöhen.*

Lang wird ja die ausgetüftelte Taktik, ersatzweise die Einkommen und Gewinne der Anbieter von Gesundheitsgütern abzuschöpfen, vor allem der Ärzte und Arzneimittelhersteller [45], diese Wechselwirkung von sichtbaren Steuerentlastungsversprechen und unsichtbaren Steuerbelastungsvorhaben nicht vernebeln können. Ein Beispiel für solche finanzpolitische Umlastung ist eben die angebliche Selbstbeteiligung. Sie ist nichts anderes als ein neues Terrain der sozialstaatlichen Finanzwirtschaft, auf dem die politische Klasse den Sozialklientelen durch indirekte Verbrauchssteuern wieder abnimmt, was sie direkt als Steuerentlastung zurückzugeben verspricht. *Öffentliche Güter der sozialen Sicherheit* haben nach wie vor ihre Kosten, man hat nur ihre Preisschilder in den Auslagen des Wohlfahrtsstaates beseitigt [5].

Zusammenfassung: Soziale Sicherheit als Dominium der politischen Klasse

Die Räson des modernen Sozialstaats ist Gewährung sozialer Sicherheit gegen Anerkennung des politischen Mandats seiner Eliten. Ihr unabdingbares Kalkül im Wettbewerb um Macht ist deshalb: *unbedingte Existenzsicherung* der zentralen Klientele, in denen die Parteien selbst und die mit ihnen verbundenen Interessenverbände verankert sind, einerseits; andererseits, falls es Staatsräson und Finanzwirtschaft verlangen, *bedingter Existenzentzug* der Bevölkerungsgruppen, die randständig, unproduktiv oder zu konsumtiv, also in der Vorhaltung ihrer sozialen Existenz zu teuer sind. Es ist für mich keine Frage, von welchen Schutzgefolgschaften das Machtkartell unserer Republik, bestehend aus den Arbeitnehmerflügeln der rechten SPD und linken CDU hier und dem Wirtschaftsflügel der CDU und F.D.P. dort, seine Legitimierung bezieht und bei welchen Versorgungsgruppen weitere Besteuerungen und Leistungsentzüge ansetzen können: hier sind die

„Plusklientele" der erwerbsaktiven Arbeiterschaft und Mittelschichten sowie der Beamten und Angestellten des öffentlichen Dienstes und dort die „Minusklientele" der Alten, der langfristig Arbeitslosen, der Gastarbeiter, der überschüssigen, weil fehlausgebildeten Jugendlichen, der nichtberufstätigen Frauen, zumal mit Kindern, übrigens auch der Oberschichten in Wirtschaft, Kultur, Kirchen und der freien Berufe, soweit sie mangels Masse und Mentalität nicht klientelisierbar sind.

Gewiß wird eine derartige Tabulatur der sozialpolitischen Machtinstrumente immer wieder durchkreuzt durch Aspekte der traditionellen Sozialmoral der Arbeiterbewegung, der christlichen Soziallehre, des bürgerlichen Bildungshumanismus, auch durch die Utopien von roten oder grünen Paradiesen des Neomarxismus oder der Alternativbewegungen.

Das spielt sich aber in unserer *doppelten Welt von Meinungen und Tatsachen* zumeist ab in der Oberwelt der Rhetorik auf Marktplätzen und in Parlamenten, auf Kathedern und Kanzeln, und natürlich in den Massenmedien mit ihrer permanenten Produktion von populären Illusionen. In der Unterwelt der Realien einer Staatsgesellschaft, zumal am kritischen Existenzpunkt, wird das Handeln und Erleiden gelenkt von den Maximen der Selbsterhaltung in der Konkurrenz um knappe Mittel. Das System der sozialen Sicherung ist deshalb ein vorrangiges *Dominium der politischen Klasse*, weil es deren Selbsterhaltung auf dem Weg der sozialen Fremderhaltung existentiell Abhängiger, also der Sozialversicherten, ermöglicht.

In der bei unserem Thema gewiß nötigen innen- und sozialpolitischen Perspektivik dürfen wir nicht übersehen, daß die Bundesrepublik Deutschland als Suzeränstaat des westlichen Bündnisses mit seiner nordamerikanischen Vormacht und als integriertes Wirtschaftsgebiet innerhalb der westlichen Wirtschaftsgemeinschaft unter zusätzlichen *militärpolitischen und außenwirtschaftlichen Imperativen* steht. Die politischen Eliten unseres Landes leben nicht nur vom politischen System einer halb parlamentarischen, halb korporativen Demokratie, sondern sind auch durch die Hegemonialmacht der USA und der Alliierten gehalten, die Verteidigungsfähigkeit nach außen und im Notstandsfall nach innen verläßlich zu sichern. Die Innenpolitik der sozialen Sicherheit ist unter solchem Blickwinkel, der freilich auf unserem Glacies der Ost-West- und Nord-Süd-Konfrontationen wenig beliebt ist, immer nur eine Funktion einer Politik der militärischen Sicherheit und einer Ökonomie westlich kreditierter Weltwirtschaft. Bezeichnend dafür ist, daß bei den so kritischen Haushaltsberatungen über dem Verteidigungsetat ein Tabu zu liegen scheint, das nur die roten und grünen Linken angestrengt lüften möchten, obzwar es doch sachlich auf der Hand liegt, daß Rochaden zwischen dem Sozial- und Militärhaushalt die Legitimitäts- und Leistungskrise der Sozialpolitik zumindest für einige Zeit auffangen könnten. Eher wird schon über Subventionen nach innen und Subsidien nach außen, über Zahlungen unter europäischen und Drittweltverpflichtungen gestritten, freilich kaum mit Entlastungseffekt für das Sozialbudget. Der Schluß ist einfach: hier ist der Existenzkern der Bundesrepublik mit ihrer außen- und militärpolitischen Verankerung wie ihrer wirtschaftlichen Verflechtung berührt, ein Apriori jedes innen- und sozialpolitischen *Machtkalküls jeder politischen Klasse*, die im mitteleuropäischen Vorfeld des Westens überleben will [18 a].

Soziale Sicherheit bei Krankheit, im Alter oder bei Arbeitslosigkeit ist also keinesfalls ein politisches oder gar moralisches Gut für sich, sondern steht seit je und so auch jetzt in der *Wirkungslinie von Herrschaftsinteressen*, nach innen und außen orientiert, kalkuliert und exekutiert. Das System der sozialen Sicherung gerät, je kritischer seine Wirtschaftsbasis und damit seine Eigenfinanzierung durch Arbeitnehmer- und Arbeitgeberbeiträge und je knapper die Steuereinnahmen der öffentlichen Hände bei wachsenden Staatsausgaben werden, desto rigoroser unter dieser Gesetzlichkeit.

Die Sanierung des Sozialbudgets durch mehr Selbstverantwortung und mehr freie Wahlen von Gesundheitsleistungen, d. h. auch mehr Selbsthaftung und Selbstkosten der Bürger für ihre Lebensführung und deren Risiken, hätte nur dann eine Chance, wenn es gelänge, den *Staat wieder aus den primären Lebensbereichen der privaten Daseinsvorsorge hinauszudrängen*. Unlängst habe ich erst eine solche Entstaatlichung und Privatisierung am Beispiel des Arzneimittelmarkts dargestellt [8]. Hierfür besteht – in der innenpolitischen Garotte des sozialen Friedens, zusammengezogen durch Militärallianz und Wirtschaftsverflechtung – keine Hoffnung. Statt dessen werden wir weiter- und überleben müssen mit einer Sozialpolitik, wobei in der doppelten Welt von Meinungen und Tatsachen, wie ich sie schon genannt habe, als „sozial" propagiert wird, was tatsächlich eine sozialpolitische Enteignung der privaten Existenzmittel ist, und als „Versicherung" ausgegeben wird, was sich als totaler Staatsschutz von lebenslang Abhängigen ausgewachsen hat. Die Triebkräfte einer solchen Entwicklungslogik der sozialstaatlichen Herrschaft ist sogar so stark, daß sie sich bis zur *Selbstzerstörung des sozialen Sicherungssystems* überdrehen könnte. Die Sozialpolitik ist unser Schicksal im Zeichen der großen Mächte außerhalb unserer Wirkung. Ihre „Ordnungsethik" (Hans Martin Sass) ist nur ein anderer, besserer Name für die Machträson der politischen Klasse und für die Gefolgschaftsgesinnung der sozialen Klientele in einem westlichen Randstaat.

Literatur

1. Alber J (1984) Versorgungsklassen im Wohlfahrtsstaat. Kölner Z Soziol Sozialpsychol 36:225–251
2. Alber J (1986) Der Wohlfahrtsstaat in der Wirtschaftskrise – Eine Bilanz der Sozialpolitik in der Bundesrepublik seit den frühen siebziger Jahren. Polit Vierteljahresschr 27:28–60
3. Altmann R (1987) Der wilde Frieden. Deutsche Verlagsanstalt, Stuttgart
4. Baier H (1978) Medizin im Sozialstaat. Enke, Stuttgart
5. Baier H (1984) Gesundheit – öffentliches oder privates Gut? In: Schaefer H et al. (Hrsg) Gesundheitspolitik. Deutscher Ärzteverlag, Köln, S 147–162
6. Baier H (1987) Ersatzreligion des Sozialstaats. Solidarität und Subsidiarität verlieren ihren Sinn. ‚gesellschaftspolitische standpunkte' (gps) 1/8:5–7
7. Baier H (1987) Gibt es eine Ethik des Sozialstaats? Über Moral und Interessen im Sozial- und Gesundheitswesen. In: Gäfgen G (Hrsg) Neokorporatismus und Gesundheitswesen. Medizinisch Pharmazeutische Studiengesellschaft, Mainz
8. Baier H (Hrsg) (1987) Arzneimittel im sozialen Wandel. Springer, Berlin Heidelberg New York Tokyo

9. Becker K (1982) 100 Jahre gesetzliche Krankenversicherung. Entwicklung, Krise, Lösungsansätze in der Krankenversicherung der Rentner. Medizinisch Pharmazeutische Studiengesellschaft, Mainz
10. Benda J (1978) Der Verrat der Intellektuellen. Hanser, München Wien
11. Beske F, Zalewski T (1984) Gesetzliche Krankenversicherung. Systemerhaltung und Finanzierbarkeit. Institut für Gesundheits-System-Forschung, Kiel
12. Bundesminister für Arbeit und Sozialordnung (1986) Sozialbericht 1986. Bonn
13. Ebbinghausen R (Hrsg) (1976) Bürgerlicher Staat und politische Legitimation. Suhrkamp, Frankfurt am Main
14. Ehrenberg H, Fuchs A (1981) Sozialstaat und Freiheit. Von der Zukunft des Sozialstaats. Suhrkamp, Frankfurt am Main
15. Faßler M (1979) Gemeinschaft oder Herrschaft. Zerfallsgeschichte einer Utopie herrschaftsfreier Gesellschaft. Focus, Lahn-Gießen
16. Forsthoff E (1968) Rechtsstaatlichkeit und Sozialstaatlichkeit. Wissenschaftliche Buchgesellschaft, Darmstadt
17. Gehlen A (1969) Moral und Hypermoral. Eine pluralistische Ethik. Athenäum, Frankfurt am Main Bonn
18. Glatzer W, Zapf W (Hrsg) (1984) Lebensqualität in der Bundesrepublik. Objektive Lebensbedingungen und subjektives Wohlbefinden. Campus, Frankfurt am Main New York
18a. Glucksmann A (1984) Philosophie der Abschreckung. Deutsche Verlags-Anstalt, Stuttgart
19. Greven MT et al. (1980) Sozialstaat und Sozialpolitik. Krise und Perspektiven. Luchterhand, Neuwied Darmstadt
20. Härtel U (1985) Soziale Determinanten des Gesundheits- und Krankheitsverhaltens. Ergebnisse und Folgerungen aus der Münchner Blutdruckstudie. Hartung-Gorre, Konstanz
21. Hamm W et al. (1984) Aspekte zur GKV-Strukturreform. Fischer, Stuttgart New York
22. Herder-Dorneich P (1980) Gesundheitsökonomik. Systemsteuerung und Ordnungspolitik im Gesundheitswesen. Enke, Stuttgart
23. Herder-Dorneich P, Schuller A (Hrsg) (1983) Die Anspruchsspirale. Kohlhammer, Stuttgart Berlin Köln Mainz
24. Herder-Dorneich P et al. (Hrsg) (1984) Überwindung der Sozialstaatskrise. Ordnungspolitische Ansätze. Nomos, Baden-Baden
25. Hippel E von (1979) Grundfragen der Sozialen Sicherheit. Mohr (Paul Siebeck), Tübingen
26. Hofmann HH (Hrsg) (1967) Die Entstehung des modernen souveränen Staates. Kiepenheuer & Witsch, Köln Berlin
27. Internationale Gesellschaft für Gesundheitsökonomie (1980) Selbstbeteiligung im Gesundheitswesen. Bestandsaufnahme, Materialien, Denkanstöße. Fischer, Stuttgart New York
28. Israel J (1972) Der Begriff der Entfremdung. Makrosoziologische Untersuchung von Marx bis zur Gegenwart. Rowohlt, Reinbek
29. Jonas F (1960) Sozialphilosophie der industriellen Arbeitswelt. Enke, Stuttgart
30. Jungblut M (Hrsg) (1982) Bundesrepublik ratlos? Den Sozialstaat durch die Krise retten. Goldmann, München
31. Kaegi EA (1978) Die unzufriedene Gesellschaft. Neue Zürcher Zeitung Nr. 299 (23./24.12.; S 30)
32. Kerber W (Hrsg) (1986) Säkularisierung und Wertewandel. Analysen und Überlegungen zur gesellschaftlichen Situation in Europa. Kindt, München
33. Kersting H (1973) Herrschaft und Knechtschaft. Die „soziale Frage" und ihre Lösungen. Rombach, Freiburg
34. Klages H et al. (1987) Sozialpsychologie der Wohlfahrtsgesellschaft. Campus, Frankfurt am Main New York
35. Kocher G, Rentschnick P (1980) Teure Medizin. Für gezielte Reformen in unserem Gesundheitswesen. Hans Huber, Bern Stuttgart Wien

36. Kohl H (1987 a) Regierungserklärung des Bundeskanzlers vor dem Deutschen Bundestag am 18.3.1983. In: Bulletin der Bundesregierung Nr. 27 (19.3., S 205–220, bes. S 211)
37. Kohl H (1987 b) Gesundheitspolitik – Beitrag zur sozialen Gerechtigkeit. Rede des Bundeskanzlers zur Eröffnung des Deutschen Krankenhaustages in Düsseldorf am 31.3.1987. Ebd. Nr. 32 (3.4.1987, S 257–261)
38. Lepsius MR (1979) Soziale Ungleichheit und Klassenstrukturen. In: Wehler H-U (Hrsg) Klassen in der europäischen Sozialgeschichte. Vandenhoeck & Ruprecht, Göttingen
39. Mosca G (1950) Die herrschende Klasse. Grundlagen der politischen Wissenschaft. Francke, Bern
40. Mosdorf S (1982) Sorge um den Sozialstaat. Bilanz nach hundert Jahren. Bonn Aktuell, Stuttgart
41. Noelle-Neumann E, Ring E (1984) Das Extremismus-Potential unter jungen Leuten in der Bundesrepublik Deutschland 1984. Institut für Demoskopie, Allensbach
42. Nord D (1980) Modell Schweiz? Arzneimittelmarkt und Arzneimittelversorgung in der Schweiz. Medizinisch-Pharmazeutische Studiengesellschaft, Mainz
43. Offe C (1972) Strukturprobleme des kapitalistischen Staates. Suhrkamp, Frankfurt am Main
44. Pharma Information (1987) Das Gesundheitswesen in der Schweiz. Leistungen, Kosten, Preis. Informationsstelle der forschenden pharmazeutischen Firmen CIBA-GEIGY, ROCHE und SANDOZ, Basel
45. Sachverständigenrat für die Konzertierte Aktion im Gesundheitswesen (1987) Jahresgutachten 1987. Medizinische und ökonomische Orientierung. Nomos, Baden-Baden
46. Schelsky H (1976) Der selbständige und der betreute Mensch. Seewald, Stuttgart
47. Schmid K-P (1987) Fällt das Tabu im Herbst? Die Bundesregierung wird kaum um eine Erhöhung der Mehrwertsteuer herumkommen. Die Zeit Nr. 29, 10.7.1987, S 17 f
48. Schulenburg J-M Graf von der (1986) Solidaritätsprinzip und Verteilungsgerechtigkeit: Probleme einer wettbewerbsorientierten Reform der Gesetzlichen Krankenversicherung (Discussion Papers IIM/IP 86–9) Wissenschaftszentrum, Berlin
49. Schwefel D et al. (Hrsg) (1986) Der Bayern-Vertrag. Evaluation einer Kostendämpfungspolitik im Gesundheitswesen. Springer, Berlin Heidelberg New York Tokyo
50. SINUS-Institut (1984) Jugendforschung in der Bundesrepublik. Leske & Budrich, Opladen
51. SINUS-Institut (1985) Jugend privat. Verwöhnt? Bindungslos? Hedonistisch? Leske & Budrich, Opladen
52. Spieker M (1986) Legitimitätsprobleme des Sozialstaats. Haupt, Bern Stuttgart
53. Stoltenberg G (1987) Haushaltsgesetz 1988 vor dem Deutschen Bundestag. Einbringungsrede des Bundesministers der Finanzen. Bulletin der Bundesregierung Nr. 84, 10.9.1987, S 721–731
54. Vobruba G (Hrsg) (1983) „Wir sitzen alle in einem Boot.“ Gemeinschaftsrhetorik in der Krise. Campus, Frankfurt am Main New York
55. Zapf W (Hrsg) (1978) Lebensbedingungen in der Bundesrepublik. Sozialer Wandel und Wohlfahrtsentwicklung, 2. Aufl. Campus, Frankfurt am Main New York

B. Gesundheitsverantwortung und Solidargemeinschaft

Persönliche Verantwortung und gesellschaftliche Solidarität

Hans-Martin Sass

Einführung

In der Diskussion um die ökonomischen und bürokratischen Probleme des Gesundheitswesens rücken moralisch und politisch umstrittene Fragen immer mehr in den Mittelpunkt. Aus 2 Gründen werden diese Fragen immer ernster und fordern immer dringender eine angemessene und annehmbare öffentliche Antwort:

1. Der Fortschritt in der Medizintechnologie, in der ärztlichen Kunst und in der medizinischen Wissenschaft hat die Erfolge medizinischer Eingriffe dramatisch gesteigert. Frühere Generationen mußten sich keine Gedanken über wirtschaftliche(n) oder moralische(n) Kosten und Nutzen der Hilfe für Menschen machen, die an infektiösen oder tödlichen Krankheiten litten, weil zumeist doch keine wirksame Behandlung möglich war. Bei jedem Fortschritt der Wissenschaft und Technik und ihrer Anwendung werden Fragen der moralischen und wirtschaftlichen Bewertung und Beherrschung aufgeworfen [21].
2. In offenen Gesellschaften, die einerseits Wertpluralismus, politischen Liberalismus, Selbstbestimmungsrecht und Risikobereitschaft des einzelnen und andererseits gesellschaftliche Solidarität hochhalten, treten Wert- und Zielkonflikte auf. Diese Gesellschaften fördern Gleichheit aller Bürger und Gerechtigkeit für alle als öffentliche Güter und gewähren so auch eine entsprechende Gesundheitsversorgung. Öffentliche Güter stehen aber häufig in Konkurrenz miteinander, und sie verlangen Klugheit und Erfahrung in Abwägung und Management. Dies ist im öffentlichen Gesundheitswesen besonders evident, da jeglicher zur Wahl stehende Vorschlag große Konflikte birgt zwischen dem Selbstbestimmungsrecht des Individuums und seiner Pflicht gegenüber der *res publica* und zwischen den gesellschaftlichen Zielen und dem Staatsauftrag, die Bürger vor Risiko zu schützen, Solidaritätsnetze einzurichten und dem einzelnen so weit wie möglich die Chance zu bieten, frei nach seinen jeweiligen Wertvorstellungen zu leben.

Eine höhere *Effizienz* der Medizintechnologie und ein größerer *Pluralismus* der Lebensstile bringen Konflikte mit sich nicht nur hinsichtlich dessen, was wir als einen mindestausreichenden Gesundheitszustand erachten und welches Maß an medizinischer Intervention zu dessen Erhaltung notwendig ist, sondern auch hinsichtlich der Höhe der öffentlichen Mittel, die wir zur Erreichung dieses Gutes bereitstellen wollen. Die politischen und wirtschaftlichen Spannungen bei der Verfolgung der konkurrierenden Ziele unserer Gesundheitspolitik liegen auf der Hand, aber auch die innewohnenden moralischen Spannungen treten zutage, wenn wir die Ziele nennen und auflisten: optimale Versorgung, gleiche Versorgung, Kostenbeschränkung und Wahlfreiheit der Anbieter und Nachfrager (vgl. Beitrag Engelhardt in diesem Band). Keines dieser Ziele ist in seiner Gesamtheit

Ethik und öffentliches Gesundheitswesen
Hrsg.: H.-M. Sass

erreichbar. Will man eines davon in angemessener Weise erreichen, ist bei allen 4 ein Kompromiß erforderlich. Wir benötigen daher eine sorgfältige *moralische Kosten-Nutzen-Analyse*, um Prioritäten bei den konkurrierenden Zielen setzen zu können. Eine moralische Bewertung wird einer politischen Analyse des öffentlichen Interesses an der Gesundheit des Bürgers *voran*gehen müssen. Erst dann kann die Frage gestellt werden, ob Gesundheit als öffentliches Gut von staatlichen oder quasistaatlichen Stellen vorgehalten und durch die Kräfte des Marktes oder mit Hilfe einer Mischung aus öffentlichen und privaten Regelungen zugewiesen werden soll. Diese moralische Bewertung ist nicht nur für die Planung einer effektiven und praktikablen öffentlichen Gesundheitsversorgung wesentlich, sondern sie wird auch, zumal die Gesundheitsversorgung eine der vielen dringenden Herausforderungen unseres traditionellen Wertesystems durch den technologischen Fortschritt und den Wertepluralismus ist, zu einem besseren Verständnis der oft konkurrierenden Ziele unserer persönlichen und öffentlichen Überzeugungen, unserer Denkmuster und Standards führen.

Im folgenden will ich ein Plädoyer für die Notwendigkeit halten, daß in erster Linie der einzelne Bürger der Nutznießer des technischen Fortschritts und einer größeren Wahlfreiheit bleibt. Dafür gehe ich zunächst auf den „Preis", die Übernahme von Verantwortung ein, ohne die der Nutzen der Freiheit nicht erzielt werden kann, d.h. die Voraussetzung für von Kenntnis und Erfahrung getragene Wahlentscheidungen. Ich werde meine Position in 4 Stufen entwickeln und versuchen,

1) die moralischen und kulturellen Dimensionen der Begriffe „Gesundheit" und „Gesundheitsversorgung" zu definieren;
2) zwischen „Gesundheitsversorgung" und „medizinischer Intervention" eine Unterscheidung zu treffen;
3) das Problem der „Mischung von öffentlichen und privaten Regelungen" in der Gesundheitsversorgung zu untersuchen;
4) die „Prioritäten für das staatliche Risikomanagement" in der Gesundheitsversorgung zu umreißen.

Bevor ich mich diesen Punkten zuwende und quasi als Einstimmung zu meiner Argumentation möchte ich Ihnen 2 Beispiele schildern. Das erste soll unser Verständnis von „Gesundheit" erweitern. In den meisten Diskussionen nämlich, besonders den politischen, wird der Begriff der Gesundheit auf etwas klinisch Definierbares reduziert, als die Nichtabweichung von einer Norm und/oder einem Status, der durch ärztliche Intervention erreicht werden kann.

Auf einer Chinareise im Jahre 1979 fragte ich meinen Dolmetscher, ob er das Alter eines sehr berühmten Gelehrten wisse. Als ich erfuhr, daß der betreffende schon ziemlich alt sei, gab ich meiner Besorgnis Ausdruck, ob er noch lange genug würde leben können, um eine weitere Generation chinesischer Akademiker heranzubilden. „Keine Sorge", antwortete der Dolmetscher, „er ist ein sehr gebildeter und weiser Mann, er wird lange leben." Das Bemerkenswerte an dieser Antwort ist, daß der junge Dolmetscher nicht auf das nationale Gesundheitswesen Chinas, den wissenschaftlichen Fortschritt in der Medizin, die Verbesserung in den Wohn- und Ernährungsverhältnissen nach dem Ende der Kulturrevolution oder auf eine Vorzugsbehandlung von Kadern und Menschen hohen sozialen oder nationalen Wertes verwies. Die Logik seiner Antwort war vielmehr: Lebensqualität und Lebenserwartung erwachsen in erster Linie aus der Selbstsorge des Individuums, nicht aus seinem Erbgut oder seinem Zugang zu hochwertiger Gesundheitsversorgung und zu einer exzellenten Medizin, nicht aus angemessener Ernährung und Wohnung.

In der westlichen Gesellschaft vergessen wir leicht, daß gute Gesundheit nicht nur einfach das Ergebnis biologischer oder medizinischer Manipulation ist; sie kann häufiger kulturellen Einflußgrößen zugeschrieben werden – den *res non naturales*: gutes Management der Ernährung, des Schlafes, des Gefühlshaushalts – psychische oder spirituelle Harmonie. Denkt man an die Geschichte der alten, jetzt weitgehend vergessenen westlichen Tradition der Diätetik, fällt auf, wie sehr öffentliche Debatten über die Kostenkontrolle der vom Steuerzahler bezahlten Gesundheitsversorgung auf Statistiken über Daten der Krankheitshäufigkeit und -kosten fixiert sind, statt auf allgemeine Prinzipien der Harmonie und des Wohlbefindens. Diese Prinzipien wirken in unserem Leben in Gestalt von Lebensklugheit und Verantwortungsbewußtsein, erworben durch Risikobereitschaft und Erfahrung. Leider nehmen unsere akademischen Diskussionen und öffentlichen Debatten die Gesundheit als etwas, für das von außen zu sorgen ist: vom Staat, vom Markt, vom Arzt, vom Über-Ich oder vom „Big Brother". Vor diesem Hintergrund bleiben dann die Diskussionen über die Vorhaltung der Gesundheitsversorgung auf Argumente für oder gegen das Marktprinzip oder für oder gegen die sozialisierte Medizin beschränkt.

Das zweite Beispiel befaßt sich mit den komplexen Problemen, denen wir bei der Diskussion des „gleichen Zugangs" begegnen, wenn wir diese Forderung in der traditionellen Art der Debatte um den Wohlfahrtsstaat behandeln. In einem Artikel über den sozial gerechten Zugang zur Gesundheitsversorgung diskutiert Daniels [8] das Problem anhand des Beispiels einer Kaffeemaschine im Büro. Er beschreibt den Aufstellungsort der Maschine und den Zugang der Angestellten dazu, nach Männlein und Weiblein getrennt. Dieses komplizierte Problem des Zugangs zur amerikanischen Firmenkaffeemaschine ist von der holländischen Bürokultur folgendermaßen gelöst: Eine junge Dame, oft ausschließlich für diese Aufgabe angestellt, kommt im Stundentakt an jedem Arbeitsplatz vorbei. Dadurch ist gleicher und freier Zugang zur Teeversorgung gesichert. Die junge Dame bietet vielleicht sogar noch einen Keks dazu an. Aber was bringt dieser gleiche Zugang zum Tee für einen Kaffeetrinker? Wie steht es mit der Zuteilung von Keksen – einer je Tasse Tee ist kaum genug Nahrung für den Tag. Die holländischen Sekretärinnen und ihre Chefs haben also gleichen und freien Zugang zu einer besonderen Form der Getränkeversorgung, d.h. zu dem traditionellen und kulturell etablierten und akzeptierten Getränk: Tee; nicht Kaffee, nichts Alkoholisches, kein Coca, kein Saft. Sie haben auch die Möglichkeit, den Tee abzulehnen. Sie bekommen keine Essenversorgung, denn der Keks ist eher eine kleine Aufmerksamkeit als eine angemessene Ernährung. Auch werden sie nicht in all ihren Bedürfnissen versorgt: sie bekommen keine „Liebesversorgung", weder während der Bürozeiten noch danach, keine Informationsversorgung, die freien Zugang zu den ebenso erreichbaren Telefonleitungen für private Zwecke einschließen könnte. Der freie und gleiche Zugang zum rollenden Teebüffet ist nicht das „Recht" des Arbeitgebers oder irgendeines Angestellten, auch nicht die „Pflicht" der Firma. Er ist ein freier und kultivierter Ausdruck für und eine Reverenz an gewisse

Formen zivilisierten Verhaltens und höflichen Umgangs, die gemeinsame Teilhabe an den Werten und Sitten, an dem Gleichberechtigungs- und Gleichheitsprinzip.

Wo es eine Gemeinsamkeit der Werte gibt, braucht die Teilhabe nicht durch gewichtige Argumente gerechtfertigt zu werden, wie z. B. durch die Berufung auf das „Recht“ oder auf Prinzipien wie Gerechtigkeit oder sozialen Ausgleich. In diesem Fall erscheint Gleichheit als ein Ausdruck der Kultur, nicht als ein biologisches Recht oder eine politische Pflicht. Für diejenigen, die diese Werte nicht teilen, die Tee lieber gegen Kaffee eintauschen würden, erscheint dieses Arrangement gleichen Zugangs paternalistisch. Die Versorgung ist entfremdet und einförmig, unterdrückt Wahlfreiheit, Individualismus und persönliche Verantwortung. Die soziale Gerechtigkeit kann hier wie überall nur teilweise oder sektorial, niemals universal erreicht werden. Die Frage ist berechtigt, warum nicht auch „Essensversorgung“, „Liebesversorgung“ oder Gesundheitsversorgung gleich an Ort und Stelle des holländischen Büros geboten wird? Haben Menschen denn nur Bedarf an Tee?

In Holland, wie in allen entwickelten Ländern, bietet der Staat als öffentliches Gut „Verkehrsversorgung“ an, indem er Straßen baut; aber was für einen Nutzen hat man vom gleichen Zugang, wenn man kein Auto oder keinen Führerschein hat? Was für einen Nutzen zieht man aus einem hoch subventionierten Massenverkehrssystem, wenn man nicht das Geld zum Kauf einer Fahrkarte hat oder lieber seinen Mercedes fährt? Das Beispiel vom rollenden Teebüffet zeigt die moralischen und politischen Schwierigkeiten, mit denen wir es im Zusammenhang mit dem gleichen Zugang zu tun haben. Kulturelle oder individuelle Wertpräferenzen müssen aufgedeckt und stillschweigende Voraussetzungen abgeklärt werden.

Moralische und kulturelle Dimensionen der Debatte um das Gesundheitswesen

1) Wir haben zumindest 2 Ansätze zum Verständnis der Begriffe „Gesundheit“ und „Krankheit“. Einmal den technischen, dem der ärztlichen Berufsstand verpflichtet ist und der den Fortschritt oder Wandel in der medizinischen Theorie widerspiegelt. Dieses technische Verständnis gemäß der Interpretation gewisser Daten ist ja häufig Gegenstand öffentlicher Debatte. Der andere Ansatz ist die Erfahrung des einzelnen hinsichtlich von Wohlbefinden, Glücklichsein und Harmonie, die sich auf ein Gemisch aus Gefühlen, Zielen und Werten der Einzelperson gründet. Darunter fallen auch alle Beschwerden, die diagnostisch nicht geklärt werden können. Es gibt Fälle, in denen beide Gesundheitskonzeptionen zusammenfallen, auch wenn sie sich hinsichtlich der Ernsthaftigkeit des Falles unterscheiden mögen: Zahnschmerzen können zermürbend sein, aber sie sind nicht direkt lebensbedrohlich; hohe Cholesterinwerte sind nie schmerzhaft, können aber lebensbedrohend sein. Dann gibt es noch die Grenzfälle – leichte Infekte, gewisse Formen von Kopfschmerzen oder Arthritis –, die von einigen Menschen als ernste Krankheit empfunden, von anderen nicht einmal wahrgenommen werden. Weiter kompliziert wird die Nosologie der Krankheit durch den Wandel der kulturellen

Präferenzen und Moden im Ablauf der Zeiten. Zum Beispiel wurde Masturbation in den medizinischen Lehrbüchern des 19. Jahrhunderts als Krankheit definiert, während das Weinen in der Öffentlichkeit als ein gesunder Ausdruck der Sensibilität und der Anteilnahme galt. Heutzutage wird Masturbation in Lehrbüchern nicht mehr als krankhaft beschrieben und Weinen in der Öffentlichkeit gilt nicht als Ausdruck gesunden Verhaltens bei Erwachsenen im gesellschaftlichen und im Familienleben. In unserem Jahrhundert tritt zu diesem Wandel in den kulturellen Wertungen erschwerend hinzu, daß wir unsere eigenen Definitionen von Krankheiten oder Syndromen wie „vegetative Dystonie" oder „Altern" haben, die nicht als lebensstil- oder lebenszeitabhängig akzeptiert werden und die ärztlich behandelt werden können oder auch nicht.

Die moralischen und kulturellen Dimensionen der ärztlichen Kunst und Medizingeschichte, die medizinische Wissenschaft, die persönliche Bewußtheit und Sensibilität und der stetige Wandel der Werte sind Dinge, die die öffentliche Debatte und das Risikomanagement in Zusammenhang mit dem öffentlichen Gesundheitswesen ständig vor neue Fragen stellen.

2) Die Gesundheitsversorgung gilt sowohl als Grundrecht, das also vom Staat geschützt werden sollte (vgl. [16], S. 330) als auch als Recht, das jeder einzelne frei und ungestört verfolgen darf. Wir werden auf diese Diskussion hier nicht eingehen [21]; denn für unsere Zwecke genügt die Feststellung, daß gute oder passable Gesundheit eine Voraussetzung für die Erreichung vieler anderer menschlicher Ziele ist, wie andere Dinge auch – so eine gewisse Intelligenz, Klugheit, Ausbildung, ja auch eine Portion Glück. Aber anders als Intelligenz oder Klugheit kann Gesundheit „verbraucht" oder „eingetauscht" werden bei der Verfolgung oder dem Genuß anderer Güter. Das Rauchen schadet der Gesundheit, aber es gibt Menschen, die einen Teil ihrer Gesundheit oder ihrer Lebensspanne für das Vergnügen des Rauchens einzutauschen bereit sind. Wenn nach dem allgemeinen Solidaritätsprinzip die Steuerzahler oder Versicherungsgemeinschaften bereit sind, für den höheren Bedarf des Rauchers an Gesundheitsleistungen zu bezahlen, ist die Frage, warum sie es tun: Wie steht es mit dem Prinzip der Verteilungsgerechtigkeit oder des sozialen Ausgleichs, mit der Vermeidung von späteren Kosten für die Wiederherstellung der Gesundheit oder mit der Vermeidung von individuellem oder öffentlichem Schaden überhaupt? Nach Worldwatch, einer Forschungsgruppe mit dem Sitz in Washington, betragen die jährlichen Kosten für die Nebenwirkungen des Rauchens in den USA $ 100 Mrd., d. h. $ 3 je verkaufte Zigarettenpackung (*Washington Journal*, 24. Januar 1986).

Aber welcher Lebensstil birgt keinen Schaden für die Gesundheit? Das Alkohol- und Nikotinverbot ist als Ursache von Frustrationen beschrieben worden, das bei einzelnen ernste Krankheit und kostspielige soziale Unzufriedenheit nach sich ziehen kann. Alkoholkonsum führt zu Leberzirrhose, aber Studieren bis tief in die Nacht hinein, Bücher schreiben oder auf Kongressen Vorträge halten ist vielleicht auch nicht gesundheitsförderlich; es schwächt den Körper, ruiniert Herz- und Kreislauf und macht den Körper für Infektionen oder Herzkrankheiten anfällig. Besondere Feinschmeckerei, Arzneimittelkonsum, ja die meisten Formen körperlicher Ertüchtigung bergen die Wahrscheinlichkeit langfristiger oder kurzfristiger Gesundheitsrisiken. Eine Minimierung der lebensstilbedingten Gesundheitsrisiken, selbst wenn man sich nur auf diejenigen Verhaltensmuster beschränkt, die eine hohe Risikowahrscheinlichkeit haben, würde eine strikte Reglementierung der Lebensstile und eine Einteilung in akzeptable und nichtakzeptable, ja sogar strafwürdige Verhaltensformen zur Folge haben. Eine solche Reglementierung würde unseren Anspruch auf Gesundheit als Bedingung und Voraussetzung für den Genuß anderer Werte aushöhlen und, was noch schwerer wiegt, jedem uniforme, heteronome Werte aufzwingen. Ein Gesundheitssystem, das gleich und einheitlich finanziert ist, müßte gleich und einheitlich für alle Kosten und Behandlungen aufkommen, die durch freie Wahl der Beteiligten verlangt werden. Wenn es die Bezahlung für Folgen aus hochriskanten Verhalten und Tätigkeiten beschränkt, würde es zwangsläufig die Werte, Lebensstile und sogar die Gesundheit der Einzelnen mißachten.

3) In Anbetracht der Tatsache, daß sich das individuelle und kulturelle Verständnis von „Gesundheit“ und „Krankheit“ ständig wandelt und daß Gesundheit oft einen Tauschwert in den Entscheidungen der einzelnen mit einem ganzen Spektrum von zur Wahl stehenden Vergnügungen, Zielen und Lebensstilen hat, umfaßt die öffentliche Debatte über die Gesundheitsversorgung oft vernachlässigte moralische und kulturelle Dimensionen. Die öffentliche und politische Analyse, die Abschätzung und das Management von Gesundheitsrisiken sowie die Beteiligung des Staates am Risikomanagement müssen diese kulturellen und moralischen Aspekte berücksichtigen. Bislang konzentrieren sich die Debatten über das öffentliche Gesundheitswesen fast ausschließlich auf die wirtschaftlichen Aspekte und auf die Kosten-Nutzen-Analyse in bezug auf die Medizintechnik. Wenn man die Bewertung der kulturellen und moralischen Definitionen von Gesundheit außer acht läßt und wenn man eine Diskussion der persönlichen Werte und der Eigenverantwortung umgeht, kann das öffentliche Gesundheitswesen nicht den Grundrechten und Verantwortlichkeiten der Menschen Rechnung tragen. Das öffentliche Gesundheitswesen und daher jede Diskussion über ein Gesundheitssystem muß diese kulturellen und moralischen Dimensionen einbeziehen. Sonst riskiert man, daß das System verwaltungstechnisch nicht lenkbar, wirtschaftlich nicht machbar und moralisch wie kulturell nicht annehmbar ist.

Gesundheitsversorgung oder medizinische Intervention

Die Schwächen in unseren gesundheitspolitischen Entscheidungen infolge der Nichtbeachtung der kulturellen und moralischen Werte treten nicht immer gleich zutage, weil das bestehende sog. System der Gesundheitsversorgung in Wirklichkeit ein System medizinischer Intervention ist.

1) Die beiden Werte, die H. T. Engelhardt (S. 37f.) behandelt, nämlich „beste Versorgung“ und „gleiche Versorgung“, sind in Theorie und Praxis einer „angemessenen Versorgung“ nur teilweise enthalten. Die deutsche Reichsversicherungsordnung von 1911 besagt, daß die soziale Krankenversicherung ausreichende ärztliche Versorgung gewährleisten muß [6], und die President's Commission in den USA definierte 1982 ein angemessenes Niveau der Gesundheitsversorgung als „einen Boden, unter den niemand fallen sollte, nicht eine Decke, über die hinaus sich niemand erheben darf“. Die Kommission räumt allerdings ein, daß „derartige Formulierungen unersättliche Ansprüche an die Ressourcen der Gesell-

schaft wecken und damit die Gefahr bergen, daß die eigentliche Idee, nämlich die moralische Pflicht zur Sicherstellung der Versorgung für die Bedürftigen, ad absurdum geführt wird ([19], Vol. 1, S. 4).

Obwohl in der Theorie der staatlich eingeführten oder finanzierten Gesundheitssysteme weder gewisse Bevölkerungsgruppen noch gewisse Behandlungen ausgeschlossen sind, findet in der Praxis doch ein Ausschluß durch verwaltungstechnische oder verfahrenstechnische Maßnahmen statt. Man denke z. B. an die Verweigerung der Hämodialyse an Patienten über einem gewissen Alter. Wie auch immer Theorie und Praxis der Rationierung der Gesundheitsleistungen aussehen, der Einzelfall wird als Unterfall der generellen und einheitlichen Regelung behandelt. Der einzelne Bürger hat also keinen Einfluß auf die Methoden und Mittel oder auf die Kosten seiner Behandlung in ganz verstaatlichten Gesundheitssystemen und sollte auch keinen haben, weil Vorzugsbehandlungen das Gleichheitsprinzip verletzen würden. Auf einem anderen Blatt steht, daß Personen von hoher nationaler Bedeutung durchaus eine Vorzugsbehandlung erhalten mit der Begründung, sie sei bei den Betreffenden, bei ihren Freunden und Familienangehörigen von gesellschaftlichem Nutzen und rechtfertige die höheren Kosten.

2) Aber selbst wenn wir wirtschaftlich in der Lage und moralisch willens wären, jedem die beste, d. h. möglichst lückenlose medizinische Behandlung zuteil werden zu lassen, ergibt sich möglicherweise gar keine signifikante Verbesserung der Gesundheit, der Lebensqualität oder sogar der Lebenserwartung unserer Bürger. Betrachtet man die stetige Verbesserung des Gesundheitszustands und die Erhöhung der Lebenserwartung in den Industrieländern im Verlauf der letzten 100 Jahre, steht außer Zweifel, daß diese positive Entwicklung nicht auf gleichen Zugang zur medizinischen Versorgung und auf größere Verfügbarkeit von medizinischen Behandlungstechniken in spezifischen Situationen zurückzuführen ist. Vielmehr sind bessere Gesundheit und längeres Leben auf allgemein verbesserte Wohnverhältnisse, Ernährung, Ausbildung und Arbeitsplatzsicherheit sowie auf Fortschritte in der medizinischen und biologischen Forschung zurückzuführen; man denke an die Anästhesie, Radiologie und an die Antibiotika. Wir haben die Tuberkulose nicht durch die Sozialisierung der Gesundheitsversorgung und die Öffnung der ursprünglich nur den Reichen vorbehaltenen Schweizer Plüschsanatorien für die Armen und Bedürftigen besiegt; Tuberkulose wurde ausgerottet durch große Durchbrüche in der Erforschung antibakterieller Medikamente, nicht durch die moralische Forderung nach gleicher und bester Behandlung von Reich und Arm.

In einer WHO-Studie von 1975 bestätigen dies Grundy u. Mackintosh mit der Feststellung:

> Die bessere Gesundheit ist mehr den Änderungen der Umweltfaktoren zu verdanken ... Wir sind gesünder, nicht weil es eine spezielle Schutztherapie gibt, sondern weil wir in gesünderem Milieu leben. In ihrer Fixierung auf die Diagnose und Pathogenese der Krankheit ist die Medizin in Gefahr, das zu vernachlässigen, was ihr bislang am meisten förderlich war, die Gestaltung der äußeren Lebensumstände ([12], S. 450).

Eine französische Studie aus dem gleichen Jahr sammelte Daten über die Lebenserwartung und Sterblichkeit von Männern im Alter von 35–60; die durchschnittliche Mortalität in diesem Alter betrug 174‰, aber aufgeschlüsselt nach arbeitslosen im Vergleich zu erwerbstätigen Männern betrug sie 470‰ zu 149‰. Innerhalb der Gruppe der Erwerbstätigen war sie für Professoren und Akademiker 71–91‰, für Landwirte 120‰, für Büroangestellte 157‰ und für ungelernte Arbeiter 253‰. Dieser Befund und andere Daten ließen Schwartz [1] zu dem Schluß kommen, daß es zwar eklatante Zusammenhänge zwischen medizinischen Errungenschaften und der Lebenserwartung gibt, aber auch nichtmedizinische, kulturelle Faktoren, die Gesundheit, die Lebensqualität und die Lebenserwartung wesentlich mitbestimmen. Das Bundesministerium für Arbeit und Sozialordnung der Bundesrepublik Deutschland stellt in seinem Bericht von 1983 fest, daß die Ernährung sowie soziale und wirtschaftliche Faktoren beim Schutz und der Verbesserung der Gesundheit eine größere Rolle spielen als die medizinische Versorgung [7].

Man braucht nur an mein Beispiel von dem alten chinesischen Gelehrten zu erinnern; jedenfalls ist das Argument nicht von der Hand zu weisen, daß Faktoren des persönlichen Lebensstils, der Erziehung, der Bewußtheit des Gesundheitsrisikos, der gesunden Lebensführung einschließlich des Managements der Gesundheitsrisiken die Gesundheit und das Wohlbefinden mehr beeinflussen als ärztliche Interventionen, und zwar unabhängig von der Art, wie diese Interventionen bezahlt werden – ob in einem System freier Marktwirtschaft oder in einem sozialisierten System. Selbst wenn der Zugang zur Gesundheitsversorgung nicht durch Kostendämpfungsmaßnahmen eingeengt wäre, würde die Ausweitung eines medizinischen Interventionssystems keine bessere Gesundheit oder einen besseren Zugang zur Gesundheit sicherstellen.

3) Im Gegenteil, eine undifferenzierte Ausweitung von allgemein zugänglichen medizinischen Interventionssystemen birgt große Risiken für die Gesundheit und das Wohlbefinden der Bürger: a) es würden sich die trügerischen Erwartungen steigern, man könne die Kosten und negativen Nebenwirkungen von sehr gesundheitsriskanten Lebensstilen ablasten, dabei gleichzeitig die Vorteile und positiven Nebenwirkungen dieser Lebensstile genießen; und b) es könnten Anreize geschaffen werden, die „ärztliche Intervention“ in Anspruch zu nehmen, um Gefühlslagen zu behandeln, die schlicht Teil des Lebens sind: Kummer, Angst, Frustration, Verzweiflung, seelische Notlagen ([22], S. 13), und damit weiter die Selbstverantwortung und die Kompetenz zum Risikomanagement des einzelnen Bürgers geschwächt und die Kosten der Gesundheitsversorgung in die Höhe getrieben werden.

Eine Fortführung des allgemein zugänglichen medizinischen Interventionssystems verlängert nur unsere derzeitigen Konflikte: a) die Diskrepanz zwischen der theoretischen Definition einer „angemessenen Gesundheitsversorgung“ und deren praktischer Vorhaltung, während man sich offiziell den konkurrierenden Zielen der „besten“ und der „gleichen“ Versorgung verpflichtet erklärt; b) die Überbetonung der Rolle ärztlicher Intervention, wobei andere Voraussetzungen für das Wohlbefinden aus der Finanzierung und Verwaltung öffentlicher Gesundheitsversorgung ausgeklammert sind; c) die Praxis, die Finanzierung der Gesundheitskosten für einige besonders risikoträchtige Lebensstile der Allgemeinheit aufzubürden, ohne den Betreffenden Verantwortung zuzumuten; eine Praxis, die die Kompetenz des einzelnen Bürgers zu risikobewußter Lebensführung verringert und seine Rechte und Pflichten zur Erhaltung seiner persönlichen Gesundheit mindert. Dieser Komplex von Konflikten erhält seine Brisanz erst dadurch, daß das, was wir alle öffentliche Gesundheitsversorgung nennen, in Wirklichkeit nur ein öffentliches Interventionssystem ist.

Die Mischung von persönlichen und öffentlichen Rechten wie Pflichten in der Gesundheitsversorgung

Die gesundheitspolitischen Debatten drehen sich im Grunde um das Für und Wider zweier Systeme: freie Marktwirtschaft einerseits und staatlich gelenktes oder verwaltetes System andererseits. Die Befürworter einer massiven Staatsbeteiligung am Gesundheitswesen verstehen Gesundheit als ein besonderes Gut, als eine Art Grundlage und Voraussetzung für andere Werte des Lebens. Weil Gesundheit die Voraussetzung für die Ausübung anderer Rechte ist, schließen sie, daß in einem Wohlfahrtssystem für sie gesorgt werden muß, entweder direkt durch staatliche Einrichtungen oder indirekt durch strikte Reglementierung. Letzteres würde die obrigkeitliche Regelung der wirtschaftlichen und medizinischen Aspekte mittels eines nationalen Gesundheitswesens bedeuten, geschaffen und aufrechterhalten durch legislative und administrative Autorität.

Die Befürworter eines marktwirtschaftlichen Systems glauben, daß der Markt das beste Mittel zur Ausbalancierung von Kosten und Nutzen ist, und daß man innerhalb des Marktes die Ziele erreichen, die finanziellen Mittel beschaffen und den persönlichen Vorteil aushandeln kann, der dann in der Folge der *res publica* zugute käme. Einige behaupten sogar, daß die Gesundheit lediglich ein Posten oder ein Ziel unter vielen ist, die ebenfalls keines einheitlichen Schutzes von Staats wegen bedürfen. Man kann auch argumentieren, daß eben deswegen, weil Gesundheit eine Art Voraussetzung zur Erreichung anderer Dinge oder Ziele im Leben ist, die Sorge dafür unbedingt der persönlichen Verantwortung des einzelnen überlassen bleiben muß ohne paternalistische Einmischung. Keines der Gesundheitssysteme – sei es das marktwirtschaftliche oder das sozialisierte – hat es je schon in reiner Form gegeben. Die sozialisierte Medizin ist durchlöchert durch Vorzugsbehandlung von Menschen mit Macht oder Beziehungen oder kraft des Schwarzmarktes, der sich in jedem heteronomen System herausbildet. Marktwirtschaftliche Systeme der Gesundheitsversorgung oder -intervention sind immer von nicht rein wirtschaftlichen Kräften beeinflußt, z. B. von der ärztlichen Berufsethik, vom sozialen Engagement einzelner Bürger, von der caritativen Beteiligung seitens der Kirchen und der humanitären Organisationen. Wie die Beiträge zu diesem Band zeigen, hat auch die offizielle staatliche Gesundheitspolitik wohl kaum einen systematischen Ansatz in theoretischer Klarheit realisiert. Maynard beschreibt das britische System als eine öffentlich-private Mischung ("public-private mix"; vgl. Beitrag Maynard, S. 267), Herder-Dorneich nennt das deutsche System ein quasimarktwirtschaftliches System, in dem ein beschränkter medizinischer und technischer Wettbewerb unter den Organisationen – nicht jedoch Personen – in der gesetzlichen und privaten Krankenversicherung sowie in Zusatzversicherungen zugelassen ist; auch besondere öffentlich-rechtliche Körperschaften, wie die Berufsgenossenschaften zur Unfallversicherung, stehen unter Selbstverwaltung von Arbeitgebern und Arbeitnehmern [14]. Die politischen Diskussionen und Entscheidungen über die Angemessenheit der öffentlichen Gesundheitsversorgung haben sich ausschließlich mit Fragen der wirtschaftlichen Gleichheit befaßt. Der *einzelne Bürger* als der Hauptnutznießer und Zahler muß aber als aktiver Faktor eingebracht werden, der eben die Fähigkeit und das Recht zur Übernahme von Verantwortung hat.

Ich möchte darauf hinaus, daß wir in unseren künftigen Diskussionen auf die wesentliche und entscheidende Rolle eingehen müssen, die der einzelne Bürger bei der Sorge um seine Gesundheit zu übernehmen hat, und zwar aufgrund eines Rechts. Dafür habe ich *moralische und kulturelle Gründe*, nicht in erster Linie wirtschaftliche. Wenn ich auch persönlich der Meinung bin, daß die Kräfte des Marktes auf lange Sicht die beste, d. h. die wettbewerbsintensivste Versorgung sowohl in wirtschaftlicher als auch in medizinischer Hinsicht sicherstellen können, hat Pfaff [18] nachgewiesen, daß nichtmarktwirtschaftliche Systeme und quasimarktwirtschaftliche Systeme die Kosten in Schranken halten können und einen beschränkten Wettbewerb zulassen. Bei meinem Plädoyer für das Prinzip der persönlichen Selbstbestimmung geht es mir aber um die moralischen und kulturellen Gründe.

2) Das Selbstbestimmungsrecht als ein moralischer Wert höchster Priorität für jeden Menschen fordert nicht nur eine optimale Auswahl zwischen verschiedenen Erbringern oder Versicherern von Gesundheitsversorgung oder medizinischer Versorgung; sondern es fordert noch viel mehr eine Nichtbevormundung des einzelnen Bürgers bei seinem durch Information und Erfahrung gebildeten Urteil über die „beste", die „angemessene", die „kosteneffektivste" Behandlung. Damit ist die Priorität des Selbstbestimmungsrechts für den aktiven oder potentiellen Verbraucher medizinischer Leistungen festgelegt, und zwar aus folgenden Gründen:

a) Es gibt nicht nur unterschiedliche Definitionen von Gesundheit, auch stehen die Werte des Wohlbefindens und der Lebensdauer in Konflikt mit anderen Werten, Zielen und Genüssen im persönlichen Leben. Wie könnte eine nationale Gesundheitsbehörde heteronom die beste, die angemessene oder gar die gleiche Gesundheit oder Gesundheitsversorgung einheitlich für alle definieren?
b) Die ärztliche Kunst und Wissenschaft zusammen mit den Wohnverhältnissen, der Ernährung, Erziehung, dem Arbeitsplatz und der Erbanlage bestimmen, verbessern oder beeinträchtigen meine Gesundheit und mein Wohlbefinden. Wie könnte es ein nationales Gesundheitsinterventionssystem rechtfertigen, daß es sich nur um bestimmte Aspekte meines Gesundheitsstatus, seines Schutzes, seiner Verbesserung oder seiner Verwendbarkeit kümmert?
c) Gesundheit und Wohlbefinden werden nicht nur durch natürliche und unvermeidbare Ursachen bedroht und beeinträchtigt, sondern auch durch unaufgeklärten, unfähigen, sorglosen, verantwortungslosen Umgang mit dem eigenen Körper und dem eigenen Ich und mit Leib und Seele anderer. Sollte deshalb nicht die Erweiterung der Wahlchancen und die Vermittlung einer Risikokompetenz in Gesundheitsfragen das *erste* politische Ziel im Sinne der besten, der gleichen und der kosteneffektiven Gesundheit der Bürger sein?
d) Es gibt aber Risiken für den einzelnen, die trotz allem Sache der Gesellschaft sind: allgemeine Risiken durch die Technologieentwicklung, durch Epidemien

oder Terrorismus und Krieg. Hier ist direktes staatliches Risikomanagement unbedingt am Platze.

Am wünschenswertesten ist jedoch das öffentliche Engagement in der Erziehung und Ermutigung des einzelnen zum kompetenten Risikomanagement, einschließlich der gesundheitlichen Risikofaktoren. Die optimale öffentlich-private Zusammenarbeit in der Gesundheitsversorgung, die am meisten mit dem Verständnis von Recht und Verantwortung des mündigen Bürgers in offenen Gesellschaften vereinbar ist, bestünde, wenn sich der Staat für die Verankerung von Verantwortungsbewußtsein, für die Risikoaufklärung und Risikoerfahrung der Bürger zuständig fühlte. Dies würde die öffentlichen Investitionen von der direkten Gesundheitsversorgung und der medizinischen Intervention abziehen und eine Privatisierung und eine Belebung der Kräfte des freien Marktes begünstigen. Dadurch würde das Recht des einzelnen anerkannt, für seine Gesundheit selbst zu sorgen, zudem würde die medizinische Forschung und Praxis gefördert und die karitative Initiative und das soziale Engagement von einzelnen wie von Organisationen ermutigt.

3) Der öffentliche Schutz gegen kollektive Risiken wie Krieg, Epidemien und Funktionsstörungen des Marktes zusammen mit der Erweiterung der Lebenschancen des einzelnen durch Erziehung sowie die Wahrung von Sicherheit und Freiheit würden die Vorbedingungen für „gute Gesundheit“ stärken. Eine erhöhte öffentliche Beteiligung am Risikomanagement dagegen würde einen Paternalismus bedeuten, der einheitlich unannehmbare Risiken definiert und würde die Rechte und die Verantwortung des einzelnen nicht stärken, sondern schwächen, einschließlich des Rechts und der Verantwortung, für seine eigene Gesundheit zu sorgen.

Die optimale Mischung aus persönlicher und staatlicher Verantwortung in der Gesundheitsversorgung

Wenn wir den persönlichen und gesellschaftlichen Nutzen aus der Risikovorsorge (unter Einschluß der Gesundheitsversorgung) auf der Abszisse eines Diagramms auftragen und die Kosten des Wert- und Risikomanagements durch den Staat (unter Einschluß der Gesundheitsversorgung) auf der Ordinate, können wir eine Kurve zeichnen, aus der sich die wechselseitige Abhängigkeit von Nutzen und Kosten der staatlichen Intervention ablesen läßt. Wie in anderen Bereichen kann im Gesundheitswesen die staatliche Beteiligung am Risikomanagement unterschiedlich stark sein. Allgemein läßt sich sagen, daß eine Art Grundverantwortung des Staates von großem Nutzen für den einzelnen ist, z. B. die Festlegung von Rahmenbedingungen für den Markt der ideellen und materiellen Werte, die Ermutigung bzw. Entmutigung gewisser Verhaltensformen und die direkte Absicherung der höchsten Risiken. Ein festes und zuverlässiges Management der Grundrisiken und Chancen seitens des Staates (Abb. 1, A–B) ist also von unmittelbarem Nutzen. Eine darüber hinausgehende Beteiligung des Staates (Abb. 1, B–C) bedeutet verstärkte Reglementierung und aller Wahrscheinlichkeit nach eine höhere Belastung des Steuerzahlers. An Kosten ergibt sich auch ein kleinerer Entschei-

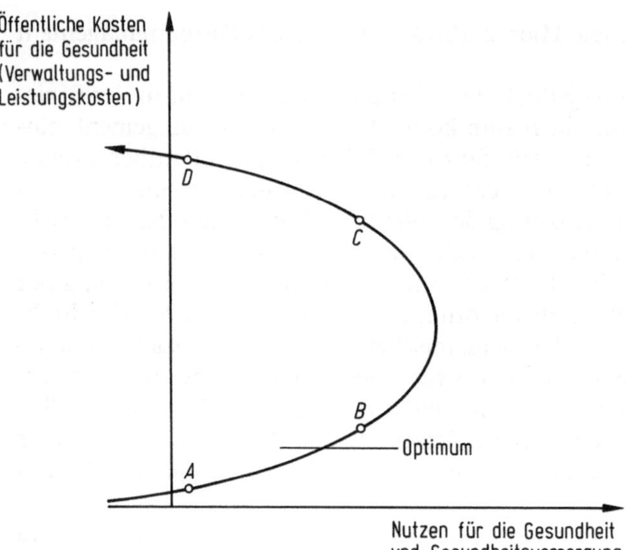

Abb. 1. Mix aus persönlicher und öffentlicher Verantwortung für die Gesundheit. *A–B* angemessenes und sozial gerechtes öffentliches Risikomanagement; *B–C* Wertambivalenz des öffentlichen Risikomanagements, Zunahme der heteronomen Wertfestlegung, Abnahme der persönlichen Risikokompetenz; *C–D* Unterdrückung des Selbstbestimmungsrechts, der Sicherheit und Freiheit, Staat als primärer Risikofaktor [zum Mix aus privater und öffentlicher Versicherung, siehe Abb. 2, S. 108)

dungs- und Verantwortungsspielraum für den einzelnen, während sich die Steigerung des Nutzens um Null bewegt. Diskussionen über den Kosten-Nutzen-Bereich zwischen B und C sind in Wohlfahrtsstaaten an der Tagesordnung, in denen über 30% des Bruttosozialprodukts für den Sozialbereich, für die Umverteilung und die Transferierung aufgewendet werden. Die moralischen und ökonomischen Fragen in diesem Bereich der Staatsbeteiligung am Risikomanagement sind generell unlösbar. Entscheidungen durch Mehrheitsvotum, mittels Verwaltungsverfahren und nach Zufall sind bestenfalls nur pragmatische Lösungen. In diesem Bereich werden durch Moden, fixe Ideen oder kulturelle Trends in moralischen Fragen und in der Einschätzung von Risiken einige Risiken über Gebühr betont, andere vernachlässigt ([21], S. 30 ff.).

Ein Risikomanagement seitens des Staates über den Punkt c hinaus steht in unseren Diskussionen über den Wohlfahrtsstaat oder die Gesundheitspolitik gar nicht zur Debatte. Hier ist der Punkt, über den hinaus staatliche Reglementierung auf verschiedenen Ebenen zu einem Netz wird, das individuellen Nutzen immer mehr einengt, persönliche Rechte, Verantwortung und Chancen unterdrückt und den einzelnen zugunsten des „Big Brother" ausbeutet. Es gibt totalitäre Staaten, in denen die Gesundheitspolitik ein Teil der Selbstversorgung des Regimes ist. Derart extreme moralische Probleme der Konfrontation zwischen öffentlichem und privatem Sektor sind glücklicherweise nicht die unseren. Betroffen sind wir jedoch von den moralischen Problemen einer angemessenen und geeigneten Mischung aus persönlicher und öffentlicher Verantwortung für das Gesundheitsrisiko.

Was sind nun unsere moralischen Argumente für oder gegen gleichen Zugang zu intensiver, kostspieliger und nur bedingt nutzenbringender Behandlung für alle (z. B. freie Nierendialyse unabhängig von Ort, Alter oder Lebensstil; Lungenkrebsbehandlung für schwere Raucher; Leber- und Nierenbehandlung für schwere Trinker; Herz-Kreislauf-Therapie für Arbeitssüchtige; Gehirnoperationen für verunfallte Motorradfahrer; präventive Hydrotherapie für überarbeitete Professoren; Sextherapie für Frustrierte und Unglückliche; Schwangerschaftsunterbrechungen, freie Empfängnisverhütungsmittel usw.)? Diese und ähnliche moralische Fragen treten in marktwirtschaftlich orientierten genauso wie in Wohlfahrtsstaaten auf. Wie immer die Entscheidungen und Vorschriften ausfallen, man wird sich über einige moralische Argumente hinwegsetzen müssen. Es wird moralische Mehrheiten und moralische Minderheiten geben, die um Macht, gesetzgeberischen Einfluß und um einen möglichst großen Anteil an den Steuermitteln kämpfen.

Auf diese Weise werden moralische Ziele und persönliche Überzeugungen hinsichtlich von Lebensstilen zu Themen eines politischen Kampfes um Sieg und Vorherrschaft. Dies ist, moralisch gesehen, sehr unbefriedigend, da die Ethik aus ihrer kulturellen Wertsphäre herausgenommen und in die politische Arena hineingezogen wird. Es ist auch vom Utilitätsstandpunkt aus unbefriedigend, da es Gewinner und Verlierer gibt, da Fragen unbeantwortet bleiben und Unzufriedenheiten beim einzelnen und in der Gesellschaft entstehen. In erster Linie aus diesen moralischen Gründen, aber auch im Interesse des sozialen Friedens und einer Erleichterung der Steuerlast, sollten wir dem Staat die *Bürde* der Entscheidungen *abnehmen* auf Gebieten, wo die Risiken von Mensch zu Mensch unterschiedlich wahrgenommen werden, wo persönliche Risiken mit persönlichen Vorteilen in Relation gesetzt werden und wo ein Einvernehmen der ganzen Gesellschaft nicht erzielt werden kann und auch nicht durchgefochten werden sollte. Es wäre vom moralischen Standpunkt aus vorteilhaft, wenn die Gesundheitspolitik sich *weniger* mit Fragen beschäftigen würde, auf die es unterschiedliche, ja widersprüchliche Antworten gibt und bei denen die moralischen und wirtschaftlichen Kosten hoch, der Nutzen aber nur marginal ist. Die Gesundheitspolitik sollte, statt Konflikte zu schaffen, sich auf das Management des *Grund*risikos konzentrieren. Die Verminderung der staatlichen Verantwortung auf Gebieten widerstreitender Werte erhöht qualitativ die persönliche Verantwortung und schafft die Möglichkeit, daß die öffentliche Gesundheitsversorgung systematisch die beste Versorgung für eine mündige Bürgerschaft einrichtet, vorhält und ermutigt. Wenn man diesen Empfehlungen folgt, schwinden die meisten Probleme, um die heute die Gesundheitspolitik kreist; die einzelnen und die Gesellschaft werden den bestmöglichen Nutzen aus der Gesundheitsversorgung ziehen.

Prioritäten in der öffentlichen Verantwortung für die Gesundheitsversorgung

Wenn ich neue Prioritäten in der öffentlichen Verantwortung für die Gesundheitsversorgung und im Risikomanagement seitens des Staates empfehle, geht es mir nicht in erster Linie um die Spannung zwischen marktorientierten und nicht marktorientierten Systemen. Eine Verlagerung der Prioritäten würde allen Systemen guttun, unabhängig davon, wie sie die Ressourcen schöpfen oder zuteilen oder die Entscheidungen treffen. Eine Reorganisation des öffentlichen Engagements im Gesundheitswesen könnte alle Systeme von den generell unlösbaren moralischen Allokationsproblemen entlasten und auch von der Aufgabe, immer höhere Finanzmittel für die medizinische Intervention aufbringen zu müssen.

Die beste *Basisversorgung* entsprechend dem Anfangsstadium unserer Kurve (Abb. 1, A–B) würde von Staats wegen dann vorgehalten werden, wenn sich die öffentliche Gesundheitspolitik ausschließlich auf folgende 6 Dienste im Sinne des Managements des Gesundheitsrisikos konzentrieren würde:

1) Gesundheitserziehung und Aufklärung über die Gesundheitsversorgung;
2) Gesundheitsinformationen für die Allgemeinheit und im Einzelfall;
3) Förderung der biomedizinischen Forschung;
4) Überwachung und Ermutigung optimaler Verfahren in der Erbringung von Gesundheitsleistungen und in der medizinischen Forschung;
5) Überwachung und Ermutigung des Marktes der Versicherer;
6) direkter öffentlicher Gesundheitsschutz in speziellen Bereichen.

1) Wenn gute Gesundheit eine Voraussetzung für viele andere Güter, Rechte und Verantwortlichkeiten ist, folgt, daß ein hoher Stand an Wissen und Können im Gesundheitsschutz und in der Gesundheitsverbesserung ein Muß für jeden mündigen Bürger ist. Unser öffentliches Erziehungssystem, unsere Kultur und Erwachsenenbildung vernachlässigen nicht nur die Gesundheitserziehung, sondern es gibt z. Z. überhaupt gar keine effektive öffentliche Gesundheitserziehung, da sich der Staat nicht zuständig fühlt. Sie ist kleinen privaten Gruppen, Sekten, Lebensmittelgeschäften und Zeitschriften überlassen, die z. T. ihre produktorientierten Informationen verbreiten.

Obwohl ich i. allg. sehr vorsichtig im Argumentieren auf juristischer Ebene bin, möchte ich hier auf das Recht des einzelnen verweisen, über seine Körperfunktionen Bescheid zu wissen und zu erfahren, wie sie erhalten, geschützt, verbessert und beeinflußt werden können. Dies ist für einen mündigen, verantwortungsbewußten Bürger genauso wichtig wie die Kenntnis, woher wir kommen (Geschichte), wofür wir eintreten (Ethik), wie wir rechnen (Mathematik) und wie wir uns ausdrücken (Sprache). Wenn wir wirklich die Lebenschancen für alle Individuen erweitern wollen, sie in die Lage versetzen wollen, die Wechselfälle des natürlichen Lebens und des sozialen Umfelds zu bestehen, allen die Weisheit gesunder Lebensführung auf der Basis der *res non naturales* vermitteln wollen, dann müssen wir unsere Mitmenschen erziehen. Wir müssen Bescheid wissen über den Zusammenhang zwischen somatischen Zuständen und psychischen Befindlichkeiten, über die Kosten-Nutzen-Berechnungen eines exzessiven Lebenswandels. Schließlich stecken hinter dem Prinzip *mens sana in corpore sano* Erfahrungen und wertvolle Erkenntnisse, die in ungelesenen Büchern der Geschichte der Medizin geschrieben stehen und selten Eingang in die Curricula des Medizinstudiums finden oder in der öffentlichen Debatte, in der öffentlichen Erziehung oder im öffentlichen Risikomanagement zur Sprache kommen. Um wieviel reicher und glücklicher, um wieviel stärker, um wieviel kompetenter in der Bewältigung der

Lebensprobleme wäre der einzelne, wenn wir uns mehr um diese öffentliche Erziehungsaufgabe bemühten. Wieviele Arbeitsplätze könnten für engagierte und begabte Gesundheitserzieher und -berater geschaffen werden; wie sehr könnten wir die öffentliche moralische und kulturelle Debatte bereichern, wenn wir die Probleme der Gesundheitsversorgung auf einer angemessenen Kompetenzebene einbringen könnten. Wieviel Geld könnten wir sparen, das wir bisher zur Bekämpfung von Symptomen in der Folge eines exzessiven Lebensstils oder einfach für ein miserables persönliches Gesundheitsmanagement ausgegeben haben.

2) Nur Bürger, die Bescheid wissen, können Informationen richtig verwerten, auch hinsichtlich ihres Gesundheitsverhaltens und ihrer Gesundheitsversorgung. Die direkte Vermittlung von angemessenen Gesundheitsinformationen oder die Ermutigung und der Schutz von privaten Initiativen in der Gesundheitsinformation sollten den 2. Rang in der Prioritätenliste der Gesundheitspolitiker einnehmen. Der Zugang zu Gesundheitsinformationen, sowohl allgemeiner Art über Wohlbefinden, Umwelt, Ernährung und Infektionsrisiko als auch über den persönlichen Gesundheitszustand, ist eine Voraussetzung für ein gutes persönliches Gesundheitsmanagement. DIe Vermittlung allgemeinen Gesundheitswissens ist integraler Bestandteil einer kontinuierlichen Gesundheitserziehung. Wenn man Informationen über Bücher, Bibliotheken und andere gedruckte oder elektronische Medien der Öffentlichkeit erschlösse, wären die ausgebildeten Mediziner nicht mehr mit der Aura eines Exklusivwissens umgeben, ja belastet, das manchmal sowohl von der Öffentlichkeit als auch von den Medizinern selbst als esoterisches Geheimwissen empfunden wird. Man würde die Gesundheitsrisikokompetenz einzelner Bürger steigern und die medizinische Intervention auf das zurückschrauben, was sie in einer Gesellschaft kundiger Bürger sein sollte: ein spezialisierter Kundendienst für mündige Verbraucher.

Generelles Gesundheitswissen schafft eine neue Beziehung zwischen Verbraucher und Anbieter. Andererseits erweitert leichter und gleicher Zugang zu *spezieller Information* über den eigenen Gesundheitszustand und über die Gesundheitsversorgung den Bereich der Möglichkeiten des einzelnen, der die Daten an die Hand bekommt, die für eine kluge persönliche Gesundheitsversorgung notwendig sind. Es wird die Information und die Analyse, also die Diagnose, vom Risikomanagement durch medizinische Intervention, also die Therapie, oder durch andere Maßnahmen abgekoppelt. Eine solche Trennung wäre nützlich, da sie eine persönliche Wahlentscheidung ermöglichen würde, besonders in Fragen der Vorsorge und des Verhaltens. Ein Gesundheitsinformationsdienst (G.I.D.), von wettbewerbs- und gewinnorientierten Organisationen auf lokaler Ebene betrieben, könnte z. B. Grundwissen über die Herzgefäß- oder Organsysteme liefern zusammen mit verständlichen Erklärungen, weiterführender Literatur und Ratschlägen über die Alternativen des Risikomanagements. Diese Organisationen sollten auf Wettbewerbsbasis arbeiten, damit der Verbraucher die optimale Informationsforschung, -verarbeitung und -interpretation geboten bekommt. Der Staate könnte mit den Marktkräften auf Gewinnbasis konkurrieren, wenn man so will; er könnte diese Dienste auch durch spezielle Agenturen betreiben lassen, die einige der bürokratiebedingten Nachteile im Dienste des Bürgers vermindern könnten.

Basisversicherung	*Zusatzversicherung*
Obligatorisch	Freiwillig
Abdeckung des „Grundbedarfs"	Abdeckung des „verhaltensbedingten Bedarfs"
Privat finanziert	Privat finanziert
Öffentlich finanziert auf Kreditbasis	Zusätzlich finanziert durch Solidargemeinschaften oder caritative Privatgruppen

Der „Grundbedarf" ist der Minimalbedarf, definiert durch demokratisches Entscheidungsverfahren.

Der „verhaltensbedingte Bedarf" ist kulturell bestimmt und individuell definiert.

Die Basisversicherung Universal (BVU) umfaßt:

Basisausbildungsversicherung (BAV),
Basiskrankheitskostenversicherung (BKV),
Basisarbeitslosenversicherung (BAlV),
Basisrentenversicherung (BRV).

Die Versichertenprämien für diesen Grundbedarf können durch die öffentliche Solidargemeinschaft finanziert und im „Nationalen Versicherungsfonds" (NVf) verbucht werden.

Mix aus öffentlicher und privater Risikoversicherung [Zum Mix aus privater und öffentlicher Verantwortung, siehe Abb. 1, S. 104]

Es geht hier nicht in erster Linie um die Wahlmöglichkeit zwischen konkurrierenden Anbietern der besten, effektivsten und für alle gleich zugänglichen Diagnosen, sondern um die Beschaffung von Informationen getrennt von der Behandlung. Dies ist in anderen Lebensbereichen durchaus üblich, in denen der Staat ebenfalls an der Risikominderung beteiligt ist. Eine Inspektion meines Kraftfahrzeugs beim TÜV bedeutet noch nicht dessen Reparatur, sondern vermittelt mir Informationen über dessen Verkehrstüchtigkeit; aus diesen Informationen kann ich meine Schlüsse ziehen, z. B.: der Wagen muß repariert werden.

Ein Gesundheitsinformationsdienst würde entsprechende Informationen über die Funktionstüchtigkeit des Körpers zusammen mit Ratschlägen für eine Verbesserung oder Erhaltung oder für die Inanspruchnahme einer Spezialberatung oder -behandlung geben. Da sich Menschen von Autos unterscheiden und ihre Funktionsstörungen komplexer sind, müßten die Empfehlungen natürlich viel flexibler sein und Ratschläge für die Abwehr von Risikofaktoren einschließen. In Systemen, die die Kosten der Gesundheitsversorgung sozialisieren, müßten diese Ratschläge gewiß strikter ausfallen als in marktorientierten. Da in Systemen mit totaler Solidarität die Kosten auf alle umgelegt werden, würde man sicher unter Hinweis auf Fairneß und Gerechtigkeit einen persönlichen Beitrag, ja ein persönliches Opfer, zugunsten des Gemeinwohls verlangen. Aber in beiden Systemen ist der Zugang zu fachkundiger und „maßgeschneiderter" Gesundheitsauskunft eigentlich selbstverständliche Voraussetzung, um die persönliche Verantwortung für die und das persönliche Recht auf Schutz der Gesundheit auszuüben und andere Ziele im Leben erreichen zu können. Es wäre nicht nur im besten Interesse jedes einzelnen, zu solcher persönlichen Gesundheitsinformation Zugang zu haben; es ist auch Bürgerrecht und -pflicht, optimalen Zugang zu Information über seine Gesundheit und die Gesundheitsversorgung in personenbezogener und verständlicher Form zu verlangen.

Ein Gesundheitsinformationsdienst könnte von den unterschiedlichsten Anbietern erbracht werden, von öffentlich bestellten Medizinern, computerisierten „Walk-in"-Informationszentren, Kaufhäusern, Postversandfirmen und staatlichen Agenturen. Sie könnten über die gleiche oder über unterschiedliche Software- oder Diagnosetechniken verfügen, sie könnten einfache oder detailliertere Berichte und Beratung über Optionen im Gesundheitsmanagement bieten. Im Sinne geringer Kosten und hoher Qualität der Datenlieferung und -interpretation wäre wohl eine marktwirtschaftliche Lösung am besten. Diskretion und Geheimhaltung müßten gesichert sein.

3) Die *Überwachung und Ermutigung* optimaler Formen der medizinischen Intervention, der Gesundheitserziehung, der Gesundheitsinformation, der Versicherungsdienste und die Neigung der Institutionen und einzelnen Bürger, aus sozialem Engagement heraus zu handeln, wären für das öffentliche Risikomanagement der Gesundheit zum Wohle aller Bürger wesentlich. In diesem Sinn sollte man sich mehr mit dem Output, d. h. mit dem Erfolg, als mit dem Input, d. h. mit der Kostenbeschränkung, befassen. Auch wären die für die Gesundheitspolitik verantwortlichen staatlichen Stellen gut beraten, wenn sie sich vornehmlich um die Schaffung und den Schutz von Rahmenbedingungen bemühen würden, innerhalb deren eine Vielfalt von Anbietern allen Bürgern eine optimale Auswahl an Dienstleistungen anbieten könnte ([21], S. 24–27).

4) Zu den Überwachungs- und Unterstützungsaufgaben des Staates gehörte auch der Schutz einer Basiskrankheitskostenversicherung als geeignetes Instrument, das Gleichheitsprinzip durchzusetzen. Diese Basiskrankheitskostenversicherung wäre die Hauptform der Subvention der Gesundheitsversorgung. In zentralistischen Staaten läge die Finanzierung und Verwaltung des gesamten Sozialbereichs in staatlicher Hand. In pluralistischen Gesellschaften würde ein offener Markt von Anbietern und Nachfragern einer Basiskrankheitskostenversicherung, einer Basisrentenversicherung, einer Basisausbildungsversicherung sowie einer Basisarbeitslosenversicherung ein flexibles System einer umfassenden Basisversicherung darstellen. Durch den Wettbewerb unter risikoerfahrenen Versicherern würden die Dienstleistungen verbessert und die Kosten vermindert. Die Verbraucher würden aus den Kräften des freien Marktes vollen Nutzen ziehen können; sie würden über die Zeit verteilt relativ niedrige Prämien im Vergleich zu einem massiven Mitteleinsatz bezahlen, der in Krisenfällen erbracht werden müßte.

Wenn es für die medizinische Grundversorgung aller Bürger eine obligatorische Basiskrankheitskostenversicherung gäbe, könnte eine freie Auswahl an Zusatzversicherungen verschiedener Art und Zweckbestimmung angeboten werden. Dadurch würde das derzeitige Problem der Beschränkung der öffentlichen Gesundheitsaufwendungen in ein weites Feld von Möglichkeiten der Risikoabsicherung überführt werden. Ergänzende und zusätzliche medizinische Dienste könnte man sich nach freier Entscheidung je nach Motivation, Wertpräferenzen, Bedarf und Geld sichern. In zentralistischen Gesellschaften würden solche Dienste nach gesellschaftlichem Wert und Nutzen gewährt werden.

Durch die Unterscheidung zwischen Basis- und Zusatzversicherung blieben die umstrittenen Fragen der kostenintensiven oder verhaltensbedingten Gesundheitsversorgung zwar generell ungelöst. Die über die Basisversorgung hinausgehenden Kosten würden aber nach der Risikoeinschätzung und der Ressourceneinteilung der einzelnen Bürger bezahlt werden. Der Staat wäre aus dem „Schneider". Die Zusatzversicherung wäre Privatsache, Steuergelder würden dafür nicht aufgewendet. Jedoch müßte der Staat dem Bürger, der zur Zahlung der Prämien für die Basisversicherung nicht in der Lage ist, diese Prämien vorstrecken. Dies gälte auch für die Ausbildungs-, Arbeitslosen- und Rentenversicherung. Die Prämien würden aus Steuermitteln als „Nationaler Versicherungskredit" gewährt werden, über den im „Nationalen Versicherungsfonds" Buch geführt wird. Das Darlehen wäre im Laufe des Lebens des Empfängers zurückzuzahlen. Es könnte einen Bonus für beschleunigte Rückzahlung geben. Sicherlich könnten einige das Darlehen aus diesem Solidaritätsfonds nie zurückzahlen. Mein Vorschlag liegt nahe an dem Konzept der „negativen Einkommensteuer", wie von Milton Friedman und Baruch Brody vorgeschlagen. Aber um der Transparenz willen und als Herausforderung an den Stolz jedes einzelnen sollte über diese Darlehen getrennt Buch geführt werden. Gewiß werden einige lieber teure chinesische Jade oder Rennautos kaufen oder sich gegen Eigentumsverluste versichern wollen, als Versicherungsprämien für die medizinische Basisversorgung zu zahlen. Sei es so:

Wenn wir uns nochmals die Kurve in Abb. 1 vergegenwärtigen, sollten wir die Beteiligung des Staates an den Basisdienstleistungen durchaus befürworten, die unmittelbare und nicht bestrittene Vorteile für jeden einzelnen bringen (Abb. 1, A–B). Eine Kostenbasis für gesetzlich vorgeschriebene Grundleistungen zu schaffen und dem einzelnen die Versicherungsprämien leihweise vorzustrecken, ist moralisch eher vertretbar und wirtschaftlich effektiver als ein Gutscheinsystem oder eine heteronome und paternalistische Interventionsversorgung. Die Trennung zwischen Basis- und Zusatzversorgung sowie die öffentliche Finanzierung der Basisversorgung ist den jetzigen marktwirtschaftlichen bzw. staatlich gelenkten Modellen der öffentlichen Gesundheitsversorgung insbesondere in *moralischer* Hinsicht überlegen, weil eine Basisversorgung in der Tat fundamental ist und kaum unterschiedlich interpretiert werden kann. In der Folge dürfte sich eine solche Lösung auch in *politischer* Hinsicht als vorteilhaft erweisen, da sie die persönliche Risikokompetenz stärkt. In *wirtschaftlicher* Hinsicht wird sie sich auszahlen, da sie zur Risikovermeidung und zum Wettbewerb um das beste und kostengünstigste Risikomanagement ermutigt.

5) Auf *einem Gebiet* jedoch ist ein *strikt politisches Management des Gesundheitsrisikos* unabdingbar; denn die direkte Verantwortung für kollektive Gesundheits- und Lebensrisiken aus Terrorismus, Krieg und Umweltbelastungen kann und darf dem Staat nich abgenommen werden.

Die Umwelt birgt Risiken aufgrund von Epidemien oder von industriellem Gift- und Schadstoffausstoß. Es ist Sache der politischen Klugheit und Führungskunst, ob das Management dieser Gesundheitsrisiken ganz oder teilweise, direkt oder in einer Kombination aus Verantwortungsdelegation und behördlicher Regelung, vom Staat übernommen wird.

Zusammenfassung

„Unser Leben währet siebzig Jahre, und wenn's hoch kommt, so sind's achtzig Jahre... Lehre uns bedenken, daß wir sterben müssen, auf daß wir klug werden" (Psalm 90). Unser Leben ist kurz, in der Tat. Gesundheit ist ein Teil guten Lebens und oft Voraussetzung für ein angenehmes und glückliches Leben; Verschlechterung des Gesundheitszustands ist oft die Folge von einem ansonsten angenehmen Leben. Ein langes Leben kann langweilig und armselig sein; ein kurzes Leben kann erfüllt und reich sein. Wohlbefinden ist eine Variable im Lebensganzen, die sich medizinischer Meßbarkeit entzieht. Es ist nicht vorstellbar, daß ein öffentliches Gesundheitssystem dieser Tatsache gerecht wird, wenn es die direkte Verantwortung für die gesamte Gesundheitsversorgung übernimmt. Die Versuchung liegt nahe, arrogante Unterscheidungen zwischen angemessenen und unangemessen, wertvoll und unwert zu treffen. Gesundheit, Leben, Wohlbefinden, Lebensführung sind höchstpersönliche Dinge. Rezepte dafür zu erwarten – sei es von einer sozialisierten oder von einer marktorientierten Medizin – ist unsinnig, da jeder Mensch selbst damit fertig werden muß. Das öffentliche Gesundheitswesen kann jedoch dafür mitsorgen, daß wir in der Lage sind, so informiert und kompetent wie möglich unsere Probleme zu meistern. Es werden immer unbeantwortbare Fragen bleiben: die Fragen Hiobs, die Fragen nach dem Sinn von Schmerz, Leid und Tod.

Literatur

1. Aaron J, Schwartz WB (1984) The painful prescription: rationing hospital care. The Brookings Institute, Washington
2. Badura B, Ferber C von (Hrsg) (1981) Selbsthilfe und Selbsthilfeorganisationen im Gesundheitswesen. Oldenbourgh, München
3. Beauchamp DE (1985) Community: the neglected tradition of public health. hastings Center Rep 15/6:28–36
4. Braun H, Articus S (1984) Die häusliche Versorgung pflegebedürftiger alter Menschen. Melle, Knoth (Adenauer-Stiftung, Forschungsbericht 40)
5. Brown LD (1983) Politics and health care organizations: HMO's as federal policy. The Brookings Institute, Washington, DC
6. Bundesminister für Arbeit (1981) Insurance code (Reichsversicherungsordnung). International Labor Organization, Geneva
7. Bundesminister für Arbeit (1983) Sozialbericht. BMA, Bonn
8. Daniels N (1983) Equity of access to health care. In: [19], vol 2
9. Ferber C von, Badura B (Hrsg) (1983) Laienpotential, Patientenaktivierung und Gesundheitsselbsthilfe. Oldenbourgh, München
10. Fink U (1984) Neue Wege in der Sozial- und Gesellschaftspolitik: Modell Berlin. Evangelische Verantwortung, Dezember, S 5–8
11. Gaefgen G (1984) Die ethische Problematik von Allokationsentscheidungen am Beispiel des Resourceneinsatzes im Gesundheitswesen. Hochschule, St. Gallen (Forschungsblätter für Wirtschaftsethik, Nr 6)
12. Grundy F, Mackintosh JM (1957) The teaching of hygiene and public health in Europe: a review of trends in undergraduate and postgraduate education in nineteen countries. World Health Organization, Geneva (Monograph series, No 34)
13. Harron F et al. (1983) Health and human values: a guide to making your own decisions. Yale University Press, New Haven, CT

14. Herder-Dorneich P (1984) Zwischen Utopie und Pragmatik. Bundesarbeitsblatt 12:5–8
15. Menzel P (1983) Medical costs, moral choices. Yale University Press, New Haven, CT
16. Moskop JC (1983) Ralsian justice and a human right to health care. J Med Philos 8:329–338
17. Münnich FE (1984) Mehr Markt. Bundesarbeitsblatt 12:8–11
18. Pfaff M (1984) Ordnungspolitik im Gesundheitswesen: Internationale Erfahrungen. Bundesarbeitsblatt 12:13–18
19. U.S. Government (1983) Securing access to health care. President's Commission for the Study of Ethical Problems in Medicine and Biomedical and Behavioral Research, U.S. Government Printing Office, Washington, (vol 1: Report; vol 2: Appendices: Sociocultural and philosophical studies; vol 3: Appendices empirical, legal, and conceptual studies)
20. Rescher N (1983) Risk: A philosophical introduction to a theory of risk evaluation and management. Univ Press of America Lanham, New York
21. Sass HM (1985) Verantwortung unter Risiko. Koellen, Alfter Oedekoven
22. Shelp EE (ed) (1981) Justice and health care. Reidel, Dordrecht (Holland)
23. Shelp EE (ed) (1982) Beneficence and health care. Reidel, Dordrecht (Holland)
24. Starr P (1975) A national health program: organizing diversity. Hastings Center Rep 5/1:11–13

Gesundheitsverantwortung und Gesundheitsfinanzierung

Christian von Ferber

Wo liegt das Problem?

Der individuellen Entscheidung der Wirtschaftssubjekte in einer marktgeregelten Verkehrswirtschaft wird seit Adam Smith neben ihrer marktwirtschaftlichen Funktion auch eine sozialethische Qualität zuerkannt; demnach führt diese – bezogen auf das Individuum – zu einer leistungsgerechten Bedürfnisbefriedigung und – bezogen auf die Gesellschaft – kraft der Marktgesetze auch zu einer optimalen Allokation der Produktivkräfte. Höchstmöglicher Stand der Leistungserstellung und leistungsgerechte Bedürfnisbefriedigung werden durch die unsichtbare Hand der Marktautomatik gewährleistet. Gegenüber der Faszination dieses Modells, das allenfalls in der kleinbetrieblichen Demokratie Englands zu Beginn des 19. Jahrhunderts auch der Realität nahe kam, besagt es offenbar wenig, daß die Gesellschaftspolitik in den westlichen Industrieländern neben die leistungsgerechte, auf das erzielte Markteinkommen bezogene Bedürfnisbefriedigung bedarfsgerechte Formen der Verteilung von Einkommen und Dienstleistungen entwickelt hat. Die Sozialversicherung beruht, ebenso wie der staatliche Gesundheitsdienst, auf einer bewußten Durchbrechung des Prinzips der (markt)leistungsbezogenen Verteilung. Sie befreien den Zugang zu medizinischen Dienstleistungen von sachfremden finanziellen Schwellen.

Ungeachtet der Tatsache, daß für Dienstleistungen, die der Erhaltung und Wiederherstellung der Gesundheit (aber auch der Bildung!) dienen, sich bedarfsbezogene Verteilungsprinzipien durchgesetzt haben, werden für die Verteilung medizinischer Dienstleistungen marktwirtschaftliche Lösungen derzeit breit diskutiert [38]. Zwar redet wohl kaum jemand einer Reprivatisierung der Gesetzlichen Krankenversicherung das Wort – am weitesten in diese Richtung hat sich wohl der Sachverständigenrat für die wirtschaftliche Entwicklung in seinem Jahresgutachten 1985/1986 bewegt –, aber es breitet sich – gestützt durch gesundheitsökonomische Argumente und angetrieben von der finanziellen Misere – die Vorstellung aus, daß eine finanzielle Selbstbeteiligung zu einer angemesseneren Inanspruchnahme medizinischer Dienstleistungen führen würde. Da empirische Belege für diese Erwartung fehlen oder zumindest in ihrer Interpretation umstritten sind, lebt die Vorstellung, daß eine finanzielle Selbstbeteiligung zu einer höheren Qualität der Inanspruchnahme führe, von der suggestiven Kraft selbstverantwortlicher Entscheidungen, deren finanzielle Auswirkungen unmittelbar erfahren werden. Die Kalkulation der finanziellen Folgen eines Arztbesuches, eines Medikamentenwunsches, einer Arbeitsunfähigkeit, einer Kur, eines Krankenhausaufenthalts, einer Zahnbehandlung etc. verbürgt danach eine bedürfnisgerechtere Inanspruchnahme im Vergleich zu einer vollständigen Abdeckung durch Sozialversicherungsbeiträge. Dabei spielt es keine Rolle, ob die finanziellen Fol-

Ethik und öffentliches Gesundheitswesen
Hrsg.: H.-M. Sass

gen in der Kostenkenntnis, in einer sozial gestaffelten Selbstbeteiligung oder in einem selbstgewählten Tarif dem einzelnen bewußt gemacht werden. Seine Entscheidung, ob und in welchem Umfange er medizinische Leistungen in Anspruch nimmt, gewinnt eine höhere Qualität in ökonomischer wie in ethischer Beziehung. Sie ist selbstverantwortlicher – wenn der Komparativ zu selbstverantwortlich erlaubt ist –, sie ist solidarischer, weil sie stärker auf die Versichertengemeinschaft Rücksicht nimmt (kein „moral hazard"), und sie führt zu einem wirtschaftlicheren Einsatz der Ressourcen im Gesundheitswesen, weil „Scheinbedürfnissen" die kaufkräftige Nachfrage entzogen wird.

Nun läßt sich mit ähnlich überzeugenden Argumenten auch die vollständige Abdeckung der finanziellen Folgen einer Inanspruchnahme medizinischer Leistungen begründen. Die Entscheidungen werden „selbstverantwortlicher" für die eigene Gesundheit getroffen, wenn sie nicht durch die erwarteten Kosten beeinflußt werden, Krankheiten werden nicht „verschleppt". Die Entscheidungen werden solidarischer, weil die zu erwartenden Kosten je nach Einkommenslage unterschiedlich hart empfunden werden. Sie führen zu einem wirtschaftlicheren Einsatz der Ressourcen, weil die Nachfrage nach Gesundheitsleistungen nicht durch finanzielle Rücksichtnahmen verzerrt wird.

Auf der normativen Ebene kann die Auseinandersetzung also endlos weitergehen zwischen den beiden sozialethischen Positionen: hie Selbstverantwortlichkeit, weil die finanziellen Folgen der Inanspruchnahme medizinischer Leistungen unmittelbar bewußt sind, dort Selbstverantwortlichkeit, weil über die Erhaltung der eigenen Gesundheit unabhängig von „sachfremden" finanziellen Erwägungen entschieden wird. Denn keine der beiden Parteien kann sich auf eine empirisch prüfbare Theorie des Inanspruchnahmeverhaltens gegenüber dem medizinischen Leistungsangebot beziehen.

Erschwert wird der Bezug der sozialethischen Positionen auf eine solche Theorie durch den tiefgreifenden sozialen Wandel, der sich gerade im Angebot an medizinischen Leistungen in diesem Jahrhundert vollzogen hat. Konnte noch McKeown [38] für die Medizin im Zeitalter der übertragbaren und der Mangelerkrankungen die These vertreten, der Einfluß der Medizin auf die Lebenserwartung sei gering im Vergleich zur Verbesserung der Lebensverhältnisse durch außermedizinische Einflüsse, so gilt diese provozierende These immer weniger, seitdem die Medizin sich ihren festen Platz in der Behandlung der nichtübertragbaren, chronischen, häufig degenerativen Krankheiten gesichert hat. Die Kompensation der Leistungseinbußen der Menschen infolge krankhafter und degenerativer Veränderung ihrer leiblichen und seelischen Kräfte ist zu einem großen und wachsendem Umfang zu einer ärztlichen Daueraufgabe geworden. Die Medizin hat sich zu einem Dienstleistungsbetrieb der Anpassung der Menschen, ihrer körperlichen und seelischen Ressourcen an die Anforderungen ihrer gesellschaftlichen Umgebung entwickelt. Durchaus in Übereinstimmung mit der wirtschaftlichen Entwicklung zu einer postindustriellen Dienstleistungsgesellschaft wurden Dienstleistungen, die der Haushalt als Eigenleistung erbracht hatte, auf das medizinische und pflegerische (Fremd)leistungsangebot verlagert. Durchaus im Einklang mit der steigenden Produktivität der Medizin wurden ganz neue Qualitäten des Dienstleistungsangebots entwickelt und in Anspruch genommen. Die bei jedem Leistungsangebot, bei jeder Leistungsinanspruchnahme sich aufdrängenden

Fragen: Ist dies volkswirtschaftlich vertretbar? Ist dies medizinisch indiziert? – also in der Sprache der RVO gesprochen – Ist es „ausreichend und zweckmäßig"!? kann daher kaum zureichend mit dem schlichten Hinweis auf die notwendige Verknüpfung von finanzieller und gesundheitlicher Selbstverantwortung beantwortet werden (als ob die kranken oder gesundheitsbewußten Bürger die Antworten parat hätten, um die sich die Experten seit Jahrzehnten vergeblich bemühen!).

Beides liegt offensichtlich nicht auf der gleichen Ebene: einerseits die abstrakte normative Forderung, finanzielle und gesundheitliche Verantwortung weitgehend in die Hände des einzelnen zu legen, und andererseits die vielen Entscheidungs- und Wahlakte angesichts eines breitgefächerten medizinischen Leistungsangebots. Bei diesen Entscheidungs- und Wahlakten soll ja die Berücksichtigung der zu erwartenden finanziellen Folgelasten die beabsichtigte Inanspruchnahme qualifizieren. Die empirische Rekonstruktion der vielen Patienten- und Arztentscheidungen, die tagtäglich hunderttausendfach getroffen werden [17, 58], wird von der sozialethischen Diskussion um die finanzielle Selbstbeteiligung gar nicht zur Kenntnis genommen, und umgekehrt führt aus der Kenntnis des Leistungsgeschehens – Inanspruchnahme von medizinischen Lesitungen bzw. Erbringen der medizinischen Leistungen für Patienten – kein Weg zur sozialethischen Begründung der Inanspruchnahme bzw. des Verhaltens der Leistungsanbieter.

Ist dies bereits bei einer Querschnittbetrachtung zu einem gegebenen Zeitpunkt erschwert, so häufen sich die theoretischen und methodischen Schwierigkeiten, sobald wir zeitliche Veränderungen in die Analyse einbeziehen. Beispielsweise bereitete gegenwärtig die Prognose der demographischen Veränderungen für die Kosten der medizinischen Versorgung keine Schwierigkeiten, wenn wir konstante altersspezifische Profile der Inanspruchnahme in eine solche Prognose einsetzen könnten. Gerade die Veränderung der alters- und geschlechtsspezifischen Profile der Inanspruchnahme sind die große Unbekannte für die Prognose; die jeweils zu erwartende Besetzung der Altersklassen dagegen kann vergleichsweise zuverlässig vorhergesagt werden [51].

In den folgenden Ausführungen kann ich die beiden Argumentationsebenen, die sich beziehungslos gegeneinander verselbständigt haben – die sozialethische Argumentation für und wider eine Verknüpfung von gesundheitlicher und finanzieller Selbstverantwortung und die empirische Rekonstruktion von Patienten- und Arztentscheidungen – nicht schlüssig miteinander verknüpfen. Wohl aber scheint es nützlich zu sein, die fehlenden methodischen und theoretischen Zwischenglieder zu umreißen, die eine Verständigung über die Beziehungen gegenwärtig erschweren, die zwischen Gesundheitsverantwortung und Gesundheitsfinanzierung hergestellt werden.

Wird das Krankheitsverhalten durch die gesetzliche Krankenversicherung verändert?

Die historische Dimension des Problems

Die Ansicht, daß eine gesetzliche Sicherung gegen die Folgen von Krankheit, zumal in der Form risikounabhängiger Beitragszahlungen, das Krankheitsverhalten der so versicherten Personen beeinflussen oder verändern werde, ist so alt wie die Gesetzliche Krankenversicherung (GKV) selbst. Die öffentliche Bewußtseinsschwelle hat diese Ansicht in 2 Stufen überschritten – zeitlich parallel mit der Zunahme der Mitglieder der GKV und mit deren Bedeutung für die Patientenklientele der Ärzte. Je mehr die ärztliche Tätigkeit durch die Behandlung von Kassenpatienten geprägt ist, je stärker die Einkommensbildung der niedergelassenen Ärzte durch die von den Krankenkassen gezahlten Vergütungen bestimmt wird, desto offener und desto deutlicher wird auch das Krankheitsverhalten der Sozialversicherten zur Sprache gebracht und – negativ bewertet.

Je länger nun die Krankenversicherung bestand, desto öfter wurden ärztliche Klagen hörbar über ein „Anspruchsdenken" der Kassenmitglieder, das diese unvorteilhaft von den Patienten der Privatpraxis unterscheidet. Schon 1894 hatte ein Kassenarzt im *Ärztlichen Vereinsblatt* als „Hauptübel" der Kassenarztpraxis „die häufige und überflüssige Inanspruchnahme wegen Lappalien durch die Versicherten" ausgemacht; und allmählich wandelte sich die stereotype Klage der Ärzte, die Kranken suchten mit ihren Krankheiten viel zu spät einen Arzt auf und verhinderten dadurch selber häufig eine effektive ärztliche Hilfe, die im Frühstadium der Krankheit viel eher möglich sei, in ihr genaues Gegenteil, zumindest was den versicherten Teil der Bevölkerung anging. „Wegen geringfügiger Beschwerden" nehmen die Patienten den Arzt „oft in überflüssiger und beharrlicher Weise in Anspruch", lautete nunmehr der Vorwurf. Wenn auch einzelne Ärzte zugaben, es sei gut, daß aufgrund des Krankenversicherungsgesetzes zahllose Kranke frühzeitig den Arzt aufsuchten, neigte doch die Mehrheit dazu, den Kassenpatienten das Verhalten der Privatpatienten, die Arzt und Arznei aus eigener Tasche bezahlen mußten, als Vorbild hinzustellen. Leichtkranke Kassenmitglieder sollten sich doch „genauso wie alle nicht einer Kasse angehörigen Leichtkranken mit Hausmitteln behelfen" und ihre Krankheiten „ohne ärztliche Hilfe zur Heilung bringen". Das sei etwa durch eine Kostenbeteiligung der Patienten zu erreichen: Die „kolossale Überlastung mit Lappalien" werde dann wenigstens wegfallen [31].

Mitteilungen dieser Art beanspruchen keine wissenschaftliche Gültigkeit, sie halten sich im Rahmen ärztlicher Standespolitik und unterstützen die Bestrebungen nach einer angemessenen Honorierung kassenärztlicher Tätigkeit, konkret die Honorare für die Kassenarztleistungen an das Niveau privatärztlicher Tätigkeit anzuheben. Denn – wie Claudia Huerkamp schreibt – „bei einem Pauschalquantum kam es ganz darauf an, wie stark die einzelnen Ärzte von den Kassenmitgliedern in Anspruch genommen wurden" [31].

Eine neue Qualität wissenschaftlichen Anspruchs erreicht die Diskussion um Sozialversicherung und Krankheitsverhalten mit der ersten Kodifizierung des Sozialversicherungsrechts durch die Reichsversicherungsordnung 1913. Seitdem nimmt sich auch die wissenschaftliche Sozialpolitik dieses Themas an; durch Max Scheler wird diese Diskussion dann sogar philosophiefähig. Die Frage, ob eine gesetzliche Sicherung gegen die Folgen von Krankheit die Schwellen zur Inanspruchnahme der Versicherungsleistungen (Krankengeld bzw. Lohnfortzahlung, ärztliche Behandlung, Krankenhausbehandlung sowie Heil- und Hilfsmittel, zahnärztliche Behandlung und Zahnersatz) in einer für den verfolgten sozialpolitischen Zweck unnötigen Weise absenke, bleibt seitdem in der Diskussion [18, 35]. Sie erhält mit der Wiederherstellung des Sozialversicherungssystems in der Bundesrepublik mit jedem Leistungsgesetz, das die Leistungen der Sozialversicherung an die Versicherten verbessert, sowie mit den periodisch auftretenden Finanzierungsengpässen in der GKV (Lohnfortzahlungsgesetz, Krankenhausfinanzierung, Kostendämpfungspolitik) immer wieder neue Nahrung.

Wer sich in dieser Frage wissenschaftlich urteilsfähig machen will, also sich hinsichtlich der empirischen Gültigkeit des in der öffentlichen Diskussion postulierten Zusammenhangs von Krankenversicherunggesetzgebung und Krankheitsverhalten vergewissern will, sieht sich vor einem Dickicht von schwer zu entwirrenden methodischen und theoretischen Schwierigkeiten.

Empirische Gültigkeit der Aussagen über verändertes Krankheitsverhalten

Was ist „angemessen"? Was ist „normal"?

Es fehlt an einem theoretisch begründeten und operationalisierbaren Außenkriterium für die „richtige", „normale" Inanspruchnahme von Versicherungsleistungen, um eine „übermäßige", durch Anspruchsdenken verzerrte Nachfrage feststellen zu können. Der statt dessen bevorzugte Vergleich mit anderen Bevölkerungsgruppen, in den Anfängen mit der privatärztlichen Klientel, später innerhalb der Versichertengruppen (Arbeiter, Angestellte) selbst, leidet – epidemiologisch formuliert – an der nicht gegebenen „Strukturhomogenität" der verglichenen Gruppen [46].

Für die Zeit bis zum Inkrafttreten der Reichsversicherungsordnung (1. Januar 1914) können wir davon ausgehen, daß für breite Bevölkerungskreise *erstmals* die ärztliche Behandlung eine echte Alternative zu der bis dahin vorherrschenden Selbstbehandlung bzw. der Laienbehandlung wird. Wenn diese Alternative auch tatsächlich wahrgenommen wird, dann ist in der Tat das Krankheitsverhalten in der Bevölkerung verändert, aber zunächst entsprechend einem durchgängigen Prinzip arbeitsteiliger Vergesellschaftung, das die Selbstversorgung durch den Markt und durch marktähnliche Versorgungsformen, Selbsthilfe durch Fremdhilfe ersetzt.

Wenn nun diese neuen Bevölkerungskreise oder – sagen wir es in der Sprache der Sozialpolitik – „Personenkreise" der GKV sich anders, ja, in einer unerwünschten Weise anders verhalten, dann können hierfür verschiedene Gründe – z. B. schichtspezifische Verhaltensweisen – verantwortlich sein. Auch bei anderen Gütern führt die Massennachfrage durch neue Konsumentenschichten zu einer Veränderung des Angebots (z. B. in der Freizeit- und Urlaubsindustrie).

Eine erhöhte Inanspruchnahme von Versicherungsleistungen kann aber auch Ausdruck einer höheren Krankheitsbelastung sein. Die epidemiologische Forschung zeigt uns seit den Anfängen der Sozialversicherung bis in die Gegenwart hinein eine relativ erhöhte Mortalität und Morbidität der Bevölkerungsschichten, denen die Sozialversicherung historisch gesehen allererst den Zugang zur medizinischen Behandlung ermöglicht hat.

Eine „erhöhte" Inanspruchnahme kann ebensowohl aufgrund einer Projektion normativer Standards festgestellt werden; hier legt die meinungsbildende Schicht, also die Mittel- und Oberschicht fest, was eine „angemessene" Inanspruchnahme der sozialversicherten Bevölkerung sein sollte. So wird in der Zeit vor dem 1. Weltkrieg bei statistischen Erhebungen ein Arztbesuch, dessen Beratungsursache nicht mit einer Arbeitsunfähigkeit verbunden ist, als eine „leichtere Erkrankung" gewertet und der Arztbesuch als entbehrlich angesehen (!) [31].

Abgesehen von den methodischen Schwierigkeiten einer empirischen Messung sind die sozialhistorisch belegten Beobachtungen von Ärzten ebenso wie die wissenschafltichen Behauptungen von Sozialpolitikern, daß die Inanspruchnahme ärztlicher und medizinischer Leistungen sich mit der Einführung der Sozialversicherung gewandelt habe, auch in ihrer theoretischen Interpretation offen, weil mehrdeutig.

Die Hinausverlagerung von Dienstleistungen aus der Selbstversorgung (hier der Selbstbehandlung und der gesundheitlichen Laienselbsthilfe) auf ein beruflich oder gewerblich erbrachtes Dienstleistungsangebot (hier der ärztlichen Dienstleistungen und der medizinischen Leistungen) ist ein *durchgängiges Prinzip* kapitalistischer, industrieller und postindustrieller Vergesellschaftung. Die Subventionierung kaufkraftschwacher Nachfrage durch staatliche Eingriffe stellt dabei nichts Ungewöhnliches dar [vgl. etwa die Nachfrage nach Wohnungen, aber auch nach Bildung, ja hier wird neben der Subventionierung sogar noch ein Abnahmezwang für ein Grunddienstleistungsangebot (Allgemeine Schulpflicht) eingeführt].

Ganz auf der Linie einer volkswirtschaftlichen Argumentation der normalen, weil erwartbaren wirtschaftlichen Entwicklung vertritt gegenwärtig der Sachverständigenrat für die wirtschaftliche Entwicklung die Auffassung, daß das Gesundheitswesen ein Wachstumssektor ist, von dem beschäftigungspolitisch erwünschte Wirkungen ausgehen. Eine verstärkte Inanspruchnahme eines aufgrund technischer Möglichkeiten und erweiterten personellen Einsatzes vergrößerten Angebots an medizinischen Leistungen ist danach „normal", ja wirtschaftspolitisch erwünscht! Für den Sachverständigenrat ist nicht die Nachfragebegrenzung, sondern die Verzerrung der Nachfrage und die hieraus folgenden Fehlallokationen im Angebot das kardinale Problem einer Strukturreform der GKV ([32]; vgl. auch [56]).

Die Veränderung des Angebots angesichts der Bedürfnisse einer Massennachfrage, das Eingehen auf schichtspezifische Bedarfsunterschiede ebenso wie die Modellierung von gruppenspezifischen Bedürfnissen ist bei einer Betrachtung der wirtschaftlichen Entwicklung die Regel. Der Verlust an Eigenkompetenz, der mit dem Rückzug aus der Selbsthilfe verbunden ist, wird dabei meistens durch die höhere Qualität der Fremdhilfe und durch den Gewinn an Zeit innerhalb der kleinen Lebensgemeinschaften aufgewogen (vgl. etwa die Veränderungen der Ernährungsweise hierzu [10, 53].

Eigenkompetenz kann überdies neu erworben werden, wie die „Do-it-yourself-Märkte zeigen. Die Ausübung der Heilkunde ist zwar als Monopol durch die approbierten Ärzte appropriiert worden; dennoch steht einer Vermittlung von Laienkompetenz, einer Unterstützung der Selbsthilfe, ja selbst einer Konsumentenbewegung rechtlich nichts im Wege – wohl aber die in diesem Zusammenhang unbeachtliche Meinung eines nicht unbeträchtlichen Teils der Ärzteschaft und die Beeinflussung der öffentlichen Meinung durch die ärztliche Standespolitik [13, 34, 57].

Bleibt letztendlich die Frage nach der spezifischen Qualität medizinischer Dienstleistungen: Werden die ärztlichen bzw. die medizinischen Leistungen generell aufgrund ihrer spezifischen Eigenart gegenüber anderen Gütern und Dienstleistungen durch eine staatliche Subventionierung kaufkraftschwacher Nachfrage und die damit verbundene Ausweitung zu einer Massennachfrage (um eine Größenordnung zur Orientierung zu nennen: 200 Mio. Behandlungsfälle in der ambulanten Versorgung, 11 Mio. Fälle in der stationären Versorgung; 1,2 Mio. Beschäftigte im Gesundheitswesen) in ihrer Qualität verändert oder geht in weiten Kreisen der Bevölkerung die Sensibilität für eben diese Qualität verloren?

Mit anderen Worten: Ist das Angebot an medizinischen und sozialen Dienstleistungen so wesentlich von anderen Wirtschaftsgütern und Dienstleistungen verschieden, daß es als soziales Gut (d. h. daß es als „Sachleistung" angeboten wird) „denaturiert"? Präziser gefragt: Verschlechtert sich die Arzt-Patienten-Beziehung, wenn die GKV oder ein staatlicher Gesundheitsdienst die Kosten trägt?

Finanzielle Selbstbeteiligung: ein Regulativ für eine richtige oder angemessene Leistungsinanspruchnahme? – Eine falsch gestellte Frage!

Unmittelbar mit den methodischen und theoretischen Schwierigkeiten einer Messung des durch die Sozialversicherung veränderten Krankheitsverhaltens ist eine sozialethische Frage verknüpft: Besteht eine größere Chance zu einer objektiv angemesseneren Inanspruchnahme medizinischer Leistungen, wenn die entstehenden finanziellen Aufwendungen den Entschluß, zum Arzt zu gehen, mit beeinflussen oder gar steuern? Oder von einer anderen Richtung her gefragt: Wird ein objektiv angemessenerer Gebrauch von den ärztlichen Ratschlägen und von den verordneten Heil- und Hilfsmitteln durch eine finanzielle Beteiligung an den Kosten oder zumindest durch eine Kenntnis der hierfür entstehenden Kosten unterstützt, nach dem Schlagwort: „Was nichts kostet, ist auch nichts wert? Im Kern betrifft diese Frage die Abgrenzung der Selbstverantwortung von der Übertragung der Verantwortung an den behandelnden Arzt oder Therapeuten.

Aus der Sicht der Patienten dokumentiert der Entschluß, zum Arzt zu gehen, die Beendigung der Selbsthilfe zugunsten der professionellen Fremdhilfe. Aus der Sicht der Ärzte markiert der Übergang aus der Laienbehandlung in die ärztliche Behandlung eine Abwägung zwischen ärztlicher und Laienkompetenz, eine Beurteilung, für die sich der Arzt in erster Linie als kompetent und zuständig ansieht. Diese Abwägung geschieht überdies unabhängig davon, ob der Patient die Kosten kennt oder nicht, ob er sie im Nachhinein erstattet bekommt oder gar selbst bezahlt. Die Beurteilung, ob die dem Arzt vorgestellten Beschwerden auch einer ärztlichen Behandlung bedürfen oder unter der Selbstbehandlung mit gleichem Erfolg abklingen, erfolgt aufgrund ärztlicher Erfahrung im Blick auf den jeweiligen Stand der Schulmedizin. Sie hat mit der Zuordnung der Kosten zu Kostenträgern nur insoweit zu tun, als eine unmittelbare Belastung des Patienten mit den finanziellen Folgen seines Arztbesuchs einen Anreiz bilden könnte, die in der Regel gegebene Alternative der Selbsthilfe intensiver auszuschöpfen.

Übereinstimmend zeigt die medizinsoziologische Forschung, daß unabhängig vom Sozialleistungssystem, auch unter einer weit vorangeschrittenen Medikalisierung – wie sie seit den 60er Jahren die Situation in den westlichen Industrieländern kennzeichnet –, die überwiegende Anzahl auftretender Krankheitsbeschwerden in der Selbsthilfe behandelt wird [19, 26, 36]. Unter „Medikalisierung" wollen wir hier, Claudia Huerkamp folgend, die sich wiederum auf Foucault stützt, „die Auflösung und Verdrängung traditionalen, subkulturell verfestigten Gesundheitsverhaltens, die Durchsetzung ‚hygienischer' Normen sowie die zunehmende Orientierung auf die rationalistischen Maßstäbe der naturwissenschaftlichen Medizin" bezeichnen.

„Medikalisierung" meint die Ausdehnung des Marktes für medizinische Dienstleistungen derart, daß es für den „Alltagsmenschen" zunehmend selbstverständlich wird, im Krankheitsfall den kranken Körper ärztlicher Kontrolle zu unterstellen und sich nach den Anweisungen des Experten „Arzt" zur Wiederherstellung seiner Gesundheit zu richten. Damit verbunden ist ein Kompetenzverlust des Patienten, eine wachsende Unfähigkeit, mit Gesundheitseinbußen selbst fertig zu werden, und ein zunehmendes psychisches Angewiesensein auf den Beistand eines „Experten" [31].

Ob man also den Entschluß, zum Arzt zu gehen, über finanzielle Sanktionen beeinflussen oder gar steuern will, setzt eine vorgängige Verständigung über die Rolle der Laienkompetenz, über ihre Urteilsfähigkeit hinsichtlich der eigenen Grenzen, auch und vor allem unabhängig von dem ärztlich-medizinischen Sachverstand voraus. Eine finanzielle Sanktionierung des Entschlusses, zum Arzt zu gehen, kommt um eine Stellungnahme zur Laienkompetenz nicht herum. Ja schlimmer noch, sie entscheidet sich ohne rationale Abwägung, in Unkenntnis der historischen Entwicklung und unter Mißachtung empirischer Befunde zur Frage der Abwägung zwischen ärztlicher Erfahrung und Laienwissen für die Laienkompetenz. Sie weist dieser eine normsetzende Funktion im Gesundheitswesen zu, nämlich die Filterung auftretender Krankheitsbeschwerden im Hinblick auf eine „angemessene" Inanspruchnahme professioneller Hilfe vorzunehmen.

In diesem Zusammenhang ist daran zu erinnern, daß die eingangs zitierte ärztliche Standesliteratur ein funktionsfähiges Laiensystem als Äquivalent ärztlicher Behandlung voraussetzt. In diesem Sinne konsequent, formuliert noch 1899 ein Ausschuß der preußischen Ärztekammer: „Weitaus der größte Teil der jetzt in ärztliche Behandlung tretenden Mitglieder der Kranken- oder Unfallversicherungskassen hat früher kaum jemals einen Arzt in Anspruch genommen, ohne daß ihnen dadurch eine dauernde Gesundheitsschädigung erwachsen wäre" (zit. nach [54]). Von diesem Zustand haben wir uns jedoch inzwischen weit entfernt.

Das geschichtlich absichtslos entstandene Potential der Laienkompetenz, das die Sozialgeschichte in mühevoller Kleinarbeit uns wieder bewußt zu machen versucht (z. B. [31, 50], sowie weitere Literaturhinweise ebenda), ist wie viele vorkapitalistische, vorindustrielle Ressourcen im Zuge der wirtschaftlichen Entwicklung aufgebraucht sowie im Zuge von Verwissenschaftlichung, Massenkommunikation und Medikalisierung radikal verändert. Nach einem tiefgreifenden sozialen Wandel, der in einer postindustriellen Dienstleistungsgesellschaft u. a. auch eine weitgehende Medikalisierung ermöglicht hat, sind Voraussetzungen und Inhalt einer Laienkompetenz als Element des Gesundheitswesens daher neu zu bestimmen, zumal faktisch, wie die medizinsoziologische Forschung übereinstimmend zeigt, die Gesundheitsselbsthilfe und die Laienhilfe auch heute eine wichtige und unverzichtbare Rolle spielen [19].

Die sozialethische Betrachtungsweise erweitert die Problemstellung, unter der wir angetreten sind, nämlich: In welchem Sinne beeinflußt die Sozialversicherung das Krankheitsverhalten? Wir werden vor die letztlich wohl nur zivilisationstheoretisch zu bearbeitende Frage geführt: Welches sind die Ausbreitungsbedingungen und die Folgen der Medikalisierung des Krankheitsverhaltens, hier verstanden als ein durchgängiger länderübergreifender zivilisatorischer Prozeß, der sich unabhängig von den konkreten Formen seiner ökonomischen Alimentierung durchsetzt? Medikalisierung der Gesellschaft vollzieht sich offenbar gleichermaßen unter den Bedingungen eines staatlichen Gesundheitsdienstes (England, die nordischen Staaten, Italien), einer Sozialversicherung (Bundesrepublik Deutschland, Frankreich, Belgien) oder unter einem noch überwiegend privatwirtschaftlich, durch private Versicherungsgesellschaften finanzierten Gesundheitswesen wie in den USA. Wenn diese Formulierung zutrifft, dann kann es eigentlich nicht um die Beantwortung der Frage gehen: Beeinflußt die GKV das Krankheitsverhalten? Vielmehr ist zu untersuchen, auf welche spezifische Art und Weise die Sozialversicherung den Prozeß der Medikalisierung begünstigt.

Zum Begriff und zu einer Theorie der Medikalisierung

Die Theorie der Medikalisierung muß noch geschrieben werden

Für eine derart ausgeweitete und zugleich zugespitzte Fragestellung ist es zunächst einmal nötig, den Begriff der Medikalisierung zu präzisieren. Claudia Huerkamp macht in ihrer oben zitierten Definition von der Dichotomie traditional/rational Gebrauch. Sie überträgt damit aufschlußreicherweise eine eingeführte Kategorie der historischen Soziologie sowie der Wirtschafts- und Sozialgeschichte auf die sozialhistorische Analyse der Geschichte des Gesundheitswesens. In der historischen Soziologie bezeichnet die Polarität traditional/rational herkömmlicherweise den Übergang von der Eigen- und Kundenproduktion zur Marktproduktion, hier also von einem traditionalen an der Gesundheitsselbsthilfe ausgerichteten zu einem zweckrational an der professionellen Fremdhilfe orientierten Gesundheits- oder Krankheitsverhalten. Ein traditional subkulturell verfestigtes Gesundheitsverhalten, so heißt es bei Claudia Huerkamp, löst sich auf und wird zurückgedrängt zugunsten einer Orientierung an den rationalistischen Maßstäben der naturwissenschaftlichen Medizin. In diesem Wandel der Handlungsorientierung für einen Ausschnitt des Alltagshandelns liegt die Chance der Ärzte, für immer weitere Personenkreise tätig zu werden, die „früher kaum jemals einen Arzt in Anspruch genommen" hatten oder, allgemeiner formuliert, für medizinische Dienstleistungen neue Märkte zu erschließen, nicht nur neue Konsumentenschichten anzusprechen, sondern auch neue Konsumentenbedürfnisse zu befriedigen.

Diesen zivilisatorischen Übergang aus der Selbstversorgung bzw. der Kundenproduktion („Haus- und Leibärzte" für die gehobenen Sozialschichten [1]) in eine marktorientierte Dienstleistungsproduktion – aber auch nur dies – erleichtert die Sozialversicherung. Sie beschafft hierfür die notwendige Kaufkraft durch Zwangsabgaben (Versicherungspflicht), die auf den Arbeitslohn aufgeschlagen werden (Arbeitnehmer- und Arbeitgeberbeiträge). Sie übt mittelbar einen Abnahmezwang aus; die Befreiung von der Arbeit bei Krankheit kann nur der Arzt aussprechen, viele Versicherungsleistungen, z. B. rezeptpflichtige Medikamente, sind nur durch eine Verordnung des Arztes zu bekommen, und sie gibt der marktfähigen medizinischen Dienstleistung noch das Qualitätszeichen „sozialpolitisch wertvoll“, „sozial erwünscht“ mit auf den Weg. Soziologisch erklärungsbedürftig sind zunächst *nicht* diese Vermittlungs- oder Transformationsdienste, die die Sozialversicherung für die Vermarktung medizinischer Dienstleistungen leistet, obwohl der bald aufbrechende und mit allen Mitteln ausgetragene Interessenkonflikt zwischen Krankenkassen und Kassenärzten auch in dieser Hinsicht viele offene Fragen aufwirft (vgl. [54]. Erklärungsbedürftig ist die Ausbreitung eines zweckrationalen Verständnisses der ärztlichen Behandlung und der medizinischen Leistung selbst, das deren Marktfähigkeit zuallererst begründet.

Wir können hier nur einige Elemente und Ansatzpunkte einer medizinsoziologisch noch auszuarbeitenden Theorie der Medikalisierung zusammentragen. Dieser Vorbehalt wird manchen überraschen, da der Terminus „Medikalisierung“ durch Foucault und Ivan Illich, die beide auf ihre Weise zu einer Theorie der Medizin in der heutigen Gesellschaft beigetragen haben, in aller Munde ist. Doch hat seine schlagwortartige Ausbreitung eher von der Aufgabe abgelenkt, die theoretischen Grundlagen des Begriffes Medikalisierung zu präzisieren. Ein solcher Versuch kann allerdings insoweit auch bereits auf Vorarbeiten zurückgreifen, als einige wichtige Theoreme, die zur Füllung des Begriffs in der Regel herangezogen werden, sehr intensiv bearbeitet werden. Hierzu gehören z. B. die Professionalisierung der Ärzteschaft [20, 21], die Theorie der Arzt-Patienten-Beziehung [39, 43, 44], der Krankheitsbegriff [23, 27], die Konzepte der Medizin [49], der Paradigmabegriff [8, 9], die zivilisatorische Entwicklung von Scham- und Peinlichkeitsgrenzen als grundlegend für das Patientengeheimnis [6, 9] sowie die Patientenautonomie (vgl. die umfängliche Forschung zur Gesundheitsselbsthilfe [14, 19]).

Medikalisierung verweist auf 2 soziologisch-theoretisch im ersten Zugriff schwer zu integrierende gesellschaftliche Aspekte. Auf der einen Seite dient der Begriff Medikalisierung der Charakterisierung der Modernisierung der Medizin. Er kennzeichnet spezifische Organisationsformen des medizinischen Wissens („iatrotechnisches Konzept“ im Sinne von Rothschuh [49]; „naturhistorischer Krankheitsbegirff“ nach Hartmann [27] und der ärztlichen Berufsausübung (Professionalisierung). Er will den Herrschaftsaspekt des sozial- und sozialpolitischen Einflusses der Ärzte (Kassenärztliche Vereinigung), aber auch in der Vermarktung medizinischer Dienstleistungen (Gesundheitsökonomie) herausheben. Die genannten gesellschaftlichen Prozesse dokumentieren sich selbst. Sie sind der Erforschung unmittelbar zugänglich. Auf der anderen Seite bringt Medikalisierung Formen der sozialen Kontrolle des Gesundheits- und Krankheitsverhaltens auf den Begriff („Daß es“ – wie Claudia Huerkamp [31] formuliert – „für den ‚Alltagsmenschen‘ zunehmend selbstverständlich wird, im Krankheitsfall den kranken Körper ärztlicher Kontrolle zu unterstellen... eine wachsende Unfähigkeit (inkaufzunehmen) mit Gesundheitseinbußen selbst fertig zu werden“). Die mit der sozialen Kontrolle des Gesundheits- und Krankheitsverhaltens verbundenen Prozesse dokumentieren sich in der Regel nicht selbst. Sie sind der Erforschung weniger leicht zugänglich. Sie bedürfen wie die Masse des Alltagshandelns der Rekonstruktion.

Für eine medizinsoziologische Theorie der Medikalisierung sind jedoch beide Aspekte, und zwar in ihrer gegenseitigen Ergänzung, wichtig. Die Transformation medizinischen Wissens und ärztlicher Berufsausübung in eine arbeitsteilige Verkehrswirtschaft und die Transformation des Krankheitsverhaltens gehören zusammen. Die Transformation des Krankheitsverhaltens verändert die Selbstdarstellung des Krankheitsbildes, um es auch in seiner Symbolsprache dem medizinischen Dienstleistungsangebot anzupassen und den Leistungsverkehr zwischen medizinischen Dienstleistungen und den Patienten zu ermöglichen. Da medizinische Dienstleistungen in dem Sinne stets höchst persönliche Dienstleistungen sind, da sie unter der Voraussetzung erbracht werden, daß wesentliche Intimschranken (körperliche und seelische Integrität), die normalerweise die Alltagsinteraktionen schützen und regulieren, außer Kraft gesetzt sind, bedeutet die Transformation des Krankheitsverhaltens eine beachtliche zivilisatorische Leistung [9]. Die Rede von dem Herrschaftsaspekt der Medikalisierung bleibt leer, wenn – um in der Sprache der Herrschaftsoziologie zu bleiben – die Legitimitätsgrundlagen auf seiten der Kontrollunterworfenen nicht geklärt werden. Ein erster Schritt auf dem Wege zu einer Theorie der Medikalisierung wird daher die modelltheoretische Verknüpfung beider Aspekte sein müssen.

Wenn im Krankheitsfall, aber auch in Gesundheitsfragen durchgängig für alle Gruppen in der Gesellschaft (für Männer und Frauen, von der Wiege bis zur Bahre, für alle Sozialschichten!) die Orientierungsregel gilt, sich ärztlichen Rates und schulmedizinischen Wissens zu bedienen, dann beruht die Einhaltung dieser Orientierungsregel auf inneren und äußeren Sanktionen, z. B. seinen Krankheitszustand nach außen zu legitimieren (Arbeitsunfähigkeit gegenüber dem Arbeitgeber, aber auch ärztliche Unterstützung bei der Abwehr von Alltagsverpflichtungen gegenüber anderen) oder die entstehenden Kosten nicht unmittelbar selbst tragen zu müssen (ärztliche Verschreibung von Medikamenten und anderen Heil- und Hilfsmitteln usw.). Offensichtlich beruht die Einhaltung der Orientierungsregel auf der Sicherheit, die zu ihrer Befolgung notwendigen Rahmenbedingungen jederzeit und jeglichen Orts vorzufinden. Eine Orientierungsregel sozialen Handelns, für die die zu ihrer Einhaltung erforderlichen Mittel nicht oder – dies trifft häufiger zu – ungleich unter den gesellschaftlichen Gruppen verteilt gegeben sind, führt, wie Merton [40] in seiner Anomietheorie gezeigt hat, zu anomischen Verhaltensweisen, zu einem sozialstrukturell erzeugten abweichenden Verhalten. Zu den in diesem Sinne garantierten Rahmenbedingungen des Krankheitsverhaltens gehören

- die bei aller Binnendifferenzierung geschlossene Gestalt der Schulmedizin in ihrer doppelten Ausprägung als Wissenschaftsprinzip (medizinische Fakultäten) und als Organisationsprinzip der Ärzteschaft (Einheitlichkeit der ärztlichen Aus- und Weiterbildung);
- die Erfüllung der Versorgungsaufträge: kassenärztlicher Sicherstellungsauftrag, Krankenhausversorgung als öffentliche Aufgabe der Bundesländer;
- die finanzielle und räumliche Zugänglichkeit medizinischer Leistungen, wie in den Planverfahren für die kassenärztliche Bedarfsplanung und für die Krankenhausbedarfsplanung festgeschrieben;
- die Nachfrageorientierung medizinischer Leistungen, d. h. die Anwendung des jeweils erreichten und anerkannten Standes der medizinischen Technik und Wissenschaft, aber auch die sanktionsgestützte Vorgabe von Anreizen einer pa-

tientenorientierten Behandlung (Formen der Honorierung ärztlicher Leistungen);
- eine ausreichende Kontrolle der Qualität medizinischer Leistungen (ärztliche Ausbildung, Qualitätssicherung);
- die Stabilisierung des Systems im gesellschaftlichen Wandel.

Unter dem letztgenannten Gesichtspunkt der Systemstabilisierung sind für die Gegenwart eine ganze Reihe von tiefgreifenden Wandlungsprozessen zu nennen, die die Stabilität gefährden, ja bedrohen können: die Entkoppelung von Bedarf und Ausbildung – sie führt innerhalb kurzer Zeit zu einem Mehrangebot an Ärzten und anderen Gesundheitsberufen –, die steigenden Finanzierungslasten des medizinisch-technischen Fortschritts, der epidemiologische Wandel der Krankheiten und – eng damit verbunden – die demographischen Veränderungen. Sie alle zusammen drohen ein beitragsfinanziertes System der GKV zu sprengen. Die Bemühungen um eine Strukturreform der Sozialversicherung, insbesondere der GKV sind hierauf gerichtet (vgl. [33]).

Gerade die Bemühungen um die Stabilisierung des Systems unterstreichen noch einmal die hier vertretene These, daß die GKV ein *Instrument* der Medikalisierung ist, dessen Struktur sogar für eine effiziente Durchsetzung dieses Prinzips zur Disposition steht. Auch ist es einsichtig, daß die genannten Rahmenbedingungen der Medikalisierung auch durch andere Organisationsformen sozialer Sicherheit, etwa durch einen staatlichen Gesundheitsdienst, gewährleistet sein können. Die Frage „Verändert die Gesetzliche Krankenversicherung das Krankheitsverhalten"? ist also schlicht falsch gestellt!

In jedem Falle aber ist es für eine Theorie der Medikalisierung unverzichtbar, von der folgenden „sozialen Tatsache" auszugehen: Die Generalisierung einer Orientierungs- und Entscheidungsregel, wohlgemerkt in der strikten Form für *alle* Gruppen der Gesellschaft, im Krankheitsfall und in Gesundheitsfragen ärztlichen Rat zu suchen, ärztliche Behandlung in Anspruch zu nehmen, sich medizinischer Leistungen zu bedienen etc., entbehrt ohne die gleichzeitige Verfügung über die hierzu notwendigen Mittel, und das sind derzeit grosso modo 10% des Bruttosozialprodukts und ein komplexes Räderwerk von Organisationen, jedes faktischen Inhalts bzw. produziert, wenn sie forciert werden sollte, anomisches Verhalten.

Medikalisiertes und nichtmedikalisiertes Krankheitsverhalten

Wir wollen das Befolgen der Orientierungsregel „medikalisiertes Krankheitsverhalten" nennen und versuchen, diesen Terminus in Einklang mit den empirischen Befunden theoretisch zu fixieren. Dabei ist es nützlich, von der in der Medizinsoziologie gebräuchlichen Begriffsverwendung auszugehen. Hier bezeichnet „Krankheitsverhalten" das Verhalten eines Menschen, der Befindlichkeitsstörungen bei sich bemerkt, ihnen Krankheitswert beimißt und nach Abhilfe seiner Krankheitsbeschwerden sucht [30, 47]. Dabei kommt der Entscheidung unter den gegebenen alternativen Formen der Hilfe eine wichtige Rolle zu.

Soll der Betroffene sich selbst behandeln? Bei seinen Familienangehörigen Rat suchen? Verwandte, Freunde und Nachbarn fragen (hier insbesondere Personen, die im Gesundheitswesen tätig sind)? Soll er sich an eine Selbsthilfegruppe wenden? Oder andere Formen selbstorganisierter Gesundheitshilfe um Rat angehen? Zum Arzt gehen? Einen Heilpraktiker aufsuchen? Er kann bestehende, gewachsene soziale Beziehungen aktivieren, er kann selbstorganisierte, sog. freiwillige Hilfe suchen oder beruflich entgeltliche, in der Regel professionelle Dienstleistungen in Anspruch nehmen (vgl. Schema).

Typologie medizinischer und sozialer Dienstleistungen

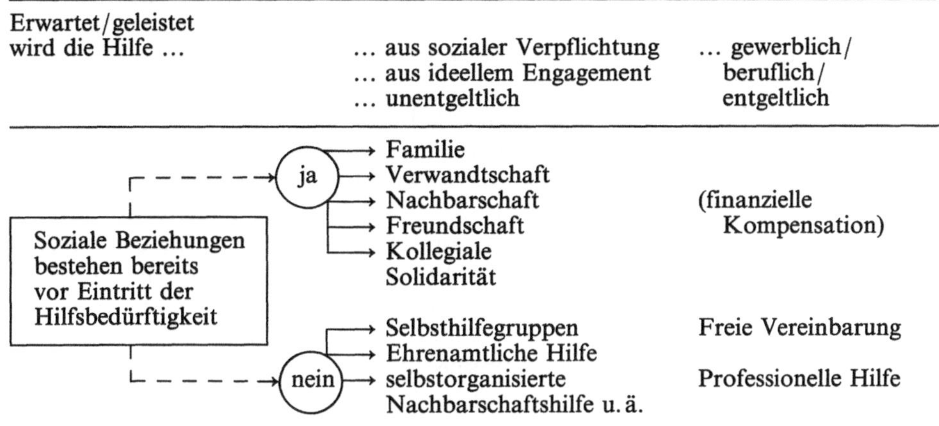

Die ebenso schlichte wie abstrakte Definition der Medizinsoziologen läßt Raum für eine Vielzahl von Kontextvariablen, etwa für die durchaus unterschiedliche Krankheitserfahrung, die mit verschiedenen Krankheiten und ihren Krankheitsstadien verbunden ist: Rückenschmerzen und Magenbeschwerden haben eine andere Qualität als stenokardische Beschwerden. Ferner ist es für die Entscheidung von Bedeutung, ob die Krankheitserfahrungen erstmals auftreten oder ob es sich um wiederkehrende Beschwerden, um die Episoden chronischer Krankheiten handelt. Ein rezidivierendes Magenulkus hat eine andere Qualität als die Übelkeit nach einer durchzechten Nacht.

Weitere Kontextvariablen sind Alter, Geschlecht, Umfang von Netzwerkbeziehungen [2, 3, 17]. Die empirische, sich immer weiter ausdifferenzierende Forschung zum Krankheitsverhalten [25] entdeckt immer weitere gesellschaftliche Bedingungen, die das Krankheitsverhalten modellieren, insbesondere die Inanspruchnahme medizinischer Leistungen beeinflussen. Wir können es uns ersparen, hier auf diese Untersuchungsergebnisse im Detail einzugehen. Denn aus ihnen ergibt sich – soweit ich sehen kann – kein Hinweis darauf, daß die Organisationsformen der sozialen Sicherung (Sozialversicherung oder staatlicher Gesundheitsdienst) den Einfluß solcher Kontextvariablen verändern. Ich halte es daher für lohnender, der folgenden Frage nachzugehen.

Krankheitsverhalten – so hatten wir wiederholt herausgestellt – trifft stets auch eine Entscheidung zwischen Selbsthilfe, nichtprofessioneller und professioneller Fremdhilfe. Nun betrifft diese Entscheidung in den seltensten Fällen eine vollständige Alternative, wie es die Formulierung von Claudia Huerkamp suggeriert (ich spitze im folgenden bewußt zu!), *entweder* „den kranken Körper ärztlicher Kontrolle zu unterstellen“ *oder* „mit Gesundheitseinbußen selbst fertig zu werden“. Vielmehr sind eigene Krankheitsbewältigung und ärztliche Krankheitsbewältigung in der Regel gleichzeitig gegeben, teilweise sogar miteinander verknüpft. Selbst unter der strengen ärztlichen Kontrolle im Krankenhaus, ja sogar unter den Bedingungen der Intensivpflege – wie die Gruppe um Weingarten [19] gezeigt hat – bleiben beim Patienten Aktivitäten, „mit Gesundheitseinbußen selbst fertig werden“. Es stellt sich daher die – soweit ich sehe – vernachlässigte Frage: Welchen *Ausschnitt* aus dem Gesamtspektrum der Bewältigungsaktivitäten, die die Medizinsoziologie unter dem Terminus „Krankheitsverhalten“ zusammenfaßt, eignen sich die Ärzte zu? Oder anders gefragt: In welchen Merkmalen unterscheiden sich medikalisiertes und nichtmedikalisiertes Krankheitsverhalten? Und (da das empirisch beobachtbare Krankheitsverhalten stets das Resultat einer ständigen Interaktion zwischen Patienten und Ärzten in einem System bildet): Welche Auswahlprozesse bzw. welche Selektivitäten bestimmen die Grenzen zwischen medikalisiertem und nichtmedikalisiertem Krankheitsverhalten?

Für die Beantwortung dieser Frage scheint es mir wichtig zu sein, die Dimension des Verhaltens genau zu bezeichnen, um die es hier geht. Krankheitsverhalten ist stets in dem Sinne individuelles Verhalten, wie es sich auf die persönliche Betroffenheit durch Krankheit gründet. Wir können nicht für den anderen leiden, sondern ihm nur Hilfe leisten, seine Krankheit durchzustehen. Im Verkehr mit einem flächendeckenden, Versorgungsaufträge erfüllenden Gesundheitswesen ist Krankheitsverhalten zugleich ein durch generalisierte Erwartungen gesteuertes Verhalten. Diese Erwartungen beziehen sich auf

- die Hilfen, die der Arzt geben oder vermitteln kann: die Ursachen der Befindensstörungen feststellen oder zumindest mehr oder anderes darüber sagen, als man selber weiß, Ängste und Befürchtungen abbauen oder konkretisieren, die Arbeitsunfähigkeit bestätigen, Medikamente und andere Hilfsmittel verschreiben, zum Facharzt oder zum Krankenhaus überweisen und – last not least – selber eine Behandlung vornehmen oder vornehmen lassen;
- die symbolische Präsentation der Befindensstörungen, um die erwartete oder erwünschte Hilfe zu bekommen; genauer gesagt: die Beurteilung und expressive Vergegenwärtigung der eigenen Befindensstörungen und Beschwerden nach ihrer Eignung, als Beratungsursache bei welchem Arzt zu dienen. Unter dem Prinzip der freien Arztwahl, das in der Bundesrepublik Deutschland gilt, faßt der Kranke nicht nur den Entschluß, zum Arzt zu gehen, sein Krankheitsverhalten zu medikalisieren, sondern er entscheidet zugleich darüber, über *welchen* Arzt oder über *welche* Ärzte z. B. bei Parallelbehandlungen (die Herz-Kreislauf-Beschwerden beim Internisten, die Rückenschmerzen beim Orthopäden) er in die professionelle Behandlung seiner Beschwerden eintritt (vgl. [17]).

Soziologisch-theoretisch besteht eine gewisse Unsicherheit in der angemessenen terminologischen Einordnung solcher Erwartungen. Sind es generalisierte Verhaltenserwartungen? Dies würde auf feste Interaktionsmuster verweisen. Oder sind es Deutungsmuster bzw. Codes? Dies würde auf interaktionsunabhängige Verständigungsformen verweisen. Einschlägige empirische medizinsoziologische Untersuchungen über Arzt-Patientenkontakte lassen mir den Terminus „generalisierte Verhaltenerwartungen“ als angemessener und präziser erscheinen.

So zeigen z. B. sprachsoziologische Untersuchungen von Arzt-Patienten-Kontakten positionsabhängige Soziolekte, situationsspezifische Sprachregister (z. B. weist die Diagnosesprache des niedergelassenen Arztes soziolinguistisch gesehen feste Strukturen auf; die Selbstdiagnose von Patienten ließe sich vermutlich ähnlich bearbeiten). Viele Ergebnisse empirischer Forschung deuten also darauf hin, daß das medikalisierte Krankheitsverhalten festen und zugleich sehr spezifischen Interaktionsmustern folgt [15, 16, 17]. Wir können uns diese Interaktionsmuster auf die folgende Weise verständlich machen.

Professionelle Standards eines spezialistisch nach Krankheitsgebieten und/oder nach diagnostischen bzw. therapeutischen Methoden ausdifferenzierten Leistungsangebots der Ärzte ebenso wie die wirtschaftlichen Imperative eines rationellen Durchlaufs der Patienten implizieren prägnante und rigide Vorgaben für die Entscheidungen der Patienten. Obwohl für medizinische Dienstleistungen – und hierin liegt wohl in der Tat ein spezifischer Unterschied zu anderen Dienstleistungsangeboten – eine Werbung (noch) nicht gestattet ist, ferner für die Patienten auch aus anderen Gründen die Übersicht erschwert ist, kommt es anscheinend dennoch zu festen Interaktionsmustern. Die überwiegende Mehrzahl der Arzt-Patienten-Kontakte findet zwischen bekannten Partnern auf der Grundlage bekannter Krankheits- bzw. Beschwerdebilder statt [58]. Erstberatungen sind in der primär-ärztlichen Versorgung ausgesprochen selten! Dort wo sie häufiger sind, nämlich in der (im engeren Sinne) fachärztlichen Versorgung und im Krankenhaus, folgen sie ausgearbeiteten Überweisungs- und Mitbehandlungsmustern [17].

Dies zur Struktur der Arzt-Patienten-Beziehungen vorweggeschickt, stellt sich die Frage nach den Inhalten dieser generalisierten Erwartungen. Hier scheint es mir hilfreich, einen Vorschlag Rothschuhs [49] aufzugreifen und die schulmedizinische Grundlage der Arzt-Patienten-Interaktionen als „iatrotechnisches Konzept" zu begreifen. Rothschuh schreibt über die Entstehung dieses Konzepts:

> Die Sicherheit, mit der technische Anordnungen in Maschinen, Geräten und Apparaten schon in den ersten Jahrzehnten des 19. Jahrhunderts funktionierten, führte, verglichen mit der Ungewißheit des Erfolges ärztlichen Denkens und Handelns, zu Resignation und Skepsis gegenüber der traditionellen Medizin. Es entstand um die vierziger Jahre des vorigen Jahrhunderts nach Übergangserscheinungen ein neues Organismusbild nach naturwissenschaftlichem Muster und eine neue Vorstellung über die Art und Weise, wie eine neue Medizin nach Art von Naturwissenschaft und Technik aussehen müßte ([49], S. 417).

„Die neue iatrotechnische Medizin", so schreibt Rothschuh weiter, „fußt auf einem Organismusbild fast Cartesianischer Struktur, auf einem *Maschinenmodell*" ([49], S. 419, Hervorhebung im Original, vgl. auch [27]).

In diesen Bemerkungen wird auch aus der Perspektive der Patienten sehr deutlich herausgearbeitet, was Claudia Huerkamp als Übergang zu einem zweckrationalen Krankheitsverhalten im Zuge der Medikalisierung charakterisiert hatte: ein personindifferentes, auf abgrenzbare Funktionsstörungen gerichtetes Krankheitsverständnis. Zwar bleibt die persönliche Betroffenheit durch Krankheitsereignisse weiterhin bestehen; Krankheitsbewältigung gehört auch weiterhin zu den unvertretbaren höchstpersönlichen Herausforderungen im Leben eines jeden Menschen, aber es findet eine Entlastung statt. In dem Maße, wie das Leistungsangebot der Ärzte, aber auch des Gesundheitswesens generell sich ausweitet, können Aufgaben auf Fremdleistungen verlagert werden, Teilaufgaben allerdings, für deren Lösung eine breitere Erfahrung, ein Spezialwissen und eine größere Kompetenz zur Verfügung stehen. Überhaupt eine Grenze zwischen medikalisiertem und nichtmedikalisiertem Krankheitsverhalten ziehen zu können, liegt in der Chance, daß solche Teilaufgaben der Krankheitsbewältigung für die professionelle Fremdhilfe zu definieren und auszugrenzen sind.

Die in der Tat staunenswerte Ausbreitung medikalisierten Krankheitsverhaltens hat soziologisch gesehen ihre Grundlage weniger in der Sozialversicherung, sondern eher in der Organisation ärztlicher Krankenhilfe nach der Maßgabe eines iatrotechnischen Krankheitskonzepts. Bestätigt findet sich diese Aussage durch eine Reihe von Entwicklungen, die sich in der Medizin während der vergangenen 100 Jahre durchgesetzt haben:

- die fortschreitende Spezialisierung der klinischen Medizin nach Organbereichen und/oder spezifischen diagnostischen bzw. therapeutischen Methoden (die klinische Medizin ist inzwischen ein Reich der Spezialitäten und Subspezialitäten geworden);
- die in allen medikalisierten Gesellschaften zu beobachtende überbordende Zunahme der Fachärzte, die weit über den epidemiologisch festzustellenden Bedarf hinausreicht [5];
- die Anpassung der in diesem System fachärztlicher, organspezifischer wie funktionsbezogener Spezialisierung an den Rand gedrängten Allgemeinmedizin als eine Fachspezialität sui generis: als Familienarzt, als zuständig für eine Funktion im Gesundheitswesen, nämlich als „primärärztliche Tätigkeit" [22, 28, 29];
- die verschiedenen Ansätze, auch die persönliche Betroffenheit des Kranken, also die (noch) nichtmedikalisierten Anteile des Krankheitsverhaltens iatrotechnisch zu modellieren (klinische Psychologie, ärztlich geleitete oder wenigstens supervisierte Gesprächsgruppen zu bilden, die Selbsthilfe in die medizinische Versorgung zu integrieren usw. [41];
- der in allen medikalisierten Gesellschaften, wohlgemerkt unabhängig von der ökonomischen Position oder der sozial-staatlichen Einbindung der Pharmaindustrie, zu beobachtende, kaum zu bremsende Konsum von Arzneimitteln; darin wohl nur der Zigarette vergleichbar ist das Medikament zum konsumreifsten und nachfrageorientiertesten Mittel zweckrationalen Krankheitsverhaltens avanciert, es erreicht eine Spezifität im Hinblick auf Befindensstörungen, Krankheitsbeschwerden und Krankheitssymptome, wie sie die Spezialisierung des ärztlichen Leistungsangebots niemals erreichen kann, und ergänzt daher die iatrotechnische Medizin in einer überaus wirkungsvollen Weise [52];
- die schon irrational zu nennende Hochschätzung der Freiheit der Arztwahl: sie wird nur in einem iatrotechnischen zweckrationalen Krankheitskonzept voll verständlich und durchsichtig, nämlich jederzeit, jeglichenorts, entsprechend den auftretenden Beschwerden *den* Spezialisten aufsuchen zu können, der am meisten geeignet zu sein scheint, die ihm zugedachte abtrennbare Teilaufgabe der Krankheitsbewältigung zu übernehmen. Angesichts des unbestrittenen Tiefstandes biologischer und medizinischer Kenntnisse in der Bevölkerung ist es schon überraschend festzustellen, daß die Vorstellung so weit verbreitet und so tief verwurzelt ist, Krankheitsbewältigung sei ein von dem geeigneten Exper-

ten technisch – also weitgehend indifferent gegenüber der eigenen Person – zu lösendes Problem.

Es gibt leider nur sehr wenige empirische Untersuchungen, die die Grenzziehung zwischen medikalisiertem und nichtmedikalisiertem Krankheitsverhalten nach den Kriterien eines iatrotechnischen Konzepts erkennen lassen. Ich möchte aus 2 Untersuchungen hier exemplarisch berichten.

Engelhardt et al. [7] haben nach der Bedeutung der „persönlichen Vorgeschichte" für das klinische Beschwerdebild von Krankenhauspatienten gefragt. Sie haben sich dem nichtmedikalisierten Krankheitsverhalten zugewandt, das gängigerweise nicht im Mittelpunkt der Arzt-Patienten-Interaktion steht. Sie finden, daß in erheblichem Umfang das nichtmedikalisierte Krankheitsverhalten das klinische Beschwerdebild beeinflußt und prägt. Entsprechend der hier vertretenen Hypothese, daß ein iatrotechnisches Konzept die Interaktion zwischen Arzt und Patient bestimmt, haben 90% der Ärzte, aber auch der Krankenschwestern *keine* Kenntnis von der persönlichen Vorgeschichte der von ihnen behandelten und gepflegten Patienten.

Eine englische Untersuchung hat beschwerdespezifisch die Rate des medikalisierten zum nichtmedikalisierten Krankheitsverhaltens berechnet [4]. Hier zeigt sich eine deutliche Abhängigkeit der Rate von der Chance, die Beschwerden personindifferent abzugrenzen und zu lokalisieren. In einer eigenen Untersuchung finden wir Ähnliches bei der Beantwortung der Frage: Welche der vom Patienten geäußerten Beschwerden werden von den Kassenärzten für die Diagnose verwertet? (siehe dazu [15, 16]).

Medikalisierung des Krankheitsverhaltens und Gesundheitsverantwortung

Was folgt aus den vorgetragenen Überlegungen zunächst im Blick auf die Ausgangsfrage nach dem Wandel des Krankheitsverhaltens?

Für den Wandel des Krankheitsverhaltens ist die Medikalisierung der dominante Prozeß. Die Sozialversicherung fördert seine Ausbreitung, erzeugt jedoch keine nennenswert anderen Wirkungen als die Bereitstellung von Kaufkraft auf anderem Wege:

- durch einen staatlichen Gesundheitsdienst oder
- durch ein höheres Realeinkommen der Bevölkerung (Beispiel USA).

Bemerkenswerterweise sind die Ausgaben für Erhaltung und Wiederherstellung der Gesundheit am Bruttosozialprodukt unabhängig vom Umfang der öffentlichen Finanzierung und vom Umfang öffentlicher Erbringung der Leistungen [45].

Das Krankheitsverhalten der Bevölkerung zeigt in den Gesellschaften, die nahezu allen Bevölkerungskreisen Zugang zu ärztlichen und medizinischen Dienstleistungen eröffnen, eine Aufteilung in medikalisiertes und nichtmedikalisiertes Krankheitsverhalten. Definieren wir Krankheitsverhalten entsprechend dem medizinsoziologischen Begriffsverständnis als die Aktivitäten, die angesichts von Befindlichkeitsstörungen und Krankheitssymptomen unternommen werden, dann überwiegt selbst bei einem hohen Stand ärztlichen und medizinischen Leistungsangebots der Anteil des nichtmedikalisierten Krankheitsverhaltens [19, 36].

Die Entscheidungskriterien, nach denen medizinische Fremdhilfe anstatt der (in aller Regel stets mitgegebenen!) Selbstbehandlung, der familialen Eigenhilfe oder selbst- bzw. fremdorganisierten Laienhilfe in Anspruch genommen wird, folgen generalisierten Erwartungen hinsichtlich des medizinischen Leistungsangebots. Die Kranken verhalten sich in dieser Hinsicht nicht anders als gegenüber anderen Dienstleistungs- oder Güterangeboten. Auch im Gesundheitswesen beeinflußt letztlich auch das Angebot die Struktur der Nachfrage.

Die Verkehrsfähigkeit medizinischer Leistungsangebote wird aufgrund der durchgängigen Organisation der Medizin nach einem iatrotechnischen Konzept erleichtert und gesteigert. Aus- und Abgrenzbarkeit der Ursachen von Beschwerden und Krankheitssymptomen bildet die Grundlage für ein variabel kombinierbares Angebot von Einzelleistungen. Es ist sicher kein Zufall, daß im Kulturkreis der iatrotechnischen Medizin die Einzelleistungsvergütung sich als die vollkommenste, weil marktadäquateste Form der Honorierung ärztlicher Tätigkeit durchgesetzt hat [48, 55]. Im internationalen Vergleich variieren lediglich die konkreten Ausgestaltungen! Aus- und Abgrenzbarkeit der Ursachen von Beschwerden und Krankheitssymptomen als Grundlage professioneller Fremdhilfe beruht auf einem personenindifferenten Krankheitsverständnis und fördert dessen Ausbreitung. Dem iatrotechnischen Konzept der Medizin entspricht auf seiten der Patienten die Spaltung des Krankheitsverständnisses in ein personindifferentes Körpergeschehen, dessen Störungen als Problem an das medizinische Dienstleistungsangebot weitergegeben werden können, weil dieses auch seine Kompetenz hierfür angemeldet und durchgesetzt hat. Zunehmend losgelöst, ja z. T. abgespalten davon ist die Selbstbetroffenheit durch die psychischen, sozialen und materiellen Folgen der Krankheit. Sie hat inzwischen in der neuen Selbsthilfebewegung auch ihren öffentlichen Ausdruck gefunden [13]. Selbstbetroffenheit hat sich insoweit auch bereits gegenüber der Krankheit verselbständigt, als sie gegenüber jedem Ereignis geltend gemacht werden kann, das die vorausgesetzte gesellschaftliche Normalität gefährdet oder aufhebt: Behinderung, Lebenskrisen, Arbeitslosigkeit, befürchtete gesellschaftliche Katastrophen [34, 57].

Unter der Medikalisierung des Krankheitsverhaltens differenziert sich die Laienkompetenz nach 2 Dimensionen: sie muß eine Urteilsfähigkeit hinsichtlich des medizinischen Leistungsangebots besitzen (diese Kompetenz bleibt ohne Markttransparenz und ohne eine starke Konsumentenbewegung schwach), *und* es müssen Kenntnisse, Fertigkeiten und Erfahrungen gegeben sein, um mit den Krankheitsbeschwerden und Krankheitsfolgen besser fertig zu werden. Hier liegt ein Kerngebiet der Gesundheitsselbsthilfe, aber auch eine wichtige Aufgabe für Gesundheitsberufe, mit ihren Patienten das Thema der Copingstrategien zu erörtern und sie zu beraten (vgl. für die Herzinfarktpatienten [3]).

Systemkonform zur arbeitsteiligen Verkehrswirtschaft hat sich eine iatrotechnische Medizin entwickelt. Sie rechnet z. Z. zu den noch weiter ausbaufähigen Dienstleistungssektoren einer postindustriellen Gesellschaft. Die Frage nach Sinn oder Unsinn, Wert oder Unwert des iatrotechnischen Konzepts der Medizin kann so allgemein nur im Zusammenhang mit der Frage nach Sinn oder Unsinn eines bedenkenlosen Umgangs mit technischen Mitteln und materiellen Ressourcen in unserer Gesellschaft überhaupt gestellt werden; dies hat m. E. Illich sehr richtig gesehen und in seinen kulturkritischen Analysen zum Ausdruck gebracht. Wir leben in einer Zivilisationsform, die unempfindlich macht gegenüber der Vergeudung der arbeitsteilig auf einem hohen Stand der Arbeitsproduktivität erzeugten Leistungen. Daß dies auch zunehmend für medizinische und ärztliche Dienstleistungen gilt, gehört zu den Erfahrungen, die wir auch auf anderen Gebieten beim Übergang aus einer Mangel- in eine „Überfluß"situation machen. Die Folgen der iatrotechnischen Medizin werden wir nur im Zusammenhang mit einem Wandel unserer Zivilisation überwinden.

Das iatrotechnische Konzept der Medizin beruht auf einem zweckrationalen Handlungsschema, als solches ermöglicht es einen umfassenden Dienstleistungsverkehr, der die Organisation seiner Finanzierung über die Sozialversicherung, insbesondere die Gesetzliche Krankenversicherung, zu sprengen droht. Zweckrationalen Handlungsschemata wohnt eine spezifische Eigenrationalität inne, nämlich, für gegebene Zwecke unter technischem und wirtschaftlichem Aspekt nach den jeweils geeignetsten Mitteln zu suchen und sie einzusetzen. Es ist das erklärte Ziel der Reformbemühungen im Gesundheitswesen, die Effektivität zu verbessern (also die medizinisch wirksamsten Behandlungsmethoden auszuwählen) und die Effizienz zu erhöhen (also unter den medizinisch wirksamsten Behandlungsmethoden die kostengünstigsten einzusetzen). Da das iatrotechnische Konzept die Grundlage eines flächendeckenden Dienstleistungssystems in allen entwickelten Gesellschaften geworden ist, können Effektivität und Effizienz nur in sehr begrenztem Umfange auf der Ebene der Versorgungseinheiten (Arztpraxen, Krankenhäuser) oder der Behandlungseinheiten (Behandlung einzelner Patienten oder Patientengruppen eines Arztes oder einer Klinik) festgestellt und weiterentwickelt werden. Effektivität und Effizienz der medizinischen Versorgung können zureichend nur auf der Systemebene für Patienten- und Arztkollektive (z. B. Herz-Kreislauf-Kranke, Patienten, denen eine bestimmte Medikamentengruppe verordnet wird, oder für Allgemeinärzte, Internisten etc.) festgestellt, rational diskutiert und weiterentwickelt werden [17]. Dies ist eine Aufgabe systembezogen forschender medizinischer Wissenschaften: der Epidemiologie, der Sozialmedizin/Medizinsoziologie, des "health care research".

In den 20er Jahren dieses Jahrhunderts war Deutschland auf dem Gebiet systembezogener Forschung in der Medizin noch international führend [24, 42]. Von der Zerstörung seines Potentials im Dritten Reich hat sich dieser Wissenschaftszweig bis heute nicht erholt. Die Bundesrepublik ist anerkanntermaßen in der Epidemiologie, in der Sozialmedizin, in der Medizinsoziologie und im "health care research" ein Entwicklungsland geblieben. Über Therapieziele, über Therapieerfolge, über alternative Behandlungsmethoden kann daher auf dem gegenwärtig erreichten faktischen Stand der Behandlung keine rationale Diskussion geführt werden. Auch aus diesem Grunde wirken die sich mehrenden gesundheitsökonomischen Vorschläge zur Verbesserung der medizinischen Versorgung so theoretisch und realitätsfern.

Gesundheitsfinanzierung wird ungeachtet aller Versuche, Leistungen auszugrenzen und zu reprivatisieren, überwiegend kollektiv geregelt bleiben; der Gesundheitsverantwortung im Sinne verantwortlicher Entscheidungen zwischen medikalisiertem und nichtmedikalisiertem Krankheitsverhalten sowie über rational begründete Therapieziele und Behandlungsmethoden fehlt es angesichts des Mangels an empirisch gesicherten Informationen an den nötigen Voraussetzungen. Bezogen auf die Wissenschaftspolitik und -förderung der vergangenen beiden Jahrzehnte können wir von einer „selbstverschuldeten Unmündigkeit" sprechen!

Literatur

1. Ackerknecht EH (1970) Therapie von den Primitiven bis zum 20. Jahrhundert. Enke, Stuttgart
2. Badura B (1981) Soziale Unterstützung und chronische Krankheit. Suhrkamp, Frankfurt
3. Badura B, Kaufhold G, Lehmann H, Pfaff H, Schott T, Waltz M (1987) Leben mit dem Herzinfarkt. Eine sozialepidemiologische Studie. Springer, Berlin Heidelberg New York Tokyo
4. Banks M et al. (1978) Symptom recording and demand for primary medical care in women aged 20 to 44 years. In: Tuckett D, Kaufer JM (eds) Medical sociology. Tavistock, London, pp 114–121
5. CERI, Centre for Educational Research and Innovation (1975) New directions in education for changing health care systems. OECD, Paris
6. Elias N (1939) Über den Prozeß der Zivilisation. 1. Band: Wandlungen des Verhaltens in den weltlichen Oberschichten des Abendlandes. 2. Band: Wandlungen der Gesellschaft. Entwurf zu einer Theorie der Zivilisation. Basel
7. Engelhardt K, Wirth A, Kindermann L (1973) Kranke im Krankenhaus. Enke, Stuttgart
8. Ferber C von (1975) Soziologie für Mediziner. Springer, Berlin Heidelberg New York
9. Ferber C von (1975) Medizin und Sozialstruktur. In: Blohmke M, Ferber C von, Kisker KP, Schaefer H (Hrsg) Handbuch der Sozialmedizin, Bd 1. Enke, Stuttgart, S 261–300
10. Ferber C von (1980) Ernährungsgewohnheiten: Zur Soziologie der Ernährung. Z Soziol 9:221–235
11. Ferber C von (1981) Self care and the law Federal Republic of Germany. Int Dig Health Legislation 32/1:22–24
12. Ferber C von (1984) Zur Zivilisationtheorie von Norbert Elias – heute. In: Gleichmann P, Goudsblom J, Korte H (Hrsg) Macht und Zivilisation. Suhrkamp, Frankfurt, S 105–128
13. Ferber C von (1987) Die neue Selbsthilfebewegung. Geistige Behinderung 3:147–156
14. Ferber C von, Badura B (Hrsg) (1983) Laienpotential, Patientenaktivierung und Gesundheitsselbsthilfe. Oldenbourg, München
15. Ferber L von (1971) Die Diagnose des praktischen Arztes im Spiegel der Patientenangaben. (Arbeitsmedizin, Sozialmedizin, Arbeitshygiene, Bd 43). Gentner, Stuttgart
16. Ferber L von (1975) Die Sprachsoziologie als eine Forschungsmethode in der Medizinsoziologie. In: Blohmke M, Ferber C von, Kisker KP, Schaefer H (Hrsg) Handbuch der Sozialmedizin, Bd 1. Enke, Stuttgart, S 315–326
17. Ferber L von (in Vorbereitung) Die ambulante ärztliche Versorgung im Spiegel der Verwaltungsdaten einer Ortskrankenkasse
18. Fischer-Homberger E (1975) Die traumatische Neurose. Vom somatischen zum sozialen Leiden. Huber, Bern
19. Forschungsverbund Laienpotential, Patientenaktivierung und Gesundheitsselbsthilfe (Hrsg) (1987) Gesundheitsselbsthilfe und professionelle Dienste. Soziologische Grundlagen einer bürgerorientierten Gesundheitspolitik. Integrierter Abschlußbericht. Springer, Berlin Heidelberg New York Tokyo
20. Freidson E (1970) Profession of medicine. New York

21. Freidson E (1975) Dominanz der Experten. Urban & Schwarzenberg, München Berlin Wien
22. Gesundheitsbedürfnisse und Ausbildungsziele (1980) Seminar Schweiz/OECD. Hrsg. vom Bundesamt für Bildung und Wissenschaft. Wissenschaftspolitik 24
23. Goffman E (1967) Stigma. Über Techniken der Bewältigung beschädigter Identität. Suhrkamp, Frankfurt
24. Gottstein A, Schlossmann A, Teleky L (1925–1927) Handbuch der sozialen Hygiene und Gesundheitsfürsorge, 5 Bde. Julius Springer, Berlin
25. Gross R (Hrsg) (1986) Wege der Gesundheitsforschung: Ergebnisse und Perspektiven der Forschung im Dienste der Gesundheit. Springer, Berlin Heidelberg New York Tokyo
26. Grunow D et al. (1983) Gesundheitsselbsthilfe im Alltag. Ergebnisse einer repräsentativen Haushaltsbefragung über gesundheitsbezogene Selbsthilfeerfahrungen und -potentiale. Enke, Stuttgart
27. Hartmann F (1966) Krankheitsgeschichte und Krankengeschichte. Naturhistorische und personale Krankheitsauffassung. Marburger Sitzungsberichte 87/2:17–32
28. Häussler S (1976) Die ärztliche Versorgung in der ersten Linie – der Allgemeinarzt. In: Blohmke M, Ferber C von, Kisker KP, Schaefer H (Hrsg) Handbuch der Sozialmedizin, Bd 3. Enke, Stuttgart, S 161–193
29. Häussler S (Hrsg) (1985) Warum an der Universität Allgemeinmedizin gelehrt werden muß. Banaschewski, München-Gräfelfing
30. Hendel-Kramer A, Siegrist J (1979) Soziale und psychische Determinanten des Krankheitsverhaltens. In: Hendel-Kramer A, Siegrist J (Hrsg) Wege zum Arzt. Urban & Schwarzenberg, München, S 24–55
31. Huerkamp C (1985) Die Professionalisierung der Ärzte im 19. Jahrhundert. Vandenhoeck & Ruprecht, Göttingen
32. Jahresgutachten (1985/86) des Sachverständigenrates zur Begutachtung der gesamtwirtschaftlichen Entwicklung: III Gesundheitspolitik: Wege zu einer Reform. Tz 358–378, Deutscher Bundestag. Drucksache 10/4295
33. Jahresgutachten (1987) Medizinische und ökonomische Orientierung. Sachverständigenrat für die Konzertierte Aktion im Gesundheitswesen
34. Kickbusch I, Trojan A (Hrsg) (1981) Gemeinsam sind wir stärker. Fischer, Frankfurt am Main (Fischer-Alternativ)
35. Kirchberger S, Heinze W (1982) Anspruchsverhalten und Neurose. Sozialreform 28:65–89, 151–159, 215–234, 407–430
36. Kohn R, White L (1976) Health care. An international study. University Press, London Oxford
37. Kronberger Kreis – Engels W et al. (1987) Mehr Markt im Gesundheitswesen. Frankfurter Institut für wirtschaftspolitische Forschung e. V., Bad Homburg (Schriftenreihe Bd 13)
38. McKeown T (1982) Die Bedeutung der Medizin. Suhrkamp, Frankfurt am Main
39. Mechanic D (1977) Illness behaviour, social adaption and the management of illness: A comparison of educational and medical models. J Nerv Ment Dis 165/2:79–87
40. Merton RK (1957) Social structure and anomie. Continuities in the theory of social structure and anomie. In: Merton RK (Hrsg) Social theory and social structure. The Free Press, Glencoe, pp 131–194
41. Moeller ML (1981) Anders Helfen. Selbsthilfegruppen und Fachleute arbeiten zusammen. Klett-Cotta, Stuttgart
42. Mosse M, Tugendreich G (1913) Krankheit und Soziale Lage. Lehmann, München
43. Parsons T (1951) The social system. The Free Press, Glencoe
44. Parsons T (1951) Illness and the role of the physician: a sociological perspective. Am J Orthopsychiatry 21:452–460
45. Pfaff M (1983) Finanzierungs- und Ausgabenströme im Gesundheitssektor: Eine realtypische Betrachtung fiskalischer Ströme. In: Häuser K (Hrsg) Finanzsysteme: Ideal- und Realtypen – Gesundheitswesen und Hochschulbildung. Berlin, S 57–173
46. Pflanz M (1973) Allgemeine Epidemiologie. Thieme, Stuttgart

47. Pflanz M (1975) Die soziale Dimension in der Medizin. In: Lüth P (Hrsg) Interdisziplina. Hippokrates, Stuttgart
48. Reinhardt UE (1985) Honorierungssysteme in anderen Ländern – Internationaler Vergleich. In: WIdO et al. (Hrsg) Kosten und Effizienz im Gesundheitswesen. Oldenbourg, München, S 67–94
49. Rothschuh KE (1978) Konzepte der Medizin. Hippokrates, Stuttgart
50. Schenda R (1976) Das Verhalten der Patienten im Schnittpunkt professionalisierter und naiver Gesundheitsversorgung. Historische Entwicklung und aktuelle Problematik. In: Blohmke M, Ferber C von, Kisker KP, Schaefer H (Hrsg) Handbuch der Sozialmedizin, Bd 3. Enke, Stuttgart, S 31–45
51. Schmähl W (1987) Demographischer Wandel und Finanzierung der Gesetzlichen Krankenversicherung. Auswirkungen und Finanzierungsalternativen. Vortrag auf dem 18. Colloquium Gesundheitsökonomie der Robert Bosch Stiftung 27.–30. Mai 1987
52. Strom BL (1987) The promise of pharmacoepidemiology. Ann Rev Pharmacol Toxicol 27:71–86
53. Teuteberg HJ, Wiegelmann G (1972) Der Wandel der Nahrungsgewohnheiten unter dem Einfluß der Industrialisierung. Göttingen
54. Tennstedt F (1976) Sozialgeschichte der Sozialversicherung. In: Blohmke M, Ferber C von, Kisker KP, Schaefer H (Hrsg) Handbuch der Sozialmedizin, Bd 3. Enke, Stuttgart, S 385–492
55. Thiemeyer T (1985) Honorierungsprobleme in der Bundesrepublik Deutschland (Ärzteeinkommen, Steuerungsprobleme usw.). In: WIdO et al. (Hrsg) Kosten und Effizienz im Gesundheitswesen. Oldenbourg, München, S 35–58
56. Thiemeyer T (1986) Gesundheitsleistungen – Steuerung durch Markt, Staat oder Verbände? Vortrag Gesellschaft für Sozialen Fortschritt, 10. April 1986
57. Trojan A (Hrsg) (1986) Wissen ist Macht. Fischer, Frankfurt am Main (Fischer Alternativ)
58. Verdenstudie (1977) Strukturanalyse allgemeinmedizinischer Praxen. Deutscher Ärzte Verlag, Köln (Zentralinstitut für die kassenärztliche Versorgung in der Bundesrepublik Deutschland, Schriftenreihe Bd VII)
59. WIdO (Wissenschaftliches Institut der Ortskrankenkassen) (Hrsg) (1985) Kosten und Effizienz im Gesundheitswesen. Oldenbourg, München

Verantwortungsprobleme in der medizinischen Mikroallokation

Bettina Schöne-Seifert

Die allgemeine Beunruhigung über die Kostenexplosion im Gesundheitswesen bietet insofern eine Reformchance, als sie über öffentliche Einsicht in die Notwendigkeit der Rationierung [1] zu einem transparenten Ex-ante-Verteilungsmuster medizinischer Ressourcen führen könnte.

Einführung

Es wäre wohl das Ideal einer pluralistischen Gesellschaft, wenn alle Patienten autonom Art und Intensität ihrer persönlichen Krankenversorgung [2] bestimmen und dabei aus dem Gesamtbereich des technisch Machbaren auswählen könnten. Die jeweiligen europäischen und amerikanischen Abweichungen von dieser medizinischen Utopie werden durch zunehmende Mittelknappheit noch weiter verstärkt werden. Die moderne Medizin mit ihren ständig wachsenden diagnostischen und therapeutischen Möglichkeiten ist theoretisch ein Faß ohne Boden, das unbegrenzt nachfüllen zu wollen einfach unklug wäre. Die Entscheidung darüber, wo aufgehört werden soll, ist dann jedoch normativer Art und läßt sich auch nicht aus einer Begriffsanalyse von „Krankheit" oder „Gesundheit" ableiten, die selber wertbehaftete Konzepte darstellen.[3]

Das Kernproblem der Verteilungsentscheidungen in der Medizin, die Mikroallokation (Welche Versorgung soll ein bestimmter Patient erhalten?) ist zwar so alt wie die Medizin selbst, ist aber erst in letzter Zeit zu einem Brennpunkt gesellschaftlichen Interesses geworden: In der Bundesrepublik Deutschland sollte die Einrichtung einer von der Regierung initiierten „Konzertierten Aktion im Gesundheitswesen" eine Strukturreform einleiten, die inzwischen für Ende 1987 in Aussicht gestellt wird. Und ebenso reden die meisten Industrienationen davon,

[1] Childress ([8], S. 1414) hat vorgeschlagen, die Begriffe „Allokation" und „Rationierung" im Kontext der Sozialphilosophie als gleichbedeutend zu verwenden. Ohne diese Frage systematisch untersucht zu haben, scheint mir jedoch der üblichere Gebrauch „Allokation" im Sinn von allgemeiner Verteilung zu verstehen, und „Rationierung" als das geplante Vorenthalten eigentlich erwünschter Güter.

[2] Ich werde die Begriffe „Krankenversorgung", „medizinische Maßnahme" etc. synonym und mit so umfassendem Bedeutungsinhalt benutzen, daß Entwicklung und Anwendung aller relevanten Leistungen von Ärzten und anderen im Gesundheitswesen Tätigen eingeschlossen sind, inklusive der Arbeit von Laboratorien, Forschungs- und Verwaltungsinstitutionen.

[3] So hat Daniels' [10] modifiziertes biomedizinisches Verständnis von Krankheit als negative Abweichung von Spezies-typischem Funktionieren die eingebaute Variable eben des „Spezies-typischen, das offensichtlich in dialektischem Verhältnis steht zu den sich wandelnden Bedürfnissen einer Gesellschaft, ebenso wie zu ihrem medizintechnischen Möglichkeiten.

Ethik und öffentliches Gesundheitswesen
Hrsg.: H.-M. Sass

sich ihre ständig teurer werdende Krankenversorgung bald nicht mehr „leisten" zu können. Dies hat eine öffentliche Debatte darüber in Gang gesetzt, wieviel Eigenverantwortung der Bürger selbst für seine Gesundheit trage und welchen Grad an Versorgung die Gesellschaft ihren Mitgliedern schulde.[4]

Prämisse einer solchen Diskussion ist es, daß die Gesellschaft überhaupt eine derartige Verpflichtung hat oder daß, anders gesagt, Individuen ein „Recht" auf Krankenversorgung haben [5], und also die Versorgung armer Patienten nicht der bloßen Barmherzigkeit Wohlhabenderer überlassen werden dürfe. Westliche Wohlfahrtsstaaten haben letztgenannte liberalistische Position [6] von jeher de facto verworfen, bemühen sich aber erst in jüngster Zeit um eine konsistente ethische Analyse und Rechtfertigung der einer solchen Politik zugrundeliegenden Wertungen. Die faktische Anerkennung eines „Rechts" auf Krankenversorgung stellt zwar keine normative Begründung dar, legitimiert mich aber, den Rechtfertigungsversuch dieses vermutlichen Pfeilers auch zukünftiger Gesundheitspolitik zunächst hintanzustellen.

Die Frage, ob die Gesellschaft sich ein bestimmtes medizinisches Versorgungsniveau „leisten" kann oder nicht, hängt, wenngleich häufig als wertfreies faktisches Problem ausgegeben, an der Vorentscheidung darüber, was die Medizin „wert" sei. Dies wiederum kann nicht freischwebend bestimmt werden, sondern setzt eine Bewertung von Ergebnissen, von Qualität [7] voraus. Vernünftige Versorgungsplanung unter nichtutopischen Bedingungen kann nur auf der Grundlage offenkundiger Aufwendungs-Ergebnisdaten stattfinden.

Dabei wird der (medizinische) „Output" gegen seinen (finanziellen) [8] „Input" in zweifacher Hinsicht abgewogen: Zum einen muß die Effizienz, zum anderen die Qualität bewertet werden. Die Qualitätsbewertung wird natürlich durch das Niveau des Wohlstands und der technologischen Entwicklung einer Gesellschaft determiniert. Mit Hinblick auf die Qualitätsbewertung ist außerdem jede Entscheidung bezüglich der Höhe der Gesundheitsausgaben willkürlich, wenn sie nicht auf genauer Kenntnis des Effizienzgrades des zur Diskussion stehenden Systems [9] sowie auf Kenntnis der marginalen Kosten oder Einsparungen geplanter Qualitätsänderungen beruht.

Somit lassen sich westliche Krankenversorgungssysteme, ob nun deutsch, holländisch, schwedisch oder amerikanisch, der planerischen Willkür bezichtigen, da

---

[4] Der Imperativ „gleiche Krankenversorgung für alle!" ist in der ethischen Diskussion (siehe z. B. Beitrag Buchanan, S. 191)[9, 12, 18, 38] unterschiedlich interpretiert worden: gemeint sei die Gleichheit des Ergebnisses, der Aufwendungen oder der Versorgungsmöglichkeiten für gleichartige Fälle – wobei nur die letztgenannte Auslegung mir plausibel erscheint.

[5] Bezüglich der formalen wie inhaltlichen Probleme eines „Rechts" auf Krankenversorgung siehe z. B. [6, 12, 15, 18].

[6] Ein Vertreter solch liberalistischer Sicht ist etwa I18I.

[7] Wie andere Autoren (z. B. [32], S. 582) werde ich den Begriff der „Qualität" nur auf die Ergebnisse (der medizinischen Versorgung) beziehen. Somit kann sich ein System widerspruchsfrei gleichzeitig durch hohe Qualität und hohe Ineffizienz auszeichnen.

[8] Natürlich müssen hier außer den finanziellen auch soziale (etwa: Schwächung stabilisierender Werte) und Okkasions-Kosten (etwa: Angst; Wartezeiten) berücksichtigt werden – wobei diese sich aber letztlich auch in Geldwerte übersetzen lassen.

[9] Martin J. Bailey hat in seinem interessanten Essay ([3], S. 121) dieses Verhältnis umgedreht: er betont die Wichtigkeit von Qualitätsbewertung für die Effizienzsteigerung.

ihnen allen das Bewertungskernstück – die quantitativen und qualitativen Ergebnisdaten – fehlt. Keines dieser Systeme nämlich fußt konsequet auf Angaben über die Effektivität diagnostischer und therapeutischer Maßnahmen, auf Berechnungen der relativen und absoluten Behandlungserfolge, der Wahrscheinlichkeit, mit der diese eintreten, sowie der positiven und negativen Fehlerquoten der durchgeführten Tests – was alles nur durch langwierige und mühsame Arbeit zu ermitteln wäre, mit Hilfe unzähliger kontrollierter klinischer Studien. Wie aber konnten dann all unsere – doch demokratisch strukturierten – Systeme dem Vorwurf ungerechtfertigter Willkür bisher entgehen?

Offenbar konnte eine transparente Kosten-Nutzen-Analyse auf dreierlei Weise umgangen werden:

1) durch Vorspiegelung solchen Ressourcenreichtums, daß angeblich jedermanns Zugang zu allen medizinisch „indizierten" Maßnahmen gewährleistet sei; diese Politik vermeidet es zuzugeben, daß und durch wen normative Entscheidungen auf den verschiedenen Allokationsebenen getroffen werden;
2) durch Beschränkung der Input-Output-Abwägung auf ihren Effizienzaspekt; hier wird der Anschein erweckt, als blieben bei den geplanten oder bereits durchgeführten Beschneidungen des Gesundheitsbudgets normative Fragen bezüglich der Ergebnisbewertung völlig unberührt, aber bereits dieser Anspruch impliziert natürlich, daß es wünschenswert wäre, den Status quo der erzielten Ergebnisse beizubehalten – was somit versprochen wird;
3) durch die Behauptung, ein normativer Konsens über Aufwendungs-/Ergebnisdaten sei entweder irrelevant (weil es gar kein „Recht" auf Gesundheit gebe) oder könne durch bloße „vernünftige Überlegungen" niemals erzielt werden; somit werde die entsprechende Regulation am besten den angeblich fairen Mechanismen eines freien Marktes überlassen.

Tendenziell und grob vereinfachend ließe sich behaupten, daß die BRD, wie andere Wohlfahrtsstaaten auch, eine Tradition im Sinne von Politik gemäß 1) hat, jetzt aber – unter zunehmendem Kostendruck – mehr und mehr Elemente von 2) einbaut. Hier in Deutschland, wo ein gesetzliches Krankenversicherungssystem zu einem hohen Grad die Gleichheit der Versorgung entsprechend den medizinischen Bedürfnissen garantiert, stellt sich das ethische Problem der gerechten Allokation medizinischer Ressourcen daher als die Frage nach dem „vertretbaren Maximum" an Versorgung, das eine Gesellschaft ihren Mitgliedern zur Verfügung stellen müßte". Die USA andererseits, mit einer weitgehenden Tradition gemäß der liberalistischen Politik gemäß 3) haben begonnen, sich über das entsprechende „vertretbare Minimum" an Versorgungen Gedanken zu machen. Hier hat eine weitgehend marktwirtschaftlich organisierte Krankenversorgung dazu geführt, daß für den größten Teil der etwa 30 Mio. unversicherten Amerikaner [24] nicht einmal das Minimum eines vertretbaren Minimums an medizinischer Versorgung garantiert ist. Unter dem wachsenden Kostendruck hat man sich auch dort den Effizienzproblemen zugewandt, dabei eine Politik gemäß 2) betrieben.

Zum Zweck eines öffentlich akzeptablen Allokationsdesigns sehen sich alle industrialisierten Länder inzwischen vor dasselbe Problem einer normativen Bewertung medizinischer Maßnahmen gestellt, gleichgültig ob auf der Suche nach vertretbaren Maxima oder Minima. Diese könnten sich – die Verschiedenartigkeit gesellschaftlich akzeptierter Wertsysteme reflektierend – am Ende als sehr unterschiedlich herausstellen. Aber selbst wenn sie konvergierten, wären die Implikationen für die praktische Politik jeweils andere. Doch in jedem Falle ließen sich Zeit und Mühe sparen durch die Einsicht, daß sowohl die ethischen Probleme einer Rechtfertigung eines Allokationssystems (und das wird bedeuten: eines Rationierungssystems) als auch die praktischen Probleme bei der Ausarbeitung entsprechender politischer Regelungen die internationalen Grenzen der Gesundheitspolitik überschreiten.

Begriffliche Vorbetrachtungen

Bei der Untersuchung des komplexen Allokationsprozesses medizinischer Mittel ist es hilfreich, auf Engelhardts Vierstufenmodell (S. 41f.) solcher Zuweisungsentscheidungen zurückzugreifen:

1. *obere Ebene der Makroallokation:* betrifft die Gesamtsumme der Gesundheitsausgaben – als Anteil des Bruttosozialproduktes;
2. *untere Ebene der Makroallokation:* bestimmt, nach welchem Muster die Gesamtsumme auf die verschiedenen Bereiche der Medizin verteilt werden (z.B. Präventivmedizin, Gesundheitserziehung, Forschung, Palliativtherapie etc.);
3. *obere Ebene der Mikroallokation:* bestimmt die Kriterien, nach denen die Zuweisung an Patienten erfolgen soll;
4. *untere Ebene der Mikroallokation:* betrifft die Mittelzuweisung an identifizierbare Patienten.

Ein Allokationssystem wird nun nicht nur durch die Synopsis der Entscheidungen gekennzeichnet, die auf diesen 4 Ebenen gefällt werden – welche sich gegenseitig nach beiden Seiten hin beeinflussen können – sondern v.a. durch das relative Gewicht der jeweiligen Ebene. Ethische Überlegungen müssen sich entscheidend mit dieser „Metaebene" allokativer Beschlüsse befassen.

Makroallokation auf der oberen Ebene drückt aus, wieviel die Medizin einer Gesellschaft im Vergleich zu anderen Sozialgütern wert ist – vorausgesetzt, daß diese Zuteilung auf einem mehrheitlichen Konsens beruht. Theoretisch gibt es 2 empirische Wege, den der Medizin zugeschriebenen Wert zu bestimmen, indem die Präferenzen des Individuums (Konsumentenwünsche) aggregiert werden: Der eine besteht darin, nach ihrer Zahlungswilligkeit zu fragen, wobei bereits die hypothetische Frage, als Maß für den Wert der medizinischen Versorgung genommen, mit einem einkommensunabhängigen „Recht" auf Krankenversorgung unvereinbar ist, da die Zahlungswilligkeit weitgehend den Status quo der Einkommensverteilung widerspiegeln würde [38]. Diese somit als normativen Parameter zu verwerfen, impliziert aber nicht notwendigerweise die Forderung nach Egalität der Einkommensverhältnisse, sondern nur nach deren Irrelevanz für das vorliegende Problem.

Dieser letztgenannten Position wird in der BRD dadurch entsprochen, daß die Zuteilung medizinischer Versorgung nicht dem freien Markt überlassen bleibt, sondern auf dem Solidaritätsprinzip [10] gründet – also eine Art egalitärer Insel in

[10] Wo also die Gesunden für die Kranken, und die Wohlhabenden für die Armen mitzahlen. Siehe ([33], S.252).

einer nicht egalitären Gesellschaft bildet. Für mehr als 90% [11] der Bevölkerung wird die Krankenversorgung nahezu vollständig durch eine der gesetzlichen Versicherungen gedeckt. [12]

In einem derartigen System nun, darin besteht die andere Aggregationsmethode, könnte die Makrozuweisung *a posteriori* alle tatsächlich beanspruchten medizinischen Leistungen decken. Damit würde also Ebene 4 über einen Feedbackmechanismus die übergeordneten Allokationsebenen 3–1 determinieren. Alternativ zu solchen empirischen Bestimmungen könnte ein Konsens auf der oberen Ebene der Makroallokation *a priori* erzielt werden, womit die Richtung der sequentiellen Abhängigkeit umgekehrt würde, also die Ebene 4 durch die übergeordneten Ebenen bestimmt würde. Da jedoch jede Makrozuweisung ergebnisorientiert sein muß, um nicht willkürlich zu sein, kann auf der Ebene 1 nicht ohne Feedback durch die Ebenen 2 und 3 entschieden werden. „Metaallokativ" entscheidend ist also nicht die Frage nach der Dominanz entweder der Mikro- (3, 4) oder der Makroentscheidungen (1, 2), sondern nach der Dominanz der anonym-abstrakten (1, 2, 3) oder der direkt-persönlichen (4) Zuweisungen – eine Klassifizierung Gäfgens ([17], S. 5–6).

Allokation medizinischer Ressourcen in der BRD: Status quo

Mit wenigen Ausnahmen (z. B. gewisse Quantitätsbeschränkungen in der ambulanten Versorgung, limitierte Vorsorgeprogramme) wird das deutsche Allokationssystem durch eine Feedbackdominanz der Ebene 4 determiniert. In der Gewißheit retrospektiver Kostendeckung „medizinisch indizierter" [13] Maßnahmen durch die Krankenkassen, fungieren die jeweiligen Ärzte als Ressourcenzuteiler an ihre Patienten, die jedoch typischen Konsumenten in wesentlichen Punkten unähnlich sind: Patienten ohne direktes wirtschaftliches Eigeninteresse an Kosteneinsparungen tendieren theoretisch dazu, das Versorgungssystem weitestgehend auszunutzen; ihre Inanspruchnahme medizinischer Leistungen ist also nicht unbedingt Resultat einer individuellen Werteabwägung. Und das potentielle indirekte Eigeninteresse daran, die allgemeinen Versorgungskosten und somit den eigenen Beitragssatz zu senken, wird durch die fehlende Sicherheit, daß andere Patienten gleichermaßen sparsam wären, aufgehoben. Eine weitere Abweichung von der Konsumentenanalogie besteht darin, daß Ärzte die Nachfrage nach medizinischen Leistungen zum Teil über die Bildung von Indikationsnormen erst zu induzieren vermögen, begünstigt durch die medizinische Unkenntnis ihrer Patienten. Natürlich limitieren auch subjektiv unverhältnismäßig hoher Zeitaufwand oder

---

[11] Die restlichen 10% sind entweder so reich, daß sie von der Versicherungspflicht befreit sind, und sich in der Regel privat versichern – oder ihre Krankenversorgung wird vom Sozialamt übernommen.

[12] Von der Deckung ausgenommen sind z. Z. Medikamente zur Therapie banaler Erkrankungen und geringe Selbstbeteiligungen (DM 2,— pro Medikament und DM 10,— für jeden der ersten 14 Tage eines Krankenhausaufenthaltes, maximal einmal jährlich).

[13] Die erfahrungsgemäß kleine Diskrepanz zwischen dem, was ärztlicherseits als „indiziert" angesehen, und dem, was tatsächlich beansprucht wird, wird der Einfachheit halber hier außer acht gelassen.

körperliche Unannehmlichkeit die Inanspruchnahme medizinischer Leistungen, aber oft sind diese „Kosten" einer ansonsten sehr teuren Maßnahme außerordentlich gering.

Daß hier also die Gesamtinanspruchnahme der medizinischen Versorgung nicht als Indikator für deren kollektive Bewertung im Vergleich zu anderen Gütern dienen kann, ist nicht eine normative, sondern eine logische Folgerung.

In der Regel sind es Ärzte, die festsetzen, ob eine bestimmte medizinische Maßnahme durchzuführen vorteilhaft, also „indiziert" sei. Sie sind die Ressourcenverteiler in Therapie, Diagnostik und Forschung, bestimmt durch komplexe Verhaltensmuster, in welche moralische Intuitionen, ihre Auslegung des medizinischen Ethos, psychologische Faktoren sowie die jeweiligen medizinischen und ökonomischen Standards und Kompetenzen eingehen. Diese Zuteilerfunktion wird jedoch von Ärzten weder öffentlich eingestanden, noch wohl in der Regel überhaupt realisiert.

Die medizinische Mikroallokation wird in der Literatur häufig als „tragisch" – triageartig – beschrieben, nach dem Muster des „Wer-darf-auf-dem-überfüllten-Rettungsboot-bleiben?"-Paradigmas (z. B. [8, 29]). Immer wieder taucht hier etwa die hypothetische Situation auf, in der 2 todkranke Patienten um die einzig verfügbare Dialysemaschine oder um das letzte Bett der Intensivstation konkurrieren. Und welches Verteilungsprinzip (Ebene 3) auch immer befürwortet wird – z. B. Auslosen, chronologische Berücksichtigung, Altersabhängigkeit –, immer wird die Situation als äußerst unglücklich bezeichnet, als den Arzt von seiner eigentlichen Aufgabe entfremdend, als Folge einer unglücklichen oder unmoralischen übergeordneten Allokationsentscheidung. Dem entspricht auch die wohl vorherrschende Auslegung des Berufsethos, welches, so wird argumentiert, dem Arzt die uneingeschränkte Interessenvertretung seines Patienten vorschreibe, also das Anbieten jeglicher vorteilhafter Maßnahme, ohne Rücksicht auf die Interessen Dritter.

„Tragische" Versorgungsengpässe sind aber dadurch, daß sie in unserem nach oben offenen System prospektiv durch Bereitstellung von genügend „Rettungsbooten" verhindert werden können, sehr selten, erfordern also gar nicht die öffentliche Akzeptierung obengenannter Zuteilungsprinzipien. Und ihre Wahl zum Paradigma der Mikroallokation täuscht über den normativen und indirekt allokativen Charakter der alltäglich ärztlichen Entscheidungen hinweg. Denn – auf der Ebene 4 – eine Maßnahme als medizinisch „vorteilhaft" zu bezeichnen, impliziert die nichtmedizinische Entscheidung, daß Wahrscheinlichkeit und Qualität ihres Ergebnisses es wert seien, von der Gesellschaft bezahlt zu werden, da ja die Allokationsebenen 3–1 *a posteriori* determiniert werden.

In anders strukturierten Versorgungssystemen mögen Ärzte mit Recht a) Makro- oder b) Metaentscheidungen für das Fehlen von „Rettungsbooten" verantwortlich machen: a) in geschlossenen Systemen (wie dem britischen) mit festem Budget; oder b) in vorwiegend marktwirtschaftlich organisierten, wie dem amerikanischen.

Es ist zwar ein häufiger beschriebenes (z. B. [17], S. 9) empirisches Phänomen, daß die Öffentlichkeit Rettungsverzichte auf der Makro- eher als auf der Mikroebene toleriert, aber auch die obengenannten Systeme haben Mechanismen entwickelt, ihre Verzichte auf Heilung und Lebensrettung zu bemänteln: So ist gut dokumentiert [1, 34], daß britische Patienten in der Regel über ihre potentielle Behandlungsfähigkeit im unklaren gelassen werden, wenn sie außerhalb derjenigen Behandlungskategorien (Ebene 3) fallen, für die Ressourcen vergeben werden. Einen ähnlichen Effekt hat das, was Calabresi u. Bobbitt ([7], S. 135) als "first-order sufficiency paradox" bezeichnen: Durch unlimitierte Ausgaben für einige besonders die Aufmerksamkeit erregende Rettungsmaßnahmen sucht ein System den Anschein zu erwecken, jedes Menschenleben gelte ihm als unbezahlbar – wiewohl es potentiell lebensrettende Maßnahmen an anderen Stellen rationiert.

Im deutschen Krankenversorgungssystem, um darauf zurückzukommen, werden frei praktizierende Ärzte, die in der Mehrzahl keine Belegbetten haben, nach Einzelleistungen vergütet. Ausgehandelt wird die Höhe der Gebühren zwischen den nationalen Vereinigungen der Kassenärzte und der Krankenkassen, wobei diese die Kosten dann über die Beitragssätze an ihre Mitglieder weitergeben. Ein solches System lädt offensichtlich auch Ärzte zur „Ausbeutung" ein. Und so gibt es in der Tat Daten (z. B. [28]), die zeigen, daß Art und Menge der von einer Bevölkerungsgruppe in Anspruch genommenen Versorgungsleistungen von Gebührenordnung und Arztdichte so abhängen, daß die Hypothese des ärztlichen „Zieleinkommens" bestätigt wird. Ärzte jedoch streiten in der Regel die Induktion von Nachfrage ab und behaupten, nur medizinisch oder forensisch notwendige Maßnahmen anzubieten bzw. durchzuführen.

Krankenhausärzte arbeiten in der BRD zumeist mit festem Gehalt, haben also kein wirtschaftliches Interesse an der Durchführung möglichst vieler medizinischer Maßnahmen, aber – ebenso wie ihre frei praktizierenden Kollegen – auch keinerlei Anreiz zum Kostensparen. Und da die Krankenhäuser von den Kassen pauschale Pflegesätze beziehen, haben sie, im Gegenteil, ein Interesse an protrahierten Liegedauern, die auch tatsächlich in Deutschland – im internationalen Vergleich – extrem lang sind: ein gutes Beispiel für die Elastizität medizinischer „Indikationen". Kosten für die stationäre Heilbehandlung machen z. Z. etwa 33% des Gesundheitsbudgets [17] aus und steigen überproportional. Und ein Löwenanteil der besonders kostspieligen Maßnahmen, wie High-tech-Diagnostik, Chemotherapie, totale parenterale Ernährung oder Intensivmedizin, findet ja auch im Rahmen der Krankenhausbehandlung statt. Darüber hinaus setzt die Krankenhausmedizin häufig den Standard für die ambulante Weiterversorgung.

Verschiedene Aspekte (krankenhaus)ärztlichen Verhaltens werden in der laufenden Diskussion als unnötig kostentreibend identifiziert: Unkenntnis der Behandlungskosten, Fehldiagnosen, psychologische Schwierigkeiten, die Nichtbehandelbarkeit einer Erkrankung einzugestehen, Wiederholungen diagnostischer Verfahren (z. T. bedingt durch die personelle und räumliche Trennung zwischen ambulanter und stationärer Behandlung), Anwendung „experimenteller Verfahren" außerhalb kontrollierter klinischer Studien oder Anordnungen auf bloßen Wunsch des Patienten. Eine Rolle spielt auch der akademische Ehrgeiz insbesondere jüngerer Ärzte; mit ihren Kenntnissen brillierend, verfolgen sie, ohne Rücksicht auf Kosten, extrem unwahrscheinliche Differentialdiagnosen – was bei Kollegen und Vorgesetzten mehr (allenfalls kopfschüttelnde) Bewunderung hervorruft, als es verdient.

Fielen all diese Faktoren weg – und damit das ineffiziente Zuviel oder Zuwenig angeordneter Maßnahmen –, so könnte man, wird häufig argumentiert, den

Zeitpunkt des Rationierenmüssens, der „tragischen" Lebensqualitätsbestimmung, zumindest hinausschieben. Aber diesem Argument liegt die falsche Prämisse einer simplen Dichotomie medizinischer Maßnahmen in *überflüssige* und *notwendige* zugrunde, wobei die erstgenannten keinerlei Vorteil für den Patienten versprächen und also zu unterlassen, die letztgenannten dagegen selbstverständlich anzuwenden seien. Genaugenommen aber lassen sich solche Maßnahmen entlang eines Kontinuums zunehmender Vorteilhaftigkeit anordnen (etwa: die 1., 2., 3.... jährliche Vorsorgeuntersuchungen auf Brustkrebs). Und das Problem liegt also in der Frage, wo auf diesem Kontinuum der Schnitt zu legen sei zwischen dem, was angewandt, und dem, was unterlassen wird (wobei der Unterschied nur im jeweiligen Grad der Vorteilhaftigkeit liegt). Zu behaupten oder zu fordern, daß der medizinische Alltag obiger Dichotomie gehorche und jede auch nur minimal vorteilhafte Maßnahme als notwendig einstufe (etwa: 2wöchentliche Vorsorgeuntersuchungen auf Brustkrebs), wäre offensichtlich absurd, umgeht aber das normative Element medizinischer Indikationen.[14]

Über ihren Standard qualitativer Bewertung denken Ärzte wohl meist nicht mehr nach. Dieser Standard versteckt sich hinter den formlosen Verfahrensschemata jeweiliger Krankenhäuser (s. [26], S. 36–37), basiert auf persönlicher Intuition, besteht in den Zielen und Ergebnissen „üblicher" Versorgung in einem bestimmten Subsystem.[15] Dabei bedeutet die Wahl eines jeden anderen Standards als des utopischen der technischen Machbarkeit, daß eine Rationierung stattfindet, daß gewisse Krankheitsrisiken, -wahrscheinlichkeiten, -grade, daß bestimmte Geldwerte für Leib und Leben akzeptiert werden – meist ohne viel Reflexion, als Bestandteil „guter" medizinischer Versorgung.

Ein Beispiel etwa ist die Entscheidung, ob der (Peroxidase)test auf okkultes Blut im Stuhl als Hinweis auf Dick-/Enddarmkrebs, im Rahmen des von den Kassen bezahlten Vorsorgeprogramms durchgeführt werden soll – wie das in der BRD seit 1977 geschieht. Erst kürzlich veröffentlichten Studien zufolge (s. [2]) liegen die Sensitivität dieses Tests unter 50%, sein positiv prädiktiver Wert bei etwa 5%. Also werden weniger als die Hälfte aller symptomfreien Tumorträger identifiziert, werden 95% aller test-positiven Patienten unnötig beunruhigt und müssen teurer und unangenehmer Folgediagnostik (Koloskopie) unterzogen werden, um den Tumorverdacht auszuräumen. Vor diesem Hintergrund wird der Test von manchen als fraglos notwendig, von anderen als völlig unnötig beurteilt.

Dies ist eine ganz typische Allokationsproblematik (in diesem Fall eine der eher seltenen übergeordneten Limitierungen ärztlicher Ad-hoc-Beschlüsse auf Ebene 4), bei deren Lösung in unserem historisch gewachsenen, superkomplexen System auch Ökonom [21, 22] erkennbare Entscheidungsstrukturen vermissen.

---

[14] Die normativ/technische Zweideutigkeit des medizinischen Beurteilungs-Vokabulars durchsetzt zwangsläufig auch den Großteil der medizinethischen Literatur: So möchte Childress ([9], S. 1415) ärztlicherseits entschiedenen Behandlungsverzicht begrenzen auf jene Patienten ohne „erfolgversprechende" Therapiechancen. Und nach Thurow ([37], S. 613) sollen Ärzte nur dann behandeln, wenn sie einen „spürbaren Erfolg" erwarten.

[15] Rutstein et al. [32] haben beispielsweise bei ihrem Versuch, Negativ-Parameter für den Vergleich internationaler Krankenversorgung aufzustellen, als Standard für „unnötige Erkrankungen oder Funktionsbeeinträchtigungen" sowie für „unnötige frühzeitige Todesfälle" das augenblickliche Versorgungsniveau der Industriestaaten gewählt.

Damit ist unser Allokationssystem durch das charakterisiert, was Calabresi u. Bobbitt [7] als "customary evolutionary approach" bezeichnen: Vermeidung bewußter und expliziter Wahl von Zuteilungsprinzipien, wodurch Ärzten, Politikern und Patienten die sozialen Kosten fundamentaler Wertkonflikte erspart bleiben.

Zusammenfassend also erwecken die angesprochenen Mechanismen bei potentiellen wie aktuellen Patienten den falschen Eindruck, unsere Gesellschaft habe bis heute innerhalb des technisch Machbaren jede von Ärzten – *qua* Fachexperten – als medizinisch irgendwie vorteilhaft beurteilte Maßnahme bezahlt. Die Vorstellung, nun auf einmal die entsprechenden Ressourcen rationieren zu müssen, führt daher zu einem öffentlichen Aufschrei.

... Status desiderabilis

Die verschiedenen kostendämpfenden Maßnahmen, die in letzter Zeit in der BRD entweder diskutiert oder bereits initiiert wurden, haben gemeinsam, daß sie die Aufwendungen – und nicht die Ergebnisse – aufs Korn nehmen und die Normativität allokativer Beschlüsse außer acht lassen. Bei unterschiedlicher Einflußnahme auf Ebene-4-Entscheidungen ist ihr gemeinsames erklärtes Ziel, die Vergeudung von Ressourcen zu drosseln. Das eingreifendste Reformmodell ist das der Bezahlung nach „DRG" ("diagnosis-related group"), das einige Experten (z. B. [27]) aus Amerika zu importieren befürworten, wo es in immer mehr Subsystemen zur Anwendung kommt und zu Recht als wahre „Revolution" bezeichnet wird. Durch diese Regelung wird den Krankenhäusern pro Aufnahme eine bestimmte Festsumme erstattet, deren Höhe davon abhängt, welcher von 468 Diagnosekategorien der Patient zuzuordnen ist. Mittels der damit verbundenen finanziellen Anreize (Profit durch Nichtausschöpfen der Festsumme) und potentiellen Verluste (durch über die Erstattungssumme hinausgehende Behandlungskosten) sollen die Krankenhäuser – und in der Folge ihre angestellten Ärzte – zu kostenbewußtem Verhalten veranlaßt werden.

Einen effizienzsteigernden Effekt hätte wohl auch ein stärkerer Wettbewerb unter den gesetzlichen Krankenkassen sowie eine Dezentralisierung ihrer Entscheidungsbefugnisse: Durch Überwachung seiner Verordnungen können die Kassen leicht einen Arzt an unnötigen Wiederholungen oder am Einsatz teurer Maßnahmen ohne klare Indikationsstellung hindern. Solche Restriktionen ärztlicher Freiheit bedürfen aber unbedingt einer öffentlichen Überwachung, um sicherzustellen, daß sie nicht qualitätsmindernd wirken. Dasselbe gilt natürlich für entsprechende Restriktionen durch „Profitkrankenhäuser", und auch für öffentliche oder gemeinnützige Krankenhäuser, die Überschüsse erwirtschaften können, um sie zu reinvestieren, wie das unter dem neuen deutschen Krankenhausfinanzierungsgesetz der Fall ist. Die Gefahr der Qualitätsminderung aus wirtschaftlichen Interessen würde durch Einführung des DRG-Systems eher verstärkt [14, 26, 36].

In der ambulanten Versorgung, die den zweitgrößten Anteil des Gesundheitsbudgets verschlingt [25], ist die Restriktion ärztlicher Verordnungsfreiheit seit einiger Zeit durch lokal begrenzte Quantitätskontrollen von der Kassenärztlichen

Vereinigung exemplifiziert worden. Durch Überwachung aller angewandten Maßnahmen wurden Durchschnittswerte ermittelt, deren Überschreitung durch einzelne Ärzte von ihnen gerechtfertigt und ggf. bezahlt werden sollen. So einleuchtend derartige Methoden auf den ersten Blick sein mögen, respektieren sie nicht die Verschiedenartigkeit von „Patientenpopulationen" und setzen den Standard des üblichen einfach gleich mit dem des Erwünschten. Ethisch noch problematischer scheint die Einschaltung direkter wirtschaftlicher Interessen der behandelnden Ärzte an Kosteneinsparungen. Ob nun Ärzte am Profit der Krankenhäuser beteiligt würden oder von den Krankenkassen Effizienzprämien erhielten: die personale Identität von Verordner und Profitmacher (*qua* Einsparung), und das Fehlen eines identifizierbaren Restriktionsbefehls erschweren es, von außen das Unterlaufen von Qualität durch Wirtschaftsinteressen zu beweisen. Der ungleiche Informationsstand zwischen Ärzten und Patienten macht es für diese bereits schwer genug zu erkennen, wo aus finanziellen Interessen ein Übermaß an Therapie oder Diagnostik betrieben wird (wozu Einzelleistungsvergütung oder pauschale Pflegesätze einladen), das entsprechende *Untermaß* zu erkennen, ist aber für den Patienten noch problematischer. In jener Situation nämlich können Patienten theoretisch einen zweiten Experten befragen, bevor sie sich der vorgeschlagenen Intervention unterziehen; in dieser Konstellation dagegen bleiben Patienten einfach in Unkenntnis darüber, daß ihnen eine potentiell vorteilhafte Behandlung vorenthalten wird.[16]

Zusätzlich zu den genannten Eingriffen auf der Angebotsseite werden kostendämpfende Maßnahmen auf seiten der Nachfrage erwogen, etwa in Form von Selbstbeteiligungen oder Gesundheitserziehung, über deren jeweilige Effektivität unter Experten weitgehende Uneinigkeit herrscht [21–23, 27, 28], was näher zu untersuchen jedoch an dieser Stelle unmöglich ist. Aus ethischer Sicht ist wichtig, daß all diese Eingriffe, deren erklärtermaßen einziges Ziel die Kostendämpfung ist, dabei ohne Qualitätseinbuße auszukommen offenbar voraussetzen. Solange wir aber keine genauen Daten darüber haben, wo eigentliche Vergeudung beginnt, und v.a. keine Daten und Einigung darüber, von wo an der zusätzliche Vorteil einer medizinischen Maßnahme so geringfügig ist, daß diese als „medizinisch unnötig" einzustufen sei, können die Interessen Dritter, der willkürliche Standard des „Üblichen" oder die Finanzkraft der Patienten unbemerkt die Qualitätsnormen bestimmen. „Mehr Markt" in das Gesundheitssystem einzuführen, erfordert also zusätzliche öffentliche Qualitätsüberwachung. Besorgnisse nicht nur hinsichtlich der Kostenexplosion, sondern auch hinsichtlich der Versorgungsqualität derjenigen Patienten, die unter das neueingeführte DRG-System fallen, haben nun in den USA zur Einrichtung von fachlichen Kontrollgremien ("peer review organisations" oder „PROs") geführt, zwecks Überwachung von Anwendung und Qualität medizinischer Leistungen.[17] „PROs" müssen laut Gesetz unabhängig sein von Krankenhaus- oder Kostenträgern. Ihr Ziel besteht, grob gesagt, in der Verringerung von Krankenhausaufnahmen zugunsten ambulanter Versorgung, der Anzahl „unnötiger" Maßnahmen, der Quote der Wiederaufnahmen.

---

[16] Dieses Argument verdanke ich Morreim [26].

[17] Für einen Überblick über Entwicklung, Funktion und Gefahren der PROs siehe [13].

Natürlich gibt es eine Reihe von Kriterien für Vergeudung und deutlich miserable Qualität, die von PROs einhellig identifiziert und – von methodischen Problemen einmal abgesehen – bei der Durchsicht von Krankenakten auch angewandt werden können: etwa vermeidbare Verspätung des Behandlungsbeginns; Behandlungsinkompetenz in Form von Fehlbehandlungen, Versäumnissen, Fehlschlüssen; Nichtverfügbarkeit wesentlicher Therapiemöglichkeiten. Aber selbst innerhalb der medizinischen Profession sind Qualitätsstandards weder unumstritten, noch oft überhaupt identifiziert. Die Krankenhausverweildauer beispielsweise, um die bloßen „Hoteltage" zu verkürzen, würde in der Regel nicht nur die Kosteneffizienz steigern, sondern auch das Wohlbefinden der Patienten. Wenn jedoch einem Krankenhausaufenthalt jede nicht unbedingt erforderliche Stunde abgepreßt wird, könnte – so Dans et al. ([13], S. 1135) – die Versorgungsqualität (durch ein hohes Streß- und Angstniveau während der Gesamtdauer des stationären Aufenthaltes) von der anderen Seite her gefährdet werden. Die Bestimmung von Ergebnisdaten, von tolerablen Risiken und Krankheitsgraden ist also unerläßlich zur Beurteilung aktueller Versorgungsqualität. Die PROs werden viel Zeit und Energie zur Erarbeitung solcher Standards aufbringen müssen, die dann der öffentlichen Kritik standzuhalten hätten.

Damit schließlich kommen wir zum Problem der ethischen Rechtfertigung von Ex-ante-Zuteilungsprinzipien (Ebene 3). Der kleinste gemeinsame Nenner verschiedener säkularer Moraltheorien ist, dasjenige als moralisch fair anzuerkennen, was ein hypothetisches unparteiliches Vernunfturteil als kategorisch vorschreiben würde. Ein allgemein bekannter Versuch, diesen Bedingungen gerecht zu werden, ist Rawls' [30] Gedankenexperiment eines „Urzustands", in dem fiktive Vertragspartner ein Ex-ante-Abkommen über die Gerechtigkeitsprinzipien treffen, nach denen ihre zukünftige Gesellschaft geregelt werden solle. Diese ursprünglichen Vertragspartner sind nicht nur vernunftbegabt, sondern auch auf unserem augenblicklichen anthropologischen, biologischen, soziologischen, psychologischen etc. Wissensstand – und reflektieren damit unsere wirkliche Gesellschaft. Sie befinden sich aber unter einem „Schleier des Nichtwissens" bezüglich solch persönlicher Merkmale wie Geschlecht, Rasse, Vermögen oder Wertpräferenzen. Dieser Schleier also zwingt die Vertragspartner zum unparteiischen Urteilen, selbst wenn sie, wie von Rawls angenommen, weitestgehend im eigenen Interesse entscheiden. Ich werde im folgenden von Rawls' anschaulichem Gedankenexperiment Gebrauch machen, welches – da stimme ich mit Hare (z. B. [20], S. 25) überein – ein formales Analog der gebräuchlichen Rechtfertigungskonstruktionen utilitaristischer Ethiker darstellt, etwa des "impartial observer" oder des "universal prescriber".

Neo-Rawlsianische Ethiker wie Daniels [10–12], Gauthier [18] oder Veatch [38] (auf deren grundlegende Divergenzen ich hier nicht eingehen kann) haben Gesundheit als „speziestypisches Funktionieren" definiert, das eine der Bedingungen fairer Chancengleichheit sei, nämlich bezüglich des Spektrums potentieller Lebenspläne ([10], S. 41). Damit wird dann Rawls' Kategorie der „gesellschaftlichen Grundgüter" um das Gut der Gesundheit erweitert, so daß – in strikter Analogie – medizinischen Ressourcen nach dem Unterschiedsprinzip verteilt werden müßten [38], d. h. jeweils zum Wohl der Allerkränkesten. Nun setzt diese Folgerung aber die zusätzliche Annahme voraus, die repräsentativen Vertragspartner würden Krankenversorgung, trotz ihrer entsprechenden Konvertierbarkeit, auch dann unabhängig vom Wohlstand des einzelnen verteilen wollen, wenn dieser gerecht verteilt wäre. Gauthier [18], der genau diese Annahme nicht macht, folgert demgemäß, daß die Korrelation zwischen gerechter Einkommensverteilung und Zugang zur Krankenversorgung fair sei, allerdings durch die Garantie freier Basalversorgung ergänzt werden müsse. Die Loslösung der Verteilung medizinischer Ressourcen von der Verteilung der ursprünglichen gesellschaftlichen Grundgüter nach Rawls führt zu weiteren Problemen, die ich hier jedoch nicht erörtern will, zumal meine eigene Position durch ihre bloß formale Assoziation mit Rawls' Ansichten nicht an Plausibilität gewinnt.

Der „Schleier des Nichtwissens" als eine Möglichkeit, die Unparteilichkeitsbedingung zu realisieren, bedeutet bezüglich der Krankenversorgungsplanung, daß die ursprünglichen Vertragspartner potentielle Patienten sind, die weder ihren zukünftigen Gesundheitsstatus noch ihre Krankheitsdispositionen kennen. Sie haben also alle „dieselbe Chance", an einer bestimmten Erkrankung zu leiden, entsprechend deren statistischer Prävalenz.

Der Begriff „Vernunft" nun, an dessen Auslegung am Ende Rawls' Theorie hängt – nämlich qua Interpretation dessen, was „vernünftige" Vertragspartner im Urzustand beschließen würden – ist zu ungeklärt, als daß er als Basis rein deduktiver Argumentation dienen könnte.[18] Im Namen der „Vernunft" sind folglich von unterschiedlichen Autoren schon die verschiedensten allokativen Prinzipien gerechtfertigt worden.[19] Die Frage, zu welchen Optionen vernünftiges Überlegen jene Kontraktoren am Ende veranlassen würde, ist zugleich die Frage nach ihrer Motivation. Diese kann wohl nur das Bestreben sein, ihre zukünftige Ausstattung mit jenen Allzweckgütern zu maximieren, welche Voraussetzung sind für Chancengleichheit. Zunächst also müssen diese Grundgüter (einschließlich der Gesundheit im Sinne speziestypischen Funktionierens) als allgemein erstrebenswert identifiziert werden – was Rawls' „schwacher Theorie des Guten" entspricht ([30], S. 434 ff.), so daß die in der Folge ausgehandelten Gerechtigkeitsprinzipien nicht unabhängig sind vom Guten. Die gesamte Konstruktion basiert also auf der Annahme einer teleologischen Motivation.

In Hinblick auf die Verteilung von Krankenversorgung wäre die vernünftige, eigeninteressierte Option der Vertragspartner die maximale Verminderung von Leiden,[20] und zwar einkommensunabhängig, wobei die Entkoppelung von

---

[18] Rawls' Methode der Schlußfolgerung ist nicht eindeutig. Überwiegend argumentiert er, als sei der „Urzustand" Grundlage deduktiver Schlüsse. An anderer Stelle jedoch führt Rawls gelegentlich als zweite Rechtfertigung seiner Gerechtigkeitsprinzipien deren Übereinstimmen mit unserem „Überlegungsgleichgewicht" an – was er jedoch wiederum nicht als unabhängigen Beweis behandelt.

[19] Zwei Beispiele seien hier genannt mit Bezug auf die Mikro-Allokation: Childress argumentiert daß "*rational* persons may indeed responsibly choose to use some form of chance because it preserves several of their values better than any other approach to rationing" ([8], S. 1416).
Fletcher dagegen – von Childress am angegebenen Ort zitiert –, findet das Auslosen in der Allokation "literally irresponsible a rejection of the burden. Its refusal to be *rational* is a deliberate dehumanization" (Unterstreichungen hinzugefügt).

[20] Letztlich hängt diese Frage – der ich hier nicht weiter nachgehen kann – am Verhältnis von Vernunft und Verhalten unter Risiken. Auch die Entscheidungstheorie bietet hier, so scheint mir, zunächst keine klare Antwort.

Reichtum und Krankenversorgung nicht nur der Maximierung dient, sondern überdies einen erheblichen sozialen Eigenwert hat.

Die beiden utilitaristischen Standardannahmen – nämlich das Postulat annähernd identischer Utilitätskurven für jedermann und das Gesetz des abnehmenden Grenznutzens – nähern dabei das utilitaristische einem egalitären Allokationsmuster an. So versöhnt der abnehmende Grenznutzen leidensmindernder Maßnahmen das Maximierungsprinzip mit unseren moralischen Intuitionen, die es z. B. für richtiger halten, einem jungen Mann mit schwerer und schmerzhafter Entzündung der Bauchspeicheldrüse zu helfen, statt – für exakt dieselben Kosten – für 100 Personen die Beschwerden einer banalen Erkältung abzumildern. Die zusätzliche Annahme des abnehmenden Grenznutzens entkräftet also den Einwand, der Utilitarismus ignoriere die ethischen Unterschiede verschiedener Verteilungsmuster zugunsten der Gesamtmaximierung. Ein „Recht" auf Krankenversorgung wäre insofern ein abgeleitetes Prinzip, als meritokratische Verteilungsprinzipien der entsprechenden Ressourcen ihrerseits Angst und Mißtrauen hervorrufen würden. Daher ist es keineswegs widersprüchlich, als Utilitarist jemandes Produktivität für die Gesellschaft ([31], S. 178) als Zuteilungskriterium medizinischer Ressourcen abzulehnen.

Die Vertragspartner werden, wenn sie die vor ihnen liegenden Leben im ganzen und nicht in zeitlichen Querschnitten betrachten, die Ressourcenverteilung nicht linear vornehmen, sondern altersabhängig. Dem höheren Alter (mit entsprechend geringer Lebenserwartung) und seinen eingeschränkten Funktionsoptionen würden sie vergleichsweise weniger kostspielige Behandlungsmöglichkeiten zukommen lassen. Dabei bedeutet das, wie Daniels [11] überzeugend argumentiert, nicht eine Diskriminierung alter Menschen, da aus der unparteilichen Ex-ante-Perspektive jeder dieselbe Chance hat, ein hohes Alter zu erreichen bzw. an einer bestimmten Erkrankung zu leiden.

Manche Zustände, etwa Schmerzfreiheit, würden sicher altersunabhängig angestrebt, insgesamt aber wäre die Verlängerung der Lebenserwartung weniger wichtig als die Verhinderung frühzeitigen Sterbens. Rein theoretisch könnten medizinische Maßnahmen folgendermaßen bewertet werden: (1) Erfolgswahrscheinlichkeit (1) mal resultierender Annäherungsgrad an altersrelative Normalfunktionen (2) mal Lebenserwartung (3). Kriterien (1) und (3) könnten dabei mit medizinischer Expertise beurteilt werden, während (2) das Auffangkriterium verschiedenster normativer Urteile ist.

Trotz fairer, d. h. unparteilicher und vernünftiger Allokationsentscheidungen auf Ebene 3 werden wir darunter leiden, wenn wir selbst oder identifizierbare andere Personen in die tatsächliche Lage kommen, „Opfer" der Ex-ante-Rationierung zu werden, uns also potentielle Behandlungsmöglichkeiten vorenthalten werden. Dabei bleibt aber zu bedenken, daß solche Rationierungspläne wohl die meisten Qualitätsziele unserer augenblicklichen medizinischen Versorgung würden beibehalten wollen. Die britische Planung, wonach über 65jährigen die Dialysebehandlung verweigert wird, ist eben aller Wahrscheinlichkeit nach nicht eines Ex-ante-Konsenses fähig, da diese Behandlung auch Älteren ein relativ normales tägliches „Funktionieren" ermöglicht. Und aus genau diesem Grunde wohl werden britische „Rationierungsopfer" – was eine häufig bestätigte Tatsache ist [1, 35] – in Unkenntnis ihrer eigentlichen Behandelbarkeit gelassen. Mit dem Faktum solchen Patientenbetruges wiederum wird gelegentlich die ethische Unverantwortbarkeit von *De-jure*-Rationierung im allgemeinen begründet (s. Beitrag Brody S. 53ff.; [35]). Diese, so wird dann gesagt, könne also offenbar nur auf Kosten der Ehrlichkeit gegenüber Patienten, auf Kosten ihrer Autonomie, durchgesetzt werden.

Dem bleibt zu entgegnen, daß Transparenz eben gerade ein notwendiger Bestandteil des zur Diskussion stehenden Rationierungsmodells ist. Nur wenn man die Spielregeln im voraus kennt und als vernünftig akzeptiert, läßt sich das Verlieren als zwar unglücklich aber nicht unfair hinnehmen. Wie Gibbard richtig schreibt ([19], S. 178), werden wir unsere Einstellung zu Risiken neu überdenken müssen. Die Kenntnis von Risiken, gegen deren Versicherung wir uns ja außerhalb des medizinischen Bereichs häufig bewußt entscheiden, ist ein notwendiger und als solcher zu akzeptierender Bestandteil vernunftbegabten Lebens.

Die Dominanz der Allokationsebene 3 hat den zusätzlichen Vorteil, den einzelnen Arzt vor der Zuweiserrolle zu bewahren, welche von Medizinern wie Nichtmedizinern als ethisch nicht zu rechtfertigen ([4], S. 213) und praktisch unklug [16] angesehen wird. Andererseits ist der Hinweis auf die tradierte Arztrolle im Sinne uneingeschränkter Patienteninteressenvertretung insofern kein ernsthaftes Argument gegen Rationierungspläne, als die Verfügbarkeit von Ressourcen schon immer solcher „Interessenvertretung" die Grenzen gesetzt hat. Und selbst wenn ein Patient in eine der Kategorien fällt, deren Behandlungsmöglichkeiten „wegrationiert" wurden, bleibt genügend Raum für ehrliche und gute Therapie.

Die hier entwickelte Allokationsstrategie mag auf den ersten Blick enttäuschend wenig konkret und als verfahrenstechnisch nicht machbar erscheinen, doch obgleich es hier in erster Linie um eine theoretische Rechtfertigung von Rationierungsmaßnahmen geht, legt sie auch einige praktische Implikationen nahe: die Gesellschaft, von der augenblicklichen öffentlichen Aufmerksamkeit auf die Kostenproblematik im Gesundheitswesen zu bewußten Entscheidungen gezwungen, sollte ihr Allokationssystem transparent, unparteilich und vernünftig gestalten. Natürlich wird dies Bestreben immer nur eine Annäherung an das Ideal bleiben, wird nicht jedes Resultat einer medizinischen Maßnahme öffentlich bewertet werden können. Die Mehrzahl der zur Zeit geltenden Behandlungsstandards wird wohl einfach intuitiv als wünschenswert akzeptiert werden. Nichtsdestoweniger liegt die Aufgabe der Zukunft auf dem Gebiet der medizinischen Maßnahmenforschung, die nach Blanpain [5] in allen Industriestaaten bisher „unvernünftig wenig" subventioniert worden ist. In der BRD müssen Instanzen zur Qualitätsnormierung und -prüfung eingerichtet und von der öffentlichen Hand finanziert werden (wobei die Erfahrungen der USA zu berücksichtigen wären). Qualitätsnormen nämlich braucht man als Grundlage sowohl der öffentlichen Überwachung von Maßnahmen, die (nur) die Effizienz steigern wollen, als auch der allgemeinen Ex-ante-Rationierungspläne. Durch demokratisch kontrollierte Politiker könnte es zu einer Annäherung an die fiktive Vertragssituation im Urzustand kommen. Wie auch immer die eigentliche Rationierungspolitik inhaltlich aussehen wird, sie muß transparent sein, schon damit sie öffentlich kritisiert und dadurch in der eigentlichen „Opfersituation" auch akzeptiert werden kann: Es ist eine – unglückliche – Sache, mit 80 Jahren etwa kein künstliches Hüftgelenk mehr implantiert zu bekommen, wissend, daß es allen anderen genauso ginge;[21] aber es ist eine andere – nämlich unfaire – Sache, wenn einem diese Behandlung aufgrund inkonsistenter Rationierung durch Ärzte oder Kostenträger verweigert wird, die hinter medizinischen Indikationsnormen ihre moralischen Intuitionen, Idiosynkrasien, Ignoranz oder finanzielle Interessen verbergen können.

Die hierarchische Struktur des 4stufigen Allokationsmodells läßt sich – zusammenfassend – für die Bundesrepublik so darstellen: 1 und 2←3←4. Die nicht erstrebenswerte Alternative eines geschlossenen Systems sähe entsprechend so aus: 1 und 2→3→4. Aus ethischer Sicht aber muß die Entscheidungs-Ebene 3 dominieren: 1 und 2←3→4. Und während jene Gesellschaft, in der Patienten autonom Art und Intensität ihrer persönlichen Krankenversorgung bestimmen, immer eine Utopie bleiben wird, wird sich vielleicht eines Tages realisieren lassen, daß autonome Patienten mit medizinischer Rationierung einverstanden sind, die auf vernünftiger, transparenter und konsistenter Ex-ante-Entscheidung beruht.

Wenn für die anstehende Strukturreform des bundesdeutschen Gesundheitssystems immer wieder auf die Bedeutung der Stärkung der Eigenverantwortung des Versicherten hingewiesen wird, so zielt dies auf eine stärkere Gewichtung der Präventivmedizin sowie auf Anreize für gesundheitsbewußtes Handeln ab.

So wünschenswert sowohl die Effizienzsteigerung durch solche Maßnahmen als auch die in Aussicht gestellte Orientierung an medizinischen Prioritäten sind: ich fürchte, sie werden einmal mehr die Chance verpassen helfen, den mündigen Bürger über Notwendigkeit und Inhalte von Rationierungen nachdenken und entscheiden zu lassen.

Literatur

1. Aaron HJ, Schwartz WB (1984) The painful prescription: rationing hospital care. Brookings Institution, Washington
2. A.T.I. Arzneimittelinformation (Hrsg) (1985) Blutnachweis im Stuhl… Darmkrebsfrühdiagnostik mit Haemoccult umstritten. Arzneitelegramm 10:80
3. Bailey MJ (1980) Measuring the benefits of life-saving. In: Rhoads SE (ed) Valuing life: public policy dilemmas. Westview Press, Boulder, pp 105–124
4. Beauchamp TL, Childress JF (1983) Principles of biomedical ethics, 2nd edn. Oxford University Press, New York Oxford
5. Blanpain JE (1983) Maßnahmen zur Kostendämpfung im Gesundheitswesen in ausgewählten Ländern Europas. Öff Gesundheitswes 45:512–517
6. Buchanan A (1983) The right to a decent minimum of health care. In: The President's Commission for the Study of Ethical Problems in Medicine, Biomedical and Behavioural Research (ed) Securing access to health care, vol 2. U.S. Government Printing Office, Washington
7. Calabresi G, Bobbitt P (1978) Tragic choices. Norton, New York
8. Childress JF (1982) Rationing medical treatment. In: Reich WT (ed) Encyclopedia of bioethics, vol 4, 2nd edn. The Free Press, London New York, pp 1414–1419
9. Childress FJ (1984) Right to health care in a democratic society. In: Humber JM, Almeder RT (eds) Biomedical ethics review. Humana Press, Cliffton, pp 47–69

[21] Dies berührt ein weiteres wichtiges Problem, das hier nicht näher behandelt werden kann, nämlich die Frage, ob Wohlhabendere das „Recht" haben, sich mit ihren Mitteln außerhalb des rationierten Systems zu begeben.

10. Daniels N (1981) Health-care needs and distributive justice. Philos Public Affairs 10:146–179. Reprint: Cohen M, Nagel T, Scanlon T (eds) (1981) Medicine and moral philosophy. Princeton University Press, Princeton, pp 81–114
11. Daniels N (1983) Am I my Parents' Keeper? (s. Nr. [6], S 265–291)
12. Daniels N (1983) Equity to health care: Some conceptual and ethical issues (s. Nr. [6], S 23–49)
13. Dans PE, Weiner JP, Otter SE (1985) Peer review organisations: promises and potential pitfalls. N Engl J Med 313:1131–1137
14. Dolenc DA, Dougherty CJ (1985) DRGs: the counterrevolution in financing health care. Hastings Cent Rep 15:19–29
15. Engelhardt HT Jr (ed) (1979) Rights to health care. J Med Philos 4/2
16. Fuchs VR (1984) The rationing of medical care. N Engl J Med 311:1572–1573
17. Gäfgen G (1984) Die ethische Problematik von Allokationsentscheidungen – Am Beispiel des Ressourceneinsatzes im Gesundheitswesen. Forschungsstelle für Wirtschafts- und Sozialwissenschaften, St. Gallen/Schweiz
18. Gauthier D (1983) Unequal need: a problem of equity in access to health care (s. Nr. [6], S 179–205)
19. Gibbard A (1983) The prospective pareto principle and equity of access to health care (s. Nr. [6], S 153–178)
20. Hare RM (1976) Ethical theory and utilitarianism. In: Lewis HD (ed) Contemporary British philosophy. Allen & Unwin, London. Reprint: Sen A, Williams B (eds) (1982) Utilitarianism and beyond. Cambridge University Press, Cambridge London New York, pp 23–38
21. Henke K-D (1983) Gesundheitsplanung im Sinne makroökonomischer Ressourcenplanung. Öff Gesundheitswes 45:349–361
22. Henke K-D (1984) Ergebnisorientierung. Bundesarbeitsblatt 12:11–13
23. Herder-Dorneich P (1984) Zwischen Utopie und Pragmatik. Bundesarbeitsblatt 12:5–8
24. Iglehart JK (1985) Medical care of the poor – a growing problem. N Engl J Med 313:59–63
25. Kassenärztliche Bundesvereinigung (Hrsg) (1984) Grunddaten zur kassenärztlichen Versorgung in der Bundesrepublik Deutschland. Deutscher Ärzteverlag, Köln
26. Morreim HE (1985) The MD and the DRG. Hastings Cent Rep 15:30–38
27. Münnich FE (1984) Mehr Markt. Bundesarbeitsblatt 12:8–11
28. Pfaff M (1984) Internationale Erfahrungen. Bundesarbeitsblatt 12:13–18
29. Ramsey P (1970) The patient as person: explorations in medical ethics. Yale University Press, New Haven London
30. Rawls J (1971) A theory of justice. Harvard University Press, Cambridge
31. Rescher N (1969) The allocation of exotic medical life-saving therapy. Ethics 79:173–189
32. Rutstein DD et al. (1976) Measuring the quality of medical care. A clinical method. N Engl J Med 294:582–588
33. Schulenburg JM Graf von der (1984) Möglichkeiten und Probleme der Steuerung der Nachfrage nach Gesundheitsleistungen. Mensch Med Gesellschaft 4:251–259
34. Schulenburg JM Graf von der (1985) Die Ärzteschwemme und ihre Auswirkungen auf die ambulante Versorgung. WZB discussion papers IIM/IP 86–86
35. Schwartz R, Grubb A (1985) Why Britain can't afford informed consent. Hastings Cent Rep 15:19–25
36. Stern RS, Epstein AM (1985) Institutional responses to prospective payment based on diagnosis-related groups: implications for cost, quality and access. N Engl J Med 312:621–627
37. Thurow LC (1985) Medicine versus economics. N Engl J Med 313:611–614
38. Veatch RM (1979) Justice and valuing lives. In: Rhoads SE (ed) Valuing life: public policy dilemmas. Westview Press, Boulder, pp 147–160

Ärztliche Verantwortung und Patientenmündigkeit aus sozialmedizinischer Perspektive

Helmut Piechowiak

Abkürzungsverzeichnis

AF	Arbeitsfähigkeit
AUF	Arbeitsunfähigkeit
GKV	Gesetzliche Krankenversicherung
HV	Heilverfahren
LVA	Landesversicherungsanstalt(en)
RV	Rentenversicherung
RVO	Rentenversicherungsordnung
VÄ	Vertrauensärzte
VäD	Vertrauensärztlicher Dienst
VDR	Verband Deutscher Rentenversicherungsträger

Von den ethischen und politischen Analysen der meisten Beiträge, die sich mit den Prinzipien der Gestaltung bzw. den tatsächlich realisierten Ordnungen des Gesundheitswesens in den verschiedenen Ländern befassen, unterscheidet sich dieser Beitrag dadurch, daß er die beiden Hauptakteure im Gesundheitswesen und damit auch die entscheidenden Determinatoren der tatsächlich erbrachten Leistungen und ihrer Kosten benennt. Man befindet sich gewissermaßen auf der untersten, aber im bundesrepublikanischen System der Krankenversicherung zweifellos wichtigsten Ebene der Ressourcenverteilung. Was Ärzte anordnen und für indiziert halten, wird in der Regel von den Krankenkassen bezahlt. Die Frage ist, ob – unabhängig von etwaigen Strukturveränderungen im Versicherungswesen – auch ein qualifizierter ärztlicher Gutachterdienst ein Instrument der Effizienzsteigerung im Gesundheitswesen sein könnte. Aus diesem Grunde werden das Aufgabenfeld, die Entscheidungspraxis und die Probleme des Beratungsdienstes der Krankenkassen (Vertrauensärztlicher Dienst, VäD) dargestellt, geht es in einem solchen Dienst doch – vor jeglicher Kostendämpfungsabsicht – darum, ob und ggf. in welchem Umfang medizinische und sozialrechtliche Maßstäbe Anwendung finden und durchsetzbar sind. Einige Überlegungen zu „Verantwortung" und „Mündigkeit" seien vorweggeschickt.

Verantwortung und Mündigkeit

„Verantwortung" ist ein ethischer und rechtlicher Beziehungsbegriff, der ein Feld von Handlungs- und Rechenschaftsbezügen beschreibt, innerhalb derer ein Han-

Ethik und öffentliches Gesundheitswesen
Hrsg.: H.-M. Sass

delnder für etwas vor jemandem (vor sich selbst, vor einem anderen, vor dem Richter, vor Gott) einsteht. Voraussetzung für Verantwortungsübernahme ist „kausale Macht"; für etwas, was nicht in jemandes Macht steht oder stand, kann er nicht verantwortlich gemacht werden, auch wenn er – wie Eltern für ihre Kinder, Lehrer für ihre Schüler – unter Umständen, z. B. bei verletzten Aufsichtspflichten, für die Folgen nicht selbst verantworteten Handelns zivilrechtlich „haftbar" gemacht werden kann ([12], S. 172 ff.). Nur wenn jemand auch anders hätte wollen bzw. entscheiden und vor allem auch anders hätte handeln können, kann er „verantwortlich" gemacht werden.

Verantwortung findet ihre Grenze dort, wo etwas nicht mehr oder nicht mehr vollständig in der Macht des Handelnden steht, sie wird begrenzte, u. U. gemeinsame Verantwortung, wo sie in Macht- und Verantwortungsbereiche anderer ausgreift.

„Mündigkeit" [etymologisch nach Kluge [13] zu „mund" (f.) = Schutz, Hand (lat. manus), ursprünglich soviel wie „einer, der etwas in der Hand hat, der ‚Macht' hat"], ein Begriff aus Ethik, Recht und v. a. den Erziehungswissenschaften, bezeichnet bestimmte Persönlichkeitsmerkmale (Ich-Stärke, Identitätsbewußtsein, Kreativität, Kritikfähigkeit etc.), die einen Menschen zunehmend befähigen, für sich selbst Verantwortung zu übernehmen und die fortdauernde Entwicklung seiner Persönlichkeit „autonom" zu steuern. Juristisch bezeichnet er darüber hinaus den Zeitpunkt der Volljährigkeit, wenn ein Mensch aus der Vormundschaft seiner Eltern entlassen wird. Mündigsein und Mündigwerden stehen dadurch in einem ständigen Spannungsverhältnis. Mündigkeit meint zwar Freiheit von „autoritärer" Fremdbestimmung, schließt aber die Anerkennung echter Autorität nicht aus, die – in der Urform als Erziehungsautorität – gerade die Mündigkeit des anderen zum Ziel hat. Und dies heißt nichts anderes als Fähigkeit und Bereitschaft zur Verantwortungsübernahme.

Mit den Begriffen der „ärztlichen Verantwortung" und der „Patientenmündigkeit" werden die ursprünglich besonders im pädagogischen Bereich beheimateten Prinzipien in den medizinischen Bereich übertragen und als Normen für die Arzt-Patienten-Beziehung vorgestellt. Vor allem im Rahmen der therapeutischen Aufklärung und der „Wahrheit am Krankenbett" sind diese Gestaltungsprinzipien des ärztlichen Umgangs mit dem Kranken mittlerweile zu klassischen „Topoi" der medizinethischen Literatur geworden. In diesen Situationen, typischerweise vor einer Operation oder bei tödlicher Erkrankung, geht es dann in der Regel darum, daß sich der Arzt bewußt wird, daß er nicht stellvertretend-paternalistisch für seinen Patienten entscheiden kann (denn dieser *ist* mündig), sondern daß der Patient nach ausreichender Information selbst entscheiden und Verantwortung tragen soll und muß. Gegen ärztliches Expertenwissen und Indikationendenken geht es dann darum, den Freiraum personaler Selbstverfügung offen zu halten. Medium dieser Verantwortungswahrnehmung ist das in der Literatur der vergangenen Jahre immer wieder geforderte „ärztliche Gespräch" [17, 18, 25, 26]. Vorbedingung dieser Verantwortungswahrnehmung durch den Arzt sind deshalb im weitesten Sinne erzieherische Fähigkeiten, die man als Ratgebung und Verantwortungsermöglichung umschreiben und zusammenfassend als „kommunikative Kompetenz" bezeichnen könnte, da sie sich letztlich weder ausschließlich auf das Sprechen noch allein auf den Kranken als Partner beziehen. Kommunikative

Kompetenz ist gerade in einem vielgliedrigen Gesundheitssystem eine wesentliche Grundlage der ärztlichen Berufsführung.

Sicherung ärztlicher Sachkompetenz

Von diesem dominierend gewordenen Verständnis „ärztlicher Verantwortung" für die Sicherung der Autonomie des Patienten ist ein anderer Bereich der Verantwortung zu unterscheiden, der eigentlich eine viel selbstverständlichere Basis der ärztlichen Berufsführung ist, dementsprechend aus „ethischer" Perspektive viel seltener Erwähnung findet und wo es u. U. auch um die Behauptung ärztlicher Autorität gegen eine (falsch verstandene) Autonomie des Patienten geht. Qualitativ und quantitativ viel bedeutsamer für die Rolle des Arztes im Gesundheitswesen ist die Verantwortung für die medizinische Sachkompetenz, denn in den allermeisten Fällen (auch noch in den kritischen Situationen) ist "good science" auch "good ethics". Deshalb hat die Sicherung ärztlicher Sachkompetenz eine besondere Priorität. Ihre Grundlegeung in der universitären Ausbildung und ihre Vertiefung in der ärztlichen Weiterbildung sind allerdings vom einzelnen Arzt nur begrenzt beeinflußbar; er teilt seine diesbezügliche Verantwortung mit den Entscheidungsträgern in der Ärzteschaft, den Hochschulen und der Gesundheitspolitik.

Unverändert muß dabei für die Ausübung der Allgemeinmedizin ein wesentlich stärkeres Gewicht auf die sozialmedizinisch besonders häufigen und meist auch kostenintensiven chronischen Erkrankungen des Herz-Kreislauf-Systems, der Atemwege und des Bewegungsapparates gelegt werden. Bei diesen Erkrankungen müßte die allgemeinmedizinische Betreuung praktisch „fachärztlichen" Standard haben, wenn das (heute zweifellos besonders schwierige) Problem der Sicherstellung der Sachkompetenz des Generalisten und der Vertreter der sog. großen Fächer befriedigend gelöst werden soll. Nur wenn der medizinische Verantwortungsbereich abgrenzbar und überschaubar bleibt, bleibt auch ärztliche Verantwortung im Sinne der Sachkompetenz langfristig wahrnehmbar. Viele der gerade den Allgemeinärzten oft unkritisch zugewiesenen „Verantwortlichkeiten" wie z. B. psychotherapeutisch-seelsorgerliche Begleitung, allgemeine Gesundheitserziehung, wirtschaftliche Verordnungsweise etc. müssen deshalb im Interesse eines realisierbaren Ethos entweder abgewiesen oder doch zurückgenommen werden. In unserem arbeitsteiligen System der Gesundheitssicherung gibt es besser ausgebildete Berufe und Spezialisten (Psychologen, Seelsorger, Pädagogen, Journalisten, Ökonomen, Politiker), die hinsichtlich mancher dieser Aufgaben die Hauptlast der Verantwortung tragen.

Eine Verbesserung der Sachkompetenz im ärztlichen Bereich würde aber mit Sicherheit etliche Verhaltensweisen von Ärzten *und* Patienten reduzieren, die Ausdruck mangelnder Sachkompetenz und unnötig kostentreibend sind: häufiger Arztwechsel, Versuche, ohne ausreichende Begründung (oder länger als erforderlich) krankgeschrieben zu werden, unnötige Überweisungen an Fachärzte, Kliniken und Sanatorien, schließlich v. a. die Minderung des ärztlichen Ansehens mit Vertrauensverlust in die etablierte Medizin und Abwanderungen zu nichtärztlichen und Laienkonkurrenten, die in der Regel ein weniger effektives Heilangebot machen [23].

Gute ärztliche Behandlung verlangt ein Weiteres, das aber eng mit dem Wissen und Können zusammenhängt. Seit mehr als einem Jahrhundert ist die Medizin wissenschaftlich kontrollierte Erfahrungsheilkunde zur Verbreiterung des medizinischen Wissens sowie zur Verbesserung der ärztlichen Einwirkungsmöglichkeiten und der prognostischen Abschätzungen im Krankheitsfall [7]. Auch wenn die ärztliche Behandlung zu vielschichtig ist, als daß sie sich in all ihren Aspekten stets und durchgängig auf vorhandene wissenschaftliche Erfahrungen stützen könnte, kann Medizin immer nur unter Anwendung, nie unter Aussparung ihrer wissenschaftlichen Erfahrungsbasis betrieben werden, selbst wenn schließlich neben den medizinischen Erkenntnissen immer auch Elemente der Gewichtung und Bewertung für die Korrelation der Befunde zur Situation und den Bedürfnissen des Kranken eine Rolle spielen. Wo die wissenschaftliche Basis fehlt oder unzureichend ist, bleibt aber immer noch die Haltung der Wissenschaftlichkeit gefordert, die stets unvoreingenommene Prüfung beinhaltet. Auf dem Gebiet der Diagnostik sind „engmaschige Kontrollen“ bei unklaren Krankheitszuständen längst selbstverständlich, sie sind geboten bei bekannten iatrogenen Nebenwirkungsmöglichkeiten; noch keineswegs ausgeschöpft und durch das „Vertrauensverhältnis“ von Arzt und Patient eher sogar behindert sind sie auf dem therapeutischen Sektor, wo man mit „mangelnder Compliance“ den breiten Korridor zwischen den Anordnungen des Arztes und den Befolgungen des Patienten beschreibt. Solange der Arzt sich nicht regelmäßig, z. B. durch spezielle Nachfragen, ggf. durch Tablettenzählung oder weitere Untersuchungen, darum kümmert, ob ein festgestellter Therapieerfolg tatsächlich auf seine Verordnung zurückzuführen ist (oder ob er spontan eingetreten ist) bzw. ob eine Therapieresistenz trotz guter (und nicht wegen schlechter) Compliance vorliegt, verzichtet er auf einen wichtigen „wissenschaftlichen“ Wegweiser für das Sammeln und Ordnen seiner individuellen ärztlichen Erfahrung. Er wird dann in aller Regel die Einflüsse der verschiedenen plazebogenen Heilelemente [19] unter- und die selbst veranlaßten therapeutischen Wirkungen überschätzen, was erhebliche Auswirkungen (medizinischer und finanzieller Art) auf seine Verordnungsweise haben wird.

Für einen Gutachter bedeutet „Sachkompetenz“ über ein gutes medizinisches Wissen hinaus die Kenntnis der einschlägigen Gesetzestexte und Verwaltungsvorschriften, die freilich wegen der Vielzahl unbestimmter Rechtsbegriffe einen Interpretations- und Ermessensspielraum offen lassen.

Verantwortung für die Solidargemeinschaft

Die Verantwortung der Ärzteschaft für die Funktionsfähigkeit der Institutionen der Sozialversicherung ist keine unmittelbare. Mittelbar muß der Arzt aber im eigenen wie im Interesse seiner Kranken an der Existenzsicherung dieser Institutionen interessiert sein. Diese ist aber gefährdet, wenn der Eindruck entsteht, daß die Solidarität der Gemeinschaft von ihren Mitgliedern keineswegs mehr nur für die Notlage einer Krankheit in Anspruch genommen wird, sondern auch noch für eine Reihe weiterer Leistungen, die man als hilfreich, gesundheitsfördernd oder sonstwie vorteilhaft betrachtet, die aber zugleich für den steigenden Finanzbedarf der Kassen, die eigenen Beitragsbelastung und – in deren Gefolge – auch für einen eingeengten finanziellen Freiheitsraum des einzelnen mitverantwortlich sind.

Die Abwehr unberechtigter Ansprüche an die Solidargemeinschaft ist seit jeher eine Hauptaufgabe des VäD gewesen. Er begrenzt – freilich nur auf wenigen Gebieten – die ansonsten weitreichende Autonomie des behandelnden Arztes und die Leistungsansprüche der Kranken. Bis heute ist er überwiegend mit der Kontrolle von Krankengeldansprüchen bei Arbeitsunfähigkeit (AUF) befaßt, auch wenn man ihm in den letzten Jahren zusätzlich zunehmend eine „Leitfunktion" für die Rehabilitation zugesprochen hat. Da dieser Dienst in der weiteren Öffentlichkeit relativ wenig bekannt ist, seien einige Informationen gegeben.

Die Krankenkassen sind nach § 369 RVO „verpflichtet, die Verordnung von Versicherungsleistungen [Anm.: theoretisch ist hier *keine* ärztliche Anordnung ausgenommen] in den *erforderlichen* Fällen [Anm.: hier besteht ein wenig konkretisierter weiter Ermessensspielraum der Kassen] durch einen Arzt *rechtzeitig* [Anm.: ebenfalls nicht näher definiert] nachprüfen zu lassen, eine Begutachtung der AUF zu veranlassen, wenn es zur Sicherung des Heilerfolges... oder zur Beseitigung von begründeten Zweifeln an der AUF erforderlich erscheint... und im Benehmen mit dem behandelnden Arzt eine Begutachtung zu veranlassen, wenn dies zur Einleitung von Maßnahmen der Rehabilitation... erforderlich erscheint". Darüber hinaus führt der VäD im Auftrag der RV-Träger Begutachtungen zu Reha-Maßnahmen durch.

Über die Tätigkeit und die Leistungen des VäD ein halbwegs zutreffendes Bild zu bekommen, ist trotz eines beträchtlichen Datenmaterials nur schwer möglich. Die folgenden stichwortartigen Angaben entstammen überwiegend dem *Statistischen Bericht über den VäD* für die Jahre 1978–1985 [3].

1984 gab es 1045 hauptamtliche Vertrauensärzte (VÄ); Zunahme um 2,3% seit 1978 (Zunahme der niedergelassenen Kollegen im gleichen Zeitraum um 17,1%, der Krankenhausärzte um 29,7%), damit waren von einem VA statistisch die Leistungen von 78 Krankenhausärzten und 67 niedergelassenen Kollegen zu prüfen bzw. die Leistungen für ca. 60000 Einwohner! Etwa 20% der Planstellen sind nicht besetzt, über 50% der VÄ sind weiblich. Die Reinausgaben für den VäD betrugen 1985 309 Mio. DM.

Von 548 Dienststellen sind über 58% (317) nur mit einem Arzt oder nicht ständig besetzt, nur in 8,1% (44) der Dienststellen sind 4 oder mehr Ärzte tätig. Das medizinisch-technische Personal hat seit 1978 um 1,4% abgenommen, das Verwaltungspersonal um 4,4% *zu*genommen. Der Anteil höher besoldeter Stellen (A 15/A 16) ist von 32,1% auf 17,9% (01.01.1986) *zurück*gegangen, eine wachsende Zahl der Gutachter wird lediglich nach A 13/A 14 besoldet.

Die Statistik zu den erbrachten medizinisch-technischen Leistungen ist erheblich lükkenhaft, da Daten nur für ca. 50% der Dienststellen vorliegen. Laborbestimmungen wurden in 18% der Fälle veranlaßt, EKG bzw. Röntgenbilder nur in 5% bzw. 2,3% angefertigt, insgesamt mit *ab*nehmender Tendenz.

Die Fallauswahl für die Vorstellung beim VäD wird von den Kassenangestellten außerordentlich unterschiedlich gehandhabt, nur jeder 10. AUF-Fall wird überhaupt zuvor einem Arzt zur sog. Einladeberatung vorgelegt, mit erheblich fallender Tendenz seit 1978 (–41%). Fast ein Viertel der Ärzte hält eine Vorladung bei 80% oder mehr der vorgelegten Akten für erforderlich, 10% der Ärzte empfehlen dagegen eine persönliche Vorstellung des Versicherten nur in 20% der Fälle oder weniger. Insgesamt sehen im Durchschnitt 50% der Ärzte bei 50% der Vorlagen eine überraschende Diskrepanz zwischen den hausärztlich mitgeteilten Diagnosen oder Befunden und der Dauer der AUF. Auch nach Ausweis der Statistiken ist das Mißverhältnis von AUF-Dauer und Diagnose mit 50–60% der wichtigste Vorladungsgrund. Nach erfolgter Vorladung (in regional recht unterschiedlichem Abstand von der Einladeberatung) erscheint dann aber durchschnittlich nur noch jeder Zweite.

Insgesamt wurden 1984 nur noch 2,4% aller AUF-Fälle (1985: 21,988 Mio.) bzw. ca. 25–30% aller Krankengeldfälle (1985: 1,795 Mio.) durch den VäD begutachtet, meist erst ab der 6.–7. Krankheitswoche mit Beginn der Krankengeldzahlungen. Damit wird zwar ein gewisser Teil dieser Kosten der Gesetzlichen Krankenversicherung (GKV) (1985: 6,379 Mrd. DM) „kontrolliert", nicht dagegen die 26 Mrd. DM an Arbeitgeberleistungen für Entgeltfortzahlungen [8, 15]. Die prozentual höchsten Vorladequoten haben die Orts- und Betriebskrankenkassen.

Das statistisch erstellte Leistungsbild für den VäD hat überwiegend formalen Charakter (1985: 1,52 Mio. körperlicher Untersuchungen, davon 80% (1,22 Mio.) zur Begutachtung von AUF (davon ca. 40% Erstuntersuchungen), von den restlichen 20% entfallen ca. 124000 (8%) auf Begutachtungen im Auftrag der RV-Träger, vermutlich überwiegend wegen medizinischer Reha-Anträge (das wären also nur 25% der 1985 im Bereich der Arbeiter-RV gestellten 452000 Anträge auf Heilbehandlung!), der Rest (12%) auf die Nachprüfung von Verordnungen (kosmetische Operationen, Heil- und Hilfsmittel, Kurmaßnahmen der GKV). Seit 1978 sind die körperlichen Untersuchungen um ca. 15% *zurück*gegangen. – Daneben wurden vom VäD 1,36 Mio. Begutachtungen „nach Aktenlage" durchgeführt (zu Verordnungen aller Art (*Zu*nahme um 88% seit 1978) und 424000 „Krankenhausbegehungen" (*Ab*nahme um 14% seit 1978), jedoch in einem nennenswerten Umfang (mehr als 100 pro Gutachter und Jahr) nur bei 6 (von 18) Landesversicherungsanstalten (LVA). Unter diesem Begriff versteht man die „Begutachtung der medizinischen Begründung von Verlängerungsanträgen im Krankenhaus und Besprechung der nicht ausreichend begründeten Fälle mit einem verantwortlichen Krankenhausarzt, falls nötig anhand der Krankenakte" ([3], S. 35).

Welche „materialen" Entscheidungen wurden nun getroffen? Ich präsentiere hier Daten der LVA Niederbayern-Oberpfalz, weil sie 1) etwas aktueller sind als die Daten des *Statistischen Berichtes* und weil sie 2) etwas mehr Detailinformationen enthalten; daran anschließend werden aber auch die Bundesdaten für 1985 dargestellt. Im zweiten Quartal 1986 (4/86–6/86) wurden im Bereich der LVA Niederbayern-Oberpfalz folgende Entscheidungen getroffen [2] (Reihenfolge): befürwortet und bedingt befürwortet/weitere Ermittlungen/nicht befürwortet. Stationäre Behandlung oder Verlängerung nach §§ 184 und 184a RVO (Krankenhauspflege und Pflege in Fachkliniken und Sanatorien) sowie Stellungnahmen zur Frage von Pflegebedürftigkeit: 94,2%/3,2%/2,6%; Heil- und Hilfsmittel: 93,5%/2,4%/4,1%; Vorbeugungs- und Genesendenkuren sowie sonstige Reha-Maßnahmen: 96,2%/1,3%/2,5%. Die Nichtbefürwortungen pro Arzt (Monat 6/86) schwanken (bei freilich manchmal sehr kleinen Fallzahlen pro Monat) zwischen 0 und 100%, wobei zur Frage der stationären Behandlungsbedürftigkeit (Gesamtanfragen im Bereich der LVA in 6/86: 1118) insgesamt 16 (47%), zu Heil- und Hilfsmitteln (n = 470) 12 (35%) und zu Vorbeuge- und Genesungskuren (n = 336) nur 4 (12%) Kollegen (von 34) überhaupt einen Widerspruch ausgesprochen haben.

Die entsprechenden Daten für die BRD (1985) deuten auf eine etwas geringere landesweite Befürwortung hin, sind jedoch mit den genannten Zahlen nur begrenzt vergleichbar, da die VäD-Statistik (überraschenderweise) die „teilweise" befürworteten und die nichtbefürworteten Stellungnahmen zusammenfaßt. In der Reihenfolge: befürwortet/weitere Ermittlungen/teilweise bzw. nicht befürwortet ergeben sich dabei für stationäre Behandlung folgende Daten 80,0%/5,4%/14,5%, für Heil- und Hilfsmittel 75,7%/6,3%/18,0% und für die Kurmaßnahmen 83,3%/3,4%/13,4%. Im langjährigen Durchschnitt ergeben sich für den Zeitraum 1978–1985 folgende Mittelwerte 84,7%/4,7%/10,6%/82,0%/5,1%/13,9% und 82,2%/4,2%/13,6%.

Arbeitsfähigkeit wurde im Zeitraum 4/86–6/86 im Bereich der LVA Niederbayern-Oberpfalz in durchschnittlich 14,0% der Fälle gesehen [14], davon in über 4% der Fälle in Übereinstimmung mit dem behandelnden Arzt und in 0,6% im Gegensatz zu ihm. Bei den einzelnen Ärzten ergaben sich hinsichtlich der AF-Schreibung im Monat 6/86 Schwankungen zwischen 0,8% und 48,9%, die Schwankungsbreite bei den einzelnen Dienststellen (4/86–6/86) betrug immerhin auch noch 1,1–33,6%. Einer eigenen (unpublizierten) Auswertung von je 25 AF-Schreibungen bei Versicherten der Jahrgänge 1958, 1946, 1933 und 1929 der Regensburger Dienststelle wurde im Durchschnitt auf AF nach 8,3 Tagen erkannt. Von 100 Fällen wurde in 60 AUF-Fällen weitere AUF für die Dauer bis zu einer 1 Woche gesehen, in 28 Fällen bis zu 2 Wochen und in 12 Fällen bis zu 4 Wochen. *Keine* weiteren Behandlungshinweise enthielten die Gutachten im Durchschnitt in 64% der Fälle, mit Schwankungsbreite von 18–93% bei den einzelnen Ärzten bzw. 19–96% bei den verschiedenen Dienststellen. Anders gewendet: die Gutachter sanken in 3,9–80,7% der Fälle die Notwendigkeit, „weitere Hinweise“ zu geben.

Für die BRD sahen die Zahlen im gleichen Zeitraum folgendermaßen aus:

AF in 20,7% der Fälle (in 7,9% in Übereinstimmung, in 2,0% im Gegensatz zum behandelnden Arzt) mit Schwankungsbreiten zwischen 13,1% und 34,6% zwischen den einzelnen LVA.

Probleme der gegenwärtigen Begutachtungspraxis

Die Masse des Datenmaterials verschleiert Wesentliches – selbst wenn man einmal von der Frage der Validität der Daten absieht, die unbedingt einer Überprüfung bedürfte, da trotz klarer Richtlinien sicherlich auch die Meldegewohnheiten der Dienststellen erheblich differieren dürften.

Immerhin ergibt sich nach außen – kumulativ betrachtet – das Bild einer guten bis sogar sehr guten innerärztlichen Übereinstimmung hinsichtlich der Einschätzung der AUF, der Verordnung von Heil- und Hilfsmitteln und der Notwendigkeit stationärer (Kur- oder Krankenhaus)behandlungen. Wenngleich unklar ist, *welche* Kriterien tatsächlich den ärztlichen Verordnungen und den vertrauensärztlichen Befürwortungen zugrunde liegen, könnte man zufrieden feststellen, daß ihre Anwendung im Effekt zu weitgehend gleichen Beurteilungen führt.

Angesichts der erheblichen Differenzen *innerhalb* des VäD bliebe aber immer noch die Frage zu beantworten, ob sich nicht wenigstens ein Gutachterdienst wesentlich intensiver mit dem Problem der Beurteilungs*maßstäbe* auseinandersetzen müßte. Dies ist aber in keiner Weise der Fall; weder bei den Einführungslehrgängen noch in der sonstigen Arbeit oder Fortbildung finden normative Fragen eine Berücksichtigung. Wie auch sonst in der Medizin (und Gesellschaft) findet man Maßstäbe vor, übernimmt sie in der Hoffnung auf Richtigkeit (vielleicht mit kleineren Korrekturen), aber ohne kritische Reflexion, ohne thematisierten Diskurs. Die Frage der Gleichbehandlung der Versicherten (innerhalb der BRD, einer LVA oder einer Dienststelle), also die Frage nach der *Gerechtigkeit*, bleibt damit ebenso ortlos wie das in keiner Weise weniger wichtige Problem der *Richtigkeit* der Begutachtungsmaßstäbe für die Zuordnung von Leistung zu Leiden.

Die Richtlinien für die Zusammenarbeit von Kassen und VäD halten fest, daß der Gutachter bei seiner ärztlichen Urteilsbildung nicht durch Richtlinien festgelegt werden kann. Versteht man diesen Hinweis als Verzicht auf jegliche Außensteuerung des VäD durch die Träger der GKV, wird man einem solchen Passus ohne weiteres zustimmen.

Die sich dabei beinahe aufdrängende Vermutung, das ärztlich-gutachterliche Urteil könne durch keinerlei Form von Richtlinien bestimmt werden (oder würde es womöglich auch faktisch nicht!), ist dagegen naiv, denn auch die Anpassung an die geübte Praxis hat den Charakter einer Befolgung gegebener Maßstäbe, und diese Maßstäbe betreffen die Einhaltung eines bestimmten medizinischen Niveaus, die Anwendung allgemeiner Sorgfaltspflichten und die normativen Kriterien im engeren Sinne. Die Tatsache, daß die individuelle ärztliche Begutachtung die Möglichkeit bietet, dem Gegenüber in seiner Eigenart gerecht zu werden, ist schließlich einer der wichtigsten Gründe, warum sie (im Rahmen des Möglichen und Sinnvollen) gesetzlichen Regelungen oder Verwaltungsvorschriften vorzuziehen ist. Angesichts einer so weitgehenden Übereinstimmung zwischen ärztlicher Praxis und gutachterlicher Bestätigung stellt sich aber eigentlich viel eher die Frage nach der Notwendigkeit eines solchen Dienstes, wobei manche Kritiker argwöhnen, es sei womöglich nur seine Existenz, die auf einigen Gebieten ein noch stärkeres Kostenwachstum verhindere.

Ein Grund für die immer wieder beklagte mangelnde Effektivität des VäD wird in den außerordentlich weit gefaßten Rechtsvorschriften gesehen. In der Rechtsprechung durch das Bundessozialgericht hat sich nämlich seit 1959 eine zunehmend stärkere „Beachtung psychosomatischer Wechselwirkungen und sozialer Aspekte durchgesetzt" [16]. Dies wirft gerade in der sozialmedizinischen Praxis oft zahlreiche Abgrenzungsschwierigkeiten auf. Die Problematik wird noch dadurch vergrößert, daß in der GKV die Ursache des Leidens (z. B. Arbeitsplatzverlust, Ehekonflikt etc.) für die Kassenleistung keine Rolle spielen darf; allein Art und Schwere des Leidens sind dafür entscheidend. Dies hat de facto in vielen Fällen dazu geführt, daß die intersubjektiv nur sehr begrenzt überprüfbare subjektive Leidensbehauptung zu einem wichtigen Argument in der gutachterlichen Urteilspraxis geworden ist („fühlt sich so noch nicht in der Lage, seine Arbeit wiederaufzunehmen" und ähnliche Hinweise). Der Patient bestimmt damit weitgehend selbst seine AUF oder AF. Ergänzend zur Spruchpraxis der Sozialgerichte wird im übrigen darauf hingewiesen, daß sich der unwillige oder unfähig fühlende Patient ohnehin wenige Tage später erneut arbeitsunfähig schreiben ließe, notfalls bei einem anderen Arzt. Tatsächlich lassen aber die Rechtsvorschriften zu Krankheit und AUF m. E. einen wesentlich größeren Ermessensspielraum zu. Zwar ist Vorbedingung für AUF „Krankheit", aber doch nicht „als solche", sondern nur insoweit als sie einen Versicherten hindert, seine Arbeitsleistung zu erbringen, wobei allerdings auch bereits die Gefahr der Verschlimmerung einen solchen Hinderungsgrund darstellt [29]. Dieser wichtige einschränkende Tatbestand muß vielen Patienten, aber manchmal auch ihren Ärzten, im Gespräch deutlich gemacht werden. AF-Schreibung ist nämlich in den meisten Fällen keineswegs eine „Gesundschreibung". Würde Krankheit oder Behandlungsbedürftigkeit für sich allein genommen AUF rechtfertigen und Krankengeldzahlungen begründen können, würden sich die Aufwendungen für Barleistungen vervielfachen. Es ist ein wichtiger Teil der sozialmedizinischen Verantwortung, den Versicherten diese Unterschiede immer wieder zu erklären und sie schließlich trotz ihrer Erkrankungen wieder zur Arbeitsaufnahme zu motivieren.

Ein anderes Problem der alltäglichen Gutachtenpraxis betrifft die häufig völlig unzureichende Informationssituation, die die behandelnden Ärzte, z. T. auch die Patienten selbst zu verantworten haben. Obwohl die Kassen im Durchschnitt erst ab der 6. Woche vorladen, liegen in über 50% der Fälle entweder keine oder höchstens minimale, für den zu beurteilenden medizinischen Sachverhalt unzureichende ärztliche Unterlagen vor. Originalunterlagen wie EKG, Röntgenbilder oder Laborzettel werden in weniger als 10% der Fälle vorgelegt [24]; daß sie selten vom VäD erstellt werden, wurde oben bereits mitgeteilt. Es paßt in das Bild des Arztes als Interessenanwalt seiner Patienten, daß – nach meinem Eindruck – bei Leistungsbegehren (z. B. Schwerbehindertenausweise bei den Versorgungsämtern, Renten bei den Rentengutachtern) in der Regel umfangreichere Unterlagen zur Verfügung gestellt werden als zur sozialmedizinischen Begutachtung, wo es häufig eher um Leistungsbegrenzung geht. Die häufige Informationsverweigerung oder -zurückhaltung ist, wo sie nicht auf bloße Nachlässigkeit zurückzuführen ist, schwer zu deuten. Sicherlich artikuliert sich hier auch eine nicht näher zu beschreibende „Angst" vor „Kontrolle" oder Beschränkung der eigenen Autarkie. Für den VäD überrascht allerdings genauso, daß er diese Unterlagen nicht wesentlich nachhaltiger einfordert und dadurch den Eindruck begünstigt, diese Tätigkeit könne auch heute noch im wesentlichen aufgrund einer erworbenen ärztlichen Erfahrung oder eines sicheren Blicks für Simulantentum durchgeführt werden. Auch nach 3- oder 6monatiger AUF kann mann immer wieder Akten finden, in denen außer dem meist spärlich ausgefüllten Bericht für den VäD überhaupt keine Befunde dokumentiert sind. Genaue Mitteilungen über durchgeführte Therapie, eventuelle Therapieänderungen und den Therapieerfolg, namentlich bei „Therapieresistenz", sind ausgesprochen selten. Trotz angeblich guter Kenntnisse der Hausärzte über den psychosozialen Hintergrund ihrer Patienten findet man Angaben dazu auch nur in wenigen Berichten. Schlimmer ist, daß in nicht wenigen Fällen auch der Wahrheitsgehalt ärztlicher Mitteilungen für die Begutachtung in Zweifel gezogen werden muß. Das reicht von dem „überzeichneten" Röntgenbefund, der für Arzt und Patient eine lange AU oder Kurnotwendigkeit begründen soll, über außerordentlich vieldeutige Angaben („... bekommt laufend Spritzen", – hat dies aber in einem Fünfmonatszeitraum nur während 3 Wochen bekommen) bis zu eindeutigen Falschaussagen bzw. Falschmitteilungen, die vielleicht nicht beabsichtigt sein mögen, aber in der präsentierten Form falsche Entscheidungen begünstigen können. Wenn z. B. als Grund für die Notwendigkeit einer Hauspflege eine schwere *de*kompensierte Herzinsuffizienz angegeben wird und es stellt sich bei der Untersuchung heraus, daß es sich de facto um eine unter Digitalis voll *re*kompensierte Herzinsuffizienz handelt, dann ist oder war dies aus der Perspektive des Gutachters eine gravierende Irreführung. Gerade weil solche Leistungen ganz überwiegend „nach Aktenlage" entschieden werden, kommt der Wahrheit des geschriebenen Wortes eine außerordentliche Bedeutung zu. In der Regel werden die Mitteilungen akzeptiert und die gewünschten Leistungen befürwortet. Ob und wieweit die Gewährung bei strenger Prüfung auf der Basis des eigentlich relativ restriktiven Kassenarztrechtes gerechtfertigt werden kann, bleibt mangels entsprechender Unterlagen und „kontrollierter Studien" völlig unklar.

Es besteht kein Zweifel, daß es auch gute Begutachtungen nach „Aktenlage" geben kann, nur liegt eben das Hauptproblem darin, daß eine Akte mit befriedigenden medizinischen Angaben, die eine begründete Entscheidung zulassen, extrem selten vorliegt. Dementsprechend sind solche Stellungnahmen nur selten als „Begutachtungen" anzusprechen. Ablehnungen und Alternativempfehlungen setzen aber immer Detailkenntnisse voraus. Aus diesen Gründen ist eine (notfalls gesetzliche) Optimierung des Informationsflusses zwischen den Behandlern und den Gutachtern dringend erforderlich. Die Kommunikationsstrukturen, z. T. auch Ausdruck mangelnder kommunikativer Kompetenz der Beteiligten, setzen derzeit der begründeten Einschränkung von Leistungsansprüchen relativ enge Grenzen.

Schon allein vom finanziellen Volumen her ist aber die Begutachtung der AUF sicherlich nicht primär mit dem Ziel einer Kostenbegrenzung sinnvoll. Prozentual betragen diese Kosten noch nicht einmal 6% der Gesamtkosten der GKV, ihr Anteil am Sozialbudget beträgt sogar nur ca. 1%. Selbst wenn Krankschreibung weitere Folgekosten nach sich zieht (Arztkontakte, Behandlungen, Transportkosten etc.) – wobei in einem kürzlichen Fall mit durchgehender AUF seit 1976 (4. Dreijahresfrist!) zu Zeiten des Krankengeldbezuges (und vertrauensärztlicher Begutachtungen) die Zahl der Arztkontakte um ca. 60% höher lag als während der 78 Wochen ohne Krankengeldbezug! – bleiben die hier verursachten Kosten im Gesamtspektrum noch niedrig. Hinzu kommt, daß sich neben dem bekannten „Panoramawechsel der Krankheiten" in der Medizin ein damit vermutlich nur schwach korrelierter „Panoramawechsel des Krankheitsverhaltens" konstatieren läßt, der AUF immer weniger kontrollierbar macht: die AUF-Fälle je 100 Mitglieder der GKV stiegen von 58,9 im Jahre 1967 auf 109,8 im Jahre 1985 an, gleichzeitig verkürzten sich die AUF-Tage pro Fall von 24,0 im Jahre 1967 auf 15,9 im Jahre 1985 [8, 30]. Man wird, wie Silomon schon vor Jahren schrieb [30], „öfter mal ein bißchen krank", und dieser Trend setzte sich in den letzten Jahren weiter fort. Noch deutlicher zeigte sich diese Entwicklung bei den AUF-Fällen der Arbeitslosen. Bei der AOK Regensburg [4] stieg die Zahl der Fälle von 2169 im Jahre 1984 auf 3848 im Jahre 1986 (+77,4%), zugleich sank die durchschnittliche Dauer je AUF-Fall von 43,4 auf 30,5 Tage (−29,8%), lag aber damit noch um 91% über dem Durchschnittswert aller AUF-Fälle dieser Kasse im Jahre 1986 (der Vergleichswert für 1985 betrug noch 133%). Die durchschnittliche Dauer aller Krankengeldfälle betrug 1986 im Bereich dieser Kasse 57 Tage, diejenige der Gruppe der Arbeitslosen 92 Tage (+61,4%).

Was bei diesen AUF- bzw. Krankengeldfallstatistiken unklar bleibt, ist die Zahl der *Personen* in den einzelnen Untergruppen, die erkrankt sind, ebenso die Häufigkeitsverteilung der AUF-Phasen pro Person. Hier sind dringend weitere Analysen erforderlich.

Trotz der genannten Tendenzen insgesamt und in besonderen Grupen liegt aber die Gesamtzahl der AUF-Tage (Produkt aus AUf-Fallzahl und durchschnittlicher AUF-Dauer) mit ca. 349,6 Mio. Tagen im Jahre 1985 deutlich *unter* den Zahlen der Jahre 1975–1982, was sicherlich mehr auf allgemeine wirtschaftliche Gründe zurückzuführen sein dürfte als auf Änderungen bei der Morbidität. Schließlich darf aber auch nicht vergessen werden, daß statistisch betrachtet deutsche Arbeitnehmer ungefähr doppelt so oft krank sind wie englische oder amerikanische und sogar ca. 5mal so häufig wie japanische Arbeiter. Dies verdeutlicht den außerordentlich großen Einfluß der politischen und sozialgesetzlichen Rahmenbedingungen – und die relativ geringe Bedeutung, die die medizinisch-fachliche Beurteilung für dieses Problem hat. Begutachtungen zu dieser Frage haben deshalb primär einen moralischen Wert für die Durchsetzung vorgegebener Maßstäbe und weniger eine ökonomische Bedeutung. Immerhin setzt die AUF-Bescheinigung aber enorme Geldmengen in Bewegung, so daß sich Überlegungen zu Karenztagen, wie sie in etlichen europäischen Ländern üblich sind [5] nahelegen. Hier müssen die Chancen größerer Eigenverantwortung gegen mögliche Risiken sozialer Benachteiligungen einzelner Gruppen abgewogen werden. Den ethisch-politischen Charakter des Problems unterstreicht dabei die Tatsache, daß mit medzinischer Sachkompetenz ohnehin nur gesagt werden kann, daß AUF, wenn sie überhaupt ein „Heilmittel" genannt zu werden verdient, in den meisten

Fällen sicherlich ein sehr unspezifisches Mittel ist, im übrigen aber wegen der Nebenwirkungsmöglichkeiten (Suchtgefahr!) einer strengen Indikationsstellung bedarf [21].

Rehabilitation – Theorie und Praxis

Hinter der die sozialmedizinische Praxis dominierenden Begutachtung der AUF steht nun freilich die Hoffnung, dadurch wenigstens diejenigen herausfiltern zu können, die von einer medizinischen oder beruflichen Reha-Maßnahme profitieren würden. Inwieweit dadurch tatsächlich Maßnahmen initiiert werden, die *sonst nicht* durchgeführt würden, im therapeutischen Interesse aber gleichwohl unverzichtbar sind, muß offen bleiben. Immerhin wurden 1985 in der BRD im Zusammenhang mit AUF-Begutachtungen in 4,6% der Fälle Empfehlungen zu medizinischen und in 5,9% der Fälle zu beruflichen oder „sonstigen" Reha-Maßnahmen gegeben. Ähnlich wie beim Krankengeld handelt es sich bei diesen Ausgaben der RV und GKV um relativ kleine Finanzsektoren, die zusammen 1986 eine Größenordnung von ca. 5,5 Mrd. DM hatten. Auch hier geht es deshalb mehr um die Frage nach der ärztlichen Verantwortung (sowohl bei den Antragstellern als auch den Gutachtern), bei der es nicht nur um die Aufrechterhaltung und Durchsetzung medizinischer Maßstäbe geht, sondern auch um die Befolgung gesetzlicher Vorschriften.

Der einschlägige Bezugsparagraph für die Gewährung von „Heilverfahren" oder einer stationären Heilbehandlung ist § 1236 RVO, demzufolge der RV-Träger Rehabilitationsmaßnahmen medizinischer oder beruflicher Art erbringen kann, wenn „die Erwerbsfähigkeit eines Versicherten wegen Krankheit oder körperlicher, geistiger oder seelischer Behinderung *erheblich* gefährdet" oder gemindert ist und „wenn die Erwerbsfähigkeit durch diese Leistungen *wesentlich* gebessert oder wiederhergestellt werden kann oder wenn bei einer bereits geminderten Erwerbsfähigkeit durch diese Leistungen der Eintritt von Berufs- oder Erwerbsunfähigkeit abgewendet werden kann". Die Bedeutung der relevanten Begriffe wird in den Musterrichtlinien des VDR näher erläutert [31]. Der wichtigste Begriff betrifft die „wesentliche Besserung", womit gemeint ist, „daß die Minderung der Leistungsfähigkeit im Erwerbsleben durch die Rehabilitationsmaßnahme zumindest teilweise und nicht nur vorübergehend behoben oder eine erhebliche Gefährdung der Erwerbsfähigkeit beseitigt werden kann. Sie ist nicht gegeben, wenn nur eine Linderung des Leidens oder eine sonstige Erleichterung in den Lebensumständen erreicht werden kann". Eine solche Maßnahme „kommt ferner nur in Betracht, wenn eine hinreichende Erfolgsaussicht besteht". Ergänzend bestimmt nun § 1305 RVO, daß der Träger der RV Mittel der Versicherung aufwenden kann, „um allgemeine Maßnahmen oder Einzelmaßnahmen zur Erhaltung [sic!] oder zur Erlangung der Erwerbsfähigkeit der Versicherten und ihrer Angehörigen oder zur Hebung der gesundheitlichen Verhältnisse der versicherten Bevölkerung zu fördern oder durchzuführen".

Auf Heilverfahren nach § 1236 besteht ein gesetzlicher Anspruch, *wenn* die Voraussetzungen erfüllt sind; die Mittel für Maßnahmen nach § 1305 RVO sind dagegen auf maximal 6% der gesamten Reha-Ausgaben nach §§ 1236 und 1243 RVO (die ihrerseits aber ebenfalls durch geltendes Recht begrenzt sind) begrenzt.

Von den gesamten Reha-Ausgaben der RV in Höhe von 4,5 Mrd. DM im Jahr 1986 entfielen ca. 3,7 Mrd. DM auf medizinische Maßnahmen.

Die Formulierung der „hinreichenden Erfolgsausicht" scheint zwar einerseits einen Ermessensspielraum zu belassen, andererseits ist aber diesbezüglich auf die wesentlich konkreteren Ausführungen zum Verständnis der „wesentlichen Besserung“ zu verweisen, v.a. auf die „nicht nur vorübergehende“ Beeinflussung der Leistungsfähigkeit, selbst wenn diese Formulierung ihrerseits wieder interpretierbar ist. Bei etlichen Erkrankungen wie Apoplex, Herzinfarkt, größeren orthopädischen und neurochirurgischen Eingriffen, chronisch-obstruktiven Atemwegserkrankungen, bösartigen Geschwulstleiden etc. bestehen angesichts der Gesetzestexte hinsichtlich der Indikation von Reha-Maßnahmen, am besten in Form der Anschlußheilbehandlungen, keine Zweifel [20]. Bei etlichen der genannten Erkrankungen sind bei gut motivierten Patienten auch z.T. erhebliche funktionelle Leistungsverbesserungen erzielbar und in deren Gefolge dann Resozialisation und berufliche Rehabilitation. Bei sorgfältiger Selektion [9] sind in vielen Fällen länger- oder langfristige medizinische Erfolge möglich, die diese Bemühungen rechtfertigen.

Problematisch hinsichtlich sämtlicher gesetzlicher Vorgaben und jeglicher medizinischer Erfolgsbeurteilung wird es freilich, wenn nun die Projektgruppe "Evaluation der Rehabilitation" des VDR (ausgerechnet im Zusammenhang mit Versuchen zur Leistungsbewertung!) feststellt ([33], S. 29): „Angesichts der das Rehabilitationsgeschehen stark bestimmenden chronischen und Zivilisationskrankheiten müssen die Maßnahmen – sollen sie dem Versicherten die Chance zur längerfristigen Teilnahme am Erwerbsleben erhalten – bereits dann helfend und unterstützend eingreifen, wenn noch kein konkreter Bezug auf eine aktuell drohende Berentung ... ersichtlich ist.“ Weiter heißt es: „Rehabilitationsmaßnahmen sind ihrer Art nach im wesentlichen [!] auch Hilfen zur eigenverantworteten Lebensgestaltung. Der Erfolg der Maßnahme ist sowohl abhängig von Art und Umfang des rehabilitativen Angebotes als auch von der Bereitschaft des Versicherten, von den angebotenen Hilfen in der rechten Weise Gebrauch zu machen. Deshalb kommt Strategien, die auf eine Motivierung zur Inanspruchnahme der angebotenen Hilfen zielen, eine besondere Bedeutung zu.“ F. Ruland, der stellvertretende Vorsitzende des VDR, begründet die neue Strategie mit zukünftigen Mehrausgaben der RV aufgrund der demographischen Entwicklung, die nur aufgebracht werden könnten, wenn die Lebensarbeitszeit verlängert würde [27]. Ziel der Sozialpolitik müsse es deshalb sein, das Rentenzugangsalter nach oben zu verschieben, und dazu gehöre auch der Versuch, durch Intensivierung der Rehabilitation das Frühberentungsrisiko zu senken. Deshalb müsse die Möglichkeit zu *präventivem* (und hier ist ganz offensichtlich *Primär*prävention und nicht Tertiärprävention bzw. Rehabilitation gemeint) Handeln „stärker als dies bis jetzt im Gesetz vorgesehen sei“ und auch den *Rentenversicherern* eingeräumt werden. Dazu erfährt der inzwischen hinlänglich bekannte Grundsatz „Rehabilitation vor Rente“ die als zeitgemäß betrachtete Interpretation: „Möglichst Prävention, notfalls Rehabilitation, als Ultima ratio Rente!“ Neben vielen anderen Fragen, die dieser politische Vorstoß aufwirft, möchte man aber v.a. gerne wissen, wie dadurch das gleichfalls formulierte Ziel realisiert werden soll, nicht *an*, sondern *mit* der Rehabilitation (!) zu sparen. Unbeantwortet bleibt v.a. auch die Frage, wie bei einer solchen Sachlage überhaupt noch mit medizinischer Sachkompetenz halbwegs begründbare Unterscheidungen zwischen Anspruchsberechtigten und Nichtanspruchsberechtigten getroffen werden können. Tatsächlich ist doch (leider!) der prädiktive Wert vieler Risikofaktoren für die dadurch begünstigte Erkrankung mit möglicher Erwerbsfähigkeitsminderung vor der Altersberentung viel zu gering, als daß man derzeit so weitreichende Gesundheitsprogramme planen könnte, die – angeblich unter dem Kostendruck und im Interesse der Bürger – nun eine vollständige Enteignung der Gesundheit in die Wege leiten würden. Zwar mag bei diesen Zielvorstellungen nicht nur an stationäre „Kur“maßnahmen gedacht sein, doch stehen diese Aktivitäten bei den Trägern der RV so sehr im Vordergrund, v. a. aufgrund der immer wieder betonten Notwendigkeit der Gesundheitserziehung, daß Gesundheit einmal mehr mit dem Konsum bzw. der Inanspruchnahme einer Dienstleistung identifiziert zu werden droht. Es ist wohl mehr als ideologieverdächtig, von einer 4wöchigen Gesundheits„bildungs“maßnahme in Kurorten bei Nichtkranken (vielleicht Noch-nie-Kranken) so entscheidende Verhaltensmotivationen zu erwarten, daß dadurch zusätzlich auch noch die Fernziele einer Kostensenkung durch vermiedene Frühberentungen erreicht werden.! Wird, wie es tatsächlich ebenfalls gefordert wird, sogar schon die *Motivation* zu einer gesundheitsbewußteren Lebensführung zum Gegenstand und Ziel der offerierten Maßnahme deklariert, wird man nur noch fragen müssen, wieviele Maßnahmen allein zum Zwecke einer befriedigenden Motivation durchgeführt werden dürfen. Sicherlich braucht man im Bereich von Medizin und Politik Utopien, – nur wird man sich hüten müssen, sie für konkrete, „machbare“ Ziele auszugeben. Solche Versuche haben darüber hinaus eine unverkennbar totalitäre Komponente. Wer das immer breiter werdende Präventionsangebot nicht wahrnimmt, ist der nicht schließlich dann vielleicht für seine Krankheit (und natürlich auch die dadurch verursachten „Kosten“) selbst „verantwortlich“? Muß die Solidargemeinschaft ihn nicht wegen *dieses* Risikoverhaltens dann auch haftbar machen? Schließlich: Wenn wirklich „Gesundheit“ das Ziel der neuen „Rehabilitationsmedizin“ sein soll, die vom VDR propagiert wird, wie wird der geistigen und sozialen Dimension der geläufigen Gesundheitsvorstellung entsprochen? Welche Lebensanschauung wird thematisiert? Wird ein politisch und weltanschaulich gemischtes Gremium über die Ausarbeitung der Curricula wachen, oder werden sich die Lehrangebote und gruppendynamischen Verhaltensbeeinflussungen schließlich doch wieder nur auf die „somatischen“ Risikofaktoren beziehen und die kritische Auseinandersetzung mit den ökonomischen und sozialen Bedingungen des modernen Lebens (als den wichtigen Kofaktoren für die zahlreichen Erschöpfungssyndrome, psychovegetativen Störungen und Neurosen) außer acht lassen? Medizin und Prävention als Beitrag zur *Verhinderung* von Systemveränderungen, zur Sicherung wirtschaftlicher Prosperität durch Expansion des Gesundheitsmarktes?

Besonders unbefriedigend erscheint der momentane Zustand, wo zwar klare Vorschriften existieren, diese aber in der Praxis so weit ausgelegt werden, daß von einer medizinischen „Indikation“ in vielen Fällen keine Rede mehr sein kann und die Übergänge zu „Erholungsmaßnahmen“ (im Sinne eines medizinisch verbrämten Zusatzurlaubs) außerordentlich fließend geworden sind. Damit stellt sich dann aber die arbeits- und tarifpolitische Frage der Gleichbehandlung aller Arbeitnehmer (bzw. Versicherten).

Die in jedem Fall erforderlichen zwei ärztlichen „Begutachtungen“ (Behandler und Gutachter der RV) behaupten bzw. bestätigen zwar in schöner Regelmäßigkeit eine erhebliche Gefährdung der Erwerbsfähigkeit, sie bieten aber (bzw. verzichten) fast nahezu genauso regelmäßig (auf) irgendwelche Belege, die die Angaben bestätigen. Dies soll anhand einiger typischer „Kuratteste" gezeigt werden, die alle innerhalb weniger Wochen im Sommer 1987 ohne irgendwelche weiteren Unterlagen eingereicht wurden.

Frau A. steht wegen Kreislaufdysregulation, vegetativer Dystonie, HWS-BWS-Syndrom in laufender ärztlicher Behandlung. Eine Kur zur Erhaltung der Arbeitskraft... wäre ärztlicherseits dringend erforderlich.

Herr B. leidet an einem Zustand nach Herzvorderwandinfarkt. Wegen dieser Erkrankung halte ich einen 4wöchigen Kuraufenthalt für erforderlich.

Frau C. leidet an chronisch rezidivierenden Unruhe- und Erschöpfungszuständen bei psychotischer Veranlagung... Zur Besserung des Leidens ist ein Heilaufenthalt in einem Kreislaufbad angezeigt. Wegen der rezidivierenden Atemwegsinfekte wird Bad Reichenhall vorgeschlagen.

Bei o.g. Patienten wird bei Zustand nach Oberschenkelamputation beidseits wegen eines Diabetes mellitus ein Kuraufenthalt von 4 Wochen Dauer in Bad Kissingen dringend befürwortet.

Frau D. leidet an erheblichen nervösen Magenbeschwerden und Schlafstörungen. Zur Erhaltung der Arbeitskraft ist ein Kuraufenthalt zu befürworten.

Herr E. stellt sich heute im Zustand der psychischen Erschöpfung in der Praxis vor, er wirkt sehr unruhig, die Bewegungen sind fahrig. Zurückzuführen ist das auf eine zur Zeit starke Überlastung am Arbeitsplatz. Zur Erhaltung der Arbeitsfähigkeit im Sinne der Frührehabilitation halte ich ein kurmäßiges Heilverfahren für dringend indiziert. [Dieser Patient hatte bei späterer Begutachtung morgens um 9.40 Uhr einen Blutalkoholspiegel von 2,1‰.]

Die Reihe solcher Atteste oder Diagnosemitteilungen ließe sich beliebig verlängern. Präzise Angaben zu Zeitpunkt und Häufigkeit von Vorerkrankungen, zu Dauer und Intensität der Beschwerden, zur bisherigen Therapie und ihrem Erfolg sowie v.a. zur sozialmedizinischen Relevanz des Leidens (z.B. Krankenhausaufenthalte, Fehlzeiten etc.) fehlen so gut wie immer. Befunde oder detailliertere Facharztberichte fehlen in (schätzungsweise) 70–80% der Fälle, – und selbst wenn die Patienten vorgeladen werden, was offenbar bundesweit nur bei ca. 25% überhaupt der Fall ist (dazu gibt es keine publizierten Daten), bleibt die Datensituation immer noch in ca. 50% der Fälle unbefriedigend.

Eine Auswertung von 119 sozialmedizinischen HV-Begutachtungen [Jahrgänge 1960 (n = 5), 1955 (10), 1950 (10), 1945 (13), 1940 (15), 1935 (36) und 1930 (30), davon 44 (37%) erkennbare Wiederholer] aus den letzten 5 Jahren (1982–1987), erstellt von insgesamt 7 Kollegen, ergab eine Ablehnungsquote (einschließlich sog. Zurückstellungen) von 19,3% (23 Fälle), ganz überwiegend bei den jüngeren Jahrgängen bzw. bei Wiederholungsanträgen vor Ablauf der Dreijahresfrist. 59 Patienten waren weiblichen, 60 männlichen Geschlechtes. Je 4 Antragsteller (3,4%) waren zum Begutachtungszeitpunkt arbeitsunfähig oder arbeitslos, alle anderen (93,3%) waren arbeitsfähig; 70% verneinten Nikotinkonsum, 50% Alkoholgenuß; 53% waren übergewichtig, davon 29% um mehr als 20% über dem Broca-Soll. Überhaupt keine Therapie bekamen 25% [bei den 70 Antragstellern wegen Wirbelsäulen- oder Gelenkerkrankungen (59%) waren sogar 30% ohne „derzeitige Behandlung"]. Bei 44 Patienten (37%) war aus dem Untersuchungsprotokoll kein irgendwie nennenswerter oder verwertbarer Befund erkennbar, bei weiteren 34 Patienten (29%) lediglich geringfügige Befunde, wobei in diesem Sinne z.B. Mitteilungen gewertet wurden wie „Finger-Boden-Abstand zwischen 10 und 20 cm", „leichter Wirbelsäulenklopfschmerz", „unsauberes Atemgeräusch", „etwas leidender Gesichtsausdruck", „emotional verstärkt getönt" etc.

Für *diesen* Kreis der Rehabilitanden überrascht es erheblich, daß bei über 80% die Indikation für eine ca. 30tägige *stationäre* Heilmaßnahme (zuzüglich ca. 1 Woche „Schonung“) gesehen wurde, die 1985 durchschnittlich Ausgaben in Höhe von 5225,– DM beinhaltete [14] und daß die meisten (der wenigen) Ablehnungen nicht etwa wegen der Dürftigkeit des Befundes oder nicht ausgeschöpfter ambulanter Heilmaßnahmen erfolgten, sondern mit dem Hinweis auf die Dreijahresfrist. Daß bei einem so großen Teil ausgesprochen „vorsichtig“ selektierter Patienten phantastische Besserungsraten in den klinischen Entlassungsberichten erzielt werden (92% in den eigenen Kliniken der LVA Niederbayern-Oberpfalz) überrascht nicht. Genausowenig überraschen dann die schönen sozialmedizinischen Erfolge (Fortsetzung der Beschäftigung nach Kurende war 1985 79,3% der Männer und 82,8% der Frauen möglich [32]), die aber vermutlich nur irgendwo in einem arithmetischen Mittelfeld liegen, – zwischen den vielen relativ gesunden „Rehabilitanden“, die aus der ambulanten Praxis zugewiesen werden, und den relativ wenigen wesentlich ernsthafter Erkrankten (mit geringerer Reha-Chance), die überwiegend aus dem Klinikbereich in die Rehabilitation kommen. Schon heute ist damit die Bezeichnung „Rehabilitation“ für einen sehr großen Teil der Heilverfahren unzutreffend. Bei noch weiterer Ausdehnung werden sich rentenpolitische Erfolge der Rehabilitation noch schwieriger nachweisen lassen als dies jetzt schon der Fall ist. Der Verlust der Maßstäbe hat weitgehend bereits zu einem Sanktionsverzicht geführt; damit ist aber – wie immer, wenn Normen entbehrlich werden – mehr ein Verlust an Freiheit eingetreten als ein Gewinn.

Im übrigen weisen auch nahezu alle sonstigen Probleme der Rehabilitation auf die erhebliche Bedeutung nichtmedizinischer Einflußgrößen hin [9, 29] die, wenngleich nur mit erheblichem Aufwand, dringend einer sorgfältigen Erforschung in kontrollierten Studien bedürfen [10]. Sämtliche Ergebnisse hängen aber in allererster Linie von der Qualität des Rohmaterials ab. Hier sind Hausärzte und sozialmedizinische Gutachter besonders gefordert.

Verantwortung für Gesundheit

Natürlich bleibt „Gesundheit“ eine Zielvorstellung ärztlichen Handelns, etwas anderes ist gar nicht denkbar. Die Hauptaufgabe des Arztes liegt aber primär im Bereich der Wiederherstellung von Gesundheit aus dem Zustand der Krankheit, die den Kranken zum Arzt führt. Natürlich schneiden sich die Verantwortungskreise von Arzt und Patient in verschiedener Weise, aber doch so, daß im Mittelpunkt ärztlicher Bemühungen die Krankheitsbekämpfung steht, im Mittelpunkt der Eigenverantwortung des „Patienten“ der Erhalt seiner Gesundheit (die Primärprävention). Diese Verantwortungsteilung ist letztlich auch Ausdruck mangelnder ärztlicher Sachkompetenz. Für die seelisch-geistige und soziale Dimension von Gesundheit hat er sicherlich keine, und für den somatischen Bereich genauso sicher eine viel geringere Sachkompetenz, als üblicherweise angenommen wird. Bekannte Genußgifte und unfallträchtiges Risikoverhalten zu meiden, ist die wichtigste Empfehlung, die ein Arzt geben kann. Was darüber hinaus zu einer sinnvollen und effektiven Primärprävention zu sagen ist, unterscheidet sich höchstens in Nuancen von den bekannten jahrhundertealten Lebensregeln und bleibt ähnlich unbestimmt: „ausreichende“ Ruhezeiten, „genügend“ Bewegung, „maßvolle“ und „gesunde“ Ernährung, „Meidung“ von „Streß“, „gute“ Hygiene, „konservatives“ Sexualverhalten. Gesundheitssicherung erfordert deshalb in der Regel keine (oder minimale) medizinische Interventionen; sie ist primär eine Frage des Lebensstils, über den der einzelne frei entscheidet und dessen Beeinflussung durch den Arzt (namentlich im prämorbiden Stadium!) nur minimal möglich ist.

Daß bestimmte Lebensstile ganz erhebliche Senkungen der Morbiditäts- und Mortalitätsziffern an bösartigen Erkrankungen (ca. 25–50%), koronarer Herzkrankheit (35–40%) oder nichtmalignen Atemwegserkrankungen (ca. 30%) bewirken und zu einer Lebensverlängerung um 6–7 Jahre führen, ist inzwischen durch sorgfältige epidemiologische Arbeiten bestens belegt (Übersicht bei [22]). Es ist zudem errechnet worden, daß es in der Vergangenheit zur Erzielung einer vergleichbaren Lebensverlängerung durch den medizinisch-technischen Fortschritt der Anstrengungen mehrerer Jahrzehnte bedurfte [1].

Angesichts der relativen Erfolglosigkeit vieler säkularer Aufklärungs- und Gesundheitskampagnen verweisen diese Ergebnisse, die bei kleineren religiösen Gemeinschaften gefunden wurden, auf die Bedeutung der Motivation. Ob die Kraft religiöser Verpflichtung auch nur annähernd durch pädagogische und psychologische Motivationsstrategien erreicht werden kann, bleibt abzuwarten. „Gesundheit an sich“, ohne weiteren Sinnhorizont, wäre jedenfalls noch keine überzeugende Alternative.

Schließlich bleiben aber auch den Ärzten (neben Krankheitsfrüherkennungsmaßnahmen) Möglichkeiten primärpräventiver Intervention. Seit Jahren erhöht sich die Zahl derjenigen Personen, die – ohne subjektives Krankheitsgefühl – auf Veranlassung von Schulen, Arbeitgebern, Sportverbänden, Ämtern und Versicherungen sich einer ärztlichen Untersuchung unterziehen müssen. Medizinisch sind solche Untersuchungen weitgehend wertlos [6]. Sinnvoll könnten sie dennoch sein, wenn sich der Charakter solcher „Check-ups“ in wichtigen Punkten ändern würde. Der Schwerpunkt einer solchen Begegnung muß sich von der Krankheitsdiagnostik auf eine „Gesundheitsprüfung“ hin verlagern. Dies setzt ein Gespräch über die sozialen und ökonomischen, die geistigen und u. U. auch spirituellen Lebensgrundlagen voraus, auch über Genußgifte, Ernährung, Freizeitgestaltung, Tagesablauf und Lebensrhythmus. Im persönlichen Gespräch kann es dann um die erzieherische Beeinflussung („Wollenmachen“) in Richtung auf einen gesundheitsfördernden Lebensstil gehen. Einen guten Rat (vielleicht sogar gegen innere Widerstände) zu befolgen, wäre sicherlich kein Zeichen von Unmündigkeit. Autonomie kann Autorität anerkennen und ihr folgen. Aber Gesundheit *kann* man (vielleicht sogar besser) auch woanders lernen [11], v. a. in der Familie, aber ebenso an vielen anderen Stellen.

Zusammenfassung

Ärztliche Verantwortung betrifft – vor allen sonstigen Tugenden – die Sorge für gute medizinische Sachkompetenz. Eine diesbezügliche Verbesserung, z. B. durch Konzentrierung der Aus- und Weiterbildung auf die sozialmedizinisch besonders wichtigen Erkrankungen, würde die ärztliche „Autorität" – gerade auch in der Primärversorgung – erheblich erhöhen und etliche kostentreibende Verhaltensweisen drastisch reduzieren können, auch dort, wo Patienten„mündigkeit" im Alltag oft in Anspruchsdenken ausartet. Die Betonung der medizinischen Sachkompetenz läßt zugleich eine gewisse Abgrenzung des ärztlichen Verantwortungsraumes zu, sowohl dort, wo Krankheit durch Tod bedroht ist als auch im breiten Übergangsbereich zur Gesundheit, deren Erhaltung primär im Verantwortungsbereich des Versicherten steht, auch wenn es heute zur Verantwortungswahrnehmung – mehr als früher – offenbar einer Anleitung bedarf.

Zugleich wird der Frage nachgegangen, ob ein ärztlicher Gutachterdienst in der Lage ist, das Leistungsgeschehen transparenter zu machen, evtl. durch kritische Selektion nicht notwendiger Anordnungen auch kostensenkend zu wirken und v. a. für eine größere Befolgung der existierenden Maßstäbe Sorge zu tragen. Zu diesem Zweck werden die Tätigkeiten und Leistungen des VäD, des Gutachterdienstes der Krankenkassen, dargestellt und kritisch kommentiert. In der jetzigen Form erscheinen dessen Beiträge zu den genannten Zielsetzungen nicht befriedigend. Eine Verbesserung der Kommunikationsstrukturen mit den behandelnden Ärzten, größere Kompetenzen bei unzureichender Zusammenarbeit (ggf. mit Sanktionsmöglichkeiten) höhere Qualifikation (mehr Gebietsärzte) und angemessenere Besoldung, Unabhängigkeit von den Verwaltungsorganen der Krankenkassen und (ggf. auch) den etwas unrealistisch „reha-freudig" erscheinenden Rentenversicherungsträgern und vermehrter Einsatz auch in den Bereichen besonderer Kostenprogression (z. B. Krankenhäuser) könnten einen solchen Dienst wesentlich attraktiver machen und seine Effektivität, die aber keineswegs einseitig an Kostenreduzierungen gemessen werden dürfte, um ein Vielfaches erhöhen. Der Aufbau eines in jeder Hinsicht unabhängigen, objektiven und qualifizierten ärztlichen Gutachterdienstes erscheint dringend erforderlich – auch wenn dies nur eine von vielen notwendigen Maßnahmen ist, die die Verteilungsgerechtigkeit im Gesundheitswesen erhöhen und die Effizienz medizinischer Leistungen steigern sollen.

Literatur

1. Abelin T (1965) Application of life table methods to results of epidemiologic follow-up studies on smoking and mortality. Am J Epidemiol 81:254–269
2. AGKV, Arbeitsgemeinschaft für Gemeinschaftsaufgaben der Krankenversicherung (1986) Statistik-Blätter für den Zeitraum 6/86 sowie 4/86–6/86 Nr. 1.01/02, (6/86), 1.01/02 (4/86–6/86), 1.01/03 (4/86–6/86), 1.02/03 (6/86), 1.02/04 (6/86), 1.06/02 (4/86–6/86), 1.06/04 (4/86–6/86)
3. AGKV, Arbeitsgemeinschaft für Gemeinschaftsaufgaben der Krankenversicherung (1987) Statistischer Bericht über den Vertrauensärztlichen Dienst 1978–1985, bearb. von J. Münstermann
4. AOK Regensburg (1984–1986) Geschäftsberichte
5. Beske F, Zalewski T (1980) Selbstbeteiligung in der Gesetzlichen Krankenversicherung. Dtsch Ärztebl 77:2739–2750
6. Bruhn JG (1979) The complete health checkup: Fad, fiction, or fact. Southern Med J 72:865–868

7. Buchborn E (1987) Ärztliche Erfahrung und Theorie der Heilkunde. In: Lüst R et al. (Hrsg) Beobachtung, Experiment und Theorie in Naturwissenschaft und Medizin. Wissenschaftliche Verlagsgesellschaft, Stuttgart, S 151–154
8. Bundesarbeitsblatt (1987) Heft 3, S 106–113, als Kopien auszugsweise zur Verfügung gestellt vom AOK Bundesverband, Bonn-Bad Godesberg
9. Caplan AL, Callahan D, Haas J (1987) Ethical and policy issues in rehabilitation medicine. Hast Cent Rep 17/4:1–20
10. Fliedner TM (1987) Bestandteile eines Rehabilitationskonzeptes, das im 3. Jahrtausend seinen Platz behauptet. Mitteilungen der LVA Württemberg 79/4:116–119
11. Jacob W, Schipperges H (Hrsg) (1981) Kann man Gesundsein lernen? Gentner, Stuttgart (Schriftenreihe des Instituts für Gesundheitslbildung, Band 1)
12. Jonas H (1979) Das Prinzip Verantwortung. Insel, Frankfurt am Main
13. Kluge F (1960) Etymologisches Wörterbuch der Deutschen Sprache. De Gruyter, Berlin
14. LVA Niederbayern-Oberpfalz (1986) Verwaltungsbericht für das Jahr 1985
15. Materialband zum Sozialbudget (1986) in Auszügen freundlicherweise zur Verfügung gestellt vom AOK Bundesverband Bonn-Bad Godesberg (S 11, 15)
16. Möllhoff G (1987) Begutachtung psychisch Kranker. Aufgabe des ärztlichen Sachverständigen im Geltungsbereich der gesetzlichen Kranken- und Rentenversicherung. In: Helmchen H, Hippius H (Hrsg) Psychiatrie für die Praxis 5. Medizin Verlag, München, S 341–348
17. Morgan WL, Engel GL (1977) Der klinische Zugang zum Patienten. Huber, Bern
18. Piechowiak H (1983) Das ärztliche Gespräch – zwischen Idealisierung und Skelettierung. Z Allg Med 59:673–679
19. Piechowiak H (1983) Die machtvolle Droge. Überlegungen zur Anwendung von Plazebo-Präparaten in Therapie und Forschung. Z Evang Ethik 27:65–81
20. Piechowiak H (1984) Kuren – eine zurückhaltende Perspektive. Diakonie 10/1:47–49
21. Piechowiak H (1987) Zum Thema Arbeitsunfähigkeit. Ein Heilmittel besonderer Art. MMW 129/26:16–18
22. Piechowiak H (1987) Religion und Gesundheit. In: Piechowiak H (Hrsg) Eingriffe in menschliches Leben. Sinn und Grenzen ärztlichen Handelns. Knecht, Frankfurt, S 119–132
23. Piechowiak H (im Druck) Zielvorstellungen der ärztlichen Ausbildung und Berufsführung. Arzt und Christ
24. Piechowiak H, Schreiber MA (in Vorbereitung) Sozialmedizinische Analyse: Die Arbeitsunfähigkeit in der vertrauensärztlichen Begutachtung
25. Pillau H (1982) Der Arzt und sein Patient. Hippokrates, Stuttgart
26. Reimer C (1985) Ärztliche Gesprächsführung. Springer, Berlin Heidelberg New York Tokyo
27. Ruland F (1987) Zukunftsperspektiven der Rehabilitation in der gesetzlichen Rentenversicherung. Öff Gesundheitswesen 49:128–131
28. Schmidt A (1987) Rehabilitation in der Rentenversicherung – was kann verbessert werden? Dtsch Rentenversicherung 8–9:537–567
29. Silomon H (1984) Arbeitsunfähigkeit. In: Rauschelbach HH, Jochheim K-A (Hrsg) Das neurologische Gutachten. Thieme, Stuttgart, S 71–87
30. Silomon H (1985) Die Arbeitsunfähigkeit in ihren verschiedenen Aspekten. Dtsch Ärztebl 82:3253–3256
31. VDR, Verband Deutscher Rentenversicherungsträger (1985) Neufassung der Grundsätze der RV-Träger für die Gewährung von Maßnahmen zur Rehabilitation. Dtsch Rentenversicherung 5
32. VDR, Verband Deutscher Rentenversicherungsträger (1986) Statistik Rehabilitation des Jahres 1985, Bd 72, Frankfurt am Main
33. VDR, Verband Deutscher Rentenversicherungsträger (1987) Projektgruppe Evaluation der Rehabilitation": Entwicklung praktikabler Konzepte zur Beurteilung medizinischer Rehamaßnahmen der RV-Träger. Abschlußbericht

Aus der Sicht eines Arztes

H. Thomas Ballantine

Die Aufsätze dieses Sammelbandes sind zumeist von Leuten geschrieben, die zum weiteren Verständnis moderner ethischer und philosophischer Fragen bemerkenswerte Beiträge geleistet haben. Andere sind Kenner besonders auf dem Gebiet der Wirtschaft und des öffentlichen Gesundheitswesens. Nachdem man mich dazu aufgefordert hat, aus der Sicht des Arztes zu dem Thema etwas zu sagen, möchte ich eingehen auf gewisse Meinungen meiner Koautoren, Stellung nehmen zur gegenwärtigen Politik in den USA auf dem privaten wie dem öffentlichen Sektor des Gesundheitswesens und schließlich versuchen, eine Prognose der künftigen Entwicklung zu stellen. Damit der Leser den Wert meiner Ausführungen besser abschätzen kann, die ja durch persönliche Erfahrungen geprägt sind, möchte ich kurz meinen biographischen Hintergrund umreißen.

Geboren in Muskogee, einer Provinzstadt in Oklahoma, bin ich jetzt in Boston als Facharzt für Neurochirurgie niedergelassen. Mein Vater war ein Hausarzt im guten alten Sinn des Wortes. Von meinem 12. Lebensjahr an begleitete ich ihn auf seinen Hausbesuchen und ging an vielen Wochenenden mit in seine Praxis.

1933 trat ich in die Johns Hopkins Medical School ein und arbeitete im Sommer darauf als „Assistent" des jungen, überforderten Arztes in Muskogee, der als City Physician im Ambulatorium für die Armen zuständig war. Von der Hopkins Medical School wechselte ich zum Massachusetts General Hospital und nach dem 2. Weltkrieg dann zur University of Michigan, zur Weiterbildung nach Studienabschluß. 1947 kehrte ich nach Boston zurück und bin seitdem am Massachusetts General Hospital und an der Harvard Medical School tätig.

Was ich an Erfahrungen vor 1947 sammeln konnte, stammt aus einer Zeit, in der an die Bezahlung medizinischer Leistungen durch Dritte noch kaum zu denken war. Doch war mir damals nicht bewußt, daß ein erhebliches Defizit in der Zugänglichkeit zu den medizinischen Diensten bestand. Gewiß, die Armen mußten warten; zugegeben, 16 Stationen waren von ihnen belegt. Aber die Qualität der medizinischen Versorgung war auf diesen Stationen des Massachusetts General Hospital genauso hoch (oder höher!) wie in den teuersten Teilen des Krankenhauses. Die Armen wurden von den internen Krankenhausärzten versorgt, die unter Aufsicht einiger der kompetentesten Ärzte in Boston standen, und der Zugang war nicht beschränkt.

Die Ärzte erhielten ihr Entgelt nach dem Maß der finanziellen Möglichkeiten des Patienten, nach der sog. „Robin-Hood-Methode". Die meisten privaten Krankenhäuser wurden weitgehend durch Spenden unterhalten, und die Kommunen bauten ihre eigenen Krankenhäuser.

Obwohl die medizinische Versorgung augenscheinlich allen zugänglich war, wurde die Nachfrage in gewissem Ausmaß doch durch die Kosten und die Ver-

Ethik und öffentliches Gesundheitswesen
Hrsg.: H.-M. Sass

fügbarkeit reguliert, besonders in den ärmeren städtischen Bezirken und im ländlichen Amerika. Zweifellos gab es Fälle, die deshalb unbehandelt blieben, und dies wurde als soziale Ungerechtigkeit erkannt.

Vor etwas mehr als 20 Jahren wurde „Chancengleichheit in unserer großen Gesellschaft“ das politische Schlagwort. Neben anderen gesetzgeberischen Maßnahmen führte dies zur Einführung von Medicare und Medicaid, die für ältere bzw. für arme Menschen „gleichen“ Zugang zur medizinischen Versorgung sichern sollten. Das rasche Wachstum des Krankenversicherungswesens sorgte, so meinte man, für den Zugang der übrigen Kreise der amerikanischen Gesellschaft.

In allen Industrieländern der westlichen Welt vollzog sich die gleiche Entwicklung. Vielerorts (namentlich in den skandinavischen Ländern und Großbritannien) wurde die Bereitstellung von medizinischen Leistungen und deren Bezahlung staatlicher Aufsicht unterstellt. Die medizinische Behandlung und Pflege wurde von denen, die sie in Anspruch nahmen, genauso wie im Bewußtsein der Öffentlichkeit als „gratis“ erachtet, wann immer man sie für „notwendig“ hielt. Die Kontrolle über die Nachfrage durch Kostenzwänge für den einzelnen entfiel damit.

Enoch Powell, britischer Gesundheitsminister von Juli 1962 bis Oktober 1965, schlug als erster Alarm wegen der Auswirkungen, die dieser Wegfall der Kostenkontrolle auf das Gesundheitswesen hatte. Was er über dieses Thema publizierte, veranlaßte Gesundheitsökonomen dazu, von einem „Powellschen Gesetz“ zu sprechen, das besagt: eine scheinbar kostenlos angebotene Dienstleistung erweckt unersättliche Nachfrage, wenn nicht gewisse Beschränkungen eingeführt werden. Aber welcher Art sind dann die ethischen Probleme, wenn Beschränkungen eingeführt werden müssen, und wie lassen sie sich lösen in einer Weise, die als annehmbar und gerecht erachtet werden kann? Diese Fragen werden neuerdings ständig untersucht; sie sind Gegenstand eines Berichts “Gaining Access to Health Care” der “President’s Commission for the Study of Ethical Problems in Medicine and Biomedical and Behavioral Research”. Sie waren auch die treibende Kraft zur Veranstaltung des Symposions, aus dem dieses Buch hervorgegangen ist.

Die Autoren dieses Bandes scheinen gewissen, in der Unabhängigkeitserklärung der USA enthaltenen Prämissen verpflichtet zu sein, z. B. daß alle Mitglieder einer politischen Einheit „als Gleiche geschaffen sind“; daß sie also Anspruch haben auf gleiche Behandlung vor dem Gesetz und auf gleiche Gesundheitschancen. Außerdem scheinen sie mit den Vätern der amerikanischen Verfassung einig zu sein, daß alle Mitglieder eines politischen Gemeinwesens gewisse „unveräußerliche Rechte“ haben, und zwar unter anderem das Recht auf „Leben, Freiheit und Streben nach Glück“. Diese Prämisse impliziert, daß das Streben nach Gesundheit ein legitimes Ziel im Rahmen des Strebens nach Glück ist.

Was die medizinische Versorgung anbelangt, scheint wiederum Einvernehmen darin zu bestehen, daß eine Gesellschaft die ethische, soziale und politische Pflicht hat, dafür zu sorgen, daß alle ihre Mitglieder sozial gerechten Zugang zu einer hochwertigen medizinischen Versorgung auf angemessenem Niveau ohne übermäßige Belastung haben. Dieser ethische Imperativ wurde von der “President’s Commission” klar verkündet und war vielleicht ihr wichtigster Beitrag zu den

Überlegungen, wie der Zugang zur Gesundheitsversorgung geregelt werden kann.

Selbstbestimmung bei den Empfängern und Anbietern von Gesundheitsleistungen spielt in diesen Aufsätzen eine große Rolle, wobei es für höchstwahrscheinlich gehalten wird, daß die Bemühungen um eine Kostendämpfung seitens des Staates und anderer Kostenträger die ethischen Pflichten einer freien Gesellschaft unterminieren, den gerechten Zugang und das Selbstbestimmungsrecht zu wahren.

Es scheint also Übereinstimmung darüber zu bestehen, daß das „ideale" Gesundheitswesen für die westlichen Industrieländer 4 wesentliche Merkmale aufweisen muß:

1) medizinische Versorgung von hoher (nicht unbedingt höchster) Qualität;
2) sozial gerechter (aber nicht gleicher) Zugang zu den medizinischen Leistungen;
3) keine „übermäßigen Belastungen" (z. B. finanzieller oder ortsbedingter Art);
4) Erhaltung der Autonomie der Leistungsempfänger und -erbringer.

Engelhardt hat die grundlegenden Konflikte oder „moralischen Spannungen", die sich bei dem Bemühen um Erfüllung dieser Kriterien auftun, überzeugend dargestellt und ich will sie hier nicht wiederholen (vgl. S. 37).

Aber wie steht es mit denen, die die politischen Entscheidungen zu treffen haben?

Politiker, Bürokraten, sonstige Kostenträger und betroffene Bürger, alle spielen eine Rolle als Entscheidungsträger. Sie scheinen sich in gewissem Umfang der 4 genannten Desiderate wohl bewußt zu sein, zollen ihnen aber leider mehr oder minder nur Lippenbekenntnisse.

Der betroffene Bürger z. B. verlangt im Krankheitsfall eine hochwertige Versorgung, ist aber geneigt, sie im „abstrakten" Fall (besonders für andere) auf niedrigerem Stand zu halten, wenn er dann weniger Versicherung zu bezahlen hat. Die Autonomie des Empfängers wie des Erbringers steht bei keiner dieser Entscheidungsgruppen hoch in Kurs. In der Tat scheinen die derzeit populären Verfahren der Bezahlung für die medizinische Versorgung eher geeignet, das Selbstbestimmungsrecht auf das niedrigste, von Patienten und Ärzten eben noch tolerierbare Niveau zu drücken. Was die Forderung nach einem Zugangsmodus betrifft, der gerecht und billig ist, scheinen die Entscheidungsträger in den USA den Sinn und Zweck der Forderung noch gar nicht erfaßt zu haben. Was sie verstehen, ist „Kostendämpfung", und diesem Ziel ordnen sie alles andere unter.

Es ist eine Ironie, daß die medizinische Versorgung in den Vereinigten Staaten rationiert wird trotz der zwingenden Argumente von Baruch Brody, daß eine Rationierung ethisch nicht vertretbar, wenn nicht unmoralisch ist (vgl. S. 53ff.). Und es ist schon seltsam, daß eine Kostendämpfung über den Preis auferlegt werden soll, wenn auch ganz anders als zu den Zeiten, bevor Versicherungssysteme und staatliche Beteiligung das Gesundheitswesen beherrschten. Lassen Sie mich dies näher ausführen.

Das Medicareprogramm hat immer mehr die Selbstbeteiligung ("deductible") erhöht, den Betrag, den ältere Menschen selbst aufbringen müssen, bevor der Staat eingreift; auch der Prozentsatz der Zusatzversicherung ("co-insurance") hat sich erhöht.

Auf dem privaten Sektor schießen Anbieterorganisationen wie Pilze aus dem Boden – wer kennt sich in dem „Buchstabensalat“ noch aus? Wir haben HMOs (Health Maintenance Organizations), PPOs (Preferred Provider Organizations), IPAs (Independent Practice Associations) usw. Aber allen ist eines gemeinsam: sie geben vor, für eine Gruppe potentieller Patienten leichten Zugang zu hochwertiger medizinischer Versorgung unter Wahrung der Wahlfreiheit zu verschaffen, und zwar zu beträchtlich niedrigeren Versicherungsprämien.

Ein Beispiel (und vielleicht noch eines der besseren Modelle) für derartige „Schemes“ ist „PruCare“, aus dessen Werbebroschüre ich im folgenden zitiere. Das Prudential Health Care System" baut eine Reihe von Medical Provider Organizations" (MPOs) in bestimmten Regionen auf. Diese Organisationen handeln mit der "Prudential" eine Pro-Kopf-Vergütung aus und erhalten sie auf Monatsbasis. Die Ärzte werden zum Beitritt aufgefordert und erhalten über ihre im voraus festgelegten Gebührensätze hinaus einen Anteil von 20% am finanziellen Gewinn der Organisation; aber sie tragen auch das Risiko von 20% am Verlust! Die Ärzte der Primärversorgung (es sind Internisten, Hausärzte, Allgemeinärzte, Kinderärzte oder Gynäkologen mit Geburtshilfe) sollen als eine Art "gatekeeper" fungieren, als Pförtner, die über den Zugang der Patienten entscheiden.

Anderen Spezialisten werden Verträge angeboten, Leistungen zu vorher festgesetzten Gebührensätzen zu erbringen. Es ist herauszulesen, daß diese Sätze geringer sind als die derzeit ortsüblichen, aber, so wird behauptet, die Zusammenarbeit wirke sich „in höherem Patientenaufkommen für die angeschlossenen Ärzte“ aus.

Was die Patientenautonomie betrifft: "PruCare-Mitglieder können einen Primäversorgungsarzt wählen, der ihren Bedarf an medizinischer Versorgung unter den Mitgliederärzten im System koordiniert; sie haben aber die Freiheit, von nicht angeschlossenen Ärzten behandelt zu werden, müssen in diesem Fall aber eine Kürzung der Versicherungsleistungen in Kauf nehmen (z. B. Selbstbeteiligung und Zusatzversicherung). Auf diese Weise haben die PruCare-Mitglieder den finanziellen Anreiz, zu den dem PruCare-System angeschlossenen Ärzten zu gehen, da sie weniger Geld auf den Tisch legen müssen.“ Hier ist wohl die Frage erlaubt, ob das echte Wahlfreiheit ist.

Man denke sich folgende Situation: Der Generaldirektor der South Side MPO spricht vor seinen Primärversorgungsärzten: „Meine Herren, ich habe unsere finanzielle Entwicklung in den letzten 5 Monaten dieses Steuerjahres überprüft und muß Ihnen leider mitteilen, daß unsere monatlichen Mitgliedsbeiträge geringer als unsere Ausgaben sind. Der Hauptgrund für diese ernste Situation ist eine übermäßig hohe Überweisungsrate von Patienten mit Verdachtsdiagnosen an Orthopäden und Neurochirurgen, ein Anstieg der stationären Aufnahmen und eine zu lange Verweildauer in den Krankenhäusern. Gewiß will ich Ihnen nicht vorschreiben, wie Sie Ihre Patienten betreuen sollen, aber es ist doch meine Pflicht, Sie darauf hinzuweisen, daß Sie, sollten die Kosten weiterhin über den Einnahmen liegen, bereit sein müssen, 20% des Defizits zu tragen.“ Man halte sich vor Augen, daß Ärzte auch nur Menschen sind, den Versuchungen und Schwächen anderer Sterblicher ebenfalls unterliegen (wenn auch vielleicht in geringerem Ausmaß) und ziehe daraus seine Schlüsse.

All dies wird binnen kurzem zu einem 3schichtigen System führen, nach dem medizinische Versorgung erbracht und bezahlt wird.

1) Der Wohlhabende erhält großzügige Versicherungsleistungen, die ihm den Zugang zu einer hochwertigen Behandlung durch Primärversorgungsärzte und Spezialisten eröffnen, die er selbst wählen kann.
2) Mittlere Einkommensgruppen werden ermutigt, sich Patientenorganisationen mit „Pförtnern" anzuschließen, die über die Notwendigkeit der Behandlung durch Spezialisten und/oder der stationären Aufnahme entscheiden. Die Patienten sind Teil eines Systems, in dem ihre Selbstbestimmung und die ihrer behandelnden Ärzte erheblich eingeschränkt ist.
3) Die Armen, die an der Armutsgrenze Lebenden und die älteren Menschen, die hinsichtlich der Krankheitskosten total vom Staat abhängig sind, werden in Versorgungssysteme gepfercht, aus denen sie nicht ausbrechen können. Der Zugang wird nach finanziellen Gesichtspunkten rationiert, wie „Kosteneffektivität auf statistischer Basis" und „Kosten-Nutzen-Schlüssel für die Risikobevölkerung".

Dies also ist mein Szenario für die nahe Zukunft, aber für die etwas fernere Zukunft bin ich optimistischer. Ich erwarte eine Revolte seitens der mittleren Einkommensschichten und der älteren Menschen. Wenn genügend jungen Müttern der Zugang zu einem Kinderarzt versperrt wird, weil irgendeine junge Arzthelferin oder ein junger Arzthelfer entscheidet, daß ein Besuch unnötig ist, wird eines der Probleme der Sparmedizin offenkundig. Andere Probleme – sozial gerechte Zugangsmöglichkeiten und das Prinzip der Angemessenheit – werden die Öffentlichkeit auf die Tatsache aufmerksam werden lassen, daß die Lasten bei Inanspruchnahme medizinischer Versorgung übermäßig hoch sind. Da der größte Teil der Bevölkerung zu den mittleren Einkommensschichten oder der Altenbevölkerung zählt, wird ihre Forderung nach einer Änderung ohne Zweifel gehört werden, und die Änderungen werden bis zu den Armen und Minderbemittelten durchschlagen.

Dann wird jedoch ein anderes ethisches Dilemma in den Vordergrund treten: die „moralischen Spannungen", die sich aus den beschränkt verfügbaren Mitteln und den hohen Kosten für die medizinische Versorgung ergeben.

Nehmen wir folgenden Fall: Bei einem Kind ist eine Lebertransplantation erforderlich. Die Kosten betragen $ 250000, und die Familie gehört der Medicaid an. Kann die Gesellschaft diese Kosten tragen oder, anders, sollten sie von der Gesellschaft gefordert werden? Unser Gesundheitswesen ist bereits an diesem ethischen Scheideweg angelangt, aber die Gesellschaft hat noch keinen Wegweiser aufgestellt.

Die einfachste Lösung wäre, alle für jegliche medizinisch sinnvollen Leistungen erforderlichen Mittel bereitzustellen. Aber wir müssen auch für die Verteidigung, das Bildungswesen, die innere Sicherheit und all die anderen Dinge sorgen, die nach Entscheidung der Gesellschaft für das öffentliche Wohl notwendig sind. Es ist einfach nicht genug Geld für diese Lösung vorhanden.

Eine andere Lösung wäre, ein finanzielles Limit anzuerkennen und zu versuchen, die verfügbaren Mittel neu zu verteilen, eine äußerst schwierige Aufgabe im heutigen moralischen Klima. Wir müßten Antworten auf eine Reihe von haarigen philosophischen und moralischen Fragen finden, wie: Was ist Leben? Soll die Qualität des Lebens bei der Entscheidung, ob es zu verlängern ist oder nicht, eine Rolle spielen? Sollte „menschliches“ Leben definiert werden und, wenn ja, wie? Was genau ist „Persönlichkeit“? Wenn sie verloren ist, besteht dann menschliches Leben noch fort?

Meines Erachtens verwenden wir zu viel Zeit, Energie und Geld zum Ende des Lebens durch alle Altersgruppen hindurch und könnten diese viel besser am Anfang desselben gebrauchen. Das sind die Bereiche, wo die knappen Ressourcen umverteilt werden könnten. Aber dies kann nur durch ein Umdenken der Gesellschaft in den oben genannten Fragen erreicht werden, und ich bin noch nicht einmal sicher, ob alle meine Autorenkollegen mit diesem Umverteilungsvorschlag einverstanden wären.

Ich bin jedoch sicher, daß Philosophen, Ethiker und Ärzte als gebildete, kenntnisreiche und betroffene Personen die Pflicht haben, sich zusammenzutun, um u. a. folgende Aufgaben zum Wohle der Gesellschaft zu erfüllen:

1) verschiedene Systeme der Gesundheitsversorgung in unterschiedlichen staatlichen, sozialen und kulturellen Verhältnissen zu studieren, gegenüberzustellen und zu vergleichen;
2) die Vorteile und Nachteile dieser verschiedenen Systeme abzuwägen;
3) Mechanismen zu entdecken oder zu schaffen, um die ethischen Pflichten zu wahren und die Chancen der Gesellschaft zu vergrößern, einen sozial gerechten Zugang zu medizinischer Versorgung auf angemessenem Niveau für alle ihre Mitglieder ohne unzumutbare Belastung zu sichern, dabei aber die Selbstbestimmung von Patient und Arzt nicht anzutasten. Ohne diese letzte wesentliche Vorbedingung werden sich alle Versuche, medizinische Versorgung hoher Qualität sicherzustellen, als vergeblich erweisen.

Die Bemühungen müssen auf Information und Erziehung der Öffentlichkeit gerichtet sein, da sie allein den Schutz des öffentlichen Wohls gewährleistet. Außerdem müssen die Bürger begreifen lernen, daß man Freiheit nicht gratis geliefert bekommt. Sie zu erreichen und zu erhalten, fordert Opfer und Mühe. Eine freie Gesellschaft kann leicht zu einem Sklavenstaat werden, wenn ihre Mitglieder die individuelle Freiheit mißbrauchen oder die Sensibilität für Sinn und Zweck ihres Staatswesens verlieren. Die moralischen Spannungen, die bei der Konzeption eines moralischen Systems der Gesundheitsversorgung auftreten, mögen Vorboten künftiger Kämpfe sein, die von unseren Gründervätern so hoch gespriesenen Rechte zu erhalten und zu schützen.

Marktwirtschaftlicher Wettbewerb und gerechte Selbstbeteiligung

Dietrich Nord

Die GKV als gesamtgesellschaftliches Servicesystem

Gesundheitliche Bedürfnissteuerung durch fehlenden Systemwettbewerb

Es ist eine alltägliche Erfahrung, daß vorliegende Bedürfnisse keineswegs immer auch befriedigt werden können – auch weil vielen Bedürfnissen keine Angebote gegenüberstehen. Außerdem – auch dies erleben wir immer wieder – werden zahlreiche Angebote nicht wahrgenommen, weil keine Bedürfnisse auf sie gerichtet sind. Insbesondere in marktwirtschaftlichen Wettbewerbssystemen, in denen die Bedürfnisbefriedigungschancen nicht über den Plan kontingentiert und zugeteilt werden, sind derartige Asymmetrien charakteristisch. Charakteristisch ist auch, daß in marktwirtschaftlichen Wettbewerbssystemen auch die Befriedigung menschlicher Grundbedürfnisse durchaus unterschiedlich ausfällt, und diese Unterschiede, z. B. bei Ernährung oder Wohnen, in Wettbewerbssystemen auch als die äußeren Erscheinungsformen unterschiedlicher Schichtenzugehörigkeit und unterschiedlichen individuellen, v. a. beruflichen Leistungsvermögens gelten [6].

Anders ist es beim Grundbedürfnis nach Wiederherstellung oder Erhaltung der Gesundheit. Die Einführung und der Ausbau sozialer Gesundheitssicherungssysteme hat die Intensität der Einlösung dieses Bedürfnisses von der unterschiedlichen Kaufkraft der individuellen Wirtschaftssubjekte gelöst. Solidaritäts-, Subsidiaritäts- und Sachleistungsprinzip haben für den Krankenversicherten medizinische Dienstleistungen und Güter „kostenlos“ gemacht, Leistungen, die unabhängig von der Höhe der eingezahlten Versicherungsbeiträge für die Anspruchsberechtigten allein nach Maßgabe der medizinischen Notwendigkeiten bzw. Gegebenheiten erbracht und vom “third party payer” bezahlt werden.

Zumindest im Deutschen Reich und in der Bundesrepublik Deutschland ist im Verlauf der Jahre und Jahrzehnte im Zuge eines kontinuierlichen Ausbaus der Versicherungsleistungen und der Ausweitung der Berechtigten aus der gesetzlichen Krankenversicherung (GKV), die heute über 92% der Bevölkerung erfaßt, aus einer Notfalleinrichtung zunächst nur für Arbeiter, aus einer Rote-Kreuz-Station hinter der Arbeitsfront, eines der leistungsfähigen zentralen gesellschaftlichen Servicesysteme entstanden. Bedürfnisse, die zuvor entweder gar nicht oder in anderen sozialen Systemen befriedigt wurden, richteten sich verstärkt auf die „kostenlosen“ Angebote des kassenfinanzierten Gesundheitssystems. Schon zu Beginn der 70er Jahre war die GKV für E. Liefmann-Keil [8] deshalb weniger für den Krankenversicherungsschutz zuständig als vielmehr für die Garantie bestimmter Lebenslagen.

So ist empirisch gesichert, daß zahlreiche Bedürfnisse, die kostenwirksam im Gesundheitssystem befriedigt werden, keineswegs auf medizinische Ausgangsla-

Ethik und öffentliches Gesundheitswesen
Hrsg.: H.-M. Sass

gen zurückverweisen. Ein solches Bedürfnis ist beispielsweise das älterer Menschen nach Kontakt mit Gleichaltrigen, der in nicht unerheblichem Maße im Wartezimmer von Ärzten gesucht wird [18]. Ein solches Bedürfnis ist auch, der als belastend empfundenen Arbeitswelt vorübergehend zu entgehen. Die Tür zu diesem gesellschaftlich sanktionierten Freiraum der Krankenrolle eröffnet aber nur eine ärztliche, von der Kasse bezahlte Leistung.

Gemeinsam ist diesen und vielen anderen, ähnlich gelagerten Beispielen, daß das Gesundheitssystem in Anspruch genommen wird für empfundene Defizite in anderen Sozialsystemen; ob dies die Isolierung alter Menschen im Zuge der Ablösung früherer Mehrgenerationen- durch Eingenerationenhaushalte oder die derzeit schnell erstarkende "single-culture", ob dies den Verlust an Sinngebungen in der Arbeitswelt, Leistungsdruck oder auch den Primat privater vor beruflichen Verpflichtungen betrifft; das Gesundheitswesen scheint zu einem Sozialsystem herangewachsen zu sein, in dem auch zahlreiche soziale Bedürfnisse vergleichsweise problemlos befriedigt werden können.

Die Tatsache allerdings, daß in derartigen Fällen vorliegenden Bedürfnissen keine als funktional äquivalent angesehenen Angebote gegenüberstehen, ist keineswegs ein Merkmal nur von Wettbewerbsgesellschaften; für sozialistische Länder trifft dies ebenso bzw. noch drastischer zu [13].

"Moral hazard" und Selbstbeteiligung

Daß eine stärkere Nachfrage nach als umsonst empfundenen Leistungen besteht als nach solchen, die unmittelbar aus den individuellen Einkommen finanziert werden müssen, ist ausführlich beschrieben und empirisch nachgewiesen worden. Ebenso gesichert ist der Umstand, daß die Eintrittswahrscheinlichkeit eines „Schadens“ mit dem Grad der Absicherung des Ereignisses zunimmt ("moral hazard"). Beide Besonderheiten treffen auch für den gesetzlichen Krankenversicherungsschutz in dem Sinne zu, daß die Leistungen als „umsonst“ empfunden werden und sich auf *alle* Ereignisse erstrecken [2, 15].

Vor diesem Hintergrund wird die Kostenexpansion im kassenfinanzierten Gesundheitssystem häufig auch damit erklärt, daß der Krankenversicherte so gut wie keine Anreize habe, ärztliche Leistungen sparsam und kostenbewußt in Anspruch zu nehmen. Als Ausweg wird deshalb immer wieder vorgeschlagen, den Versicherten in irgendeiner Form an den Kosten seiner medizinischen Versorgung unmittelbar selbst zu beteiligen. Von einer wirksamen Selbstbeteiligung wird somit in erster Linie eine Verhaltenssteuerung – d. h. Bedürfnisumlenkung auf die Angebote anderer Sozialsysteme – und damit als abgeleiteter Effekt eine Kostendämpfung im Gesundheitswesen erwartet. Selbstbeteiligung soll demnach dazu beitragen, „gerechtere“ Verhältnisse in der gesetzlichen Krankenversicherung zu schaffen. Als „ungerecht“ gilt dabei, daß Kassenmitglieder „ungerechtfertigte“, „überflüssige“ oder „zu viele“ Bedürfnisse auf Kosten auch derer befriedigen, die sich mit ihrer Leistungsnachfrage zurückhalten.

Unbestritten ist unter Befürwortern wie Gegnern der Selbstbeteiligung, daß es im kassenfinanzierten Gesundheitswesen der BR Deutschland so gut wie keine

Anreize für die gesetzlich Versicherten gibt, Kassenleistungen sparsam in Anspruch zu nehmen. Äußerst umstritten ist jedoch, ob und wie dieser Zustand eines Korrektivs bedarf. Die Gegner der Selbstbeteiligung begründen ihre Ablehnung grundsätzlich und/oder unter Verweis auf deren Unwirksamkeit, wenn Selbstbeteiligung sozialverträglich, „gerecht“ sein soll. Damit kann in diesem Zusammenhang *ein* Aspekt unseres Themas übergangen werden, nämlich die Frage, *ob* Selbstbeteiligung einen nachfragereduzierenden, kostendämpfenden Effekt hat. Dieser Nachweis wurde vielfach – v. a. in den USA – erbracht (z. B. [7]). Die Höhe der dabei praktizierten Selbstbehalte – z. B. 40% der Arzneimittelkosten – schiebt jedoch derartige Maßnahmen hierzulande in das Abseits des „Unsozialen“, „Ungerechten“.

Aus grundsätzlichen Erwägungen wird die Selbstbeteiligung in der Regel deshalb abgelehnt, weil allen Versicherten, die einen Arzt aufsuchen, unterstellt wird, daß Krankheiten sie unvorhersehbar und schicksalhaft befallen und damit kein Raum für die Anstellung von Nutzenkalküls bleibe (u. a. [4]). Ein solches Nutzenkalkül läge dann vor, wenn der Versicherte für sich den Nutzen bzw. die Opportunitätskosten einer Nichtinanspruchnahme von GKV-Leistungen, z. B. bei banalen Beschwerden, beziffern könnte.

Die vermutlich größten Kosten entstehen der GKV dadurch, daß die Versicherten den „Schadensfall“ durch ihr individuelles Verhalten selbst herbeiführen, ein Verhalten, dessen Gesundheitsschädlichkeit allgemein bekannt ist. Bewegungsarmut, Fehlernährung und Genußmittelmißbrauch werden für ca. $^2/_3$ aller GKV-Ausgaben verantwortlich gemacht. Bereits 1976 schätzte der „Ernährungsbericht der Bundesregierung“, daß allein durch fehlernährungsbedingte Krankheiten Kosten von rund 17 Mrd. DM entstanden waren. Der damalige Ministerialdirektor Albert Holler, der im Auftrag des SPD-Sozialministers Ehrenberg als Architekt des Krankenversicherungskostendämpfungsgesetzes in Erscheinung trat, hat angesichts dieser Umstände die Frage aufgeworfen, ob die Finanzierung der Folgen von individuellem und bewußtem Fehlverhalten noch mit den Gestaltungsprinzipien der GKV vereinbar sei: „Solidarität kann nicht darin bestehen, Abführmittel z. B. für solche, die an Darmträgheit leiden, weil sie eben zu viel gegessen haben, zu übernehmen. Hier wird die Solidarität umgekehrt, das hat mit Solidarität nichts mehr zu tun“ [5].

Mit dem Argument, daß krankheitsverursachendes Risikoverhalten sich letztlich aus „gesellschaftlich geprägtem Verhalten ergebe“, hat die Gewerkschaft öffentliche Dienste, Transport und Verkehr (ÖTV 1977), die innerhalb des Deutschen Gewerkschaftsbundes die Meinungsführerschaft in Sachen Gesundheitswesen innehat, die Mitbeteiligung der Versicherten an den Kosten der von ihnen selbst herbeigeführten Krankheiten abgelehnt. Dieser Auffassung liegt eine Gesellschaftssicht zugrunde, derzufolge die Selbststeuerung personaler Systeme durch die Übermacht des Gesellschaftssystems aufgehoben und das Individuum zu einer abhängigen Variablen degradiert ist.

Man tut der ÖTV sicher nicht Unrecht, wenn man ihre Begründung für eine Ablehnung von Selbstbeteiligung lediglich als *politisches* Argument – und nicht etwa als inhaltlich-wissenschaftlichen Diskussionsbeitrag wertet; muß man doch diesen Aspekt zusammen mit den anderen gesundheitspolitischen Forderungen dieser Gewerkschaft sehen, die in der Summe auf eine staatliche oder öffentlich-rechtliche Einheitsversicherung als einem mönströsen „gesamtgesellschaftlichen" Servicesystem hinauslaufen.

Zutreffend wäre die ÖTV-Meinung von der Fremdsteuerung der Individuen nur dann, wenn diese Menschen Mitglied nur eines sozialen Systems und damit von dessen Normenkultur abhängig wären. Auch in Anknüpfung an Überlegungen von Georg Simmel [19] hat v. a. die soziologische Systemtheorie gezeigt, daß die Mitgliedschaft in zahlreichen sozialen Systemen als Bedingung dafür gilt, daß die Wahrscheinlichkeit der Bedürfnisdetermination durch ein oder wenige soziale Systeme abnimmt. Je mehr „im Kontext des sozialen ... Systems die Person hinter ein Bündel an Mitgliedschaften zurücktreten kann", um so größer ist deren „Entlastungsfunktion" [16] für das Individuum und damit dessen Spielraum, auf die Zustandsform sozialer Systeme selbst oder zusammen mit anderen aktiv Einfluß zu nehmen. Selbstbeteiligung kann also schwerlich mit dem „grundsätzlichen" Einwand der Verhaltensdetermination durch „das Soziale" abgetan werden.

Die Krankenscheinprämie

Bevor der Frage nach der Wirksamkeit, der Sozialverträglich einer („gerechten") Selbstbeteiligung nachgegangen werden kann, bleibt noch das Argument zu prüfen, daß angesichts des behaupteten Schicksalhaften auch einer leichtsinnig oder mutwillig herbeigeführten Erkrankung dem Versicherten keine Entscheidung zugemutet werden könne, Krankenkassenleistungen in Anspruch zu nehmen oder nicht. Hierzu lediglich ein Beispiel:

Im Jahre 1969/70 wurde die Krankenscheinprämie in die GKV eingeführt. Für jeden – maximal 3 – *nicht* in Anspruch genommenen Quartalskrankenschein wurden dem Kassenmitglied DM 10 zugesagt.

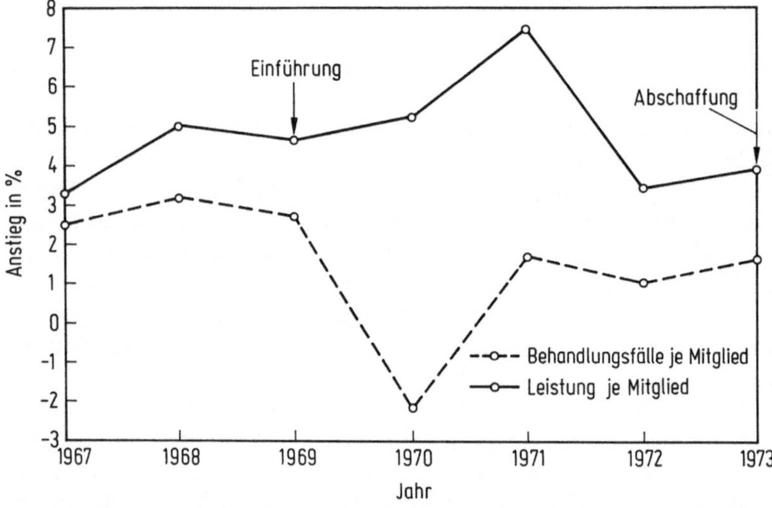

Abb. 1. Krankenscheinprämie: Nachfrage- und Leistungseffekte. (Nach [3])

Abbildung 1 zeigt überdeutlich, in welchem Ausmaß der Versicherte in der Lage ist, seine medizinische Nachfrage nach Maßgabe finanzieller Anreize zu verändern. Da jedoch pro Behandlungsfall die Zahl der *mehr* erbrachten ärztlichen Einzelleistungen die rückläufige Arzt-Patienten-Kontaktfrequenz überkompensierten, die Krankenscheinprämie also – da die Ärzte keinen simultanen Sparanreizen ausgesetzt waren – keinen Beitrag zur Kostendämpfung darstellte, wurde diese interessante Regelung im Jahre 1973 wieder abgeschafft. Übrigens fand auch die Befürchtung keine Bestätigung, daß durch das finanzielle Interesse der Patienten, medizinische Leistungen so wenig wie möglich in Anspruch zu nehmen, Krankheiten verschleppt und in fortgeschrittenem Stadium die Kassen um so mehr Geld kosten würden.

Selbstbeteiligung als Eingangssteuerung oder als „Austrittsgebühr"?

Die Erfahrungen mit der Krankenscheinprämie haben über das bereits Erwähnte hinaus zweierlei gezeigt. Zum einen scheint es wenig zweckmäßig zu sein, Selbstbeteiligung lediglich auf Patientenebene anzusiedeln, weil dadurch Kompensationseffekte auf Arztebene ausgelöst werden. Zum anderen muß dem Versicherten die Steuerungsfunktion der Selbstbeteiligung bewußt werden, *bevor* er die Entscheidung trifft, einen Arzt aufzusuchen oder nicht. Damit erscheinen Selbstbeteiligungsregelungen, die als *Ausgangsgebühren* „wirken", wenig geeignet, auf das Verhalten der Versicherten einzuwirken. Die wichtigste Entscheidung, nämlich die, einen Arzt aufzusuchen, wird dadurch nicht beeinflußt. Dies dürfte die ent-

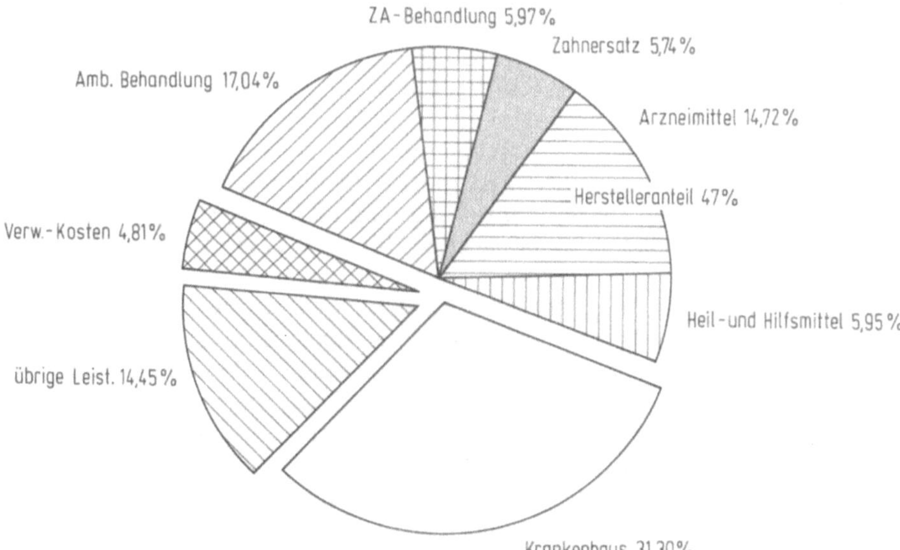

Abb. 2. GKV-Ausgaben 1986 (in % von insgesamt 119,6 Mrd. DM). (Quelle: BMAS)

scheidende Ursache dafür sein, daß die bloße Arzneiselbstbeteiligung, die eben eine *Austrittsgebühr* darstellt, nicht „wirkt". Hat der Patient erst einmal einen Arzt aufgesucht und ein Rezept erhalten, verbleibt dem Patienten lediglich die Entscheidung, das Rezept in der Apotheke vorzulegen oder es wegzuwerfen. Die geringe Steuerungswirkung der Arzneimittelselbstbeteiligung – auch dort, wo sie wie in Österreich nachhaltig praktiziert wird [12] – scheint hier eine wichtige Erklärung zu finden. Tatsächlich bewirken Selbstbeteiligungsmodelle, die als *Austrittsgebühren* konzipiert sind, kaum Nachfragebeeinflussungen; sie dienen vielmehr eindeutig der Zusatzfinanzierung der Kassen, sind also eine maskierte Beitragserhöhung.

In der aktuellen gesundheitspolitischen Diskussion dominiert jedoch – allen theoretischen Einsichten und praktischen Erfahrungen zum Trotz – die Arzneimittelselbstbeteiligung. Angesichts des Umstands, daß beim Zahnersatz der Patient bereits spürbar beteiligt und die im Krankenhaus erhobene Selbstbeteiligung von DM 5 pro Tag hinsichtlich ihrer Kostenwirksamkeit längst der Lächerlichkeit preisgegeben ist, scheint man sich in dieser Hinsicht von der drittgrößten Kostenposition der GKV, dem Arzneimittelbereich, mehr zu erhoffen. Angesichts der GKV-Ausgabenstruktur, in der der Arzneimittelbereich mit einem Anteil von unter 15% vertreten ist, dürfte allerdings von einer Arzneimittelselbstbeteiligung im Hinblick auf eine Beeinflussung der Gesamtausgaben und damit der Versicherungsprämien kein nennenswerter Effekt ausgehen (Abb. 2).

Selbstbeteiligung nach § 182 a Reichsversicherungsordnung (RVO)

§ 182 a RVO bestimmt, daß der Versicherte „bei der Abnahme von Arznei-, Verband- und Heilmitteln... eine Deutsche Mark für jedes verordnete Mittel... zu zahlen" hat, eine Gebühr, die zwischenzeitlich auf DM 2 heraufgesetzt wurde. Zu zahlen ist diese Arzneigebühr – von sozialen Härtefällen abgesehen – auch von Rentnern; Kinder bis zu 16 Jahren jedoch sind davon ausgenommen. Diese am 1. Juli 1977 (KVKG) in Kraft getretene Regelung löste die davor gültige Rezeptgebühr ab, derzufolge der Versicherte 20% des Rezeptwerts, höchstens jedoch DM 2,50 selbst zu tragen hatte. Ausgenommen davon waren Kinder und Rentner. Nach dem zuvor Ausgeführten ist die Arzneimittelselbstbeteiligung nach § 182 a RVO lediglich eine Zusatzfinanzierungsmaßnahme, die sich gegenüber der „alten" Regelung zunächst sogar ungünstiger für die Kassen erwies als die Rezeptgebühr [1].

Schon sehr bald nach Inkrafttreten des § 182 a RVO wurde die Arzneimittelgebühr auch in anderer Hinsicht verdächtigt, falsche Anreize zu setzen und die Arzneimittelkosten zu erhöhen. Vor allem von Gesundheitsökonomen wurde und wird unter Heranziehung der in dieser Disziplin häufig ungeprüft akzeptierten Annahmen hinsichtlich des vorteilsorientierten Verhaltens von Individuen unterstellt, daß der Patient – homo oeconomicus! – seinen Nutzen beim ärztlichen Verschreibungsakt dadurch optimiere, daß er angesichts der fixen Arzneimittelgebühr auf die Verordnung der größtmöglichen Arzneimittelpackung dränge. Laukant u. Meiner haben diese Auffassung mit einer aufsehenserregenden Arbeit in den Märchenwald gesundheitsökonomischer Modellbildung verwiesen [9].

Prozentuale Selbstbeteiligung an den Arzneimittelkosten

Die Arzneimittelselbstbeteiligung nach § 182a RVO hat die GKV-Versicherten 1977–1984 folgendermaßen zusätzlich belastet:

Direkte Belastung der GKV-Beitragszahler durch § 182a RVO (in Mio. DM). (Nach [20])

(1977)	(1978)	(1979)	(1980)	(1981)	(1982)	(1983)	(1984)
533	545	582	644	689	966	1135	1118

In absoluten Werten hat sich also die Belastung der GKV-Mitglieder verdoppelt. Auf die GKV-Arzneimittelausgaben bezogen, betrug jedoch diese Form der Selbstbeteiligung 1977 5,4% und 1984 7,2% (Abb. 3).

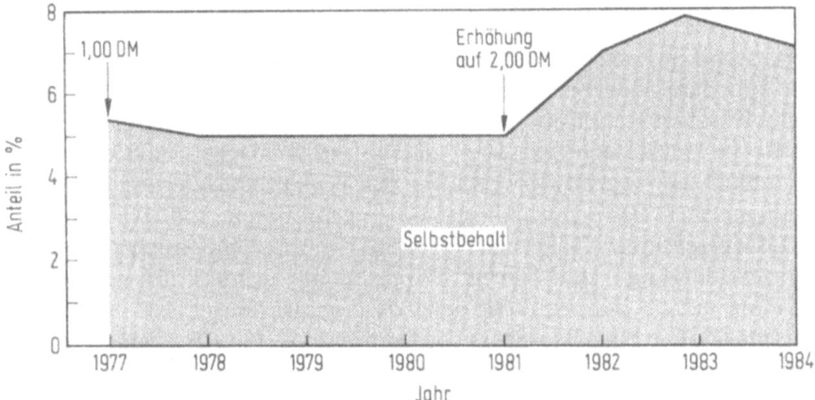

Abb. 3. Anteil der Selbstbeteiligung an den GKV-Arzneimittelausgaben. (Nach BMAS und [21])

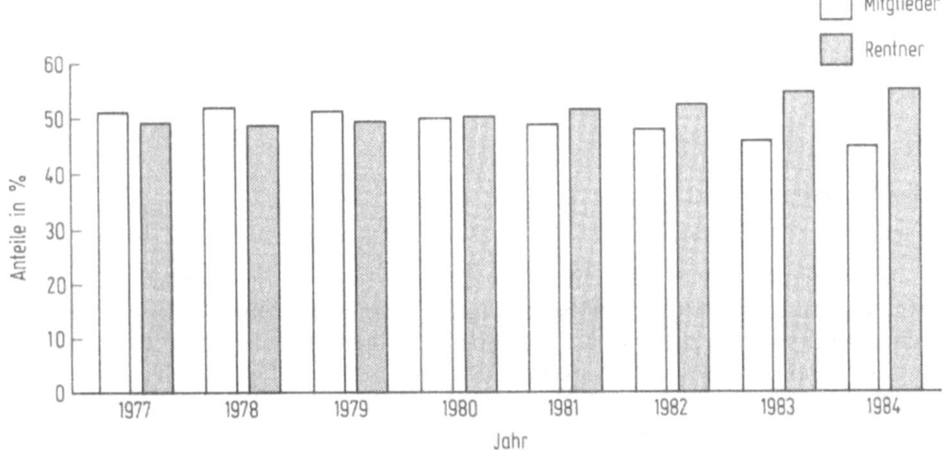

Abb. 4. Anteil an den Ausgaben für Arzneimittel nach Mitgliedern und Rentnern. (Quelle: BMAS)

Da die als Fixgebühr erhobene Arzneimittelselbstbeteiligung nicht in der Lage ist, den Arzneimittel*kostenanstieg* zu bremsen, ist die 1977 abgeschaffte prozentuale Selbstbeteiligung wieder in die Diskussion gebracht worden. Politiker der Regierungsparteien, Vertreter der Ärzteschaft und auch der pharmazeutischen Industrie haben sich in diesem Sinne geäußert. Vorgeschlagen wird eine 20%ige Beteiligung des Patienten an den Rezeptkosten mit einer Höchstgrenze.

Über die Effekte dieses Vorschlags, über die Frage seiner Sozialverträglichkeit kann an dieser Stelle lediglich spekuliert werden, weil noch keine konkreten Details seiner Ausgestaltung bekannt sind, z. B. hinsichtlich der Höchstgrenze und der Ausschlußkriterien. 1985 vereinigten die in der GKV (KVdR) versicherten Rentner 56% der Arzneimittelaufwendungen der Kassen auf sich (Krankenhaus: 50%). Wie Abb. 4 verdeutlicht, setzt sich dieser Trend fort.

Von 1980 bis 1985 stiegen überdies die GKV-Arzneimittelaufwendungen für Rentner um 500%, für Mitglieder dagegen um 309%. Dies macht deutlich, daß eine prozentuale Selbstbeteiligung nur dann auf die Arzneimittelausgaben durchschlägt, wenn auch die Rentner von ihr erfaßt werden.

Ob das politische System gegenüber den 11 Mio. in der GKV versicherten Rentnern eine spürbare Mehrbelastung durchsetzen kann, ist von einer Bewertung der wahlpolitischen Reaktion dieser Klientel abhängig. Hinsichtlich dieser Reaktion dürfte zu berücksichtigen sein, daß ältere Menschen eine derartige Mehrbelastung nicht als Angebot bzw. Anreiz zur Verhaltensänderung hinsichtlich ihrer medizinischen Bedürfnisartikulation interpretieren, sondern als Verteuerung der Lebenshaltung. Als kardinaler Konstruktionsfehler auch einer prozentualen Selbstbeteiligung – und hierauf wurde bereits aufmerksam gemacht – muß der Umstand gelten, daß sie nicht den Arztzugang steuert, auf dessen oft nichtmedizinische Motive hingewiesen wurde, sondern als *Austrittsgebühr* anfällt, deren Höhe erst im nachhinein feststeht. Dies gilt natürlich auch für die Mitglieder.

Zusammenfassend wird also hier die Auffassung vertreten, daß sowohl die Regelung nach § 182 a RVO als auch eine prozentuale Selbstbeteiligung als Beiträge zur Verhaltensbeeinflussung der Versicherten ungeeignete Instrumente und damit lediglich maskierte Beitragserhöhungen für die jeweils Betroffenen darstellen. Insbesondere von multimorbiden, einkommensschwachen älteren Menschen dürfte dies als unsozial und „ungerecht" empfunden werden.

Das Indemnitätsmodell

Auch Arzneimittelkosten sind eine Funktion aus Mengen mal Preisen. Während Fixgebühr und prozentuale Selbstbeteiligung primär auf eine Beeinflussung der Mengenkomponente zielen, soll durch das Indemnitätsmodell eine Kostendämpfung über den Preis erreicht werden. Insbesondere vom Verband der Angestellten-Ersatzkassen (VdAK) wird angestrebt, daß die Kassen indikationsgruppenspezifische Arzneimittel nur bis zu einem bestimmten Preis voll erstatten. Wünscht der Patient ein Medikament zu einem höheren Preis, soll er die Differenz zum Kassenpreis selbst tragen.

Dieser Vorschlag fasziniert auf den ersten Blick deshalb, weil er dem Patienten die Entscheidung überläßt, einen zusätzlichen Beitrag zu seiner Arzneimittelversorgung zu leisten oder nicht. Bei näherer Betrachtung jedoch schwindet die Attraktivität dieses Modells schnell.

Das erste Gegenargument bezieht sich auf die zumeist fehlende Kompetenz der Patienten zu beurteilen, ob und in welchen Fällen die Verordnung eines Kassenpräparats oder eines teureren Medikaments vertretbar ist. Dem behandelnden Arzt fiele hier die Aufgabe zu, das Informationsdefizit des Patienten zu beheben, eine Aufgabe, die die Ärzte angesichts des Primats der medikamentösen Therapie schon allein zeitlich nicht leisten können.

Eine solche kompetente Beratung ist aber aufgrund der Besonderheiten des deutschen Arzneimittelmarkts zwingend notwendig. Aufgrund freigewordener Patente drängen zunehmend stärker sogenannte Generika (Nachahmungen der Originalmedikamente) auf den Markt. Auf denjenigen Teilmärkten, wo aufgrund der Patentlage Nachahmerprodukte angeboten werden können, haben diese mengenmäßig derzeit einen Marktanteil von über 40%. Im Durchschnitt sind diese Mittel rund um die Hälfte billiger als die Originalmedikamente. Allen gesetzlichen Krankenkassen ist daran gelegen, den Marktanteil der Nachahmerprodukte auszuweiten, um Einsparungen zu erzielen. Eine Möglichkeit dazu bietet das Indemnitätsmodell, wenn sich der von den Kassen erstattete Preis auf dem Niveau der Nachahmerpreise bewegt.

Zu den Besonderheiten der bundesdeutschen Arzneimittelversorgung zählt aber auch, daß Nachahmerprodukte bei der Marktzulassung durch das Bundesgesundheitsamt (BGA) *nicht* daraufhin überprüft werden, ob sie den Originalpräparaten therapeutisch gleichwertig, d.h. bioäquivalent sind. Bei zahlreichen Arzneistoffen, insbesondere bei solchen mit geringer therapeutischer Breite ist für Arzt und Patient die gesicherte Bioäquivalenz die entscheidende Voraussetzung dafür, die Therapie von einem Original- auf ein Nachahmerpräparat ohne Gefährdung des Patienten umstellen zu können. Diese Verhältnisse unterscheiden

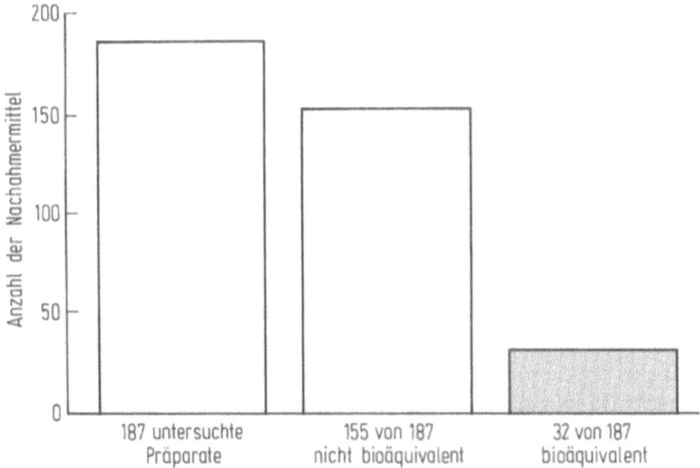

Abb. 5. Bioäquivalenz von Generika (Nachahmungen aus 14 Stoffklassen). (Nach [17])

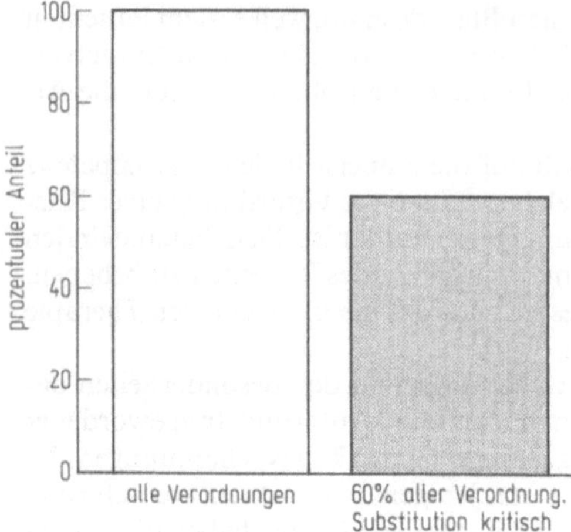

Abb. 6. Generische Substitution (bezogen auf alle Verordnungen). (Nach [17])

sich deutlich von denen in den USA, wo die Zulassungsbehörde von den Nachahmern entsprechende Nachweise fordert.

Bis zur Schaffung gleicher therapeutischer Qualitäten bei stoffgleichen Arzneimitteln in der BR Deutschland wäre die Einführung des Indemnitätsmodells in die Kassenversorgung auf vielen Indikationsgebieten gleichbedeutend mit der Errichtung einer Zweiklassenmedizin. Insbesondere multimorbide, überwiegend ältere einkommensschwächere Patienten wären auf die Kassenleistung ohne Zuzahlung verwiesen. Daß diese Leistung qualitativ oft minderwertig ist, hat erst kürzlich der Pharmakologe U. Schwabe, der seit 1980 am GKV-Arzneimittelindex mitwirkt, nachgewiesen [17].

Von 187 analysierten Nachahmerprodukten aus 14 Stoffklassen erwiesen sich lediglich 32 als bioäquivalent. Bezogen auf alle Verordnungen wurde bei 60% eine Substitution als „kritisch" eingestuft. Vor diesem Hintergrund erscheint es als gerechtfertigt, die Indemnitätslösung als eine unsoziale und die Arzneimittelsicherheit gefährdende Maßnahme zu bezeichnen (Abb. 5 und 6).

Selbstbeteiligung durch die Kassenausgrenzung von Selbstmedikationsmitteln

1986 wendete die GKV rund 17 Mrd. DM für Arzneimittel auf. Für ca. 3,5 Mrd. DM wurden dabei Medikamente erstattet, die zwar apotheken-, nicht aber rezeptpflichtig sind. Die Krankenkasse finanziert damit mit 20% der einschlägigen Gesamtausgaben eine Nachfrage, die der Patient auch im Rahmen der Selbstmedikation privat befriedigen könnte. Wenn man davon ausgeht, daß die unabdingbaren, den Stand des medizinischen Wissens repräsentierenden Medikamente alle rezeptpflichtig sind, wäre es medizinisch vertretbar, wenn die Kassen von einer Erstattung der nicht rezeptpflichtigen Präparate Abstand nähmen. Bei ungeminderter Qualität der medikamentösen Versorgung könnte durch einen solchen Schritt mehr eingespart werden als durch andere Selbstbeteiligungsmodelle bei Arzneimitteln.

Auch die Frage der Sozialverträglichkeit der Erstattung nur rezeptpflichtiger Medikamente wirft keine besonderen Probleme auf. Da es sich beim Gros der Selbstmedikationspräparate um Güter des täglichen Bedarfs, um „Hausmittel" handelt, unterliegt grundsätzlich das auf sie gerichtete Bedürfnis ähnlichen Güterabwägungen und Bilanzierungen wie bei vielen anderen Produktgruppen auch. Nicht zuletzt deshalb dominieren die nicht rezeptpflichtigen Mittel auch im aktiv vom Patienten an den Arzt herangetragenen Verschreibungswunsch. Ihre Lösung aus der „Gratisversorgung" wäre ein Beitrag zur kostenorientierten Nachfragesteuerung im Arzneimittelbereich, die nicht mit dem Nachteil einer Minder- oder Unterversorgung einherginge. Wenn die konkrete Politik eine isolierte, d.h. nur auf eine Leistungsposition beschränkte, Selbstbeteiligungsmaßnahme bei Arzneimitteln im Rahmen der anstehenden „Strukturreform im Gesundheitswesen" anstreben sollte, dann bietet sich die volle Selbstfinanzierung der nicht verschreibungspflichtigen Arzneimittel als Maßnahme der ersten Wahl an, durch die beträchtliche Kosten eingespart werden können, ohne medizinisch bedenklich oder sozial unverträglich zu sein.

Selbstbeteiligung durch Eingangssteuerung

Soll durch finanzielle Anreize ein Beitrag zu gesundheitsbewußterem Verhalten und zur sensibleren Inanspruchnahme von Kassenleistungen geleistet werden, dann muß dieser Anreiz für den Versicherten spürbar werden, *bevor* er einen Arzt aufgesucht hat. Da die Politik bei einer Umsetzung dieses Gedankens erheblich mehr Widerstände zu gewärtigen hätte als bei der Durchsetzung einer isolierten Einzelmaßnahme, z.B. im Arzneimittelbereich, steht zu erwarten, daß auch diesmal die Architekten der „Strukturreform" den Weg des geringsten Widerstandes wählen werden, auch um den Preis des recht bald nachgewiesenen Dilettantismus. Das häufig zur Abwehr von Eingangssteuerungen vorgebrachte Argument, sie seien aus gesundheitlich-medizinischen Gründen abzulehnen, ist längst widerlegt worden [7].

Die Erwähnung dieses Punktes hat somit lediglich abstrakten Wert. Auch angesichts vorliegender Veröffentlichungen, in denen das zumindest denkbare Instrumentarium detailliert vorgeführt wird [10], soll hier lediglich an eine Variante wieder einmal erinnert werden [11]: an das Kaskomodell.

Wenn es darum geht, der Entscheidung, einen Arzt aufzusuchen oder nicht, eine Möglichkeit *auch* zum ökonomischen Kalkül vorzuschalten – und das Ergebnis des Kalküls auch von der individuellen Einkommenslage des Versicherten geprägt ist –, dann bietet sich hier die einkommensabhängige Kaskolösung an. Sie könnte vorsehen, daß der Versicherte bis zu einem bestimmten Betrag, der nach seinem Einkommen variiert, seine medizinische Versorgung selbst trägt, bis die Kasse eintritt. Da aufgrund von in der privaten Krankenversicherung und im Ausland gemachten Erfahrungen zu erwarten ist, daß dadurch die Leistungsnachfrage abnimmt, könnte bei einer Nichtinanspruchnahme der Kasse die Jahresbeitragsleistung des Versicherten gesenkt werden. Die jeweiligen Effekte müßten zuvor in Modellversuchen ausgelotet und versicherungsmathematisch umgesetzt werden. Angesichts des Vordringens der EDV bei den gesetzlichen Kassen dürfte auch die technische, administrative Bewältigung des Kaskomodells auf keine besonderen Schwierigkeiten stoßen. Allerdings wären geeignete Vorkehrungen zur Vermeidung derjenigen Kompensationseffekte zu treffen, die die Krankenscheinprämie u. a. haben scheitern lassen.

Wie erwähnt besteht in der BR Deutschland keine Aussicht, dieses oder andere "gratification schemes", z. B. Beitragsrückerstattung o. ä., im Modell zu testen, geschweige denn, sie flächendeckend zu implementieren. Ideologien und politische Interessen scheinen sich in der BR Deutschland auf unabsehbare Zeit als stärker zu erweisen als die Feststellung Stahls [20]: "An insurance would work perfectly if the event against which insurance is taken were completely out of the control of the insured individual. But sickness does not occur as an event only controlled by nature like bad weather."

Das öffentlich-rechtliche Gesundheitswesen wird eine Veranstaltung bleiben, zu der der Zugang selbst "umsonst", der Austritt aber mit einer Gebühr belegt ist, deren Höhe beim Eintritt unbekannt ist, ob es sich um eine Fixgebühr nach § 182 a RVO, um eine prozentuale Selbstbeteiligung oder um das Indemnitätsmodell handelt – bei letzteren sogar unter der Wahrscheinlichkeit einer qualitativ bedenklichen medikamentösen Versorgung.

Mit einer Bedürfnissteuerung haben diese isolierten Maßnahmen nichts zu tun; sie sind reine Zusatzfinanzierungsmaßnahmen. Einzig die Herausnahme rezeptpflichtiger Medikamente aus der Kassenerstattungsfähigkeit ist hier die Ausnahme. Die gesetzliche Krankenversicherung wird offensichtlich ihre Mitglieder nicht in die Lage versetzen, funktional äquivalente Angebote anderer sozialer Systeme als verfügbar zu erkennen, weil der Zugang zu deren Leistungen zumeist mit Kosten, auch Suchkosten, und mit geringerer Bequemlichkeit verbunden ist. Die Austrittsselbstbeteiligung wird deshalb einen als ungerecht empfundenen Zustand perpetuieren: die Mitfinanzierung der unbekümmert Nachfragenden durch die sich Zurückhaltenden; jene aber sind keineswegs nur die Kranken und diese die Gesunden.

Literatur

1. ABDA – Arbeitsgemeinschaft der Berufsvertretungen Deutscher Apotheker (1979) Abda-Bericht 1978/79, Frankfurt
2. Arrow KJ (1965) Aspects of the theory of risk bearing. Helsinki
3. Geißler U (1980) Erfahrungen mit der Selbstbeteiligung in der Gesetzlichen Krankenversicherung in der Bundesrepublik Deutschland. In: IGGÖ (Hrsg) Selbstbeteiligung im Gesundheitswesen. Fischer, Stuttgart
4. Griesewell G (1977) Strategien der Kostendämpfung in der sozialen Krankenversicherung. Sozialer Fortschritt 26 (4/5)
5. Holler A (1978) Bonn im Spiegel Nr. 11
6. Hondrich KO (1977) Soziologische Theorieansätze und ihre Relevanz für die Sozialpolitik – Der Bedürfnistheoretische Ansatz. In: Ferber C von et al. (Hrsg) Soziologie und Sozialpolitik. Westdt. Verlag, Opladen
7. Keeler B et al. (1985) How free care reduced hypertension. JAMA 254/14
8. Liefmann-Keil E (1973) Der Arzneimittelmarkt im Rahmen der Weiterentwicklung der gesetzlichen Krankenversicherung. Athenäum, Frankfurt am Main
9. Lukant A, Meiner E (1987) Strukturkomponente Verpackungsgröße. Pharm Ind 49/2:129–135

10. Münnich F (1983) Steuerungsmöglichkeiten in der gesetzlichen Krankenversicherung. Dt. Ärzte-Verlag, Köln
11. Nord D (1980) Verhaltenssteuerung durch Direktbeteiligung. In: IGGÖ (Hrsg) Selbstbeteiligung im Gesundheitswesen. Fischer, Stuttgart
12. Nord D (1982) Modell Österreich? – Gesundheitssystem und Arzneimittelversorgung in Österreich. MPS, Mainz
13. Nord D (1986) State control and drug supply. In: Light DW, Schuller A (eds) Political values and health care: the German experience. MIT-Press, Mass
14. ÖTV (1977) Gesundheitspolitische Grundsätze. Stuttgart
15. Pauly MV (1968) The economics of moral hazard. Am Econ Rev 53:531–537
16. Preyer G, Grünberger H (1980) Die Problemstufenordnung in der systemtheoretischen Argumentation Niklas Luhmanns. Soziale Welt 31/1
17. Schwabe U (1987) Die Bedeutung der Bioverfügbarkeit und Bioäquivalenz für die therapeutische Gleichwertigkeit von Generika und Analogpräparaten. (Unveröffentliches Manuskript), Heidelberg
18. Shuval J (1970) Social functions of medical practice. San Francisco
19. Simmel G (1908) Soziologie. Duncker & Humblot, Berlin
20. Stahl I (1979) Health care and drug development. Lund University Studies. Lund
21. WIdO (1986) Bilanz der Kostendämpfungspolitik 1977–1984. Bonn-Bad Godesberg

C. Gesundheitswesen zwischen Sozialismus und Marktwirtschaft

Zur ethischen Bewertung des Gesundheitswesens in den USA

Allen Buchanan

Vier Fragen gelten weithin als Schlüsselfragen für die ethische Bewertung eines Gesundheitswesens: 1) Bietet es gleiche Gesundheitsversorgung für alle? 2) Bietet es die beste Gesundheitsversorgung für alle? 3) Kontrolliert es die Kosten für die Gesundheitsversorgung in wirksamer Weise? 4) Ist für ein Höchstmaß an Freiheit sowohl für die Empfänger als auch für die Erbringer von Gesundheitsleistungen gesorgt?

In diesem Beitrag will ich zuerst die Bedeutung und die Voraussetzungen jedes dieser 4 Kriterien untersuchen. Dann werde ich Gründe dafür anführen, daß die Kriterien 1 und 2 für die ethische Bewertung von Gesundheitssystemen nicht angemessen sind und statt dieser Kriterien Alternativen zur Diskussion stellen. Schließlich werde ich die heikle Aufgabe angehen, das neue Kriterienbündel auf das derzeitige Gesundheitswesen der USA anzuwenden. Einer meiner Befunde ist, das sei schon vorausgeschickt, daß die Wahlfreiheit im amerikanischen Gesundheitswesen genauso wie der moralische Wert gewisser Freiheiten bislang stark überbewertet wurde.

1) Gleiche Gesundheitsversorgung für alle

Bevor wir feststellen können, ob dieses Schlagwort ein angemessenes Kriterium für die Bewertung von Gesundheitssystemen ist, muß erst seine Bedeutung geklärt werden [1]. Es könnte heißen, entweder a) alle erhalten die gleichen Ressourcen für die Gesundheit (also gleiche Mengen an Geld oder geldwerten Leistungen), b) alle erreichen den gleichen Gesundheitszustand oder haben die gleiche Chance dazu oder c) alle erhalten das gleiche „Niveau" von Versorgung (hinsichtlich „Quantität" wie „Qualität") [2], die den gleichen Bedarf haben.

Die beiden ersten Interpretationen des Ziels gleicher Gesundheitsversorgung für alle können sehr schnell fallengelassen werden. Da die einzelnen einen sehr unterschiedlichen Bedarf an Gesundheitsleistungen (und unterschiedliche Präferenzen) haben, wäre es ineffizient und ethisch unlogisch, allen gleiche Ressourcen zuzuteilen. Auch das Ziel, für alle den gleichen Gesundheitszustand zu erreichen, muß zurückgewiesen werden, weil dies unmöglich ist – ganz unabhängig vom ethischen Gesichtspunkt. Es gibt nun einmal unglückliche Individuen, für die selbst ein Minimum an Gesundheit unerreichbar ist.

Die dritte Interpretation, daß alle, die den gleichen Bedarf an Gesundheitsleistungen haben, das gleiche Niveau an Versorgung bekommen sollen, ist ein schlüssiges Ziel. Jedoch ist die Frage, ob dieses Kriterium für die ethische Bewertung hieb- und stichfest ist, abhängig vom Verständnis des Begriffs „Bedarf". Im weiteren Sinn besteht ein Bedarf an Gesundheitsleistungen dort, wo immer mit

Ethik und öffentliches Gesundheitswesen
Hrsg.: H.-M. Sass

Recht erwartet werden kann, daß ihre Bereitstellung für den Patienten einen Nettonutzen bringt. Ein Bedarf in diesem Sinn ist die Möglichkeit eines Nettonutzens. Danach weist also ein Gesundheitssystem ethische Mängel auf, wenn einer eine Gesundheitsleistung nicht bekommt, aus der er Nutzen ziehen könnte, ein anderer, der den gleichen Nutzen daraus ziehen kann, sie aber erhält – ganz unabhängig von der Größe des Nutzens.

Obwohl viele Menschen sich zumindest verbal dazu bekennen, hat diese umfassende Interpretation des Ziels gleicher Gesundheitsversorgung für alle mit gleichem Bedarf von einem ethischen Gesichtspunkt aus wenig für sich, sofern nicht solide ethische Gründe für den Versuch bestehen, alle sozialen Institutionen so zu organisieren, daß die Leistungen aller Art in strikt gleicher Weise allen Bürgern zugute kommen. Ich will hier zwar nicht versuchen, alle Argumente gegen ein solch egalitäres Prinzip vorzuführen. Es gibt aber einige sehr gewichtige, so nicht zuletzt dies, daß selbst ein bescheidener Versuch der Verwirklichung dieses Prinzips zu unerträglichen Beschränkungen der individuellen Freiheit, zu massiven Verlusten an Produktivität und damit an sozialer Wohlfahrt führen und nicht nur den Individualismus, sondern auch die gesellschaftliche und persönliche Anerkennung aller Leistungen und aller Verdienste auslöschen würde.

Einige Befürworter des Ziels gleicher Gesundheitsversorgung für alle mit gleichem Bedarf könnten an diesem Punkt versuchen, dieses Ziel von dem umfassenden Prinzip sozialer Gleichberechtigung abzukoppeln. Sie könnten argumentieren, daß Gesundheitsversorgung von solch besonderer Bedeutung sei, daß hier eine absolute Gleichbehandlung notwendig ist, selbst wenn bei anderen Waren und Leistungen zu differenzieren ist. So kann man unbeirrt das Ziel gleicher Gesundheitsversorgung für alle mit gleichem Nutzenpotential gutheißen, ohne eine Gleichmacherei auf ganzer Front zu propagieren mit all ihren unerwünschten Konsequenzen.

Aber nach Lage der Dinge ist diese Argumentation nicht angemessen. Es ist einfach nicht wahr, daß alle Gesundheitsleistungen von besonderer Bedeutung sind, weil es nicht wahr ist, daß aller Nutzen, der daraus gezogen werden kann, von besonderer Bedeutung ist. Einige der Leistungen (z. B. die Reanimation von Personen, die ein erfülltes Leben weiterführen können) sind äußerst nutzbringend, andere (z. B. die dreifache Bypassoperation bei manchen Patienten) viel weniger für die betreffenden Patienten, als wenn die gleichen Geldbeträge für andere medizinische oder nichtmedizinische Zwecke aufgewendet würden. Wenn man einmal zugibt, daß nicht alle Gesundheitsleistungen (verglichen mit anderen Gütern und Leistungen) besonders nutzbringend sind, ist es nicht logisch, auf einem strikten Egalitätsprinzip für die Verteilung von Gesundheitsleistungen zu beharren, während man bezüglich anderer Dinge, z. B. der Ernährung, davon Abstand nimmt.

Eine mehr von Menschenfreundlichkeit zeugende Interpretation des Ziels gleicher Gesundheitsversorgung für Personen mit gleichem Bedarf wäre, Bedarf nicht einfach als Nutzenpotential zu verstehen, sondern als Potential an besonders großem Nutzen. In anderen Worten würde Bedarf als besonders *wichtiges Interesse* zu verstehen sein, im Gegensatz zu reinen Präferenzen und zu der bloßen Möglichkeit, in einem gewissen Ausmaß Nutzen zu gewinnen. Aber eine solche Beschränkung des Gleichheitskriteriums engt auch seine Gültigkeit ganz erheblich ein. Nicht mehr gleiche Gesundheitsversorgung für alle ist gefordert, die davon Nutzen haben können, sondern nur gleiche Gesundheitsversorgung für alle zur Befriedigung besonders wichtiger Interessen, die als Gesundheitsbedarf zählen. Die große Schwierigkeit ist dann natürlich die Festlegung dessen, was als solcher Gesundheitsbedarf oder als fundamentales Gesundheitsinteresse gilt. Solange der Gesundheitsbedarf in diesem eingeschränkten Sinn nicht einmal grob spezifiziert ist, läßt sich nicht sagen, in welchem Maß ein gegebenes Gesundheitssystem das Kriterium der Gleichheit erfüllt oder nicht.

Angenommen, der Gesundheitsbedarf in diesem eingeschränkten Sinn kann grob spezifiziert werden, dann gibt es zweierlei ethische Standpunkte für die Anwendung des Gleichheitskriteriums auf ein Gesundheitssystem. Nach einigen ethischen Theorien ist ein System ungerecht, daß nicht gleiche Befriedigung des Gesundheitsbedarfs bietet, d. h. der grundlegenden Gesundheitsinteressen [3].

Gerechtigkeit ist jedoch nicht die einzige ethische Norm für Institutionen. Nach einigen auf die Freiheit des Individuums verpflichteten Theorien der Gerechtigkeit haben die Individuen keine generellen positiven moralischen Rechte und daher, a fortiori, kein generelles moralisches Recht auf Gesundheitsversorgung. Dennoch ist eine solche Gerechtigkeitstheorie vereinbar mit – und vielleicht nur in Verbindung damit verständlich – einer Theorie ethischer Tugenden, einschließlich der Wohltätigkeit oder der Menschenfreundlichkeit, nach der ein nicht gleiche Befriedigung des Gesundheitsbedarfs bietendes System zwar ethisch defekt, aber nicht ungerecht ist [4].

Wichtig dabei ist, daß unabhängig davon, ob die gleiche Befriedigung des Gesundheitsbedarfs im eingeschränkten Sinn als eine ethische Forderung der Gerechtigkeit oder der Menschenfreundlichkeit verstanden wird, die Befriedigung voll vereinbar ist mit Ungleichheiten im Angebot an Gesundheitsversorgung, welche Präferenzen oder Interessen über das den Gesundheitsbedarf konstituierende Minimum hinaus zufriedenstellt. Wenn z. B. Jones und Smith die gleichen Mengen an Gesundheitsleistungen in gleicher Qualität zur Befriedigung ihres Gesundheitsbedarfs erhalten und wenn die Möglichkeit, aus einer kosmetischen Gesichtsoperation Nutzen zu ziehen, kein Bedarf in diesem Sinne ist, dann ist das Kriterium der Gleichheit dennoch erfüllt, selbst wenn Jones eine Schönheitsoperation bekommt, Smith aber nicht, obwohl er gleichen Nutzen daraus ziehen könnte.

Da das Kriterium gleicher Gesundheitsversorgung für alle mit gleichem Bedarf so zweideutig ist und da die Unterscheidung zwischen dem Bedarf als existentiellem Interesse und dem Bedarf als Präferenzen oder Nutzenpotential so unklar ist und eines theoretischen Unterbaus entbehrt, ist es ratsam, diese Formulierung ganz fallen zu lassen. Statt dessen kann das, was am Kriterium gleicher Gesundheitsversorgung für alle mit gleichem Bedarf sinnvoll ist, vielleicht am besten folgendermaßen ausgedrückt werden: Hat jeder ein angemessenes Niveau oder ein garantiertes Minimum an Gesundheitsversorgung?

Diese Formulierung hat mehrere Vorteile. Erstens fordert sie Gleichheit nur hinsichtlich eines begrenzten Umfangs von Versorgung, hinsichtlich eines garantierten Minimums an Leistungen, und faßt damit den Gedankengang zusammen, daß nicht alle Gesundheitsleistungen von gleichem Wert oder auch nur von genügend hohem Wert sind, um ihre strikt gleiche Bereitstellung zu begründen. In gleicher Weise folgt ja aus den soliden ethischen Gründen für die Versorgung von jedermann mit einem Minimum an Nahrung und Unterkunft noch nicht, daß aus gleich guten Gründen quantitative und qualitative Ungleichheiten in Nahrung und Unterkunft oberhalb dieses Minimums verhindert werden müssen. Zweitens ist – anders als der Begriff „Bedarf“ – das qualifizierende Attribut „angemessen“ ausdrücklich normativ. Damit wird die Notwendigkeit, eine Theorie der Auswahl der Gesundheitsinteressen von besonderer ethischer Bedeutung zu liefern, freimütig anerkannt und die Versuchung umgangen, eine objektive wissenschaftliche Interpretation von „Bedarf“ (wie bei „physiologischer Bedarf“ oder „Kalorienbedarf“) vorzunehmen. Insbesondere muß die falsche Vorstellung von vornherein ausgeschlossen werden, daß das Wort „Bedarf“ in dem Zusammenhang des gleichen Gesundheitsbedarfs ein Ensemble von Bedingungen bedeutet, das allein durch medizinisches Urteil festzulegen ist.

In der weniger ehrgeizigen Formulierung ist das Gleichheitskriterium – genauer bezeichnet als das Kriterium des für jedermann garantierten Minimums – ein sehr brauchbarer Maßstab für die ethische Bewertung von Gesundheitssystemen, wenn dem Begriff „garantiertes Minimum“ oder „angemessenes Niveau“ an Versorgung genügend Gehalt gegeben werden kann. Ich will hier nicht den Versuch machen, eine detaillierte Spezifikation zu liefern [5]. Glücklicherweise ist eine erschöpfende Auflistung des im Minimum Enthaltenen für die Anwendung des Kriteriums auch nicht erforderlich. Wenn wir das Vertrauen haben, daß das Minimum zumindest gewisse unbestritten großen Nutzen bringende – und relativ billige – Formen der medizinischen Versorgung umfaßt, dann können wir schließen, daß ein System, das dieses Minimum nicht bietet, ethisch defizient ist. Dazu bedarf es nicht erst der Feststellung, ob der ethische Mangel eine Frage von Ungerechtigkeit oder ein Mangel an Menschenfreundlichkeit ist.

Zur Minimalversorgung gehört unbestritten die professionelle Geburtshilfe während der Entbindung, mindestens eine Untersuchung durch einen Arzt oder eine Hebamme während der Schwangerschaft, moderne und vertretbar schnelle Notarztversorgung für Unfallgeschädigte, routinemäßige Vorsorgeuntersuchungen und Arztbesuche mindestens alle 3 Jahre sowie relativ billige chirurgische Eingriffe mit geringem Risiko zur Behebung von Zuständen, die Körperfunktionen unmöglich machen oder ernsthaft behindern. Zumindest dort, wo diese Eingriffe eine hohe Wahrscheinlichkeit bieten, die Funktionsfähigkeit zu erhalten oder wiederherzustellen (z. B. Entfernung der Schilddrüse und medikamentöse Behandlung des Schilddrüsenkarzinoms).

Bevor man dieses Gerüst des Kriteriums eines universellen Minimums auf das amerikanische Gesundheitswesen anwendet, muß man sich klar machen, daß es noch einer Ergänzung bedarf. Das reine Vorhandensein des Angebots dieser Minimalversorgung ist noch lange nicht gleichzusetzen mit der Zugänglichkeit. Es gibt Barrieren für die Inanspruchnahme. Vielleicht bietet ein System allen eine Minimalversorgung, die den Ort der Leistungserbringung erreichen können. Möglicherweise ist es aber für den einen viel schwieriger, dort hin zu gelangen als für den anderen. Je nach den speziellen Merkmalen des Systems muß vielleicht der eine oder andere länger auf seine Behandlung warten. Bei Anwendung des Kriteriums einer universellen Minimalversorgung muß immer noch auf die zusätzliche Forderung geachtet werden, daß keinem „übermäßige Hindernisse“ in

Form von Zeitaufwand, Fahrtkosten oder direkten Ausgaben im Wege stehen dürfen [6].

Ersparen wir es uns, den Gehalt des universellen Minimums näher zu spezifizieren, die intuitive, aber vage Forderung zu präzisieren, daß die Hindernisse für die Inanspruchnahme der gebotenen Leistungen für niemanden übermäßig hoch sein dürfen, um festzustellen, ob die Nichterfüllung dieser Norm eine Ungerechtigkeit oder mangelnde Menschenfreundlichkeit ist; in jedem Falle kommen wir zu dem Schluß, daß das amerikanische Gesundheitssystem ernsthafte Mängel ethischer Art aufweist. Wie eine kürzlich vom Präsidenten eingesetzte Kommission über Medizinethik überzeugend dokumentiert hat, gibt es zur Zeit zwischen 22–25 Mio. Amerikaner, die weder privat krankenversichert sind noch unter Medicare oder Medicaid fallen.

Tabelle 1. US-Bürger ohne Versicherungsschutz, (Aus President's Commission ... [1], p. 93)

Erhebung	Personen ohne Versicherungsschutz (in Mio.)	Anteil an der US-Bevölkerung (in %)
National Medical Care Expenditure Survery (National Center for Health Sciences Research, 1977)	25	12,6
National Opinion Research Center (Univ. of Chicago, 1976)	22	12
National Health Interview Survey (National Center for Health Statistics, 1978)	23,5	11

Weitere 20–22 Mio. dürften nur einen Versicherungsschutz haben, der bereits einige der überhaupt nicht umstrittenen Elemente des angemessenen Minimums nicht erfaßt. Außerdem deckte die Kommission die Tatsache auf, daß viele Amerikaner, besonders in ländlichen und Innenstadtgebieten, erhebliche Schwierigkeiten haben, die angebotene medizinische Versorgung in Anspruch zu nehmen [7].

Tabelle 2. Stand des Krankenversicherungsschutzes 1980, (Personenzahl in Mio.). (Aus: Survey of income and education, Dept. of Health and Health Services. In: President's Commission, Securing Access to Health Care, p. 91)

Gesamtbevölkerung	231,0
Privatkassen	161,2
Medicare	21,7
Medicaid	15,2
Medicare und Medicaid	6,1
Sonstige öffentliche Programme	5,3
Unversichert	21,5

Diese Zahlen sollten nicht überraschen, wenn man sich zwei Tatsachen vergegenwärtigt. 1) Viele Menschen, deren Einkommen weit über der offiziellen Armutsgrenze liegt, sind nicht in der Lage, sich so etwas wie einen umfassenden Krankenversicherungsschutz zu leisten (besonders, wenn sie nicht an Gruppenversicherungen über ihren Arbeitgeber teilnehmen können), und weniger als 50% derjenigen, die unter der Armutsgrenze liegen, werden von Medicaid erfaßt [8]. 2) Nachdem die Medicaid-Erstattungssätze in manchen Fällen nur ganze 40% der üblichen Erstattungssätze der Privatkassen ausmachen, weigern sich viele Ärzte, die von Medicaid „abgesicherten“ Patienten zu behandeln [9].

Diese ziemlich triste Bilanz des Zugangsproblems muß hier allerdings durch 2 Punkte aufgehellt werden: 1) Ungefähr 90% der Amerikaner haben eine Art öffentlicher oder privater Krankenversicherung. 2) Einige von denen, die nicht abgesichert sind, werden bislang mehr oder minder entweder durch das direkte Entgegenkommen öffentlicher Krankenanstalten aus reiner Menschenfreundlichkeit oder durch das versteckte Wohlfahrtssystem der "cross-subsidization" aufgefangen, wobei ein Teil der Überschüsse aus den Einnahmen von Selbstzahlern für die Finanzierung der Behandlung Unbemittelter verwendet wird. Der wachsende Druck der Kostendämpfungsmaßnahmen und neue Zahlungsmodalitäten aufgrund des Diagnosebefundes, nicht der tatsächlich erbrachten Leistungen ("prospective payment"), die die Krankenhausrechnungen für Medicare-Patienten beschränken sollen, machen es den Krankenanstalten jedoch sehr schwer, die "cross-subsidization" weiter zu praktizieren.

Das amerikanische Gesundheitswesen und die amerikanische Ärzteschaft verdienen hohes Lob für ihre technologische Innovation und Forschung und für die sehr hochqualifizierte Versorgung der Mehrheit der US-Bürger. Ich möchte diese eindrucksvollen Errungenschaften weder leugnen noch schmälern. Ich möchte lediglich darauf aufmerksam machen, daß ernste ethische Probleme ungelöst sind, besonders hinsichtlich des Zugangs zur medizinischen Versorgung.

2) Angebot der besten Gesundheitsversorgung für alle

Obwohl dieses Bewertungskriterium, das ich als zweites genannt habe, künftig postuliert wird, nicht zuletzt in den Verlautbarungen der Ärzteverbände und Politiker, drückt es in Wirklichkeit ein Ziel aus, das weder vom ethischen noch vom wirtschaftlichen Standpunkt aus erstrebenswert ist. Vermutlich heißt Angebot der besten Gesundheitsversorgung für alle soviel wie für jedermann *alle technisch möglichen medizinischen Leistungen bereitzustellen, von denen für den Patienten ein gesundheitlicher Nutzen erwartet werden kann*. In anderen Worten: Die Bereitstellung der besten Gesundheitsversorgung für alle verlangt von uns, alle unsere Ressourcen für die Gesundheitsversorgung zur Verfügung zu stellen bis zu dem Punkt, wo der gesundheitliche Grenznutzen gegen Null geht (vorbehaltlich vielleicht nur der verteilungsbedingten Einschränkung, daß jeder die bestmögliche Versorgung erhalten soll in dem Maße, wie jeder andere sie erhält).

Aber das Ziel des Angebots der besten Gesundheitsversorgung für alle zu verfolgen, bedeutet, auf eine Maximierung des Nutzens der Gesundheit Wert zu legen, ohne *alternative Kosten* ins Kalkül zu ziehen. Sollten die betreffenden Ressourcen statt dem Gesundheitsbereich vielleicht der Herstellung von anderen Gütern und Leistungen, die vielleicht *mehr* Nutzen bringen, zugeteilt werden? Es gibt im eigenen Interesse und aus ethischer Verantwortung entscheidende Gründe dafür, nicht nur „unnötige Gesundheitsleistungen", d. h. solche, die *keinen* gesundheitlichen Nettonutzen bringen, zu unterlassen, sondern auch dafür, keine Leistungen zu erbringen, die *weniger* Nettonutzen haben als eine alternative Verwendung der gleichen Ressourcen. Wer das nicht sieht, mißachtet eine sehr einfache Wahrheit, nämlich daß Gesundheitsversorgung *nicht* von unbegrenztem Wert ist, denn es gibt im Leben andere erstrebenswerte Dinge außer der Minimierung der Wahrscheinlichkeit von Tod oder Krankheit. Jeder von uns verhält sich im alltäglichen Leben entsprechend. Man könnte die Wahrscheinlichkeit des Todes oder der Invalidität durch Unfall erheblich reduzieren, wenn man nie Auto fahren würde. Aber der Gewinn an Zeit, Geld und Spaß ist für die meisten mehr wert. Genauso wie es für den Einzelnen irrational wäre, den Aufwendungen für die Minimierung der Wahrscheinlichkeit von Tod oder Krankheit kein Limit zu setzen, ist es für eine Gesellschaft irrational, kein Limit für das Gesundheitsbudget zu setzen und „die beste Gesundheitsversorgung für alle" bereitstellen zu wollen.

Es wäre nicht nur irrational, sondern ist auch ethisch bedenklich, und zwar aus mindestens 2 Gründen: Erstens würden die Bürger einer Gesellschaft, die rigoros dieses Ziel verfolgt, gezeigt haben, daß sie den Wert anderer guter Dinge im Leben außer der Gesundheit nicht zu schätzen wissen – Kunst, Literatur, Musik, Wissenschaft, also auch nicht der menschlichen Gesundheit dienende Forschung. Solch eine eingleisige Sorge, ja Besessenheit, um die Wahrnehmung des maximalen gesundheitlichen Nutzens, wie gering und wie kostspielig er auch sei, würde zu einer kulturellen Monomanie führen, die wohl letztlich einer Verneinung der Sterblichkeit des Menschen entstammt.

Zweitens dient bislang die Idee, die beste Gesundheitsversorgung für alle bereitzustellen, in den USA als Ausrede dafür, sich nicht mit der fehlenden Versorgung an grundlegenderen und weniger kostspieligen, aber sehr nutzbringenden Leistungen für diejenigen zu befassen, die bislang noch keinen Zugang dazu haben. Zum Beispiel wird die Ausgabe von Millionen von Dollars pro Jahr für das Einsetzen von Kunstherzen und Bypassoperationen an Herzkranzgefäßen oft mit der rein spekulativen Aussicht gerechtfertigt, daß mit der Praxis und der Verbesserung der Techniken schließlich ein Beitrag zum Ziel der besten Gesundheitsversorgung für alle geleistet wird. Jedoch könnten diese riesigen Ressourcen gut zur Bereitstellung anderer Dienstleistungen verwendet werden – medizinischer oder nichtmedizinischer Art (wie bessere Ernährung, Erziehung und Unterbringung) –, die größeren Nutzen erbringen und eher dem Ziel dienen würden, ein Minimum der wichtigsten Gesundheitsleistungen für alle zu bieten.

3) Kontrolle der Gesundheitskosten

Eines der charakteristischen Merkmale des Gesundheitswesens in den USA ist, daß das Bezahlungsprinzip durch Dritte auf der Basis Gebühr gegen Leistung vorherrscht, dessen negativ wirkende Anreize bekannt sind. Erstens hat der Arzt keinen effektiven wirtschaftlichen Anreiz, mit Behandlungen und Tests sparsam umzugehen, weil seine Einkünfte um so höher sind, je mehr Leistungen er veranlaßt. Zweitens drückt das traditionelle Dogma der ärztlichen Ethik, nämlich das Bestmögliche für jeden Patienten zu tun, den durchaus eigennützigen Motiven des Arztes das Siegel moralischer Qualität auf. Drittens veranlaßt die Angst vor einer „Malpractice"-Haftung – sei sie realistisch oder nicht – den Arzt dazu, zusätzliche Tests oder Behandlungen durchzuführen, selbst wen sie in Relation zu ihren Kosten von zweifelhaftem Wert sind. Viertens kann der Arzt eine Maßnahme, die in Relation zu den Kosten einen bescheidenen Nutzen verspricht, vor sich selbst leicht mit seiner Pflicht rechtfertigen, im besten Interesse des Patienten zu handeln, weil er weiß, daß die Versicherungsprämie bereits bezahlt ist und daß die Kosten für die Behandlung dieses bestimmten Patienten auf die ganze Versichertengemeinschaft umgelegt werden.

Abgesehen davon, daß der Patient sich wahrscheinlich ohnehin den Weisungen des Doktors fügt, hat der Versicherte seinerseits keinen wirkungsvollen Anreiz, Maßnahmen abzulehnen, solange sie ihm einen Nutzen versprechen. Er hat ja bereits die Prämie bezahlt; es sei denn, seine Police verlangt eine erhebliche Selbstbeteiligung.

Das Ziel der Kostendämpfung im Gesundheitswesen kann als *öffentliches Gut* im technischen Sinn angesehen werden und ist, wie andere öffentliche Güter – Energiesparen, Umweltschutz und nationale Sicherheit – nicht auf Freiwilligkeitsbasis durchzusetzen, und zwar wegen des alten Problems der „Trittbrettfahrer". Auch wenn vielleicht jeder Verbraucher und jeder Arzt einsieht, daß wir alle von geringeren Gesundheitskosten profitieren würden, machen es die Anreize, die das System der Bezahlung durch Dritte auf der Basis Gebühr gegen Leistung bietet, für jeden einzelnen eher vernünftig, entgegen dem Ziel der Kostensenkung zu handeln. Jeder einzelne denkt, daß sein Beitrag doch nur vernachlässigbar gering ist und daß sich andere Beschränkungen auferlegen mögen, oder auch nicht, daß es aber auf ihn selbst nicht ankommt. Wenn der einzelne glaubt, daß er die Früchte einer Kostendämpfung unabhängig von eigenen Anstrengungen miternten kann, und wenn er seine Bemühungen um eine Kostenbeschränkung nur als Kostenfaktor für sich selbst sieht, dann wird er im Interesse der Maximierung seines eigenen Nutzens keinen Beitrag leisten und als „Trittbrettfahrer" von den Beiträgen anderer zu profitieren versuchen. Wenn genügend Leute so denken und handeln, wird das öffentliche Gut der Kostendämpfung nicht erreicht. Die Gesundheitskosten steigen weiter trotz unserer Überzeugung, daß eine Drosselung notwendig ist.

Zusätzlich zum „Trittbrettfahrerproblem" droht mangelnde Solidarität, die freiwillige Kostendämpfung zu blockieren. Selbst wenn sowohl der Arzt als auch der Patient an sich bereit wären, sich bei der Inanspruchnahme von Leistungen Beschränkungen aufzuerlegen, macht keiner Ernst, *solange er nicht die Sicherheit hat, daß es andere auch tun*. Ein Arzt denkt, daß die Drosselung der Gesundheitskosten nicht von seinem ziemlich unbedeutenden Verhalten abhängt, sondern eher davon, ob genug andere Ärzte mittun. Solange er nicht sicher sein kann, daß andere Ärzte ebenfalls ihre Maßnahmen beschränken, warum sollte er sich allein der „Malpractice"-Haftung aussetzen (dadurch daß er die "community standards of care" unterschreitet, nach denen „malpractice" definiert ist). Warum sollte er eine Einkommensminderung in Kauf nehmen oder Beschwerden der Patienten auf sich ziehen, er tue nicht das Bestmögliche für sie?

Und wir als Verbraucher mögen die Kostensteigerung beklagen, sind aber vermutlich nicht bereit, auf den zusätzlichen Labortest zu verzichten, der mit einer Wahrscheinlichkeit von 0,005 ein Karzinom erfaßt, solange wir nicht sicher sind, daß andere auch Verzicht üben. Selbst wenn jeder Test gar nicht teuer ist, kann diese nur kleine zusätzliche diagnostische Leistung sehr teuer werden, wenn Tausende dieser Tests jedes Jahr durchgeführt werden. Die Kosten dafür, daß *ich* den Test bekomme, mögen vernachlässigbar gering sein, besonders weil der mögliche Nutzen einer Früherkennung von Krebs für mich ganz enorm ist. In Anbetracht dieser bemerkenswerten Konvergenz von Anreizen für den Erbringer wie den Verbraucher von Gesundheitsleistungen kann es nicht verwundern, daß ein derartiges System steigende Kosten verursacht.

Der letzte große Teuerungsfaktor, den wir hier anprangern müssen, ist der Modus, nach dem Privatversicherungen und staatliche Programme, wie Medicare und Medicaid, Ärzte und Krankenhäuser für erbrachte Leistungen bezahlen. Die Bezahlung erfolgt nach „angemessenen und üblichen Sätzen". Und in einem Gesundheitswesen, in dem die organisierten Ärzte praktisch ein Berufsmonopol für die Erbringung von erstattungsfähigen Leistungen haben, wird das, was „angemessen und üblich" ist, weitgehend von den Erbringern der Gesundheitsleistungen bestimmt, wobei die bei echter Marktwirtschaft wirksamen Wettbewerbsfaktoren fehlen.

Man muß den Hintergrund der Klage kennen, daß das amerikanische Gesundheitssystem das Kriterium einer angemessenen Kostenkontrolle nicht erfüllt. Die Verdoppelung der für den Gesundheitsbereich aufgewendeten Quote des Bruttosozialprodukts in den letzten 12 Jahren wird oft als Beweis für eine „Kostenkrise" im Gesundheitswesen angeführt. Diese Schlußfolgerung ist aber nicht zulässig. Es gibt nämlich keine magische Zahl, die als *die* richtige Quote angesehen werden kann. Es kann z. B. für eine so reiche Gesellschaft wie die amerikanische ganz vernünftig sein, für das Gesundheitswesen 20% und nicht nur 11% auszugeben, *wenn* diese Quote genau die anerkannten gesellschaftlichen Prioritäten widerspiegelt und die Mittel für die Gesundheitsversorgung effizient ausgegeben werden. Die Kostenkrise im amerikanischen Gesundheitswesen besteht nicht so sehr in der Tatsache, daß wir zu viel ausgeben, sondern vielmehr darin, daß wir nicht den entsprechenden Gegenwert bekommen.

Bis vor kurzem hat das gleiche System, das zur sog. Kostenkrise geführt hat, auch ein verstecktes Wohlfahrtsystem für einige der Millionen von Patienten unterhalten, die keine Privatversicherung hatten und auch nicht unter staatliche Programme fielen. Durch überhöhte Rechnungstellung an Selbstzahler konnten die Krankenhäuser einen Teil der Versorgung von mittellosen Patienten finanzieren. Jedoch machen es die neuen Strategien zur Kostendämpfung immer schwieriger, wenn nicht unmöglich, daß die Krankenhäuser die Praxis der "cross-subsidization" fortführen, ohne sich einem ernsten finanziellen Risiko auszusetzen.

In dem Bemühen, die Mißbräuche der „angemessenen und üblichen" Gebühren in den Griff zu bekommen, hat die US-Regierung das System der Diagnostic Related Grouping (DRG) für Krankenhausrechnungen von Medicare-Patienten eingeführt. Dies ist ein Bezahlungssystem aufgrund des Diagnosebefundes ("prospective payment scheme"). Das bedeutet, daß die Krankenhäuser die Medicare-Patienten aufnehmen, vorher für verschiedene Befundkategorien festgelegte Sätze bezahlt bekommen. Wenn die Kosten des Krankenhauses für die Behandlung eines Patienten mit Blinddarmentzündung den Satz überschreiten, der für diese Befundkategorie vorgesehen ist, muß das Krankenhaus für diese Überschreitung einstehen. Angenommen, diese Gebührensätze sind so niedrig angesetzt, daß sie den Zweck einer Kostensenkung erfüllen, dann ergeben sich für die Krankenhausverwaltungen praktisch keine Überschüsse, mit denen sie mittellose Patienten unterstützen können.

Die Förderung des Wettbewerbs im Gesundheitswesen, die andere große Strategie zur Kostendämpfung, hat eine ähnliche Auswirkung für die "cross-subsidization". Der sichtbarste Ausdruck des gesteigerten Wettbewerbs ist das Aufkommen von "for-profit health care corporations", also gewinnorientierten Wirtschaftsunternehmen, wie Krankenhäusern, Pflegeheimen, psychiatrischen Anstalten, Dialysezentren, Erste-Hilfe-Stationen, chirurgischen Ambulatorien und Notfallzentren. Die gemeinnützigen, d. h. nicht gewinnorientierten Krankenanstalten beklagen sich bitter, daß die Konkurrenz von dieser Seite sie zu einer Reduktion der Subvention von mittellosen Patienten gezwungen hat. Es ist aber nicht nur die Konkurrenz von dieser Seite. Der Wettbewerbsdruck steigt im ganzen Gesundheitsbereich, und das Verhalten der gemeinnützigen wie der gewinnorientierten Krankenhäuser scheint sich in Richtung auf Praktiken eines aktiven Marketings, eines professionellen Managements und einer strengeren Kostenkontrolle hinzubewegen [10]. In einem solchen Milieu hat eine "cross-subsidization", die indirekte Mitfinanzierung der Heilbehandlung von armen durch reiche Patienten, keine Chance mehr.

So erfüllt das amerikanische Gesundheitswesen weder das Kriterium, daß allen ein Mindestniveau an Gesundheitsleistungen bereitgestellt wird noch das Kriterium einer angemessenen Kostenkontrolle. Dazu verschärfen die gegenwärtigen Kostendämpfungsmaßnahmen noch das Problem der Zugangsbarriere für Millionen von Amerikanern.

4) Wahrung eines Höchstmaßes an Wahlfreiheit für Patienten und Ärzte

Dieses 4. Kriterium für die Bewertung von Gesundheitssystemen enthält, genaugenommen, eine sehr kontroverse Voraussetzung, nämlich daß die Freiheit oder eigentlich verschiedene Freiheiten von verschiedenen Personen in einem gegebenen System individuell quantifiziert und dann zu einer Größe addiert werden können, die mit ähnlichen Summen von Freiheiten in anderen Systemen vergleichbar sein soll. Diese Voraussetzung ist aus mehreren Gründen anfechtbar, nicht zuletzt weil sich die Freiheit auch nur für eine Person und für eine Art von Freiheit schwer quantifizieren läßt.

Habe ich z. B. mehr Freiheit (im moralisch relevanten Sinn) in einer Situation als in einer anderen nur, weil ich eine Wahlmöglichkeit mehr habe? Oder geht es um den Wert der zusätzlichen Wahlmöglichkeit? Vermutlich können wir nicht immer feststellen, ob eine Person in einer Situation mehr Freiheit hat als in einer anderen, wenn wir einfach ihre Wahlmöglichkeiten zählen. Wir sind doch letztlich nicht nur an einer Vermehrung der Handlungsmöglichkeiten interessiert (egal, wie trivial oder wertlos sie sind), sondern an einer Ausweitung von *signifikanten Wahlmöglichkeiten*.

Soll nun die Signifikanz von Wahlmöglichkeiten in rein subjektiver Weise verstanden werden, definiert durch die Präferenz des Handelnden, oder soll sie ein objektives Element enthalten? Und in welcher Situation habe ich eine große Menge an Freiheit; in einer Situation, in der ich weniger Wahlmöglichkeiten habe, die ich ohne große Anstrengung jeweils nutzen könnte, oder in einer Situation, in der ich mehr Wahlmöglichkeiten habe, deren Wahrnehmung von mir jeweils mehr Anstrengung und Kosten verlangen würde? Statt noch weiter darüber und über andere Ungereimtheiten hinter dem Begriff „maximale Freiheit" oder „Höchstmaß an Freiheit" zu sinnieren, werde ich einfach fragen, welche Arten von Freiheiten die Verbraucher und Erbringer von Leistungen im amerikanischen Gesundheitswesen genießen. Und dann werde ich fragen, welche Leistungen die größte moralische Bedeutung haben.

Wenden wir uns zuerst den Freiheiten zu, die die Verbraucher von Gesundheitsleistungen in den USA haben oder auch nicht. Oft wird gesagt, daß ein großer Pluspunkt des amerikanischen Gesundheitswesens ist, daß die Patienten *die Freiheit haben, einen Arzt nach ihren Vorstellungen zu wählen.* Dies ist natürlich bestenfalls eine Fehlwahrnehmung und Halbwahrheit. Erstens haben nur diejenigen, die sich eine Krankenversicherung leisten können, freie Arztwahl. Die Nichtversicherten haben nicht nur keine Freiheit, unter den Ärzten zu wählen, sondern können oft überhaupt keine professionelle ärztliche Versorgung für ihre Probleme bekommen, selbst nicht in lebensgefährlichen Notfällen. Zweitens haben viele, die unter staatliche Programme fallen, speziell Medicaid, nur geringe oder gar keine freie Arztwahl, und, wie schon gesagt, sogar das Problem, in ihrer Umgebung überhaupt einen Arzt zu finden, der sie wegen der geringen Medicaid-Gebührensätze annimmt. Richtiger würde also die Aussage lauten, daß das amerikanische System eine beträchtliche Freiheit der Arztwahl nur für die meisten von denen bietet, die eine Privatversicherung haben oder unter Medicare fallen, aber nicht für die über 22 Mio. ohne jeglichen Versicherungsschutz und für viele der Millionen von Medicaid.

Immerhin sei zugegeben, daß die Mehrheit der Bevölkerung in den USA, die unter Medicare fällt oder privatversichert ist, eine ziemlich freie Arztwahl hat, und viele scheinen den Wert dieser Freiheit auch noch zu schätzen.

Hinsichtlich der Versorgung mit medizinischen Leistungen fehlt jedoch eine Art Freiheit für alle Kategorien von Patienten, die Freiheit nämlich, ihre Vorstellungen hinsichtlich der Bedeutung der Gesundheitsversorgung in Relation zu anderen Gütern durchzusetzen. In anderen Worten: Das in den USA übliche Bezahlungssystem durch Dritte auf der Basis einer festen Gebühr gegen erbrachte Leistung hat es, wie wir gesehen haben, den Verbrauchern praktisch unmöglich gemacht, die Höhe der öffentlichen und privaten Ressourcen im Gesundheitswesen zu beschränken.

Manchmal wird gesagt, daß eine kleine Schicht von todkranken Patienten wie die Schwarzen Löcher des Weltraums wirken, die in fast grenzenlosen Mengen mit zweifelhaftem Nutzen Gesundheitsressourcen aufsaugen. Es gibt aber ein viel größeres Loch in den USA, in dem die Ressourcen verschwinden. Der Gesundheitsbereich, besonders wegen der Anreize zu hoher Inanspruchnahme, droht immer größere Beträge privater und öffentlicher Mittel von allen anderen Sektoren der Wirtschaft abzuziehen. Und zwar deswegen, weil die Faktoren, die in anderen Sektoren die Ausgaben beschränken, im Gesundheitsbereich weitgehend fehlen. In einem System, in dem eine angemessene Kostenkontrolle ein öffentliches Gut ist, dessen Sicherung durch die schon beschriebenen Probleme der „Trittbrettfahrer" und des Versicherungswesens in Frage gestellt ist, haben die Einzelnen keine Verfügungsgewalt über ihre Ressourcen. Dies ist gewiß eine erhebliche Freiheitsbeschränkung. Nur, wenn die für das derzeitige System charakteristischen Anreize geändert werden, sind wir in der Lage, die Mittel in vernünftiger Weise einzuteilen.

Selbst wenn wir von diesem Mangel an Einflußmöglichkeit auf die privat und gesellschaftlich aufgewendeten Ressourcen als einer wichtigen Freiheitsbeschränkung absehen, läßt sich das amerikanische Gesundheitssystem nicht mit dem Argument rechtfertigen, daß die freie Arztwahl für die Glücklichen das Fehlen dieser Freiheit für die übrigen kompensiert. Die effektiven, systemgerechten Kriterien für die Arztwahl oder Vorentscheidungen der Versicherungen relativieren diese Freiheit empfindlich. Der rational entscheidende Patient mit einer normalen Risikoscheu steht hinter einem „Schleier der Unwissenheit" und ist sich nicht bewußt, daß er zur Gruppe der Glücklichen zählt. Er wird sich für ein System entscheiden, das ihm den Zugang zu professioneller Betreuung garantiert, zumindest für ernste Gesundheitsprobleme, selbst wenn ihm dieses System vielleicht weniger Freiheit in der Arztwahl bietet. Er würde es einem System vorziehen, das ihm – bei entsprechendem Versicherungsschutz – zwar eine größere Freiheit in der Wahl des Arztes böte, aber ihm den Zugang zu wichtigen Formen der Versorgung überhaupt versperrte.

Weiterhin ist die Behauptung widersinnig, daß wir in den USA wählen müssen zwischen einem System, in dem einige eine weitgehende Freiheit der Arztwahl haben, Millionen aber überhaupt keinen Zugang zu wichtigen medizinischen Leistungen, und einem System, in dem jeder Zugang zu den wichtigen Leistungen hat, aber für die meisten oder alle keine freie Arztwahl besteht. Wenn diese Alternative die einzige wäre, gäbe es nur die Wahl zwischen dem derzeitigen System und einer extremen Version des Modells des National Health Service, in dem der Staat das Gesundheitswesen in der Hand hat und die Patienten keinerlei Wahl zwischen beamteten Ärzten haben. Es ist jedoch überhaupt nicht ausgemacht, daß ein öffentlicher Gesundheitsdienst immer so restriktiv sein muß.

Es gibt mehrere Wege zur weiteren Öffnung des Zugangs zur Versorgung unter Beibehaltung einer weitgehenden Freiheit der Arztwahl für alle, ohne einen National Health Service in den USA einzuführen. Einer der reizvollsten wäre die Idee der Förderung eines größeren Wettbewerbs im Gesundheitswesen, indem man den Armen aus Steuermitteln subventionierte Krankenversicherungsgutscheine zur Verfügung stellt [11].

Eine weitere Facette des Problems der Verbraucherfreiheit im amerikanischen Gesundheitswesen darf nicht übersehen werden. Bislang habe ich nur die Frage untersucht, ob die amerikanischen Verbraucher Freiheit in der Arztwahl haben.

Dieser Aspekt darf nicht mit der umfassenderen Frage der *Freiheit in der Wahl der Versorgung überhaupt* gleichgesetzt werden. Eine weitgehende Freiheit der Arztwahl ist durchaus vereinbar mit erheblichen Beschränkungen der Freiheit, sich entweder von professionellen Ärzten oder von Angehörigen anderer Heilberufe behandeln zu lassen. Tatsächlich ist die etablierte Medizin in den USA traditionell mehr darauf bedacht, die Wahlfreiheit der Verbraucher hinsichtlich der Behandlung durch Nichtärzte zu beschränken oder sogar zu unterdrücken als auf die Erhaltung der freien Arztwahl.

Dafür gibt es mehr als genug Beispiele: Von Ärzten beherrschte Zulassungsgremien haben verhindert, daß Krankenschwestern, Hebammen und sonstige Heilberufsvertreter Dienstleistungen erbringen dürfen, die sie in manchen Fällen genauso wirkungsvoll wie Ärzte – und viel billiger – erbringen könnten. Von Ärzten beherrschte Kommissionen, die über die Anerkennung von Medical Schools und Lehrkrankenhäusern zu entscheiden haben, sind ein Instrument, unorthodoxe Vorstellungen nicht zum Zuge kommen zu lassen. Wie bei der monopolistischen Zulassungspraxis in vielen anderen „Zünften" erfolgt diese Verhinderung oder Abwertung der Berufsausübung durch Nichtärzte unter Berufung auf das hehre Ziel, man wolle die „beste Gesundheitsversorgung" sicherstellen.

Heute wird weithin anerkannt, daß die Anerkennungsverfahren in der US-amerikanischen Medizin so strukturiert sind, daß sie eher potentielle Konkurrenten ausschließen als dafür sorgen, daß die bereits Zugelassenen weiterhin kompetent ihren Beruf ausüben. Allerdings gibt es seit relativ kurzer Zeit Bemühungen der Fachorganisationen, diesen Trend durch die Forderung von wiederholten Kompetenznachweisen umzukehren. Ganz abgesehen von der dubiosen Motivation der Zulassungsgremien ist die Beschränkung der Wahlfreiheit des Patienten auf Ärzte allein schon deshalb prinzipiell anfechtbar, weil die Verbraucher, selbst wenn die Ärzte die *beste* Gesundheitsversorgung erbringen, die Freiheit haben sollten, eine etwas schlechtere zu wählen, solange sie sicher ist und gewisse Mindestanforderungen an die Qualität erfüllt.

Diesen Standpunkt will ich durch einen Vergleich verdeutlichen: Wie wäre es, wenn die Direktoren der Cadillac-Werke die Regierung dazu überredet hätten, den Verkauf von Fords und Chevrolets zu verbieten, weil den Verbrauchern nur die besten Autos angeboten werden sollten? Für diejenigen, die sich einen Cadillac nicht leisten können, wohl aber einen Ford, ist es unerheblich, daß der Cadillac ein *besseres* Auto ist. Die Verbraucherfreiheit im Gesundheitswesen der USA ist seit den letzten Jahrzehnten mehr oder minder auf die Freiheit beschränkt, gleichsam nur zwischen verschiedenen „Cadillac"-Lieferanten zu wählen [12].

Das Medizinestablishment in den USA beschränkt also die Freiheit der Verbraucher, zwischen alternativen Formen der Gesundheitsversorgung zu wählen, und die Freiheit der nichtärztlichen Heilberufe zur unabhängigen Berufsausübung. Darüber hinaus beschränkt sie natürlich die Freiheit aller Personen, die alternative Heilverfahren anbieten würden, wenn sie dürften. Bei jedem Versuch, die „Freiheit der Erbringer von Gesundheitsleistungen" in den USA zu beschreiben, muß daher erst eine Differenzierung der Erbringer vorgenommen und anerkannt werden, daß Ärzte oft ihre Freiheit dazu benutzen, nicht nur die Freiheit der Verbraucher, sondern auch die der Nichtärzte in den Heilberufen zu beschneiden.

Der Ärztestand genießt in den USA traditionell eine große Freiheit in verschiedener Hinsicht. Initiativen, die auf breiteren Zugang zur Gesundheitsversorgung abzielen – von der Gründung von Health Maintenance Organizations mit preiswerterem Angebot bis zu Medicare und zur Pflichtversicherung – und noch extremere Pläne einer Verstaatlichung des Gesundheitswesens sind alle auf heftigen Widerstand unter Berufung auf die Wahrung der ärztlichen Freiheit bei den Ärzteverbänden gestoßen. Zu oft sind Vorschläge zur Verbesserung des Zugangs und zur Kostendämpfung verworfen worden, weil sie angeblich die ungebührlicherweise den Freiheitsraum der Ärzte einschränken würden.

Was fehlt, ist eine sorgsame Rechenschaftslegung über das, was die relevanten ärztlichen Freiheiten sind, wie die verschiedenen Reformen in sie eingreifen würden und vor allem, was für einen moralischen Status diese Freiheiten haben [13]. Diese letzte Frage ist von großer Bedeutung, weil nicht alle Freiheiten von gleichem – oder auch nur sehr signifikantem – moralischem Wert sind. Wenn eine Änderung der Institutionen eine Freiheit verletzen würde, die so grundsätzlich ist, daß man von einem *Recht* sprechen sollte, dann ist die Ablehnung wohlbegründet. Andererseits verdienen einige Freiheiten keinen Rechtsschutz und andere sind sogar moralisch suspekt, besonders wenn sie nur unter Beeinträchtigung der Freiheit anderer Personen wahrgenommen werden können.

In 4 Bereichen genießen die Ärzte in den USA traditionell erhebliche Freiheiten auf Kosten anderer: 1) Diagnose und Behandlung von Patienten; 2) Zulassung zum Berufsstand; 3) Organisation der medizinischen Versorgung; 4) Regelung der Finanzierung von medizinischen Leistungen [14]. Eine weitere Freiheit der amerikanischen Ärzte – die häufig als fast um jeden Preis erhaltenswert erklärt wird – ist 5. die Freiheit, das Fachgebiet und den Wirkungsort nach Belieben wählen zu können.

Ich sagte schon, daß die Freiheit der Ärzte, über die Zulassung zum Heilberuf zu befinden, manchmal so gehandhabt wird, daß die Freiheit der Verbraucher und der Nichtärzte beschränkt wird. Ich habe auch angedeutet, daß diese Beschränkungen zumindest teilweise nicht gerechtfertigt sind, schon gar nicht unter Berufung auf „die bestmögliche Gesundheitsversorgung" – ein Ziel, das eine Gesellschaft, wie ich ausgeführt habe, weder aus rationalen noch aus ethischen Gründen auf Kosten anderer wichtiger Werte verfolgen sollte. Aufgrund ihres Spezialwissens und -könnens sollten die Ärzte natürlich bei der Festlegung der Bedingungen für die Zulassung als Arzt ein gewichtiges Wort mitzureden haben. Aber die jahrzehntelange Beobachtung, daß die weitgehend nur ihr Eigeninteresse verfolgen, legt den Schluß nahe, daß ihre Freiheit im öffentlichen Interesse und im Sinne der Freiheit anderer beschränkt werden sollte.

In gleicher Weise ist eine beträchtliche ärztliche Freiheit in Diagnose und Therapie der Patienten wünschenswert und durch ihr Spezialwissen und -können legitimiert, auch um zu verhindern, daß die medizinische Praxis ein Werkzeug (besser: eine Waffe) des Staates oder der Gesellschaft wird, wie sie es beispielsweise in der Sowjetunion ist. Trotzdem ist, wie ich ausgeführt habe, die Kostenkontrolle Grund genug – sowohl aus rationalen als auch aus ethischen Gründen –, um auch diese Freiheit einigen Restriktionen zu unterwerfen. Worauf es dabei ankommt, ist, Methoden zu finden, wie die ärztliche Freiheit begrenzt werden kann, ohne daß das Vertrauen des Patienten in den Arzt als seinen Fürsprecher und Fürsorger, dem es um das Wohl des Patienten geht, unterminiert wird.

Aus den gleichen Gründen ist vielleicht eine große ärztliche Freiheit bei der Organisation der medizinischen Versorgung wünschenswert, aber auch diese kann nicht als unantastbar erachtet werden. Bedenken wir, daß Ärzte in den Genuß massiver öffentlicher Subventionen kommen, sowohl in Form von Ausbildungs- und Forschungssubventionen als auch in Form der Finanzierung von Medicare und Medicaid. Tatsächlich variiert die Organisation der Gesundheitsversorgung schon stark von Gemeinde zu Gemeinde und wird zunehmend nicht mehr nur von Ärzten bestimmt. Außerdem sind viele graduelle und qualitative Varianten der Aufsicht möglich zwischen den Extremen radikaler ärztlicher Autonomie und verschiedenen Formen einer sozialisierten Medizin.

Die ärztliche Freiheit bei der Gestaltung der Finanzierung der Gesundheitsversorgung ist geringer, und zwar deshalb, weil augenfällige Interessenkonflikte beherrscht werden müssen und weil die Ärzte in finanziellen Dingen keine Fachleute sind. Wie Dan Brock ausgeführt hat, müssen Umfang und Grenzen jeder der ersten vier Freiheiten in einer komplizierten Kosten-Nutzen-Abwägung festgelegt werden. Es ist einfach nicht vertretbar, jede Freiheit zu einem grundlegenden moralischen Recht zu erklären, das durch Appelle an die Sozialpflichtigkeit oder die Rechte und Interessen anderer keinesfalls eingeschränkt werden darf [15].

Die 5. ärztliche Freiheit, das Fachgebiet und den Ort der Berufsausübung zu wählen, ist zweideutig. Sie könnte einfach Berufsfreiheit bedeuten, wie sie für alle Amerikaner gesetzlich zugestanden ist, schlicht das Recht, alle legalen Tätigkeiten auszuüben, natürlich ohne Erfolgsgarantie. In diesem Sinn ist die 5. ärztliche Freiheit selbst mit einem National Health Service vereinbar, solange die Ärzte ihre Dienstleistungen an jeder beliebigen Stelle des Marktes anbieten können, der – wie in Großbritannien – neben dem staatlichen System bestehen darf. Andererseits läßt sich die 5. ärztliche Freiheit auch ganz anders verstehen, nämlich als die tatsächliche Palette von Möglichkeiten, Fachgebiet und Ort *nach wirtschaftlichen Chancen oder Ergiebigkeit* zu wählen, wie sie die amerikanischen Ärzte jetzt haben. Es ist kaum zu bezweifeln, daß die Einrichtung eines National Health Service und auch schon weniger radikaler Systeme zur Verbesserung des Zugangs zur Gesundheitsversorgung *diese* ärztliche Freiheit einschränken würde. Zu denken ist an eine Begrenzung der Ausbildungsplätze in überfüllten Fachgebieten, wie Chirurgie, oder an die Versetzung von Ärzten in unterversorgte Gebiete.

Daß die amerikanischen Ärzte heute unter so vielen wirtschaftlich tragbaren und sogar lukrativen Fachgebieten und Betätigungsorten wählen können, ist teilweise zurückzuführen auf den Mangel an Wettbewerb im Gesundheitswesen und hängt insbesondere mit der fragwürdigen Ausübung der ärztlichen Freiheit zur Festlegung der berufsständischen Zulassungsbedingungen, mit der Finanzierungsregelung für die ärztliche Tätigkeit und mit der Zuteilung öffentlicher Gelder an die verschiedenen Ausbildungsprogramme zusammen.

Wenn es sich überhaupt vertreten läßt, daß unsere gesellschaftlichen Institutionen den Ärzten nicht nur, wie allen Amerikanern, Berufsfreiheit einräumen (mit der Möglichkeit des Erfolges oder des Scheiterns auf dem freien Markt), sondern einen Schutzraum und eine besonders große Auswahl an lukrativen Tätigkeiten bieten, dann bestimmt nicht mit der ohnehin fragwürdigen Legitimation, den Ärzten stünde ein fundamentales moralisches Recht auf diese privilegierte Stellung zu. Vielmehr müßte bewiesen werden, daß die Erreichung eines besouders wichtigen sozialen Gutes von dieser Vergünstigung der Ärzte abhängt. Es ist jedoch schwer vorstellbar, daß der gesellschaftliche Nutzen, der durch Schutz der außergewöhnlichen Berufschancen der amerikanischen Ärzte entsteht, die sie einer Kombination aus massiven öffentlichen Subventionen für die medizinische Ausbildung, Forschung und Patientenbetreuung und der monopolitischen Zulassungspraxis und Ausbildungsreglementierung verdanken, schwerer wiegt als die fundamentalen Ziele einer Verbesserung des Zugangs zur Gesundheitsversorgung und der Kostenbeschränkung.

Zusammenfassend sei festgestellt, daß jeder ernsthafte Versuch, das amerikanische Gesundheitswesen vom Standpunkt der Freiheit des Verbrauchers und des Erbringers von Gesundheitsleistungen zu bewerten, zu gemischten Ergebnissen führen wird. Unser System ist nicht in dem Maße auf die Verbraucherfreiheit ausgerichtet, wie seine enthusiastischen Lobredner beteuern. Und die viel gepriesenen Freiheiten der amerikanischen Ärzte lassen sich kaum als fundamentale Rechte sehen und sind auf jeden Fall oft in nicht legitimer Weise gesichert und ausgeübt worden.

Literatur und Anmerkungen

[1] Meine Diskussion des Ziels gleicher Gesundheitsversorgung für alle nimmt Bezug auf pp 17–22 des Berichts der President's Commission for the Study of Ethical Problems in Medicine and Biomedical and Behavioral Research, 1983, Bd 1: Securing access to health care. Government Printing Office, Washington/DC

[2] Die Unterscheidung zwischen Quantität und Qualität der Versorgung ist, obwohl sie oft als selbstverständlich hingenommen wird, ganz und gar nicht unproblematisch. Da dieses Problem für die Zwecke dieses Aufsatzes nicht zentral ist, will ich darauf nicht näher eingehen

[3] Was das Problem der Gerechtigkeit in der Verteilung der Gesundheitsversorgung betrifft, vgl. oben (Anm. [1]) zitierten Bericht der President's Commission, Anhänge, Bd 2; Daniels N (1983) Just health care. Cambridge University Press, Cambridge/England; Shelp E (ed) (1981) Justice and health care. Reidel, Dordrecht

[4] Shelp E (ed) (1982) Beneficence in health care. Reidel, Dordrecht

[5] Der ansatzweise Versuch, den Gehalt des „vertretbaren Minimums“ oder des „angemessenen Niveaus“ herauszuarbeiten, findet sich in Anm. [1] zitierten Bericht, Bd 1, pp 35–43

[6] Vgl. Anm. [1], pp 42–43

[7] Vgl. Anm. [1], pp 54–108

[8] Vgl. Anm. [1], p 95

[9] Vgl. Anm. [1], pp 86–87

[10] Brock D, Buchanan A (Druckmanuskript) Ethical issues in the growth of for-profit health care; ausgearbeitet für das Institute of Medicine, Washington/DC

[11] Enthoven A (1980) Health plan: The only practical solution to the soaring cost of medical care. Addision-Wellesley, Reading

[12] Siehe die Diskussion im Kapitel über die ärztliche Anerkennung in Friedman M (1962) Capitalism and freedom. University of Chicago Press, Chicago/Ill

[13] Die beste Erörterung dieses vernachlässigten Themas findet sich m. E. in Brock D: The distribution of health care and individual liberty; in dem unter Anm. [1] zitierten Bericht, Anhänge, Bd 2, pp 239–263

[14] Stroman D (1976) The medical establishment and social responsibility. Kennikat Press, Port Washington, New York, p 98

[15] Brock D (wie Anm. [13]), p 253

Öffentliche und private Steuerung des Gesundheitswesens. Die Erfahrungen in den USA und in England

Alan Maynard

Die für die Gesundheitspolitik Verantwortlichen in aller Welt stehen vor vergleichbaren Problemen. In dem Bemühen, sie zu bewältigen, kommt es zu einer schärferen Definition der allgemeinen politischen Ziele und der möglichen Wege. Die Hauptthemen der Gesundheitspolitik der 80er Jahre dürften Kostenbeschränkungen im Rahmen des generellen Problems der Effizienz und Verteilungsgerechtigkeit sein.

Wenn man sich vor Augen führt, daß die Gesundheitsversorgung seit jeher für die Erhöhung des Gesundheitsniveaus und die Senkung der Sterblichkeitsziffern nur eine begrenzte Rolle spielt, jedenfalls weniger wichtig ist als Verbesserungen in der Ernährung, Wasserversorgung und Abwasserbeseitigung [39, 40], und daß die Mehrzahl der heute üblichen Therapiemaßnahmen nicht wissenschaftlich bzw. nachprüfbar bewertet ist und diese daher trotz hoher Kosten womöglich nicht entsprechenden Nutzen bringen [9], wird der ganze Umfang der Probleme bei der Bewertung konkurrierender Modelle sichtbar. Es ist schwierig, derzeit praktizierte ineffiziente Therapiemaßnahmen auszumachen und zu unterbinden, und die Gesundheitspolitik können sich schwer der Einführung neuer Therapien widersetzen; denn Ärzte wie Politiker gehen traditionsgemäß von der positiven Wirkung jeglicher Innovationen aus und bewilligen große Beträge eher aus dieser Zuversicht heraus als aufgrund eines evidenten Nutzens.

Die „sozialisierten" und die „privaten" Gesundheitsmodelle senken tendenziell die Preisbarriere für den Verbraucher – die Leistungen werden kostenlos oder zu einem starken subventionierten Preis erbracht –, und die Kostenbeschränkungen für die Erbringer, besonders die Ärzte, sind minimal, denn die Kosten werden von den Versicherungsträgern, Krankheitskostenfonds oder dem Steuerzahler getragen, also von Drittzahlern. So ermutigen die Gesundheitssysteme die Patienten zu einer Maximierung des Verbrauchs und die Erbringer (Ärzte) zu einer Maximierung der Leistungen in Unkenntnis der Effizienz – ohne Rücksicht auf die Kosten. Sowohl die Nachfrager als auch die Anbieter haben keinen Anreiz, Kosten und Nutzen der Therapien im Grenzbereich zu vergleichen und abzuwägen.

Das Verhalten des Nachfragers und Anbieters mußte zu einer schnellen Kosteneskalation und damit zur Einführung von Kostendämpfungsmaßnahmen führen. Derartige Maßnahmen, meist ziemlich naiver Natur und rein auf die Begrenzung des Kostenanstiegs bedacht, ohne die Auswirkungen auf Preis, Qualität und Quantität der Gesundheitsversorgung zu berücksichtigen, sind in sehr vielen Varianten in vielen Ländern ergriffen worden. In Westdeutschland versucht die „Konzertierte Aktion" die Ausweitung des Gesundheitsetats durch Vereinbarungen zwischen Erbringern, Finanzierern und Nutznießern zu begrenzen. In Belgien hat die Kosteninflation zur Diskussion radikaler Änderungen im öffentlichen Angebot und zur Entwicklung einer privaten Gesundheitsversorgung geführt. In

Ethik und öffentliches Gesundheitswesen
Hrsg.: H.-M. Sass

der ganzen Europäischen Gemeinschaft sind ähnliche Entwicklungen im Gange [2, 3; auch 26, 44]. Die in Nordamerika eingeführte Preissteuerung durch die Diagnostic Related Groups (DRG), d. h. die Vergütung der Leistungserbringer nach der Diagnose, ist wie alle derartigen Mechanismen mehr auf die Beschränkung der Kosten und des Input fixiert als auf die Sicherung der Effizienz, d. h. auf die Abwägung der Kosten und Grenznutzen, ausgedrückt in besserem Gesundheitsstatus oder mehr Lebensjahren bei relativ guter Gesundheit ("quality adjusted life years": QALY).

Bei der Diskussion einiger dieser Maßnahmen ist bemerkenswert wenig auf die notwendige Mikrobewertung (Kosten-Nutzen- und Kosten-Effektivitäts-Analyse) und auf die Entwicklung von Anreizsystemen geachtet worden, die die Entscheidungsträger – sowohl die Patienten als auch die Ärzte – zu einem Verhalten veranlassen könnten, die Kosten zu minimieren und den Nutzen zu maximieren. Das Fehlen derartiger Anreize hat zu der schnellen Eskalation der Kosten und Aufwendungen im Gesundheitswesen geführt und zu einer Situation, in der viele der üblichen Therapiemaßnahmen von unbekannter oder zweifelhafter Gültigkeit sind.

Jede Diskussion über Kostendämpfung und Effizienz wird gewöhnlich durch die Neigung der politisch Verantwortlichen noch kompliziert, Fragen der Verteilung (oft verdeckt bzw. implizit) miteinzubeziehen, die sehr unterschiedlicher Art sein können. Die meisten Gesundheitssysteme haben explizite Strategien zur Sicherung von Vorteilen für bestimmte geographische Gebiete und sozioökonomische Gruppen.

Eine geographisch ungleich verteilte Versorgung will man entweder durch einen Finanzausgleich oder, direkter, durch die gezielte Plazierung von Versorgungseinrichtungen, speziell Krankenhauskapazitäten, ins Lot bringen. 1970 wurde in England die erste Mittelallokationsformel eingeführt und seitdem ist eine ganze Reihe von Formeln für die Bestandteile von Großbritannien entwickelt worden [37]. 1971 haben die Franzosen die „Gesundheitslandkarte" eingeführt, einen Schlüssel zur Zuweisung von Krankenhausbetten an unterversorgte Gebiete. 1972 begannen die Deutschen nach einem Krankenhausbedarfsplan staatliche Mittel einzusetzen, um Neubauten zu errichten und regionale Gefälle abzubauen. Neuerdings diskutieren die Italiener, die Holländer und die Neuseeländer Umverteilungsformeln (RAWP formulae), und in Nordamerika sind ähnliche Versuche zur Steuerung der geographischen Verteilung der Ressourcen durchgeführt worden.

Zwar schwankt der Grad des staatlichen Engagements im Gesundheitswesen von Land zu Land; alle Industriestaaten leisten aber in gewissem Ausmaß Subventionen zur Unterstützung der Bedürftigen, haben doch alle Länder erkannt, daß einige Gruppen, gewöhnlich die Armen, die Alten und die chronisch Kranken (also die Geisteskranken, die Behinderten und die Menschen mit Langzeitkrankheiten, wie Krebs und TBC) einer besonderen Behandlung bedürfen, die auch eine besondere Finanzierung erforderlich macht. Diese Erkenntnis hat zur Einrichtung von Medicare und Medicaid in den USA geführt, zu einem Finanzierungsprogramm auf Bundes- und Staatsebene für die „Bedürftigen" in Australien, zu einem umfassenden Hochrisikoprogramm in Holland und zu vielen ähnlichen Programmen in anderen Ländern. Die Erfahrung dieser Länder ist, daß ein erheblicher Sektor der Gesellschaft wahrscheinlich nicht in der Lage ist, sich auf dem freien Markt den Krankenversicherungsschutz zu kaufen, und daß demzufolge der Staat in der einen oder anderen Weise Hilfe leisten muß. Diese Subventionierung bringt es mit sich, daß man auf den Gegenwert für das Geld und auf den Zugang (also die Verteilung) achten muß, und diese Aufgabe scheint unweigerlich eine weitergehende Staatskontrolle des Gesundheitsmarktes nach sich zu ziehen.

Diese Zwangsläufigkeit zeigt sich klar in dem eigentlich wettbewerbsorientierten Milieu der USA. Die wettbewerbsfördernden Maßnahmen der Reagan-Administration verengen den Spielraum der Erbringer von Gesundheitsleistungen zu einem Kostenausgleich ("cross-subsidization") unter den Versorgungsgruppen und damit zur stationären Versorgung der Nichtzahlungsfähigen. So erwächst aus dem Wettbewerbsmarkt der dringende Bedarf, für 35 Mio. arme Amerikaner mit geringem oder gar keinem Versicherungsschutz von Staats wegen zu sorgen. Der Wettbewerb erzwingt also neue staatliche Eingriffe.

Vor diesem internationalen Hintergrund gleicher Probleme und ähnlicher Lösungsversuche in Ländern mit sehr verschiedenen Gesundheitssystemen findet überall – anläßlich einschneidender Beschränkungen öffentlicher Ausgaben – eine Debatte über die Gesundheitspolitik statt, die von geringeren Kenntnissen über die Effizienz der erbrachten Gesundheitsleistungen und schlecht definierten (und gewöhnlich unbewerteten) Verteilungszielen geprägt ist. Wegen dieses typischen Faktorenbündels, besonders wegen der zahlreichen, i. allg. kontraproduktiven Anreize, die bei den Verantwortlichen gerade nicht zu wirtschaftlichem Denken und Handeln führen, hat der Staat versucht, seinen Einfluß auf diesen Markt zu verstärken oder einen Teil seiner Verantwortung an den privaten Sektor abzugeben.

Gleichgültig, ob das Gesundheitswesen in öffentlicher oder privater Hand ist, die Probleme sind überall die gleichen. Wenn die Antwort des Staates mehr Marktregelung ist, wird er versuchen, bestehende Eingriffsmöglichkeiten auszuschöpfen und neue zu schaffen, um Preis, Menge und Qualität der Gesundheitsleistungen zu beeinflussen. Diese Aufgabe ist deshalb so schwierig, weil wir den Input-Output-Mechanismus nicht verstehen und weil viele der Nachfrager- und Anbietergruppen eine wirtschaftliche Macht darstellen.

Wenn der Staat in seinen Bemühungen, den öffentlichen Gesundheitsdienst und dessen Finanzierung in den Griff zu bekommen, scheitert, kann er sich dieser Aufgabe entledigen, d. h. privatisieren. Diese Politik mag zwar die öffentlichen Aufwendungen reduzieren, aber insgesamt gesehen wird die Gesundheitsversorgung wohl kaum billiger für die Gesellschaft werden, da die fundamentalen Probleme bleiben. Die privaten „Finanzierungsgesellschaften" und „Leistungsanbieter" werden schließlich dem gleichen Druck ausgesetzt sein, wie man in den USA sehen kann. Sie werden auf diesen Druck mit Selbstregelungsmaßnahmen reagieren, d. h. die Privatversicherungen werden versuchen, Einfluß auf Preis, Menge und Qualität der Gesundheitsversorgung zu nehmen.

Ob also der Staat oder private Agenturen die Gesundheitsversorgung finanzieren und erbringen, die fundamentalen Probleme dieses Marktes sind ähnlich, Maßnahmen seitens der „Finanzierer" und „Erbringer" zur Manipulation von Preis, Quantität und Qualität, ist unvermeidlich und überall anzutreffen [37]. Diese These werde ich im folgenden entwickeln und belegen. Nach einer Diskussion der Ideologien, die zeigen soll, wie „wertbestimmt" die derzeitige Debatte um das Gesundheitswesen ist, werde ich die Wesensmerkmale des Gesundheitsmarktes herausarbeiten. Danach folgt eine Diskussion der liberal-marktwirtschaftlichen Option einerseits und der kollektivistisch-sozialistischen andererseits und schließlich werde ich meine oben formulierte These, daß eine Regelung des Gesundheitsmarktes überall erfolgt und unvermeidlich ist, detaillierter ausführen.

Die Ideologie und die Ziele der Reformer

Eine durchgängige ideologische Position ist für diejenigen kennzeichnend, die in den letzten 20 Jahren versucht haben, den National Health Service zu reformieren oder sogar abzuschaffen. Ich will hier Argumente zusammenfassend darstellen und dann die konkurrierenden Ideologien miteinander vergleichen. Es ist ein Versuch, die Ziele der Reformer und der Verteidiger des NHS klar darzustellen.

Die erste sorgfältig ausgearbeitete Kritik des NHS aus dem Lager der Reformer wurde Anfang der 60er Jahre von Dennis Lees veröffentlicht [29]. Lees vertrat den Standpunkt, daß mit Hilfe des Marktes besser als mit Hilfe von Wahlen der Wille des Verbrauchers registriert werden könne und daß die Versorgung in einem wettbewerbsgelenkten Markt mit Anreizen für die Entscheidungsträger zu Minimierung der Kosten effizienter erfolgen könne als in einem staatsmonopolistischen System ohne solche Anreize. Er vertrat die Meinung, daß die Patienten notfalls subsidiär unterstützt werden könnten und daß der Staat „eine besondere Verantwortung für die Geisteskranken und die chronisch Kranken" behalten sollte ([29], S. 77); wegen mangelnder Sensibilität des Wahlmechanismus sei das Gesundheitswesen im Rahmen des NHS unterfinanziert. Lee befürwortete die Stellungnahme des Institute of Economic Affairs für eine Dezentralisierung der Entscheidung.

Der „Jones-Report" [27] stellte ebenfalls fest, daß der NHS unterfinanziert ist, obwohl er keine Kriterien dafür anbot, was dieser Begriff genau bedeutet. Die Autoren des Reports vertraten die Ansicht, daß eine zusätzliche Finanzierung aus Steuermitteln nicht möglich sei und daß die alltäglichen medizinischen Leistungen für die normal Gesunden durch private Versicherungen finanziert werden sollten. Diese Versicherung wäre für alle bis zu einem gewissen vom Staat festgelegten Minimum Pflicht, aber den Verbrauchern stünde es frei, sich darüber hinaus zu versichern. Die Prämien für diese Policen wären kostenabhängig, und der Report betonte die Notwendigkeit der staatlichen Kontrolle des Versicherungswesens zur Vermeldung einer Kosteneskalation ([27], S. 156). Diejenigen, die die Prämien der Pflichtversicherung nicht aufbringen könnten, würden über das Steuersystem subventioniert: die Armen, die Alten und die chronisch Kranken würden die Pflichtversicherungsbeiträge vom Staat bezahlt bekommen. Die Subventionen würden *pari passu* mit einer Steigerung des Familieneinkommens gekürzt, bis die vollen Prämien selbst bezahlt werden könnten. Finanziert würden die Subventionen aus Steuermitteln.

Die neueren Veröffentlichungen zu einer Finanzreform des NHS neigen zu mehr Polemik und sind oft weniger gut durchformuliert. Zwei Bücher [22, 32], geschrieben für die amerikanische Fachwelt als Beiträge zur Debatte über die staatliche Krankenversicherung in den USA, sind bemüht, die Schwächen des NHS aufzuzeigen. Sie tun dies aber mehr schlecht als recht. Die Royal Commission on the NHS [14] hingegen geht die Mängel viel analytischer an als die einseitige und manchmal ungenaue Arbeit Goodmans. Ähnlich fundiert analytisch ist auch der Vergleich des amerikanischen und britischen Gesundheitswesens von Aaron u. Schwartz [1].

Goodman u. Lindsay sind Koautoren der Litmus Papers [46]. Der Stil dieser Papers ist polemisch und oberflächlich. Die ernsten Probleme werden nicht diskutiert, und die über 20 Autoren lassen – offenbar voller Ressentiments – grundverschiedene Teilaspekte in effektvoller Beleuchtung erscheinen. Der Tenor ist bekannt: Zurückweisung der „monopolistischen Macht der Bürokratie“ des NHS, Forderung nach „Wahlfreiheit“, nach Dezentralisierung und Privatversicherung, und die Behauptung, daß der NHS ein weniger effizientes und weniger gerechtes Gesundheitssystem ist als einige seiner privat und durch Krankenkassen finanzierten Rivalen.

Viele dieser Forderungen stehen in Einklang mit dem, was wir nach Donabedian [15] die Marktideologie nennen können. Die Implikationen dieser Ideologie und ihrer kollektivistischen Alternative sind für den Bereich des Gesundheitswesens von Culyer et al. [10] behandelt worden. Nach dem dort gebotenen Konzept ist es möglich, die beiden Ideologien nach ihrer Grundeinstellung zu persönlicher Verantwortung, zu sozialem Engagement, zu Freiheit und Gleichheit zu unterscheiden.

Persönliche Verantwortung

Marktwirtschaftliche Betrachtungsweise

Die persönliche Verantwortlichkeit für den Erfolg wird als sehr wichtig angesehen. Sie wird geschwächt, wenn die Menschen „Lohn ohne Arbeit“ geboten bekommen, wie z. B. eine „kostenlose“ Gesundheitsversorgung. Außerdem schwächen solche Vergünstigungen die Antriebskraft für ein Gedeihen der Wirtschaft, z. B. die Anreize zum Arbeiten, zum Sparen und zur Risikobereitschaft. Die Schwächung der Motivationen, die für das Wirtschaftswachstum maßgeblich sind, unterminiert auch das moralische Wohlbefinden, weil zwischen dem moralischen Wohlbefinden und der persönlichen Leistungsbereitschaft ein enger Zusammenhang besteht.

Kollektivistische Betrachtungsweise

Zwar werden einige persönliche Leistungsanreize als wünschenswert anerkannt, doch wird das wirtschaftliche Versagen nicht mit moralischer Minderwertigkeit oder sozialem Unwert gleichgesetzt.

Soziales Engagement

Marktwirtschaftliche Betrachtungsweise

Der Sozialdarwinismus erzeugt eine offensichtlich grausame Indifferenz dem Schicksal derjenigen gegenüber, die im Wirtschaftssystem scheitern. Eine weniger radikale Position ist, daß privat gezeigte und praktizierte Nächstenliebe die richtige Methode zur Lösung sozialer Probleme ist. Die Nächstenliebe muß jedoch unter sorgfältig festgelegten Bedingungen praktiziert werden, z. B. muß der potentielle Empfänger erst seine eigenen Möglichkeiten ausschöpfen und darf durch die Hilfe nicht gleichgut gestellt sein wie einer, der aus eigener Kraft lebt (Prinzip der "lesser eligibility"). Ohne diese Einschränkungen sind Leistungsbereitschaft, Wirtschaftswachstum und moralisches Wohlbefinden geschmälert.

Kollektivistische Betrachtungsweise

Privatinitiative aus Nächstenliebe wird abgelehnt und als potentiell moralisch gefährlich (erniedrigend für den Empfänger und korrumpierend für den Geber) und gewöhnlich als ungerecht erachtet. Statt dessen sollen soziale Mechanismen konstruiert werden, die eine wirtschaftliche Selbstversorgung ermöglichen und erhalten; die Anspruchsberechtigung wird von genauen Vorschriften geregelt, die sozial gerecht angewandt werden und ausdrücklich von der Gesellschaft insgesamt sanktioniert sind.

Freiheit

Marktwirtschaftliche Betrachtungsweise

Freiheit ist als hohes Gut an sich erstrebenswert. Zwang mindert sowohl die persönliche Verantwortung wie auch die individualistischen und freiwilligen Ausdrucksformen eines sozialen Engagements. Eine zentralisierte Gesundheitsplanung und eine hohe Staatsbeteiligung an der Finanzierung gelten als angemaßte Minderung der Freiheit der Verbraucher (Patienten) und der Erbringer der Gesundheitsleistungen, und deshalb wird die private Medizin als ein Bollwerk gegen den Totalitarismus gesehen.

Kollektivistische Betrachtungsweise

Freiheit besteht in wirklichen Wahlmöglichkeiten, und wirtschaftliche Zwänge, obwohl sie weniger offen wirken als politische, sind nicht weniger real und beschränken die Wahlfreiheit oft noch wirksamer. Freiheit ist nicht unteilbar, sondern man kann sie in Teilen opfern, um in anderen Teilen größeren Freiheitsraum zu bekommen. Der Staat wird nicht als äußere Bedrohung der Einzelpersonen in einer Gesellschaft gesehen, sondern als ein Mittel, durch das die einzelnen größere Freiheitschancen bekommen, also größere reale Freiheit.

Gleichheit

Marktwirtschaftliche Betrachtungsweise

Gleichheit vor dem Gesetz ist das Schlüsselkonzept, wobei im Falle einer Kollision von Freiheit und Gleichheit der Freiheit der Vorrang gegeben wird.

Kollektivistische Betrachtungsweise

Da die einzige moralische Rechtfertigung für das Prinzip, persönlichen Erfolg als Basis für die Verteilung von Vergünstigungen zu nehmen, die Gleichheit der

Chancen ist, sollte auf diese der Hauptwert gelegt werden. Wo die Chancengleichheit nicht sichergestellt werden kann, gerät der moralische Wert des Erfolges ins Wanken. Gleichheit wird als Ausläufer der vielen Freiheiten gesehen, die tatsächlich nur wenige haben.

Marktwirtschaftliche Gesichtspunkte

Die Kritiker des NHS haben einen starken Hang zur Freiheit nach marktwirtschaftlichem Konzept, und von daher lassen sich die ihnen sympathischen Reformvorschläge verstehen.

Selektion

Die Gesundheitsversorgung ist Teil des Prämienlohnsystems, und das Wohl der Gesellschaft hängt von diesem System ab. Demzufolge wird der Zugang zur Gesundheitsversorgung weitgehend nach Zahlungsfähigkeit und -bereitschaft geöffnet. Diejenigen, die nicht imstande sind zu zahlen, erhalten eine Minimalversorgung. Dieser Denkansatz hält also Ungleichheit für effizient: sie ist der Motor wirtschaftlichen Wachstums und die Garantie der Freiheit. Auch bedeutet sie die private (Krankenkassen)finanzierung der Gesundheitsversorgung.

Privateigentum

Freiheit verlangt Dezentralisierung und Privateigentum der Produktionsmittel (z. B. Krankenhäuser) mit Sozialbindung bei nur minimaler Staatskontrolle über die Finanzen- und die Ressourcenallokation.

Entlohnung

Die Leistungserbringer (z. B. Ärzte) sind direkt nach Marktlage zu entlohnen, gewöhnlich nach einer Gebührenordnung mit festen Sätzen je Arztleistung und je Krankenhaustag.

Kollektivistische Gesichtspunkte

Diejenigen dagegen, die diese Ideologie verwerfen (z. B. die kollektivistischen Befürworter des NHS), erachten die Gleichheit des Zugangs zur Gesundheitsversorgung und des Gesundheitsstatus als ihre primären Ziele. Die Mittel zur Erreichung dieses Zieles sind:

Universalität

Die Gesundheitsversorgung ist kein Teil des Prämienlohnsystems und sollte nach Bedarf oder nach dem potentiellen Nutzen daraus für den Patienten unabhängig von seiner Zahlungsbereitschaft oder -fähigkeit erbracht werden. Universalität bedeutet öffentliche Finanzierung der Gesundheitsversorgung.

Gemeineigentum

Gleichheit verlangt Zentralisierung und Gemeineigentum der Produktionsmittel (z. B. Krankenhäuser) bei extensiver Staatskontrolle über die Finanz- und Ressourcenallokation.

Entlohnung

Die Leistungserbringer werden nach dem Resultat bürokratischer Aushandlungsverfahren zwischen den ein Monopol bildenden Leistungserbringern (z. B. Ärzte) und den ein Monopol bildenden Finanzierern (NHS) entlohnt.

Zielsetzungen

Nun zu den Zielen „Freiheit" und „Gleichheit" und zu den als „effizient" bezeichneten Mitteln, sie zu erreichen. Gewöhnlich haben Gesundheitssysteme nur ungenau definierbare Ziele und selbst dort, wo ein gewisser Genauigkeitsgrad bei der Zielsetzung erreicht wird, ist die Diskussion der Effizienz der Mittel eher hypothetisch als faktisch. Die konkurrierenden Ideologien enthalten empirische Behauptungen, deren Wahrheit geprüft werden könnte und sollte. Leider vermißt man auf dieser Argumentationsebene die erforderliche Wissenschaftlichkeit; statt dessen begegnet man immer wieder von neuem Parteinahmen entweder für die Privatisierung oder für die Sozialisierung. Diese Parteinahmen liefern den Politikern Stoff, sorgen aber durch ihren Dilettantismus für eine oberflächliche politische Meinungsbildung und für eine Vergeudung der ohnehin spärlichen analytischen Ansätze.

Die naiv-effektvolle „Problembelichtung" der streitenden Ideologen muß ausgeschaltet werden. Alle Parteien, unabhängig von ihren ideologischen Optionen, müssen den Gesundheitsmarkt mit seinen Besonderheiten sehen und die Implikationen erkennen, die diese „Verzerrungen" für die politischen Entscheidungen, öffentlich und privat, haben.

Das Wesen des Gesundheitsmarktes

Monopolistische, nicht wettbewerbsgeprägte Märkte

Die Befürworter der marktwirtschaftlichen Lösung sind sich des erheblichen Hindernisses bewußt, das ein Monopol für das reibungslose Funktionieren des Wettbewerbs hat, in unserem Fall die Fähigkeit der Anbieter von Gesundheitsleistungen, die Preise für ihre Leistungen zu ihren Gunsten zu beeinflussen. Adam Smith ([47], I, S. 117) stellte schon vor über 100 Jahren fest:

> Leute von demselben Gewerbe kommen selten auch nur zu Lustbarkeiten und Zerstreuungen zusammen, ohne daß ihre Unterhaltung mit einer Verschwörung gegen das Publikum oder einem Plane zur Erhöhung der Preise endigt.

Der Gesundheitsmarkt ist also nicht nach Wettbewerbsprinzipien organisiert; er ist verzerrt und durch machtvolle Monopole gekennzeichnet, die das freie Spiel der „unsichtbaren Hand" des Marktes hemmen.

Ein weiteres Kennzeichen des Gesundheitsmarktes ist die Ungewißheit. Der Patient weiß nicht, wann er krank wird, und er ist unfähig, die richtige Diagnose und Behandlung selbst zu bestimmen. Allgemein dürfte das Urteilsvermögen der Ärzte überlegen sein, und die Gesellschaft hat, um ihre Mitglieder vor Quacksalberei und Unsicherheit zu schützen, soziale Einrichtungen geschaffen, so eine Berufsordnung, um sicherzustellen, daß die Ärzte in ihrem Metier Fachleute sind und wirkungsvolle Gesundheitsversorgung anbieten [4].

Den Einwand gegen diese von Arrow bejahten Voraussetzungen hat Friedman [20] formuliert. Er meint, daß die Berufsordnung den Interessen des Berufsstandes dient. Unter Berufung auf US-amerikanische Erfahrungen vertritt er den Standpunkt, daß der Ärztestand durch die Zulassungsbeschränkung an den medizinischen Fakultäten das Angebot an Ärzten knapp hält und damit das überhöhte Einkommen der arrivierten Ärzte auf Lebenszeit sichert. Weiterhin wird argumentiert, daß die Standespolitik eine Diskriminierung nach Rasse, Geschlecht und Hautfarbe zuläßt und die „Qualität" der Ärzte hochschraubt, z. B. durch die Ausbildungsdauer, unabhängig von den Kosten und ohne wissenschaftlichen Nachweis, daß diese Qualität angemessen ist – gemessen jedenfalls an ihrer Wirkung auf den Gesundheitsstatus der Patienten.

Ob man nun Arrow oder Friedman beipflichtet, unbestritten ist, daß der Staat in allen westlichen Ländern dem Ärztestand erhebliche Monopolrechte eingeräumt hat, auf die Quantität und Qualität seiner Leistungen und seiner Einkommen Einfluß zu nehmen. Der Berufsstand übt faktisch seine Macht sowohl im öffentlichen als auch im eigenen Interesse aus [19, 30]. Die Berufsorganisationen benutzen gewiß ihre Macht, um ihr Einkommen zu beeinflussen, und die Ärzteorganisationen sind darauf bedacht, die Gesundheitsaufwendungen und damit ihre Verdienstmöglichkeiten zu schützen und für ihre Steigerung einzutreten.

Die mit der Gesundheitsversorgung verbundene Ungewißheit schafft aber, abgesehen von der Stärkung der professionellen Macht, noch weitere Probleme. Der einzelne Patient weiß im typischen Fall sehr wenig über die diagnostischen und therapeutischen Verfahren. Obwohl i. allg. die Entscheidung zur Kontaktaufnahme mit dem Gesundheitssystem bei ihm liegt, geht sie im folgenden wegen der überlegenen Kompetenz mehr oder minder an den Arzt über. So benutzt der Patient den Arzt als seinen Agenten, seinen Bevollmächtigten, der für ihn die Entscheidungen hinsichtlich der Nachfrage nach medizinischen Leistungen trifft, und man kann behaupten, daß der Erbringer der Gesundheitsleistung (der Arzt) eher auch der Nachfrager ist als der Patient. (Ein Überblick über die diesbezügliche Literatur findet sich in [5].)

Wenn diese Agentenfunktion vom Arzt neutral wahrgenommen wird, d. h. nur im Interesse des Patienten, dann halten sich die negativen Implikationen für einen effizienten Einsatz der Ressourcen in Grenzen.

Der Arzt kann jedoch seine Funktion auch nicht neutral ausüben, z. B. kann er die Nachfrage nach seinen Leistungen und damit sein Einkommen steigern, seinen Machtbereich ausweiten und andere Ziele verfolgen, die der Effizienz nicht dienlich sind. Diese Theorie einer arztinduzierten Nachfrage, daß also die Ärzte den Bedarf an ihren Leistungen selbst schöpfen können, ist noch nicht exakt geprüft worden. Einige Autoren (z. B. [21]) meinen, daß ein 10%iges Mehrangebot an Chirurgen bei sonst konstanten Bedingungen zu einem 3%igen Anstieg operativer Maßnahmen führt. Andere führen den Nachweis, daß die Ärzte nicht nur Nachfrage nach ihren Dienstleistungen schaffen, sondern mit steigender Zahl auch ihre Gebührensätze erhöhen können [49].

Die Auswirkung der berufsständischen Macht und der Agentenfunktion kann bei keiner Diskussion der Gesundheitsversorgung im besonderen und der Gesundheitspolitik im allgemeinen außer acht gelassen werden. Die berufsständische Macht hat den Ärzten die Kontrolle über ihre Ausbildung und einen starken Einfluß auf die Zahl der Ärzte und ihr Einkommen gegeben. Sie hat zu einer Steigerung des Inputs in die medizinische Ausbildung (Ausbildungsdauer) geführt, ohne daß man eine entsprechende Kosten-Nutzen-Bewertung dieser Ausbildung vornimmt und ohne daß man in die Management- und kaufmännischen Fertigkeiten oder in die wissenschaftliche Bewertung viel investiert – und das trotz der Tatsache, daß die Ärzte Manager knapper Ressourcen sind. Da außerdem die Monopolstellung zur Bedarfsschöpfung von ärztlichen Leistungen verwendet werden kann, ist der bestehende Markt der Arztleistungen höchst defizient, d. h. er spiegelt keinen echten Wettbewerb. Auch diese Tatsache kann in politischen Diskussionen nicht unbeachtet bleiben.

Der Markt an ärztlichen Dienstleistungen ist nämlich nicht nur durch ihr Monopol geprägt, es gibt auch sonst noch schwere Verzerrungen des Wettbewerbs auf dem Gesundheitsmarkt. Die Pharmaindustrie wird vom Staat in hohem Maße reglementiert und hat ein Monopol – man denke an die Patientenschutzgesetze. Der Krankenhaussektor ist entweder in öffentlicher Hand, sei es auf lokaler oder zentraler Ebene, oder wird von privaten, gemeinnützigen Körperschaften betrieben. Die Anreize zu kosteneffektivem Verhalten dürften im öffentlichen wie im privaten Bereich ähnlich, und zwar schwach sein: in beiden Organisationstypen erhalten die Manager keinen direkten Vorteil aus Kosteneinsparungen; warum sollten sie sich dann darum bemühen? Abgesehen von den schwachen Anreizen bestehen noch „Produzentenabkommen“, die oft durch staatliche Gesetzgebung geschützt sind und den Wettbewerb auf dem Krankenhausbettenmarkt begrenzen.

Die Anbieterseite des Gesundheitsmarktes ist also durch fehlenden Wettbewerb und durch eine machtvolle, wohletablierte, staatsgestützte Monopolstellung gekennzeichnet. Es ist nicht überraschend, daß wir unter den gegebenen Umständen wenig über die Effizienz wissen, mit der die Ressourcen verwendet werden. Dieser Frage ernstlich nachzugehen, käme einer Bedrohung der Einkommensquellen der Erbringer medizinischer Leistungen gleich. Effizienz in wirtschaftlicher Hinsicht heißt die Verwendung der Ressourcen in der Weise, daß die Produktion dieser von der Gesellschaft hochgeschätzten Waren und Leistungen möglichst geringe Kosten verursacht. Auf dem Gesundheitssektor kann ein Arzt eine Maßnahme für „effizient“ (d. h. klinisch wirksam) halten, wenn sie die wirksamste verfügbare Therapie darstellt, die den Gesundheitszustand des an einer bestimmten Beschwerde leidenden einzelnen (Erhöhung der QALYs) verbessert. Oft gibt es aber sicher keine Beweise für das Urteil des Arztes, weil eine Bewertung der üblichen Vorgehensweise fehlt.

Kosteneffektiv ist ein Verfahren, wenn es die billigste Art zur Erreichung eines gegebenen therapeutischen Zieles (Niveau der QALYs) ist, wobei der Wert dieses angestrebten Ziels nicht in Frage steht. Ein Verfahren ist ökonomisch effizient, wenn die Kosten je Einheit der gesellschaftlich gewünschten QALYs minimiert sind oder wenn das Ergebnis der gesellschaftlich gewünschten QALYs bei gegebenem Etat maximiert ist. Auf dem Gesundheitsmarkt sind die Kräfte der Anbieterseite, die zu diesem Ergebnis, nämlich der effizienten Verwendung der Ressourcen, führen sollen, beschränkt. Die klinische Freiheit und die berufsständische

Macht haben die Schaffung von Mechanismen verhindert, die sicherstellen würden, daß die in der medizinischen Praxis Tätigen klinische Ergebnisse und ihre finanziellen Implikationen abwägen und bewerten.

Ein derartiger Zustand ist nicht nur ineffizient, sondern auch ethisch nicht haltbar. Ineffizient verwendete Ressourcen stehen nicht zur Behandlung derjenigen zur Verfügung, die hinten in der Reihe stehen und möglicherweise einen größeren Gewinn hinsichtlich des Gesundheitszustands erzielen könnten, wenn sie behandelt würden. Ineffizienz entzieht möglichen Patienten die Versorgung, von der sie profitieren könnten.

Nachfrage der Ärzte, nicht der Patienten

Die Wirkungen dieser Mängel auf der Angebotsseite im Marktmechanismus werden durch Institutionen auf der Nachfrageseite verfestigt, und zwar im NHS wie im privaten Versicherungswesen in ähnlicher Weise.

Der NHS wird durch Steuermittel finanziert und beseitigt die Preisbarriere für den Verbrauch. Bei unbegrenzter Nachfrage nach Gesundheitsversorgung und bei begrenztem und vom Staat festgelegtem Angebot zeigt sich im NHS unweigerlich ein Nachfrageüberhang, d. h. es ergeben sich Wartelisten. Die knappen Angebotsressourcen werden den konkurrierenden Nachfragern seitens der Ärzte nach ungenauen Kriterien des „Bedarfs" zugeteilt [50], z. B. werden die knappen Dialysegeräte innerhalb des NHS eher den jungen verheirateten Patienten als den alleinstehenden älteren zugeteilt.

Das Versicherungssystem teilt die Ressourcen nach der Zahlungsbereitschaft und -fähigkeit zu. Der Versicherungsschutz kann die Preisbarriere genauso wie der NHS beseitigen. Eine übermäßige Nachfrage wird jedoch in diesem System durch die Preise, sei es auch durch die Selbstbeteiligung, in Grenzen gehalten. Die Preise senken den Bedarf der Armen mehr als den der Reichen und den der weniger Kranken mehr als den der Schwerkranken [8, 35, 42], was für den Gesundheitsstatus einen zweifelhaften Effekt hat. Durch die Preise erübrigen sich Wartelisten; diejenigen, die die Versorgung nicht finanzieren können, läßt man leiden und sterben – ohne rechtzeitige Behandlung. Diejenigen, die den Selbstbehalt und die Versicherungsprämien bezahlen können, können sich auf den Markt begeben und – abhängig von ihrem „Agenten" – Zugang zur Versorgung bekommen.

Sowohl im NHS als auch im Versicherungssystem hat der Arzt eine entscheidende Rolle als Verteiler der Ressourcen. Im NHS entscheidet er, wer, wie, wann behandelt wird. Im Versicherungssystem entscheidet er darüber je nach Zahlungsbereitschaft und -fähigkeit. Der Arzt ist der „Vormund", der die Behandlungsmuster bestimmt. Wegen des seine Ausbildung beherrschenden ethischen Imperativs, für den ihm anvertrauten Patienten das Beste zu tun, sucht der Arzt nach Maximierung des Nutzens für den Patienten – unabhängig von den Kosten. Im NHS zahlt der Staat die Kosten der Gesundheitsversorgung. Im Versicherungssystem trägt der Versicherungsfonds oder die Krankenkasse die Kosten. In keinem der Systeme muß der Arzt die Grenzkosten und -nutzen bewerten und Effizienzentscheidungen treffen. Nachfrage- und Angebotsseite des Gesundheitsmarktes enthalten nur gedämpfte und begrenzte Instrumente, Ärzte und Patienten zu überreden, mit den knappen Gesundheitsressourcen der Gesellschaft effizient umzugehen. Die Rechnung wird entweder vom geduldig leidenden Steuerzahler oder von der Versicherungsgesellschaft aufgefangen; ein Dritter, nicht der Anbieter oder der Nachfrager, kümmert sich ums Bezahlen.

Die vielen Verzerrungen des Gesundheitsmarktes

Die Vertreter der Marktideologie meinen, daß der freie Markt effizienter als der Staat die Ressourcen verteilt, weil der Wettbewerb diejenigen belohnt, die auf Kostenminimierung bedacht sind, und weil er den Verantwortlichen Anreize zu effizientem Verhalten bietet. Dieses Paradigma trifft aber nicht auf das Gesundheitswesen zu. Erhebliche Marktverzerrungen, die Macht des Berufsstandes, die Agentenrolle des Arztes und der Versicherungsmechanismus, setzen das Wettbewerbsprinzip außer Kraft und machen es wahrscheinlich, daß die Ergebnisse unwirtschaftlich und nicht unbedingt den alternativen Systemen, wie dem NHS, überlegen sind. Falls eine Überlegenheit des Marktsystems besteht, müßte diese klar benannt und quantifiziert – als Tatsache wissenschaftlich belegt – und nicht nur als Glaubensbekenntnis vorgetragen werden.

Die Merkmale der alternativen Szenarios

Die marktwirtschaftliche und die kollektivistische Ideologie hat jeweils Ziele und Mittel, mit denen man das Design eines Gesundheitssystems entwerfen könnte. Jedoch sind auf der Ebene einer generalisierten Ideologie diese Entwürfe unpräzise und verlangen nach genauerer Definition und sorgfältigerer Analyse.

Die Marktalternative

Die Marktideologie wird nach wie vor von prominenten Mitgliedern der konservativen Regierung unter Margaret Thatcher vertreten. Zum Beispiel ist Sir Geoffrey Howe überzeugt, daß hohe öffentliche Ausgaben durch hohe Steuern finanziert werden, die Anreize ersticken und wirtschaftliches Wachstum unmöglich machen [25]. Er ist für die Entwicklung eines privaten Sektors und die Einführung von Gebühren in größerem Umfang innerhalb des NHS, um den Patienten die Kosten der Gesundheitsversorgung bewußt zu machen. Diese Argumente stehen in Einklang mit dem „Jones-Report“ [27], an dem Howe mitgearbeitet hat. Leon Brittan, der Chief Secretary of the Treasury, hat sie in einer Rede vor dem Institute for Fiscal Studies [5] aufgenommen, in der er für die Privatisierung unter anderem des NHS eintrat. Immer wieder begegnet man diesen Thesen.

Die Schaffung von Wettbewerbsbedingungen

Das gute Funktionieren eines privaten Gesundheitsmarktes hängt von Reformen und von der Entwicklung neuer Institutionen und Anreize ab, die eher Wettbewerbs- als Monopolbedingungen schaffen würden. Der Wettbewerb könnte nicht ohne gewisse Unkosten erzielt werden.

Milton Friedman drückt das so aus: "There is no such thing as a free lunch"; welchen Preis hat das Friedmansche Nirwana des Wettbewerbs und der Verbrauchersouveränität? Die erste, von Friedman ([20], Kap. 9) anvisierte und von Green [23] ausformulierte Reformmaßnahme wäre die Abschaffung der Approbationsverfahren für Ärzte, wie sie in Großbritannien, den USA und Europa heute bestehen. Nach Ansicht Friedmans wird die Standesmacht zur Hebung des Arzteinkommens über den Marktwert und zur Ausschaltung von nichtärztlichen Erbringern von Gesundheitsleistungen eingesetzt. Obwohl wir wissen, daß Krankenpfleger und -schwestern viele Aufgaben des Arztes übernehmen und Zahnarzthelfer(innen) Aufgaben des Zahnarztes gut und billiger ausführen könnten, ist der Austausch von teurem gegen billigen Input nicht zugelassen. Tatsächlich hat die britische Regierung auf Anraten der Zahnärzte Anfang der 80er Jahre die einzige Ausbildungsstätte für Zahnarzthelfer(innen) sogar geschlossen.

Wenn die Barriere zur Spezialisierung und Kostenminimierung durch Abschaffung der ärztlichen Praxiszulassung aufgehoben würde, könnten die Gesundheitsleistungen vielleicht effizienter erbracht werden, aber die ärztlichen Einkommen würden beträchtlich sinken. Dieses Ergebnis wäre dem Wettbewerb und der Substituierung von Ärzten bei Minderung ihrer Einkommen und ihrer Arbeitsplatzchancen zuzuschreiben. Friedmans radikaler Vorschlag hätte also möglicherweise schwere Einkommensverluste für mächtige Berufsstände zur Folge.

Angenommen, Geoffrey Howe und Leon Brittan meinen ihren Wunsch nach Privatisierung und Wettbewerb ernst und sind bereit, als Preis dafür einen verminderten Wohlstand mächtiger Berufsgruppen in Kauf zu nehmen, bleibt die Frage, ob der Markt effizient arbeiten kann, wenn die Schwächung der Monopolmacht und die Stärkung der Wettbewerbskräfte eine Arbeitsplatz- und Einkommensunsicherheit für die Ärzte bewirken.

Die Frage ist nur theoretisch zu beantworten, da man sie in der Praxis nicht nachprüfen kann. Nach Abschaffung der berufsständischen Macht wäre dann der nächste Schritt, eine Allokation der knappen Gesundheitsleistungen über den Preismechanismus zu versuchen. Diese Allokationsmethode, die von den Liberalen als funktional erachtet wird, weil sie Anreize schafft, die angeblich der Motor effizienten Ressourceneinsatzes sind, würde die privaten Finanzierer der Gesundheitsversorgung zwingen, eine Selbstbeteiligung zur Dämpfung der Nachfrage einzuführen.

Selbstbeteiligung – Kostenteilung ("co-payment" – "cost-sharing")

Zur Zeit sind die britischen Vorsorgeunternehmen nicht voll entwickelte Versicherungsträger insofern, als ihre Bedarfsüberwachung und -rationierung begrenzt und unausgefeilt ist. Auf dem heutigen eng begrenzten britischen Markt für private Gesundheitsvorsorge übernehmen die BUPA und ihre Konkurrenten i. allg. alle Kosten, und die finanzielle Belastung der Patienten ist, abgesehen von den Versicherungsbeiträgen, minimal. Das Fehlen einer Preisbarriere mag zu höherer Inanspruchnahme führen dort, wo die Amerikaner von „moralischem Hazard“ sprechen, wenn die Kosten von Grenzleistungen der Gesundheitsversorgung vielleicht höher als ihr Nutzen sind. Wenn der Markt für private Gesundheitsvorsorge größer würde und die Versicherer eine größere Risikolast übernähmen, würde die Kosteneskalation zur Einführung einer Selbstbeteiligung führen, um die Nachfrage der Patienten zu dämpfen.

Die Wirkung solcher Regelungen (Selbstbehalt oder prozentuale oder pauschale Selbstbeteiligung) auf die Nachfrage der Patienten scheint eindeutig zu sein und mit den Voraussagen der Wirtschaftstheorie übereinzustimmen: eine Preiserhöhung reduziert die Nachfrage, und das Ausmaß dieses Effektes hängt ab von dem Ausmaß der Preiserhöhung und von der Art der betreffenden Dienstleistung. Zum Beispiel wird die Nachfrage nach wesentlicher Notfallversorgung weniger wahrscheinlich durch eine Preiserhöhung reduziert als die Nachfrage nach Schönheitsoperationen [8, 35].

Diese Befunde stammen jedoch aus Experimenten und statistischen Analysen von Ereignissen, die nach wissenschaftlichen Maßstäben unzulänglich geplant und ausgeführt waren. In dem Bemühen, die empirischen Daten zu verbessern und insbesondere den Zusammenhang zwischen Inanspruchnahme und Gesundheitsstatus zu ergründen, hat die US-Regierung eine Studie der Rand Corporation finanziert, die mit verschiedenen Selbstbeteiligungsmodi an verschiedenen Orten Versuche startete und auswertete. Diese Studie zeigt, daß die Aufwendungen je Person sich eindeutig in Abhängigkeit von der Kostenbeteiligung ändern. Sie liegen ohne Kostenbeteiligung um 50% höher als bei einer auf $ 1 000 begrenzten Selbstbeteiligung von 95%, und je geringer die Selbstbeteiligung angesetzt ist, desto mehr nehmen die Patienten die Versorgung in Anspruch. Außerdem zeigt diese Studie im Gegensatz zu früheren unsystematischen Untersuchungen, daß die Armen (das unterste Drittel der Einkommensverteilung) und die Reichen (das oberste Drittel der Einkommensverteilung) in ähnlicher Weise auf die Kostenbeteiligung reagieren. Jedoch wäre die Reaktion der Armen größer als die der Reichen, wenn die Kostenbeteiligung nicht einkommensabhängig geregelt würde. Die Inanspruchnahme stationärer Behandlung ist offenbar unabhängig.

So zeigt die Rand-Studie, daß die Inflation der Gesundheitskosten durch Kostenbeteiligung teilweise eingedämmt werden kann, daß bei einkommensabhängiger Regelung der Effekt bei Reichen und Armen ähnlich ist und daß die Kosten für den Krankenhausbereich durch Selbstbeteiligung nicht verringert werden können. Diese durch verringerte Inanspruchnahme erzielten ökonomischen Effekte sagen uns aber nichts über etwaige positive oder negative Auswirkungen auf den Gesundheitsstatus. Ein bekanntes Argument in Großbritannien und den USA ist, daß viele Patienten „unnötig“ den Arzt aufsuchen, so daß man scherzweise von „Besuchen“ spricht, aber vielleicht wird die Frage der Notwendigkeit vom Patienten anders gesehen. Das Mittel der Kostenbeteiligung zur Verminderung „unnötiger“ Nachfrage bewirkt vielleicht auch eine verminderte Nachfrage von Leuten mit „echten“ Krankheiten. Die Frage ist, inwieweit dies der Fall ist und inwieweit evtl. verzögerte Behandlungen zu größeren Gesundheitsstörungen und höheren „Reparaturkosten“ auf lange Sicht führen. Die Rand-Studie gibt zwar einige Aufschlüsse darüber, aber eine einfache, eindeutige Antwort darauf ist offenbar nicht möglich.

Der Effekt der Kostenbeteiligung ist, daß sich das Profil der Inanspruchnahme ändert. Der Patient steht einem Preis gegenüber und hat einen Anreiz, mit Gesundheitsleistungen sparsam umzugehen. Er kann entweder die Entscheidung treffen, seinen Verbrauch einzuschränken oder nach alternativen Formen der Gesundheitsversorgung suchen. Dieser letztere Impuls könnte eine Nachfrage nach Substituten (für Ärzte und Zahnärzte beispielsweise) in der medizinischen Praxis hervorrufen und die Ernte der Friedmanschen Zerschlagung des ärztlichen Berufsmonopols einbringen.

Alternative Versicherungsangebote

Ein anderer Effekt ist, daß der Patient in einem Wettbewerbsmarkt vor der Wahl alternativer Versicherungsangebote stünde. Sie würden ihm verschiedene Dekkungsgrade zu verschiedenen Preisen anbieten. Der Patient würde sich umsehen, um die Police seiner Wahl zu finden und abzuschließen, und könnte regelmäßig, z. B. jährlich, die Möglichkeit einer anderen Wahl unter den konkurrierenden Deckungsangeboten haben. Die Versicherungsträger hätten einen Anreiz zu einem bedarfsorientierten Angebot zu einem Preis, den der Patient zu zahlen bereit ist.

Im Wettbewerb um die Gunst des kostenbewußten Verbrauchers würden also die Versicherungsträger die Kosten zu minimieren versuchen. Eine naheliegende Methode wäre, die Gesundheitsversorgung zu bewerten und die Praxis und die Gebühren der Leistungserbringer streng zu überwachen. Die Versicherungsträger würden Informationssysteme einrichten, die Leistungen bewerten, Normen für die in der Praxis Tätigen festlegen, das Verhalten überwachen und Anreizsysteme entwickeln, mit denen man abweichendes Verhalten in den Griff bekommen kann, also den effizienten Verbrauch der knappen Ressourcen in der Praxis sicherstellen. Diese Funktion wird schon in einigen US-Krankenhäusern mit hohen Verwaltungskosten ausgeübt und dient zur minutiösen Überwachung des Krankenhausetats. Auch in Großbritannien ist man schon dazu übergegangen, wo die BUPA neuerdings festgestellt hat, daß einige Leistungserbringer (z. B. die Hospital Corporation of America) besonders teuer arbeiten. Im Sinne der Kostendämpfung bemüht sich jetzt die BUPA, Kosten- und Qualitätssteuerungs-Mechanismen zu entwickeln, die in Nordamerika gang und gäbe sind.

Doch erwachsen aus einer solchen Intervention neue Verwaltungskosten. Die Organization for Economic Co-operation and Development [43] hat gezeigt, daß der NHS durchaus billig arbeitet: die Verwaltungskosten betrugen Mitte der 70er Jahre 2,6% der gesamten Gesundheitsaufwendungen verglichen mit 10,8% in Frankreich, 10,6% in Belgien, 6,5% in den Niederlanden und 5,0% in Deutschland. Diese Verwaltungskosten setzen sich aus zwei Posten zusammen: Mittelbeschaffung und Ressourcen-Management. Die Kosten der Mittelbeschaffung im Rahmen des NHS sind geringer als bei einem Versicherungssystem, weil sie über die Steuern abgewickelt werden. Wieviel von den obigen Prozentzahlen auf die Kosten für das Ressourcenmanagement entfallen, ist schwer zu sagen, aber wahrscheinlich sind die Kosten dafür in einem Versicherungssystem doppelt so hoch wie in einem „Steuersystem“. Ob die dem Finanzmanagement zugestandenen Ressourcen effektiv verwendet werden und angemessen sind, ist unwahrscheinlich.

Die Wiedereinführung des Preismechanismus gibt dem Patienten einen Anreiz, die preisgünstigste Methode für wirksame Versorgung, z. B. Inanspruchnahme der Substitute, und den preisgünstigsten Versicherungsschutz zu suchen. Der Preisvergleich seitens der Verbraucher gibt den Leistungserbringern und den Versicherungsträgern einen Anreiz zum Wettbewerb und zur Kostenminimierung. Als Effekt des Wettbewerbsprozesses wird vorausgesagt, daß die Preise die Grenzkosten widerspiegeln und daß die Gewinnüberschüsse ineffizienter und monopolistischer Erbringer und Versicherer verschwinden.

Alle diese Schlußfolgerungen sind theoretische Behauptungen auf der Grundlage der bekannten ökonomischen „*Ceteris-paribus*-Annahme", nämlich daß die anderen Voraussetzungen gleichfalls eintreten. Also, daß kein Monopol besteht (bei Einkommensminderung der derzeitigen, mächtigen Berufsstände und Verzicht auf Kartellbildung der Versicherungsträger), die Substitutivangebote genutzt werden (bei einer Verminderung der Arbeitsplatzchancen für einige Erbringer) und daß alternative und konkurrierende Erbringer und Versicherer jederzeit zur Wahl für die Verbraucher stehen.

Diese Bedingungen bedeuten eine radikale Änderung auf dem Markt der Gesundheitsversorgung. Friedman weiß dies so gut wie unsere Politiker. Die politischen Kosten für die Zerstörung des *Status quo* sollten jedoch nicht unterschätzt werden; die mächtigen Berufsstände und Finanzierergruppen werden es nicht freundlich hinnehmen, daß durch den Wettbewerbsprozeß die Einkommen und die Positionen ihrer Mitglieder erschüttert werden.

Außerdem ist es keineswegs sicher, daß dieses Wettbewerbsnirwana überhaupt erreichbar ist. Das obige Zitat von Adam Smith besagt, daß die Kapitalisten die Feinde des Kapitalismus sind. Sie können an Einkommen und Bequemlichkeit gewinnen, wenn sie den Markt manipulieren, offen oder versteckt, und ein Monopol aufbauen. Wenn die Kapitalisten Monopolstellungen gewinnen können, zerstören sie den Wettbewerbsprozeß, weil sie dann die Preise festsetzen und Quantität wie Qualität der Versorgung bestimmen können. Auf jedem Markt sind die Kräfte des Wettbewerbs und der Monopolbildung in ständigem Widerstreit. Der Monopolinhaber manipuliert die Preise zu seinen Gunsten und zieht aus seiner Tätigkeit Gewinn. Dieser Gewinn ist ein Anreiz für einen Konkurrenten, sich auf den Markt zu begeben und in Wettbewerb um diesen Gewinn zu treten. Dieser Prozeß braucht aber seine Zeit, und der Monopolinhaber kann viele Hürden errichten, um neue Anbieter vom Markt fernzuhalten.

Zwei wichtige Schlußfolgerungen lassen sich aus dieser Analyse ziehen. Erstens ist sie theoretisch und ihre Gültigkeit muß erst in der Praxis erwiesen werden. Die mangelnde Übereinstimmung zwischen den vorausgesagten Ergebnissen und der faktischen Wirklichkeit des Marktes läßt die Annahme zu, daß der Gesundheitsmarkt nicht dem Wettbewerbsideal folgt. Zweifellos könnte und sollte diese These durch sorgfältig geplante und durchgeführte Modellversuche erhärtet werden. In den USA ist die Stoßrichtung der Reform die Freisetzung der Marktkräfte (z. B. [16]) und eine Annäherung an das Wettbewerbsideal. Jedoch sehen viele Amerikaner die Schwierigkeiten, und es ist nicht sicher, ob der politische Wille zu einer halbwegs kompromißlosen Durchsetzung vorhanden ist.

Die zweite Schlußfolgerung ist, daß ein Wettbewerbsmarkt, wenn er überhaupt herstellbar ist, nur durch erhebliche Staatsinterventionen aufrechtzuerhalten ist. Ein Wettbewerbsmarkt hat immer die Tendenz zur Monopolbildung. Daher befürwortet Enthoven eine gesetzliche Regelung, die Jahr für Jahr neu den

Verbrauchern eine echte Auswahl an Versicherungen bietet. In ähnlicher Weise würde Friedmans Vorschlag der Abschaffung der Arztzulassung ganz sicher vom Selbstinteresse der Standesangehörigen in Frage gestellt werden. Würde der Wettbewerbsmarkt nach Abschaffung der Zulassung von allein weiterbestehen oder müßte er laufend von Antikartellbehörden bewertet und überwacht werden? Die Anhänger des freien Marktes räumen dem Staat eine Rolle als „Marktpolizei" ein, die den Wettbewerbsprozeß schützt. Wahrscheinlich wäre seine Rolle auf dem Gesundheitsmarkt essentiell, aber nur mit Schwierigkeiten zu erfüllen.

Dies sind nur Projektionen, evidente Erklärungen fehlen. Viele Liberale zweifeln, ob die Politiker einen Konflikt mit etablierten Monopolinteressen aufnehmen und überleben könnten. Lassen Sie mich jedoch annehmen, daß die Politiker Männer mit Prinzipien sind, daß sie ihren Wählerstamm von den Vorteilen ihrer Prinzipien überzeugen können und daß ein Wettbewerbsmarkt irgendwie geschaffen und aufrechterhalten werden könnte: Welche anderen Probleme entstehen dann mit der liberalen Alternative im Gesundheitswesen?

Wettbewerb und Verteilung

Der Wettbewerbsmarkt ist wahrscheinlich nicht geeignet, eine Einkommens- und Vermögensverteilung zuwege zu bringen, die mit den Verteilungszielen einer westlichen Gesellschaft übereinstimmt. So hat das Wettbewerbsexperiment in den USA zur Folge, daß bis zu 35 Mio. Amerikaner mit geringem Versicherungsschutz für die stationäre und praktisch ohne Kostendeckung für die ambulante Versorgung sind. Die liberale Antwort auf dieses Problem ist nicht etwa, den Markt aufzuheben, sondern ihn frei arbeiten zu lassen und das Einkommen direkt über das Steuersystem umzuverteilen. Leider führt die Umverteilung der finanziellen Kapazität zum Kauf von Waren und Leistungen – von den Reichen zu den Armen – nicht notwendigerweise zu einer Angleichung des Verbrauchs an Gesundheitsleistungen oder gar des Gesundheitsstatus. Die Barmittel müssen, wenn die Umverteilung effektiv sein soll, für die Gesundheitsversorgung ausgegeben werden, und diese muß das effizientere Mittel zu der von der Gesellschaft gewünschten Angleichung des Gesundheitsstatus sein.

Die Befürchtung, daß die Leute das Geld für die „falschen Dinge" ausgeben, wie Alkohol und Tabak, die gesundheitsschädlich sind, hat Liberale wie Lees [29] und Seldon [45] veranlaßt, eine Umverteilung mittels Berechtigungsscheinen zu befürworten. Die Berechtigungsscheine würden die umverteilten Ressourcen an die Gesundheitsversorgung binden; sie sind ein Zeichen für das Eingeständnis der Liberalen, daß zumindest auf kurze Sicht ein Paternalismus nötig ist, wenngleich die Befürworter auch hoffen, daß die Verbraucher mit der Zeit selbst lernen, Verantwortung zu übernehmen und die Gesundheitsversorgung richtig einzuschätzen, und dann Bargeld statt Berechtigungsscheinen bekommen können.

Der Vorschlag, Berechtigungsscheine zu verteilen, ist nicht nur eine Abweichung von der „reinen" Lehre vom freien Markt, er gilt auch nur der Gesundheitsversorgung, und diese ist möglicherweise gar nicht der entscheidende Faktor für die Verbesserung des Gesundheitsstatus. Wie in der Wirtschaftstheorie [24, 41] und in der medizinhistorischen und epidemiologischen Literatur [39, 40] glaubhaft argumentiert wird, beeinflussen viele Inputs – die Gesundheitsversorgung nur unter anderen – den Gesundheitsstatus; höheres Einkommen, bessere Ernährung und Maßnahmen der Behörden mit dem Ziel von Umwelt- und Verhaltensänderungen verändern die Lebensqualität und -dauer viel wirksamer. Die Umverteilung mittels Bargeld wäre unter diesen Umständen vielleicht effizienter.

Eine weitere Komplikation des Marktmodells ergibt sich aus der Überzeugung der Liberalen, daß „Anreize" der Motor wirtschaftlichen Wachstums und moralischen Wohlbefindens sind, und eine Umverteilung mittels Steuern *reduziert* die Anreize zu sparen, zu arbeiten und Risiko zu übernehmen. Je signifikanter die tatsächliche Umverteilung ist, desto mehr geraten die Liberalen in Konflikt mit ihrer Ideologie und stehen vor ähnlichen Problemen wie ihre kollektivistisch gesonnenen Kollegen. Die Neigung zur Umverteilung ist bei den Liberalen unterschiedlich stark ausgeprägt (man vergleiche die Befunde des Institute of Economic Affairs) und reicht von relativ begrenzten Vorschlägen (Friedman) zu substantiellen Umwälzungen (Peacock u. Wiseman).

Ein Liberaler ist für eine Umverteilung nicht über Institutionen, sondern direkt an die Einzelperson. So würde der typische Liberale, z. B. Friedman, statt die derzeitigen Allokationsschlüssel innerhalb des Budgets zu ändern, die direkte Umverteilung an die einzelnen mittels einer negativen Einkommenssteuer vorziehen. Innerhalb eines Wettbewerbssystems mit privatem Angebot an Gesundheitsversorgung mag diese Lösung viel für sich haben, aber in einem gemischt öffentlich-privaten System sind die Verwaltungskosten wohl erheblich, und die Frage der sozial gerechten und anpassungsfähigen Verteilungsmethode dürfte erhebliche Probleme aufwerfen.

Die Vorliebe der Liberalen für ein privates Angebot an Gesundheitsversorgung und für die Dezentralisierung der Entscheidungen macht die Regelung des Wettbewerbsmarktes im Sinne der Umverteilungsziele wahrscheinlich schwierig. Nach liberaler Logik muß die Umverteilung mittels Bargeld erfolgen und muß die Gesundheitsversorgung privat erbracht werden.

Ob durch diese Regelungen die Gesellschaft ihre Umverteilungsziele erreichen kann, ist umstritten. Wie die Liberalen als erste festgestellt haben (z. B. [48]), läuft die Motivation der Bürokraten und Politiker oft den Zielen der Sozialpolitik zuwider. Die radikalen Reformen und die begrenzte Umverteilung, wie sie Friedman vorschweben, sind geeignet, viele mächtige "pressure groups" auf den Plan zu rufen. Sie würden sich gegen wirksame Maßnahmen zur Verbesserung der Effizienz und zur Erreichung der Umverteilungsziele stemmen. Die Gefahr ist, daß wir aufgrund dieses Widerstands eine Art „Markt ohne Wettbewerb" und keine effektive Umverteilung bekommen. Diese Vision ist, wie alle liberalen Argumente, empirisch nicht geprüft.

Anreize, Anbieterverhalten und Kosteninflation

Ein wichtiger Aspekt des Marktmechanismus ist der Effekt von Anreizstrukturen und das Verhalten der Anbieter. Eine Selbstbeteiligung, also der Preismechanismus, ändert, wie wir wissen, das Verhalten der Verbraucher. Wie wirkt sich das Entlohnungssystem auf das Verhalten der Anbieter aus? Auf vielen Gesundheitsmärkten und im Kopf vieler Liberaler sollten Anreize durch Wettbewerb geschaffen werden. Dieses Bemühen – unter dem Einfluß, ja sogar der Dominanz mächtiger Berufsverbände – führt gewöhnlich dazu, daß die Ärzte auf der Basis „Gebühr je Leistungsposition" und die Krankenhäuser pro Patienten-/Krankenhaustage bezahlt werden.

Von den Ökonomen wird allgemein akzeptiert, daß sowohl die Theorie als auch die Praxis die Schlußfolgerung zulassen, daß ein Zahlungssystem aufgrund einer solchen Gebührenordnung seine Vor- und Nachteile hat. Wenn wir davon ausgehen, daß der Arzt ein Individuum ist, dem es um Maximierung seines Einkommens geht und das je erbrachter Leistung einen festen Satz bekommt, ist voraussehbar, daß er pro Patient möglichst viele Leistungen erbringt. So verführt das Zahlungssystem den Arzt zu einer Maximierung der Quantität, vielleicht ohne größere Rücksicht auf die Qualität. Diese Voraussagen sind in der Praxis nicht präzis nachgeprüft. Aber es ist der Nachweis geführt worden, daß mehr operiert, mehr Rezepte ausgeschrieben und nach vielen anderen Indikatoren mehr ärztliche Aktivitäten entfaltet wird als in Gesundheitssystemen ohne eine solche Gebührenordnung.

Dieser Befund läßt nach der „klinischen Notwendigkeit" fragen: Ist die höhere chirurgische Aktivität im Osten der USA ein Zeichen für mehr Krankheit in den USA oder eher dafür, daß die Chirurgendichte dort größer ist als in Großbritannien und daß pro erbrachter Leistung eine Gebühr bezahlt wird [6]? Wegen des Fehlens einer medizinisch-ökonomischen Bewertung kann auf die Qualität der Versorgung in Diagnostik und Therapie nicht geschlossen werden. In Großbritannien herrscht offiziell die Überzeugung, daß feste Gebührensätze je Position das Verhalten beeinflussen; schließlich ist dieses Vergütungssystem für Allgemeinärzte extra eingeführt worden, um sie zu Vorsorgeleistungen zu motivieren, wie Schutzimpfungen und Schwangerschaftsvorsorge.

Dieses Gebührensystem bringt vielleicht Ärzte dazu, Überstunden zu machen und mehr Verrichtungen zu erbringen, für die sie auch bezahlt werden. Jedoch sollten diese Anreize mit Vorsicht gegeben werden, solange wir so wenig über die Effizienz der Leistungen wissen. Auch bringt diese Aktivität höhere Kosten mit sich. Natürlich haben Ärzte nicht nur unersättlichen Einkommenshunger; sie schätzen auch Freiheit und Ruhe. Doch kann das Gebührensystem ihre Freizeit recht teuer machen (in Form der vorher „hereingearbeiteten" Gebühren) und sich auf die Gesundheitsausgaben insgesamt inflationär auswirken.

Die Bezahlung der Krankenhäuser nach einem Tagessatz pro Patient garantiert dem Krankenhaus ein Einkommen unter der Voraussetzung, daß es seine Betten besetzt halten kann. Dies hat für den pessimistischen Ökonomen den voraussagbaren Effekt, daß das Krankenhaus seine Betten möglichst belegt hält, daß der Bettenvorrat hoch und die Verweildauer lang ist. Warum sollte die Krankenhausverwaltung an einer effizienten Bettennutzung interessiert sein, wenn sie bei schnellen Wiederentlassungen vor leeren Betten und leeren Kassen steht? Wieder haben wir ein Syndrom von kontraproduktiven Anreizen, die die Krankenhausverwaltungen zu ineffizientem Umgang mit den knappen Ressourcen verführen.

In Gesundheitssystemen mit Gebührenordnungen und Tagessätzen akzeptieren die Finanzierer der Gesundheitsversorgung, also die Versicherungen, i. allg. die von den Anbietern festgesetzten „üblichen und angemessenen Sätze". Der inflationäre Druck auf die Kosten hat die Versicherungen dazu gebracht, dieses

Prinzip in Frage zu stellen, und, statt die Preise einfach zu akzeptieren, versuchen sie, die Gebühren unter Einsatz ihrer Kaufkraft zu regulieren. Geschrieben wurde schon viel über diese Entwicklung, aber der Erfolg der Versicherungen ist bescheiden.

In jüngster Zeit haben Krankenhäuser in den USA und andernorts "prospective payment systems" oder "diagnosis related group payments" (DRG) akzeptiert. Dieses System, das eine Vergütung nicht nach Leistung, sondern nach Diagnose vorsieht, kann einen negativen Effekt haben, insofern als man im Krankenhaus an einer Kostenminimierung interessiert ist und vielleicht die Patienten zu früh entläßt und die Kosten so auf andere Anbieter abwälzt. Die im Gefolge der DRG erzielte Minimierung der Krankenhauskosten bewirkt womöglich keine effiziente Nutzung der Ressourcen.

Das Unvermögen der Versicherungsträger, die Ausgaben in den Griff zu bekommen, die Anreize für die Leistungserbringer, ihre Verrichtungen und damit ihre Rechnungen zu steigern, schließlich die Tatsache, daß die Selbstbeteiligung im allgemeinen nur begrenzt Anwendung findet, bringen es mit sich, daß die bestehenden Marktlösungen durch Kosteninflation gekennzeichnet sind. Im großen und ganzen kosten Gesundheitssysteme anderer Art als der NHS mehr, und ihre Aufwendungen steigen schneller als im NHS. Vielleicht liegt es daran, daß die Erbringer und Verbraucher der Leistungen wenig Anreize zum Sparen haben und die Finanzierer nur zögerlich effektive Methoden zur Bewertung der Preise, der Menge und der Qualität der von ihnen finanzierten Gesundheitsleistungen anwenden.

Fassen wir zusammen: Die Marktalternative ist darauf bedacht, die Anreizstruktur auf dem Gesundheitsmarkt so zu ändern, daß die Erbringer, Verbraucher und Finanzierer für ein effizientes Verhalten belohnt werden und daß die „unsichtbare Hand des Marktes" (Adam Smith) eine optimale Ressourcenallokation bewirkt. Diese alternativen Anreizstrukturen haben ihren Preis. Eine Selbstbeteiligung bedeutet, daß die Patienten einen Teil der Gesundheitskosten selbst tragen. Dies hat bekannte Auswirkungen auf die Inanspruchnahme und wenig bekannte auf den Gesundheitsstatus. Einige Selbstbeteiligungsmodelle, besonders solche, die nicht einkommensbezogen sind, führen zu einer Minderung der Inanspruchnahme, besonders seitens der Armen, einer Gruppe mit ohnehin niedrigerem Gesundheitsstatus. Bevor man eine Selbstbeteiligung einführt, müssen die politischen Ziele klar festgelegt werden. Sonst könnte es sich erweisen, daß die Auswirkung dieser Anreize unerwünscht ist: Wenn eine marktwirtschaftliche Gesundheitsversorgung nach Zahlungswillen und -fähigkeit rationiert wird, können vielleicht auch Patienten mit echtem klinischen Bedarf die Versorgung wegen der Preishürde nicht erhalten.

Dieses Verteilungsergebnis könnte nach Ansicht der Liberalen mittels einer Umverteilung direkt an den Einzelpersonen korrigiert werden. Ob diese Umverteilung mittels Geld oder mittels Berechtigungsscheinen erfolgen und ob sie sehr weitgehend sein soll, wird heftig debattiert. Diese Debatte beruft sich aber eher auf in Glaskugeln reflektierte Bilder als auf Erfahrungstatsachen.

Die Marktbefürworter haben die offensichtlichen Probleme nicht gelöst, die durch die kontraproduktiven Anreize für die Anbieter entstehen. Der Anreiz für die Ärzte, zu viele Verrichtungen auszuführen bei zu geringer Beachtung der Qualität ihrer Arbeit, ist eine unvermeidliche Folge der Einzelleistungsvergütung nach Gebührenordnung. Die Bezahlung der Krankenhäuser nach Tagessätzen im Rahmen des DRG-Systems kann ebenfalls zu einem ineffizienten Einsatz der Mittel führen.

Der Marktmechanismus im Gesundheitswesen ist theoretisch eine feine Sache. Praktisch funktioniert er sehr ungenügend. Um ihn effizienter zu machen, bedarf es radikaler Reformen (z. B. der Abschaffung berufsständischer Macht), der Einführung einer Selbstbeteiligung mit ihren unsicheren Begleiterscheinungen und der Änderung kontraproduktiver Marktanreize. Soweit die Liberalen für diese Probleme überhaupt Gegenmittel haben, sind diese gewöhnlich radikal, aber ungeprüft und müssen, sollten sie eingeführt werden, sorgfältig bewertet und durch viel private und vielleicht öffentliche Regelung des Gesundheitsmarktes wirksam erhalten werden. Diese Fakten sollten mögliche Neuerer sehr vorsichtig bei der Durchsetzung von Privatisierungsmodellen machen. Es muß sich erst noch erweisen, daß eine private Regelung über Anreize zu besseren Ergebnissen führt als eine öffentliche Regelung des Marktes.

Die kollektive Alternative

Die Kritik des liberalen Nirwana bedeutet nicht, daß die Alternative, die kollektivistische oder sozialistische Organisation, keine Mängel hat; ganz im Gegenteil. Diese Mängel sind den auf dem privaten Markt bestehenden ähnlich und sind oft gerade darauf zurückzuführen, daß die öffentliche Hand ihre Überwachungs- und Bewertungsaufgabe nicht richtig wahrnimmt.

Allokation nach Bedarf

Der Befürworter einer kollektivistischen Lösung ist bestrebt, die knappen Ressourcen mehr nach dem Bedarf als nach der Zahlungsbereitschaft und -fähigkeit zuzuteilen. Aber was ist Bedarf? Bedarf kann nach Williams [50] ein Nachfrage- oder ein Angebotskonzept sein. Zum einen kann der Patient nach seinem Dafürhalten Bedarf an Versorgung haben, und ein Agent des Patienten, z. B. der Arzt, kann in dessen Namen Versorgung nachfragen. Der Bedarf ist hier ein relativer Begriff. Das Angebotskonzept des Bedarfs zum anderen würde sich auf die Produktivkraft Gesundheitsversorgung stützen, wie sie vom Fachmann für den einzelnen Patienten gesehen wird. Vielleicht ist dieses letztere Konzept in den Köpfen einiger Kollektivisten verankert. Konkurrierende Patienten sind dann im Licht der Produktivität der ihnen zugeteilten Gesundheitsversorgung zu würdigen. Die knappen Ressourcen, d. h. die Gesundheitsversorgung, sind hier nach dem Gesichtspunkt des höchstmöglichen „Gewinns", d. h. eines verbesserten Gesundheitsstatus (QUALY), zuzuteilen.

Selbst wenn man diese Betrachtungsweise akzeptiert, gibt es gewisse Schwierigkeiten. Wie mißt man die Produktivität? Es gibt nur wenige gute Meßmethoden für den Gesundheitsstatus. Die damit verbundenen theoretischen Probleme scheinen überwunden zu sein, aber in der Praxis konnten sie sich noch nicht in großem Umfang bewähren (s. Williams [51], der dazu eine Anwendungsstudie vorgelegt hat). Das Fehlen von Meßzahlen für den Erfolg und das Fehlen einer ökonomischen Bewertung der Gesundheitsversorgung bedeuten, daß man wenig über die Effizienz konkurrierender Therapien für eine gegebene Krankheit weiß, schon gar nicht über den relativen Wert von Therapien verschiedener Krankheiten, z. B. ob eine Bypassoperation am Herzen eine größere Verbesserung des Gesundheitsstatus bringt als eine Varikoseoperation oder eine Hämodialyse der Nieren.

Demzufolge gelten für die Allokation Prinzipien, die nicht ausformuliert und unpräzis sind. Das der kollektivistischen Ideologie inhärente Solidaritätsgefühl bringt es mit sich, daß womöglich auch Kranken im Endstadium ohne Rücksicht auf die Kosten Behandlungen zuteil werden. Sie können in Radikaloperationen bestehen, die auf die Lebensdauer wenig oder keinen Einfluß haben und möglicherweise auf die Lebensqualität negativen Einfluß. Oder sie können in einer Heimbetreuung bestehen. Für die effektive Ressourcenallokation in diesen oder anderen Fällen gibt es noch keine Regeln. Oft erfolgt sie nach bisheriger Praxis, nach der Verfügbarkeit von Chirurgen oder von Pflegeheimplätzen oder auch mehr oder minder zufällig. Sie steht nicht in Übereinstimmung mit dem kollektivistischen Ideal und kann das schon deswegen nicht, weil man nicht über den Nutzen konkurrierender Therapien Bescheid weiß. Solange keine Daten darüber vorliegen, läßt sich nicht feststellen, ob die Ressourcenallokation vereinbar mit dem kollektivistischen Ideal ist: nach dem Nutzen, den die Versorgung bringen kann, unabhängig von der Finanzkraft des einzelnen.

Kollektive Allokation, öffentliches Eigentum und Planung

Wenn der Traum der Technokraten in Erfüllung ginge und es möglich wäre, die Ergebnisse vorher zu bestimmen und die Patienten herauszufinden, die am meisten von dem Einsatz der knappen, vom Kollektiv bereitgestellten Ressourcen profitieren würden, wäre für die Erreichung dieses kollektivistischen Nirwana eine sorgfältige Steuerung der Produktionsmittel erforderlich. Obwohl die Ideologie der Schöpfer des NHS kollektivistisch ist, wurde wenig unternommen, um Steuermechanismen und Effizienzkontrollen im Sinne des Ziels einer größeren Gleichheit im Gesundheitsstatus einzubauen. Der Eigentumsübergang der Krankenhäuser an den Staat und die Einführung der Finanzierung über die Steuer im Jahre 1948 änderten die Aufmachung der „Gesundheitswerkstatt", aber führten nicht unmittelbar zu einer radikalen Änderung in der Produktion oder im Vertrieb ihrer Waren.

Die Beseitigung der Preisbarriere für den Verbrauch von Gesundheitsleistungen im Jahre 1948 bedeutete nicht, daß sie gleich zum Nulltarif erbracht wurden. Erhebliche Kostenbarrieren anderer Art blieben, insbesondere Zeitverluste und Einkommensverluste bei Inanspruchnahme des NHS. Diese Unkosten fallen bei den verschiedenen Einkommensgruppen unterschiedlich ins Gewicht. Der Arbeiter der Rowntrees-Chocolate-Fabrik, der seinen Allgemeinarzt aufsucht, hat womöglich einen Lohnausfall und muß die öffentlichen Verkehrsmittel benutzen, um zu seinem Arzt, zur Apotheke und zum Krankenhaus zu kommen. Der Akademiker an einer Universität hat keinen Einkommensverlust und verfügt über ein Auto, das ihm Zeit spart. Der Standort neuer Krankenhäuser an der Peripherie der Städte verstärkt dieses Kostengefälle und erklärt zum Teil die unterschiedlichen Verbrauchsmuster.

Zum Abbau dieser Art Kostenbarrieren ist eine sorgfältige Erforschung des Kostenprofils von Alternativen und eine wirksame Kontrolle der Investitionsdaten im NHS erforderlich. Diese Kontrolle fehlt. Erst vor kurzem (1981–1982) hat das britische Gesundheitsministerium die Bewertungstechniken für Investitionen (Capricode) verfeinert und vorgeschlagen, daß bei solchen Entscheidungen die vollen sozialen Kosten (einschließlich des Zeitaufwands) und die Vorteile von Alternativen in die Berechnungen einzubeziehen sind.

Diese fehlende Kontrolle der Kapitalausgaben geht einher mit der relativ geringen Kontrolle der laufenden Ausgaben. Bis Anfang der 70er Jahre wurde das NHS-Budget für laufende Ausgaben auf der Basis folgender Kriterien zugewiesen: Vorjahresbedarf *plus* Inflationszuschlag *plus* kleiner Wachstumszuschlag *plus* Rückstellung zur Bekämpfung von Mißständen, die von den Medien hochgespielt werden (gewöhnlich auf dem Sektor der Psychiatrie). Während der 70er Jahre wurden explizite Allokationsformeln für jedes Landesteil des Vereinigten Königreichs aufgestellt [12, 38]. Das Ziel war, die finanzielle Angebotskapazität an Gesundheitsversorgung durch Zuteilung von Geldern abhängig vom Bedarf zu egalisieren, wobei die Einwohnerzahl nach standardisierten Sterblichkeitsziffern gewichtet war. Solange der NHS positive Wachstumsraten der Gesamtressourcen hatte, war die territoriale Umverteilung ohne große Probleme möglich. Mit einer Verknappung der Mittel stößt dieser erste Versuch einer systematischen Egalisierung immer mehr auf Kritik, wenn erhebliche geographische Unterschiede in der finanziellen Kapazität bleiben.

Versuche, den auch noch so eng definierten Bedarf durch Verlagerung der Ressourcen aus der akuten Versorgung in die Betreuung der Alten, der Geisteskranken, der körperlich und der geistig Behinderten und der chronisch Kranken zu decken, haben sich als schwer durchführbar erwiesen [11]. Obwohl diese „Prioritätenpolitik“ regelmäßig und immer wieder gefordert wurde, reagierte das System kaum auf die moralischen Appelle des Gesundheitsministeriums. Der ministerielle Einfluß wird durch die relative Autonomie der Regionen und die beiläufige Art, in der die Regionen die Distrikte bis in die letzten Jahre hinein überwacht haben, nicht gerade gestärkt.

Die Initiative des Gesundheitsministeriums von 1982, Leistungsindikatoren einzuführen und von jeder Region eine jährliche Bilanz zu verlangen, ist neu und naiv, so begrüßenswert die Absicht ist. Das Ministerium möchte wissen, ob „Wert für Geld“ geliefert wird und ob Prioritätskriterien beachtet werden, aber dies läßt sich wegen der Unwissenheit auf der Seite des NHS und wegen seiner mangelnden Bereitschaft zur Überwachung und Bewertung seiner Aktivitäten nicht exakt ermitteln. Es besteht die Gefahr, daß eine lobenswerte Initiative im Sande verläuft, weil man die Aufgabe zu leicht eingeschätzt hatte und sich die erhofften Ergebnisse nicht sofort einstellen.

So ist das Paradoxe an der kollektivistischen Alternative in Form des NHS, daß das öffentliche Eigentum der Produktionsmittel und die öffentliche Finanzierung nicht die kollektiven Ziele erreichen ließ. Der Black Report [14] und die Arbeit von Le Grand [31] haben aufgezeigt, daß erhebliche Ungleichheiten auch noch fast 35 Jahre nach Schaffung des NHS bestehen. Planung, Überwachung und Bewertung sind im NHS kaum versucht worden. Die Sozialisierung des Gesundheitssystems hat das kollektive Nirwana kaum näher gebracht und der NHS hat genauso wenig wie alle anderen Gesundheitssysteme die Probleme der Effizienz oder der Gleichheit gelöst.

Kollektive Allokation und Anreize

Das Scheitern oder Fehlen einer zentralen Planung von oben nach unten wird ergänzt durch die fehlende Bereitschaft, Anreize von unten nach oben durch das Eingeständnis zu schaffen, daß die Entscheidungsträger auf Anreize reagieren und daß man entsprechende Anreizsysteme entwerfen und bewerten muß.

Die Wirkung des NHS auf die Motivation der Erbringer und Verbraucher von Gesundheitsleistungen ist der von privaten Versicherungssystemen sehr ähnlich. An dem Punkt, an dem der Patient die Gesundheitsversorgung in Anspruch nimmt, ist der Preis gleich Null (abgesehen von den wenigen Positionen, wie Rezepten, Zahnbehandlung, Brillen und einigen Hilfsmitteln, für die Gebühren verlangt werden): er hat keinen Anreiz, sparsam zu sein. Der hauptsächliche Entscheidungsträger auf der Angebotsseite, der Arzt, hat ebenfalls keinen Anreiz, sparsam zu sein, zumal er keine Vorstellung von den Kosten seiner Entscheidungen hat. So haben auf der Nachfrageseite der Patient und sozusagen dessen Agent, der Arzt, keinerlei Anreiz, bei ihren Entscheidungen an die Kosten zu denken und mit den knappen Ressourcen der Gesellschaft gewissenhaft umzugehen.

Tatsächlich sind die Anreize nicht nur unzureichend, sie sind wie im Versicherungssystem sogar kontraproduktiv. Das Entlohnungssystem für Ärzte kann zu ineffizientem Verhalten führen. Eine Pro-Kopf-Vergütung für den Allgemeinarzt kann z. B. zum Zeitsparen verführen, denn wenn er sein Einkommen schon nicht steigern kann, dann vielleicht seine Freizeit. Daß Allgemeinärzte für eine Konsultation durchschnittlich nur 5 Minuten aufwenden, kann zumindest teilweise auf dieses Vergütungssystem zurückzuführen sein. In ähnlicher Weise bekommen die Krankenhausärzte ein festes Gehalt. Das bedeutet, daß ihr Einkommen nicht von ihrem Arbeitseinsatz abhängig ist, und, wenn sie gern am Arbeitsplatz „leise treten", um vielleicht ihren Forschungsinteressen nachzugehen oder privat zu praktizieren, können sie Mehreinstellungen erzwingen, besonders von jungen Ärzten, die ihnen die Privatpatienten nicht streitig machen und die NHS-Aufgaben für sie erledigen.

Diese Folgen hatte man vorausgesagt, und die Realität scheint die Befürchtungen zu bestätigen. Es ist klar, daß sich jedes Entlohnungssystem, sei es mittels eines festen Gehalts, einer Gebührenordnung je Leistungsposition oder einer Pro-Kopf-Vergütung, auf das Verhalten auswirkt. Diese Auswirkungen müssen ständig bewertet werden, so daß die Systeme in Einklang mit den politischen Zielen „gestimmt" werden können: Wir müssen den „Bläser" angemessen bezahlen, wenn wir den erwünschten Klang haben wollen!

Mögliche Reformen

Bei der Reform des kollektiven Allokationssystem für die Gesundheitsversorgung geht es nicht um die Änderung institutioneller Strukturen (z. B. um eine Umorganisation des NHS), wie die Politiker üblicherweise meinen. Damit würde die äußere Fassade des NHS-Ladens geändert werden, aber nicht das Verhalten im Inneren. Derzeit hat der NHS zu wenig Management (d. h. er wird nicht angemessen geführt und kontrolliert), und, wo Ansätze vorhanden sind, fehlt es an Ausbildung und Information.

Im NHS gibt es keine Daten über die Kostensparten; es gibt keine Bewertung des Verfahrens oder des eventuellen Outputs der Versorgung; und die Idee einer Qualitätsbewertung gilt geradezu als revolutionär. Für einen Kaufmann sind solche Informationen wesentlich, damit er die Ressourcen effizient einsetzen kann. Man stelle sich einen Ölkonzern vor, der Kosten und Qualität des zu verkaufenden Öls und Benzins nicht kennt! So etwas ist unwahrscheinlich auf dem Ölmarkt, aber üblich in der Gesundheitsbranche der meisten Länder einschließlich Großbritanniens.

Wenn ein kollektives System effizent sein und seine Zielvorstellungen verwirklichen will, ist die Mindestvoraussetzung, daß es Daten über Kosten, Quantität und Qualität sammelt, verarbeitet und bewertet. Diese Daten müssen detailliert sein, so daß sich feststellen läßt, welche Beteiligten bei geringsten Kosten quantitäts- und qualitätsmaximierend wirken und welche Ärzte die Ressourcen nicht effizient verbrauchen. Die Kosten für das Sammeln und Verarbeiten dieser Daten dürften beträchtlich sein, aber Effizienz hat eben auch ihren Preis. Anhand dieser Daten können alle Beteiligten, die Ärzte, Pflegekräfte, Physiotherapeuten und andere, explizite Normen für die Berufsausübung aufstellen. Aufgrund dieser Normen können kollegiale Überwachungs- und Prüfungssysteme entwickelt werden, die die Einhaltung der Standesnormen in der täglichen Praxis sicherstellen.

Das Problem bei der Festlegung von Normen ist immer, daß sie einen zu starren Rahmen festschreiben. Deshalb müssen sie ständig auf dem laufenden gehalten werden. Ein anderes Problem ist, daß als „Abweicher" identifizierte Beteiligte womöglich nicht bereit sind, ihr Verhalten zu ändern. Dieser Effekt muß noch näher erforscht werden, aber sollte er ein größeres Problem sein, dann müßte eine Bestrafungs- bzw. Belohnungsmethode ersonnen werden, die die Entscheidungsträger zu effizientem Verhalten konditioniert. Die naheliegendste, aber strittige Methode wäre, den Entscheidungsträgern selbst das Budget in die Hand zu geben.

Zum Beispiel ist die Einführung von Strukturen der Health Maintenance Organizations (HMO) innerhalb des NHS vorgeschlagen worden [17, 36]. US-amerikanischen Veröffentlichungen zufolge sind diese Einrichtungen bis zu 40% billiger als ihre Konkurrenz [33, 34], obwohl dieser relative Vorsprung schrumpfen dürfte, je mehr andere Käufer von Gesundheitsleistungen – im Wettbewerb mit HMOs – die Kosten herunterdrücken.

Das NHS-HMO-System könnte so aussehen, daß der Patient von Jahr zu Jahr die Wahl hat zwischen konkurrierenden HMO-Firmen mit allgemeinmedizinischem Angebot in der Primärversorgung. Für jeden eingeschriebenen potentiellen Patienten bekäme die Erbringerfirma vom Staat einen Betrag von, sagen wir, £ 200 pro Jahr. Somit würde das Einkommen des HMO-Primärversorgers von seiner Attraktivität für Patienten abhängen und seine Kosten von seiner Fähigkeit, die Aufwendungen für die Praxisführung und für die Krankenhaus- und sonstige Betreuung zu steuern. Er würde natürlich mit dem preiswertesten öffentlichen oder privaten Krankenhaus Verträge schließen.

Man behauptet, daß die durch die HMOs erzielten Einsparungen sich aus geänderten Anreizen ergeben. Die Leistungserbringer haben einen Anreiz zur Kostenminimierung, weil der Überschuß der Einnahmen (Beiträge) über die Ausgaben nach Belieben verwendet werden kann, sei es zur Steigerung des Einkommens oder zum Ausbau der HMO. Dieser monetäre Anreiz sorgt für umsichtiges Ressourcen-Management und streng effizienzbewußte klinische Praxis. Außerdem investieren solche Organisationen womöglich in dem Bestreben, die Kosten zu minimieren, auch in Reihenuntersuchungen und überhaupt in die Gesundheitsvorsorge.

Die mit den HMOs verbundenen Probleme werden in der Literatur ausführlich diskutiert. Mindert der Drang nach Kostensenkung die Qualität der Versorgung und führt er zu sorgfältiger Auswahl möglichst gesunder Patienten bei der jährlichen Einschreibung? Nach den Erfahrungen zu schließen, ist dies zu verneinen. Eine Kostensenkung durch Qualitätsminderung würde ja die Zahl der sich jährlich wieder eintragenden Patienten drücken und damit die Einnahmen schmälern, so daß die Ressourcen-Manager sehr vorsichtig im Abwägen der Kosten, der Tätigkeiten und der Ergebnisse sein müssen.

Das HMO-System ist von Enthoven [16] in seinem Plan für das Gesundheitswesen der USA sehr empfohlen worden. Neuerdings haben er und andere [36] propagiert, das HMO-Modell innerhalb eines staatlich finanzierten Gesundheitswesens auszuprobieren. Gedacht ist an eine Struktur, in der die Gesundheitsversorgung zwar öffentlich finanziert, aber über private und öffentliche HMOs und private und öffentliche Krankenhäuser erbracht wird. Das genaue öffentlich-private Mischungsverhältnis würde sich proportional zur Effizienz der beiden Erbringer einspielen: der private Sektor könnte nur expandieren, wenn er QALYs billiger als die öffentlichen Einrichtungen erbringt. Ob eine solch radikale Strukturänderung des NHS sicherstellen würde, daß seine Ziele effizienter erreicht werden, können nur praktische Erfahrungen erweisen.

Zusammenfassend läßt sich sagen, daß die in Großbritannien und andernorts praktizierte kollektivistische Alternative alles andere als perfekt ist – sowohl in der Effizienz ihres Ressourceneinsatzes als auch in der Erreichung ihres Verteilungsziels. Es sind nur wenige Maßnahmen zur besseren Steuerung ergriffen worden und das auch erst neuerdings, nachdem man die Mängel wiederentdeckt hatte, zu deren Behebung der NHS ursprünglich eingeführt worden war. Es fällt derzeit bestehenden kollektivistischen Gesundheitssystemen schwer, Methoden zur Analyse der Effizienz zu entwickeln, schon weil die Verteilungsziele nicht wirksam verfolgt worden sind. Wie diese Mängel zu beheben sind, ist schwer zu sagen, und experimentierfreudig ist man offenbar nicht. Solange in Großbritannien keine Modellversuche durchgeführt und ausgewertet werden, wird der NHS die Ressourcen weiterhin in ineffizienter Weise verwenden und seine Verteilungsziele nicht erreichen. Theorie und Praxis klaffen im kollektivistischen wie im marktwirtschaftlichen System zu weit auseinander.

Zusammenfassung

Die Behauptung, das marktwirtschaftliche System sei effizienter als der NHS, ist so einfach nicht zu belegen und führt nicht weiter. Sowohl der Markt wie auch der NHS haben schwere Mängel, und die Ziele, Freiheit der Liberalen einerseits und Gleichheit der Kollektivisten andererseits, werden von ähnlichen Kräften verstellt: Monopolmacht, Fehlen einer Kosten-Nutzen-Bewertung und kontraproduktive Anreize für die Anbieter und Nachfrager. Der NHS läßt sich nicht im Licht von Marktzielen und der Markt nicht im Licht von kollektiven Zielen richtig beurteilen. Man muß eben die charakteristischen Merkmale beider Alternativen sowohl hinsichtlich der Ziele als auch der Methoden kennen und beachten.

Es ist zu bezweifeln, ob der Markt die Ziele seiner liberalen Architekten überhaupt erreichen kann. Die Macht der Monopolinteressen und die Einkommensverluste, die diese bei echtem Wettbewerb erleiden würden, machen es wahrscheinlich, daß jeder freie Gesundheitsmarkt am Ende von Monopolen dominiert wird. Solche Machtkonzentrationen behindern die Freiheit genauso wie ein großer öffentlicher Einfluß, und wahrscheinlich müßte der Staat zum Schutz der Freiheit die Monopole eindämmen und den Wettbewerb durch aktives Eingreifen aufrechterhalten. Ob der Staat dazu in der Lage ist, wenn ein Vorgehen gegen die Monople die Regierung Stimmen kostet, darüber läßt sich streiten.

Es ist unwahrscheinlich, daß ein Markt, wie im liberalen Paradigma konzipiert, kollektivistische Ziele erreichen kann. Obwohl Ökonomen früher [28] geglaubt haben, daß man nur Ziele zu setzen, Preise anzupassen und den Markt in Gang zu setzen braucht, hat es sich erwiesen, daß diese wirtschaftliche Theorie des „Sozialismus" in der Praxis nicht funktioniert.

Das sozialistische Modell wiederum ist mit Schwierigkeiten beladen, die aus dem gleichen Problem herrühren wie in der Marktwirtschaft: die Monopolmacht der Produzentengruppen ist ein großes Hindernis für jede Änderung. Die Herauslösung des Gesundheitswesens aus dem privaten Markt beseitigt nicht die Probleme der Ineffizienz und der Ungleichheit. Eine aktive Intervention durch Planung und die Schaffung neuer Anreizstrukturen in Übereinstimmung mit den politischen Zielen ist notwendig. Jedoch wurden im NHS diese Forderungen bis vor kurzem ignoriert und selbst jetzt sind nur schwache Ansätze zu bemerken.

Die Definition einer effizienten Politik, sei es im Sinne der Marktlösung oder im Sinne des NHS, setzt die Definition von Zielen voraus. Wenn die sozialen Ziele von der kollektiven Aktion weg neu definiert werden, wirft das neue öffentlich-private Mischungsverhältnis neue Steuerungsprobleme für den Staat und für private Institutionen auf. Bleiben die Ziele unverändert, bedarf das derzeitige öffentlich-private Mischsystem einer wirksamen Steuerung im Sinne einer besseren Leistung seiner beiden Komponenten. Wahrscheinlich sind die ökonomischen Probleme des Gesundheitswesens unlösbar, ob öffentlich oder privat organisiert. Wie auch immer die Konzeption ausfällt und die politischen Ziele definiert werden, eine Steuerung, d.h. die Intervention seitens öffentlicher und privater Interessen zur Festlegung des Preises, der Menge und der Qualität der Gesundheitsversorgung, läßt sich nicht umgehen.

Literatur

1. Aaron H, Schwartz WBG (1984) The painful prescription: rationing hospital care. Brookings, Washington

2. Abel-Smith B (1984) Cost contamination health care. Bedford Square Press, London
3. Abel-Smith B, Maynard A (1979) The organisation, financing and cost of health care in the European community. Commission of the European Communities, Brussels (Social policy series, no 36)
4. Arrow K (1963) Uncertainty and the welfare economics of medical care. Am Econ Rev (December)
5. Brittan L (1982) Health service pressure point. Guardian (11 May, p 20)
6. Bunker JP (1970) A comparison of operations and surgeons in the United States and in England and Wales. N Engl J Med 136 (15 January)
7. Bunker JP, Barnes BA, Mosteller F (1977) The cost, benefits and risks of surgery. Oxford University Press, New York
8. Cairns J, Snell M (1978) Prices and the demand for health care. In: Culyer AJ, Wright KG (eds) Economic aspects of health services. Robertson
9. Cochrane AL (1972) Efficiency and effectiveness: random reflections on health services. Nuffield Provincial Hospitals Trust, Nuffield
10. Culyer AJ, Maynard A, Williams A (1981) Alternative systems of health care provision: An essay on motes and beams. In: Olson M (ed) a new approach to the economics of medical care. American Enterprise Institute, Washington, DC
11. Department of Health and Social Security (1976) Priorities for health and personal social services in England: a consultative document. HMSO, London
12. Department of Health and Social Security (1976 b) Sharing resources for health in England: report of the resource allocation working party. HMSO, London
13. Department of Health (New Zealand) (1980) Funding for health: an allocation formula. Wellington (Special report, no 58)
14. Department of Health and Social Security (1980) Unequalities in health: a report of a research working group (The Black Report). HMSO, London
15. Donabedian A (1971) Social responsibility for personal health services: an examination of basic values. Inquiry 8/2:3–19
16. Enthoven AC (1980) Health plan. Adison Wesley, London
17. Enthoven AC (1985) Reflections on the management of the national health service. Nuffield Provincial Hospitals Trust. Nuffield (Occasional paper, no 5)
18. Financial Times (1982) Some hospitals to be ruled out for BUPA cover by R. Snoddy (12 May; p 7)
19. Frech HE (1974) Occupational licensure and health care productivity: The issues and the literature. In: Rafferty J (ed) Health manpower and productivity. Lexington Books, Lexington, MA
20. Friedman M (1962) Capitalism and freedom. Univ of Chicago Press, Chicago
21. Fuchs V (1978) The supply of surgeons and the demand for operatives. J Hum Resources 8 [Suppl]:35–36
22. Goodman J (1980) National health care in Great Britain: lessons for the USA. The Fisher Institute, Dallas, TX
23. Green D (1985) Which doctor? Institute of Economic Affairs, London
24. Grossman M (1972) The demand for health: A theoretical and empirical investigation. National Bureau of Economic Research, New York
25. Howe G (1981) Health and the economy, speech to the Royal Society of Health (mimeo)
26. Jamieson Report (1980) Report of the Commission of Inquiry into the Efficiency and Administration of Hospitals, 3 vols. London
27. Jones IM (1970) Health services financing. British Medical Association, London
28. Lange O, Taylor FM (1983) An economic theory of socialism. University of Minnesota Press
29. Lees D (1965) Health through choice. In: Freedom or free for all? Institute of Economic Affairs, London
30. Leffler KB (1978) Physician licensure: competition and monopoly in American medicine. J Law Econ 21/1:165–186
31. LeGrand J (1982) Strategy for equality. Allen & Unwin, London

32. Lindsay CM (1980) National health issues: the British experience. Hoffman La Roche, New York
33. Luft HS (1981) Health maintenance organizations: dimensions of performance. Wiley, New York
34. Manning WG, Leibowitz A, Goldberg GA, Rogers WH, Newhouse JP (1984) A controlled trial of the effect of prepaid group practice on the use of services. N Engl J Med 310/23:1505–1510
35. Maynard A (1979) Pricing, insurance and the NHS. J Soc Policy
36. Maynard A (1985) Policy choices in health. In: Berthoud R (ed) Challenges to social policy. Gower, London
37. Maynard A, Ludbrook A (1980) Budget allocation in the National Health Service. J Soc Policy (July)
38. Maynard A, Ludbrokk A (1980) What's wrong with the NHS? Llodys Bank Rev (October)
39. McKeown T (1977) The modern rise of population. Arnold, London
40. McKeown T (1979) The role of medicine, 2nd edn. Blackwell, Oxford
41. Muurinen JM (1982) Demand for health: a generalised Grossman model. J Health Econ 1/1
42. Newhouse JE et al. (1981) Some interim results from a controlled trial of cost sharing in health insurance. Rand Corporation (Health Insurance Experiment Series, R-2847-M.MS)
43. Organisation for Economic Co-operation and Development (1977) Public expenditure on health. Paris
44. Schweitzer SO (ed (1978) Policies for the containment of health care costs and expenditures. US Department of Health, Education and Welfare, Government Printing Office, Washington
45. Seldon A (1977) Charge. Smith, London
46. Seldon A (ed) (1980) The Litmus papers: a national health dis-service. Center for Policy Studies, London
47. Smith A (1976) An inquiry into the nature and causes of the wealth of nations. Everyman Editors, London
48. Tullock G (1976) The vote motive. Institute of Economic Affairs, London
49. United States Department of Health and Human Services (1981) Physician induced demand for surgical operation. Health Care Financing Administration, Washington, DC
50. Williams A (1978) Need: An economic exegesis. In: Culyer AJ, Wright KG (eds) Economic aspects of health services. Robertson
51. Williams A (1985) The economics of coronary artery by-pass grafting. Br Med J 291:326–329

Sozialismus, soziale Marktwirtschaft und Kostendämpfung im französischen Gesundheitswesen

J. François Lacronique

Einführung

Im Mai 1981 waren 25 Jahre gaullistischer Politik zu Ende nach einer Präsidentschaftswahl, die dem sozialistischen Kandidaten, François Mitterrand, eine knappe, aber entscheidende Mehrheit brachte. Das Parlament wurde aufgelöst und eine neue Kammer gewählt, wobei die Sozialistische Partei die absolute Mehrheit errang und damit die Chance zur Durchsetzung einer wirklichen Wende in der französischen Politik bekam.

Während seiner Wahlkampagne hatte Mitterrand 110 „Resolutionen" verkündet, die ein volles politisches Programm bildeten. 10 davon betrafen das Gesundheitswesen und waren die Antwort auf mehrere Fragen, die zu Kontroversen geführt hatten, speziell die Koppelung der Wachstumsrate der Gesundheitskosten mit der des Bruttosozialprodukts, die von der Regierung 1979 verfügt worden war.

Diesen Vorschlägen lag die Leitidee zugrunde, daß die Wirtschaft eher durch Konsumanreiz als durch irgendwelche Rationierungsmechanismen saniert werden könnte. Die Linke konnte so eine Politik betreiben, die die allgemein verbreitete Vorstellung von der Unvermeidbarkeit einer Kostenbeschränkung in einem Industrieland von Grund auf änderte.

In diesem Beitrag möchte ich versuchen, die Ausgangsbasis für diese Politik und ihre Entwicklung in den 5 Jahren sozialistischer Erfahrungen in Frankreich zu erläutern.

Der mißlungene Versuch, ein einheitliches nationales Krankenversicherungssystem zu schaffen

Am Ende des 2. Weltkriegs richtete Frankreich ein System sozialer Sicherheit ein, das teilweise von dem Volksfrontexperiment in der Ära Léon Blum aus dem Jahre 1936 inspiriert und teilweise aus dem Beveridge-Plan des National Health Service abgeleitet war, das zu jener Zeit in Großbritannien verwirklicht wurde [10]. Das Modell sollte von seinem Ansatz her ein generelles, nationales und allumfassendes System sein, das die private ärztliche Praxis und die nationale Krankenversicherung unter einen Hut bringen könnte [13, 16].

Dieses Prinzip ist gewahrt worden. Die Struktur des Versicherungsschutzes ist für ungefähr 98% der Bevölkerung gleich, d. h. für alle, die eine definierte Rolle in der Gesellschaft haben, einschließlich der Geistlichen, Künstler und sogar Prostituierten. Es gibt aber noch mehrere „Programme" für verschiedene Berufszwei-

Ethik und öffentliches Gesundheitswesen
Hrsg.: H.-M. Sass

ge (z. B. Electricité de France, Eisenbahner, Beamte) mit gewissen Sonderprivilegien.

Aber vereinheitlicht wurde das System bislang nicht. Es bleibt unterteilt in ein „régime général", das 75% der Bevölkerung umfaßt (Lohn- und Gehaltsempfänger) und mehrere kleinere „régimes" für verschiedene Berufszweige (z. B. Landwirte, Händler usw; [9]).

Die Versicherungsstruktur ist einfach. Der Patient zahlt direkt an den Erbringer der Gesundheitsleistung, erhält aber seine Ausgaben erstattet [18]. Die Rückerstattung ist nicht 100%ig: es ist eine Selbstbeteiligung vorgesehen, die man von einer privaten Versicherung, „Mutuelle" genannt, abdecken lassen kann, der aber nur 20% der Bevölkerung angehören. Die Höhe der Selbstbeteiligung variiert stark nach Art der Leistung, nach der in Anspruch genommenen Institution und der Höhe des zu zahlenden Betrags. Ein anderes Charakteristikum des französischen Gesundheitswesens ist der *Pluralismus*. Der Patient hat freie Wahl unter den Ärzten und Institutionen und jeder hat gleichen Zugang zu jedem angebotenen Dienst der Gesundheitsversorgung unter vergleichbaren Umständen. Die Hauptdeterminante für die Wahl ist somit nicht der Preis der Leistung, sondern die Reputation des Anbieters und der Institution hinsichtlich der Qualität ihrer Leistung [4, 8].

Dieses System wird von der französischen Bevölkerung gewiß hoch geschätzt, da Wahlfreiheit und Gleichheitsprinzip gewahrt sind [16]. Aber es ist auch ein relativ teures System: 1984 betrugen die Gesundheitsausgaben etwa 8,5% des Bruttosozialprodukts und die Verwaltungskosten belaufen sich auf ungefähr 10% des Gesamtbetrags [17].

Die erklärte Hauptabsicht der Sozialisten war die Vereinfachung des Systems durch Vereinheitlichung, also Auflösung der zahlreichen kleineren „régimes". In Wirklichkeit ist dieses Ziel nicht in Angriff genommen worden, da die Privilegien einer Reihe von sozialen Gruppen angetastet worden wären. Im November 1985, anläßlich des 50jährigen Jubiläums der Sécurité sociale, erklärte der Präsident, daß es keine Strukturänderung geben werde. Diese Erklärung setzte den Schlußstrich unter mehrere Vorschläge von verschiedensten Seiten, die – vorwiegend in Anlehnung an die amerikanischen Erfahrungen mit Health Maintenance Organizations – einen Wettbewerb zwischen verschiedenen Versicherungstypen in Gang setzen wollten.

Die teils private, teils öffentliche Finanzierung der Gesundheitsaufwendungen

Die französische Sécurité sociale ist somit eine private Institution, die eine öffentliche Dienstleistung erbringt. Die Gelder werden direkt durch Lohn- bzw. Gehaltsabzug von allen Arbeitnehmern nach einem komplizierten Schlüssel einbehalten, der im Verlauf der letzten zehn Jahre öfters im Sinne der erwünschten Umverteilung geändert worden ist: Die Empfänger höherer Einkommen zahlen mehr für den gleichen Versicherungsschutz wie die Empfänger niedrigerer Einkommen. Die für die Sécurité sociale eingezogenen Mittel werden verschiedenen Spezialfonds zugewiesen: der wichtigste ist der Krankheitsfonds, der im Prinzip völlig unabhängig vom Staatshaushalt ist. Allerdings wird die traditionelle Lücke, die zwischen den Fondsmitteln und den tatsächlichen Ausgaben klafft, aus der Staatskasse gestopft. Die Sozialisten haben dieses System oft mit dem Argument kritisiert, es beute die Erwerbstätigen aus und müßte im Prinzip andere Finanzquellen in Anspruch nehmen. Ihre Strategie war, einen Teil des Gesundheitsfonds zu „fiskalisieren“, was dem Staat erlauben würde, aus allen Staatseinnahmen Mittel abzuzweigen, einschließlich der Investitionsgewinne und der Alkohol- und Tabaksteuer.

Ein Jahr nach Einführung dieser Steuern wurde Frankreich vom Europäischen Gerichtshof zu ihrer Aufhebung und zur Zahlung einer Buße verurteilt, da diese Steuern die Einfuhr ausländischer Produkte behindert und in keiner Weise die Produktion von französischem Wein und Tabak eingeschränkt haben.

Der Plan, ein „Gesundheitsbudget“ als Teil des Staatshaushalts zu schaffen, wurde in den ersten beiden Jahren der sozialistischen Regierung in Erwägung gezogen. Eine „außergewöhnliche Sozialabgabe von 1%“ wurde allen Steuerzahlern 1983 auferlegt, dann aber wieder fallengelassen.

1984 kam eine neue, auf Steuersenkung bedachte Einstellung zum Zuge, und in der Lastenverteilung ist z. Z. keine wirkliche Änderung in Sicht. Dank massiver und erfolgreicher Bemühungen, die Wachstumsrate der Gesundheitsausgaben zu senken, wiesen 1984 und 1985 die Budgets für die Sécurité sociale erstmalig seit 25 Jahren kein Defizit auf. Dieses wenig beachtete Ergebnis, das im „sozialistischen Programm“ vor 1981 gar nicht angekündigt war, wird sicher in der Zukunft als die positivste Reform im Sinne allgemeiner Wirtschaftspolitik gefeiert werden [11, 12].

Abschaffung der Symbole des Konservativismus

Bei Einführung der Sécurité sociale wurde die Idee, daß sich der Verbraucher immer seiner Gesundheitsausgaben bewußt sein sollte, in die Verfahrensregeln des Systems eingebaut. Nach diesem Prinzip darf kein Versicherungssystem den Rechnungsbetrag zu 100% decken und muß ein bescheidener Selbstbehalt jeweils von jedem einzelnen getragen werden. Dieses Prinzip, genannt „ticket moderateur“ – da es eine Senkung der Inanspruchnahme zum Zweck hatte –, wurde bis 1980 in der Praxis nicht angewandt. Zu diesem Zeitpunkt aber wurde ein von der letzten gaullistischen Regierung aufgestelltes Programm zur Senkung der Gesundheitskosten wieder aktualisiert und dieses alte und praktisch vergessene Prinzip sofort in Kraft gesetzt.

Diese einfache Maßnahme hatte unvorhersehbare Konsequenzen. Die privaten Versicherer, die sehr geringe Prämien verlangen, glaubten, sie seien aus dem Geschäft, wenn sie nicht mehr die gesamte Abdeckung des Selbstbehalts anbieten können [10].

Vor 1980 haben die *Mutuelles* nur Dienste am Rande erbracht und hatten relativ bescheidenen öffentlichen Einfluß. Es gab sie aber schon vor der Sécurité sociale und daher galten sie als historisch gewachsene Einrichtungen. Der bloße Versuch, ihre Rolle zu beschneiden, hatte eine ungeahnte Solidarisierung und

Empörung ihrer Mitglieder zur Folge, und der Präsident der Republik erhielt Millionen von Protestbriefen gegen diesen „Anschlag". Die Regierung machte schnell einen Rückzieher und versuchte nie wieder, das „ticket moderateur d'ordre public" (T.M.O.P.) einzuführen. Aber dieser einfache Vorgang hatte eindeutig einen negativen Einfluß auf die folgende Präsidentschaftswahl. Das T.O.M.P. war eines der Symbole des Konservativismus, das laut Wahlpropaganda der Linken im Falle eines Sieges abgeschafft würde. Natürlich war die Abschaffung des T.M.O.P. leicht zu propagieren und sie erneuerte den Mutualismus, der heute als eine respektable politische Kraft erachtet wird.

Andere Symbole des Konservativismus waren nicht so leicht aus der Welt zu schaffen. Das wichtigste Beispiel ist die Achtung vor dem „Ordre des médecins". Diese Institution ist ein Gremium von ärztlichen Standesvertretern, dem alle ethischen und berufsgerichtlichen Aspekte der medizinischen Versorgung vorgelegt werden. Es wurde während des 2. Weltkriegs von der mit der deutschen Besatzung kollaborierenden Regierung eingerichtet, und die Linke meinte, es diene nur einer ständischen Ideologie [3]. In der Vergangenheit vertrat der „Ordre des médecins" den konservativen Standpunkt in der Diskussion um das Gesetz von 1975, das unter einer gaullistischen Regierung die Schwangerschaftsunterbrechung in Frankreich möglich machte; damals unterstützten die Sozialisten die Regierung gegen eine Mehrheit in ihren eigenen Reihen.

Eines der erklärten Ziele des sozialistischen Präsidentschaftskandidaten war die Auflösung des „Ordre", ohne Alternative, da die bloße Vorstellung einer Standesvertretung mit Richtlinien- und Rechtssprechungskompetenz unannehmbar erschien. Als die Sozialisten an die Macht kamen, dachte jeder, einschließlich des Leiters der Institution, daß die Tage des „Ordre des médecins" gezählt seien. Aber es gab keinen Versuch, ihn aufzulösen, da keiner einen Streit über eine Sache riskieren wollte, die in Wirklichkeit gar nicht wesentlich war. Während der 5 Jahre unter sozialistischer Regierung bestand der „Ordre des médecins" weiter, und es gibt keine Anzeichen dafür, daß sein Fortbestehen in Frage gestellt ist.

Ein letztes Symbol des Konservativismus findet sich in den Überresten des privaten Sektors in öffentlichen Krankenanstalten. Seit 1965 hatten voll angestellte Ärzte in öffentlichen Hospitälern das Recht zu einer beschränkten privaten Praxis auf ihren Spezialgebieten. Dieses „Recht" wurde von einer kleinen Anzahl von Ärzten weidlich ausgenützt, und es bestand offenkundig Bedarf an gesetzlicher Regelung und Überwachung [3]. Die Regierung (1980) versuchte, ein System zu schaffen, das es erlaubte, durch die Krankenhausverwaltung die Gebühren pro Leistung auf dem privaten Sektor einziehen zu lassen, aber Präsident Giscard d'Estaing verfügte kraft seines Amtes den Aufschub des Inkrafttretens der Bestimmungen.

Unter der sozialistischen Regierung ist dann das Verbot jeglicher privater Praxisausübung in öffentlichen Krankenhäusern gesetzlich verankert worden, aber das Gesetz soll erst 1987 in Kraft treten, so daß einer neuen Regierung Zeit bleibt, es wieder aufzuheben. Die politische Rechte hat immer ihre totale Opposition gegen jegliche Unterdrückung des privaten Sektors in öffentlichen Krankenanstalten zum Ausdruck gebracht, und es besteht eine gute Chance, daß seine Wiederaufrichtung eine der ersten Maßnahmen einer rechtsgerichteten Regierung im Falle eines Regierungswechsels sein wird.

Die Ideologie des „kommunalen Gesundheitsdienstes"

Die Einrichtung „kommunaler Gesundheitszentren" ist eines der umstrittensten Themen der letzten 5 Jahre. Die Idee stammte von einem Modellversuch der Stadt Grenoble, wo verschiedene von der Stadt angestellte Ärzte Gesundheitsleistungen sowie Erziehungsprogramme in der Gesundheitserhaltung und -vorsorge kostenlos anboten. Finanziell gesehen war nicht auszumachen, ob das Modell akzeptabel ist. Die Mehrzahl der Ärzte der Region kritisierten die zugrundeliegende Ideologie mit dem Argument, daß es unlauterer Wettbewerb zu ungunsten der privaten Praxis bedeute und daß die Qualität der Versorgung praktisch ohne Belang sei.

Die sozialistische Partei forcierte über die ihr angegliederte „Association socialisme et santé ihr Konzept von kommunalen Gesundheitsdiensten, das weitgehend von der Québecer Erfahrung der „Centres locaux de services communautaires (C.L.S.C.) in Kanada inspiriert war.

Die Grundidee war, kommunale Gesundheitszentren einzurichten, wo Dienstleistungen aller Art zusammengefaßt sind – einschließlich Sozialarbeiter, Zahnärzte, Pflegepersonal und Psychologen – und die finanziert werden durch Verträge für „Programme" auf der Grundlage des Prinzips des gemeinschaftlichen Managements nach Zielsetzung. Die Idee war in der Theorie höchst attraktiv und hätte das neue Rückgrat eines kompletten Wandels in der Ideologie des französischen Gesundheitswesens werden können, zumal es auf rein liberalen Grundsätzen basierte [5].

Im 1. Jahr der sozialistischen Regierung wurden ein oder zwei „Gesundheitszentren" geschaffen, die sehr erbitterte lokale und nationale Kontroversen hervorriefen. So wurde der Plan, die Modellversuche auszuweiten, Jahr um Jahr verschoben mit der Begründung, sie seien zu wichtig, um sofort durchgedrückt zu werden. In offiziellen Reden sprachen verschiedene Minister über „Versuche", die noch nicht abgeschlossen seien und sorgfältig ausgewertet werden sollten [15]. Doch ist jedermann davon überzeugt, daß es keinen weiteren Versuch mehr geben wird, kommunale Gesundheitszentren einzurichten.

Es besteht in Frankreich kein Bedarf an der Schaffung neuer Gesundheitseinrichtungen, da das System eher unter übermäßiger Entwicklung als unter Unterentwicklung leidet: Es gibt zu viele Ärzte und zu viele Krankenhausbetten. Was notwendig wäre, ist eine Umverteilung der Ressourcen, nicht eine Neuschaffung von Institutionen. Außerdem ist das Image der öffentlichen Institutionen im Bewußtsein der allgemeinen Öffentlichkeit gesunken, wie in den meisten westlichen Ländern, und die französische Regierung würde es nicht wagen, eine unpopuläre Reform vorzuschlagen, die sicher nur sehr geringfügige Vorteile brächte. Es besteht wenig Wahrscheinlichkeit, daß es auch nur ein kommunales Gesundheitszentrum mehr in absehbarer Zukunft geben wird.

Die Ambition einer ganzheitlichen Gesundheitsreform

Um zu verstehen, was in den ersten beiden Jahren unter sozialistischer Regierung vor sich ging, muß man wissen, daß der Gesundheitsminister, Jacques Ralite, ein

Kommunist war, einer der 4 kommunistischen Minister im Kabinett. Ralite reiste in ganz Frankreich herum, hielt Reden über alle Gesundheitsthemen und ließ erkennen, daß er ein sehr aktiver und kühner Gesundheitsminister werden würde. Die ersten 6 Monate verliefen ohne Schwierigkeiten, und Ralite war offensichtlich ziemlich populär, bis er eine sehr ehrgeizige Reform vorschlug, die den ganzen Gesundheitssektor drastisch verändert hätte, einschließlich der medizinischen Forschung, der Medizintechnik- und Pharmaindustrie, der Psychiatrie und der ärztlichen Ausbildung.

a) Die Reform der ärztlichen Ausbildung

In den letzten 10 Jahren war die französische Regierung gehalten, die ärztliche Ausbildung zu reformieren, um sie mit anderen europäischen Ausbildungssystemen vergleichbar zu machen. Die Römischen Verträge besagen, daß innerhalb der EG-Länder Niederlassungsfreiheit besteht und diese Freiheit gilt auch für Ärzte, sofern sie eine vergleichbare Ausbildung haben. Aber das französische System hatte eine Besonderheit, die es mit den anderen unvereinbar machte. In Frankreich gab es 2 Möglichkeiten, Facharzt zu werden:

Erstens konnte man sich in einem „Concours" um eine Stelle in einem öffentlichen Krankenhaus bewerben – zunächst, um ein „Externe", dann um ein „Interne" zu werden. Dieser „Concours" wurde in den größten französischen Städten abgehalten, aber nicht auf nationaler Ebene. Wenn z. B. ein Student in Marseille eine Position bekam, konnte er nicht in eine andere Stadt wechseln, außer wenn er sich nochmals einen „Concours" unterzog. Traditionsgemäß wird dieses von Napoleon Anfang des 19. Jahrhunderts eingeführte System als ausgezeichnet erachtet, und die französische Aristokratie der klinischen Medizin ist fast ausnahmslos durch diese Verfahren ausgelesen.

Der zweite Weg ging über die Universität. In Frankreich kann man einen akademischen Abschluß eher durch theoretische Ausbildung bekommen als durch praktische. Die Selektion ist nicht so streng wie beim Krankenhaus-„Concours", und das Diplom gilt nicht so viel wie das erstere. Traditionsgemäß erhielt in den klinischen Fächern ein „Interne" automatisch die Facharztanerkennung, nachdem er die Zeit absolviert hatte, obwohl er nie ein Examen an der Universität abzulegen hatte.

Dieses Zweiwegesystem ist einmalig in den europäischen Ländern und deshalb war es unmöglich, es irgendeinem anderen europäischen Abschluß gleichwertig oder auch nur vergleichbar zu machen. Eine Reform war notwendig. Das Krankenhauspraktikum und die Universitätskurse mußten zu einem einzigen Ausbildungssystem mit einem Selektionsprozeß zusammengeführt werden, der landesweit anarkennt war, damit ein Austausch zwischen den Städten und Regionen möglich war. Vor dem Regierungswechsel 1981 stand das Projekt, aber es wurde sowohl von den Kommunisten als auch den Sozialisten mit dem Argument kritisiert, daß das neu vorgeschlagene System nicht in ausreichendem Maße für die Aufwertung des Allgemeinarztes sorge.

Nach dem Machtwechsel von 1981 wurde das ganze Paket offizieller Gesetzesvorlagen verworfen und eine neue Reform vorgeschlagen. Aber die beiden Ministerien für Erziehung einerseits und für Gesundheit andererseits machten sich die Kompetenz für die Medizinerausbildung streitig. Sehr rasch ging der höfliche Umgang in offene Feindseligkeit über, und die beiden Kabinettsmitglieder erklärten, daß sie sich nicht über die Grundidee der neuen Reform einigen könnten. Dieser offene Streit führte zu einer Erschütterung des Vertrauens der Studenten, besonders der damaligen „Internes", die auf Anerkennung ihrer privilegierten Stellung bedacht waren. Im Oktober 1983 begann ein Streik, der etwa zwei Monate dauerte und mit dem Rücktritt des kommunistischen Ministers Ralite endete; daraufhin wurde ein „Schlichter" – eine Persönlichkeit, die als über den politischen Parteien stehend galt – ernannt, um den Konflikt beizulegen. Die schließlich angenommene Reform war sogar noch konservativer als das von der vormaligen Regierung überkommene Projekt. Nach dieser ziemlich bitteren Episode bestanden keine Schwierigkeiten mehr, und die neue Ausbildungsreform funktioniert heute ohne größere Probleme.

Erwähnenswert ist, daß aufgrund der Strukturreform der medizinischen Ausbildung die Zahl der Absolventen von ungefähr 10000 im Jahre 1978 auf weniger als 5000 im Jahr 1984 drastisch gesunken ist [14]. So befindet sich die Universität in einer sehr unstabilen Lage. Der schrittweise Rückgang der Gesamtzahl der Medizinstudenten macht es sehr schwierig, die Stellen in den Universitäten zu besetzen, und die Entwicklung neuer Programme, besonders im öffentlichen Gesundheitswesen, ist praktisch zum Stillstand gekommen, nachdem öffentliche Stellen überall eingefroren werden.

b) Reformen im Krankenhauswesen

1965 und 1970 wurden 2 größere, die Krankenhäuser betreffende Gesetze von der französischen Regierung verabschiedet:

1) Das Gesetz von 1965 (Loi Debré) hatte den Zweck, Vollzeitpositionen in öffentlichen Krankenhäusern zu schaffen – sehr attraktive Positionen, die den öffentlichen Krankenhäusern die Möglichkeit einer Umwandlung in „Universitätskliniken" gab, in denen Patientenbetreuung, Forschung und Lehre in allen Bereichen zum Gesetzesauftrag gehören.
2) Das Gesetz von 1970 (Loi hospitalière) trug dazu bei, daß alte, schlecht ausgerüstete Krankenhäuser in modernen Einrichtungen umgewandelt werden konnten und verlieh den Krankenhauschefs eine echte Machtposition. Aber das Gesetz gab auch dem Staat die Kontrolle über die Schaffung oder Zweckbestimmung jedes Krankenhausbettes bzw. jeglicher teuren technischen Ausrüstung.

Es wurden Normen und Quoten aufgestellt, um eine gerechtere Verteilung der Einrichtungen und Ausrüstungen im ganzen Land zu erreichen. Die Loi hospitalière wirkte als eine Art Rationierungsmaßnahme. Aber sie hatte auch ihre negativen Effekte. So liefen die Sozialisten und Kommunisten Sturm gegen die Konsequenzen des Gesetzes für die Verteilung und Anwendung gewisser medizinischer Großgeräte, wie Kernspintomographen. Frankreich war 1980 das einzige europäische Land, wo ein Verteilungsschlüssl für Ganzkörperszintigraphen festgelegt wurde, und zwar betrug er 1 Gerät pro 1000000 Menschen.

1981 wurde offensichtlich, daß die Regierung die Einführung eines neuen, als historische Wegmarke dienenden Gesetzes eher der Zukunft überlassen würde [7]. Es sollte alle Aspekte des Krankenhauswesens, einschließlich der Berufslaufbahn der Ärzte, alle Finanzierungsgrundsätze, die interne Krankenhausorganisation und die Bewertungsmethoden regeln [6]. 1985 wurden dann mehrere Verordnungen erlassen, die sich mit all diesen Problemen befaßten:

1) Seit Januar 1986 ist der „Globaletat" im öffentlichen Krankenhaus generell eingeführt, was bedeutet: Die Sécurité sociale teilt einen monatlichen Pauschalbetrag zu, der $^{1}/_{12}$ des Jahresetats ausmacht. Jedes Krankenhaus ist im Rahmen dieses Etats für seine Aufwendungen für alle Sécurité-sociale-Mitglieder in dem ihm zugewiesenen geographischen Bereich voll verantwortlich. Das traditionelle Zahlungssystem auf der Basis Gebühr gegen Leistung gilt jedoch noch für alle Patienten, die von außerhalb kommen.
2) Eine pauschale Selbstbeteiligung an den Rechnungsbeträgen für Nebenleistungen ist kürzlich eingeführt worden. Diese Maßnahme wäre unter einer konservativen Regierung nie akzeptiert worden und hätte wütende Opposition hervorgerufen; es gab – außer von kommunistischer Seite – kaum Kommentare dazu.
3) Eine einheitliche Berufslaufbahnregelung gilt jetzt für alle Ärzte in öffentlichen Krankenhäusern. Sie trat an die Stelle eines früheren Systems, das zwischen zahlreichen Kategorien von Institutionen unterschied. Die neue Regelung funktioniert heute problemlos.
4) Ein System auf der Grundlage von Diagnosekategorien (wie es in der USA besteht) wird z. Z. unter der Abkürzung PMSI (Programme de médicalisation des systèmes d'information) eingerichtet und soll das Informationssystem in einem Krankenhaus enger mit all seinen technischen Funktionen verbinden. Jedoch ist dieses System nicht mit dem Bezahlungssystem der Sécurité sociale und dem Globaletat verknüpft, da es nur ein Informationssystem sein soll und nicht Kostenerstattung nach Vorabdiagnose vorsieht.
5) Eine *Departmentorganisation* ist jetzt möglich. Sie macht durch ein Wahlverfahren das Management der Dienstleistungen flexibler und trennt die Funktionen von den Dienstgraden der Ärzte. Nach dieser Organisationsstruktur behält ein Abteilungsleiter nicht lebenslang seine Funktion, sondern wird jeweils für bestimmte Zeit von seinen Kollegen und dem anderen Personal gewählt. Jedoch ist diese Organisation nicht gesetzlich vorgeschrieben, sondern kann auf freiwilliger Basis angenommen werden. Ein Boykott der Bestimmungen dieses Gesetzes ist von der Mehrheit der Krankenhausärzte organisiert worden, und so mußte die Regierung es nicht durchsetzen.

Kurzum, dieses Reformpaket ist nicht vollständig, jedoch ist es ein Versuch, größere Kohärenz zwischen den verschiedenen Komponenten herzustellen, aber es ist eher technokratisch als politisch einfühlsam. Es läßt sich nicht mit früheren Reformen vergleichen, die eine begrenzte, aber genaue Zielrichtung hatten. Aber ein „Denkmal", das sich die Regierung schaffen wollte, ist wohl kaum mit ihm errichtet worden, selbst nach dem Eindruck der Interessengruppen nicht, die der Sozialistischen Partei am nächsten stehen.

Zusammenfassung

Nach 5 Jahren Sozialismus in Frankreich kann wohl niemand mehr die seit 1983 verfolgte Politik als von sozialistischer Ideologie inspiriert bezeichnen. Alle im Gesundheitswesen ursprünglich anvisierten Ziele sind „aufgeschoben" worden mit Rücksicht auf die vorrangigen allgemeinen Wirtschaftsprobleme. Ausgehend von einer jährlichen Wachstumsrate in den Gesundheitsaufwendungen von sage und schreibe 23% Ende der 70er Jahre mußte das französische Gesundheitswesen schrumpfen auf eine Wachstumsrate von höchstens 8% jährlich. Die Honorare der privaten Ärzte, die Arzneimittelpreise und die Krankenhausetats unterstehen strenger Staatskontrolle; außerdem ist ihre Wachstumsrate nicht an die Inflationsrate gekoppelt. Diese Politik ist natürlich nicht populär und die Meinungsumfragen lassen die Prognose zu, daß 75% der Ärzte bei Wahlen für die rechte Opposition stimmen werden.

Diese Erfahrungen mit der Reglementierung werden sich nicht nur in den Parlamentswahlen niederschlagen, die Konsequenz ist mehr als ein Umschwung der öffentlichen Meinung gegen die derzeitige Regierung: die sozialistische Ideologie in Sachen Gesundheit hat ausgespielt. Es fiele schwer, auch nur einen einzigen Artikel zu finden, der eine andere Gesundheitspolitik als eine im Sinne der „Realpolitik" guthieße, wo jeder Tribut an die Kostendämpfung ohne Murren akzeptiert wird. Selbst die Kommunisten können diese Politik nicht kritisieren, da der Directeur Général des Santé (eine dem Surgeon General der USA vergleichbare Position) ein Mitglied des Zentralkomitees der französischen Kommunistischen Partei ist und von 1982 bis Ende 1985 ein Mitglied der Gruppierung war, die die politische Macht in Händen hatte. In den kommenden Jahren wird diese radikale Trennung zwischen Ideologie und Praxis das Gesundheitswesen vor linken Angriffen verschont lassen. Wenn ein Wechsel der Regierung eintritt, hätte die Rechte fast freie Hand, konservative Politik zu betreiben, ohne auch nur Kritik von der Linken befürchten zu müssen.

Literatur

1. Altenstetter C (1980) Hospital planning in France and the Federal Republic of Germany. J Health Polit Policy Law 5/2:309–332
2. Culyer AJ, Horisberger B (1982) Economic and medical evaluation of health care technologies. Springer, Berlin Heidelberg New York
3. Escoffier-Lambiotte C (1979) La santé des Français. Le Monde, Paris ('dossiers et documents')
4. Gallois P, Taib A (1981) de l'organisation du système de soins. La Documentation Française, Paris
5. Gros F, Jacob F, Royer P (1979) Sciences de la vie et société. La Documentation Française, Paris
6. Hofman P (1983) La réforme hospitalière: bilan et perspectives. Rapport au Conseil Economique et Social, Paris
7. Kervasdoué J de (1982) Evolution des dépenses de santé: communication devant la VIIe Commission du Plan, le 25 Novembre, VIIe Plan. La Documentation Française, Paris
8. Lacronique J-F (1982) The French health care system. In: McLachlan (ed) The public private mix for health. Nuffield Provincial Hospitals Trust, London, pp 267–288

9. Lacronique J-F (1984) France. In: Raffel MW (ed) Comparative health systems. Pennsylvania State University Press, University Park, London, PA, pp 258–285
10. Launois R, Le Touze D (1982) The role and responsibilities of the various agents of the health care delivery system: the French scene (paper presented to the H.E.S.G. meeting at Brunel University). Uxbridge, England
11. Levy E (1982) La santé fait ses comptes: une perspective internationale. Economica, Paris
12. Maxwell RJ (1981) Health and wealth: An international study of health care spending. Lexington Books, Lexington, MA
13. Maynard A (1975) Health care in the European Community. Croom Held, London
14. Poullier JP (1984) Démographie des professions de santé dans les pays de l'O.C.D.E. Cah Sociol Démogr 4/24:321–336
15. Ralite J (1982) Discours sur les réformes hospitalières. Santé Pour Chacun 8:1–8
16. Rodwin VG (1981) The marriage of national health insurance and liberal medicine in France: a costly union. Milbank Mem Fund Q 1/59:16–42
17. La Santé en France (1984) Rapport au Ministre des Affaires Sociales. La Documentation Française, Paris
18. Thorsen LC (1974) How can the U.S. government control physicians' fees under national health insurance? A lesson from the French system. Int J Health Serv 1/4:49–57

Gesundheitspolitik in der Sowjetunion

Murray Feshbach

Als das sowjetische Regime Ende 1917 an die Macht kam, herrschten katastrophale Gesundheitsverhältnisse. Durch Krieg und Revolution war die Versorgung, so beschränkt sie auch schon vor dem Krieg gewesen war, total zusammengebrochen. Die Lieferung von Medikamenten an die medizinischen Einrichtungen und besonders an die einzelnen Ärzte funktionierte überhaupt nicht mehr. Die Situation war so schlimm, daß Lenin in einer Ansprache vor den Sowjets im Dezember 1919 zugab, daß der Zusammenbruch der öffentlichen Dienstleistungen, der Verwaltung und der Gesundheitsversorgung so verheerend sei, daß „entweder die Läuse den Sozialismus oder der Sozialismus die Läuse besiegen wird". Damals waren über 20 Mio. Menschen an Typhus erkrankt.[1] Die 25000 Ärzte, die eine Bevölkerung von 160 Mio. medizinisch zu versorgen hatten, waren zahlenmäßig zu wenig, in den großen Städten konzentriert und mehr oder weniger qualifiziert, je nachdem, ob sie im Ausland oder in Rußland studiert hatten. In Anbetracht dieser Faktoren bei den gegebenen Zeitumständen ist es nicht überraschend – so erschreckend die Zahlen auch sind –, daß nach Schätzungen des Völkerbunds über 3 Mio. Menschen in der Sowjetunion an Cholera, Typhus, Paratyphus und Ruhr in der Zeit von 1917 bis 1923 gestorben sind. Glücklicherweise trifft ein solches Morbiditäts- und Mortalitätsmuster heute nicht mehr zu.

In jener Notstandszeit wurden verzweifelte Anstrengungen zur medizinischen Versorgung der Menschen unternommen, indem man medizinische Fachkräfte mit den notwendigsten Kenntnissen ausbildete, Studenten mit noch geringeren Voraussetzungen als den von den sowjetischen Gesundheitsbehörden später verlangten zuließ, Feldscherstationen zur Minimalversorgung in ländlichen Gebieten einrichtete und in großem Umfang das Hilfsangebot an Material und Leistungen aus dem Ausland annahm. Die eingeleiteten Maßnahmen verschoben zwar das statistische Profil der Todesursachen, und Krankheiten der genannten Art waren nicht mehr die Haupttodesursache, doch litt die Bevölkerung weiterhin aufgrund von endogenen wie exogenen Faktoren. Katastrophale demographische Einbrüche brachten u. a. der Bürgerkrieg, die Emigration der Weißen, die ausländischen Interventionen, die Hungersnot Anfang der 20er Jahre, die Kollektivierung, die Hungersnot Anfang der 30er Jahre, Arbeitslager und Säuberungen, der Krieg mit Finnland, die deutsche Invasion im 2. Weltkrieg, die Zwangsverpflichtung einer großen Menge sowjetischer Arbeiter in deutsche Fabriken und die freiwillige Auswanderung anderer Bevölkerungsgruppen während des deutschen Rückzugs und wiederum eine Hungersnot in der 2. Hälfte der 40er Jahre.

---

[1] Soweit nicht anders vermerkt, finden sich die Belege in den Veröffentlichungen des Autors, die unter [7] und [5] zitiert sind, sowie in unveröffentlichten Arbeiten über das sowjetische Gesundheitswesen.

Ethik und öffentliches Gesundheitswesen
Hrsg.: H.-M. Sass

So hat die sowjetische Bevölkerung enorme Einbußen hinnehmen müssen, hat miserable Gesundheitsbedingungen mitgemacht und hat die Zerstörung und den Zusammenbruch ihrer Wirtschaft und Gesellschaft durchlitten. Seit 1950 jedoch können wir sagen, daß die Entwicklung – wie sie sich in den Fertilitäts- und Mortalitätsraten spiegelt – das Ergebnis individueller Familienentscheidungen und nationaler Prioritäten ohne Einwirkung äußerer Störfaktoren ist.

Bevor ich die derzeitigen Trends beschreibe und analysiere, besonders hinsichtlich der Morbidität und Mortalität, ohne die Fertilität ganz beiseite zu lassen, muß ich erst den formalen Aufbau des sowjetischen Gesundheitswesens kurz darstellen. (Auf informelle Aspekte, die für unser Verständnis der Medizinethik in der Sowjetunion von Belang sind, werde ich dann später eingehen.)

Gemeinhin glaubt man in der westlichen Welt, daß die Sowjetunion ein einheitliches, zentralisiertes öffentliches Gesundheitssystem hat. Das stimmt aber nicht. Wahr ist natürlich, daß das Ministerium für öffentliche Gesundheit der zentrale und primäre Erbringer von Gesundheitsleistung ist, die grundsätzlich der gesamten Bevölkerung zugänglich sein soll. In Wirklichkeit wird aber der Bevölkerung eine enorme Vielfalt in Art und Qualität angeboten. Von der territorialen Verwaltungsstruktur her gesehen gibt es auf nationaler Ebene in jeder der 15 Unionsrepubliken ein Gesundheitsministerium, dann etwa 130 Gesundheitsverwaltungen in den Oblastij, Kraj und autonomen Republiken auf der nächst tieferen Ebene, zusätzlich 5000 regionale Gesundheitseinrichtungen und schließlich die Gesundheitsämter auf den unteren städtischen und ländlichen Verwaltungsebenen.

Man kann aber auch von den einzelnen Zielgruppen her die institutionelle Struktur des Gesundheitswesens analysieren. Auf höchster Ebene z. B. steht das Kremlhospital, das dem 4. Direktorat des Gesundheitsministeriums unterstellt ist und nur den Mitgliedern der obersten Führungsspitze offensteht. Mit ausländischer Medikation, Technik und Dienstleistung, die für diese Patientengruppe Berichten zufolge stets zur Verfügung stehen, ist der Standard der Gesundheitsversorgung völlig anders als für den Rest der Bevölkerung. Unter dem Niveau des Kremlhospitals gibt es städtische Krankenhäuser und medizinische Einrichtungen, die speziell den Angehörigen bestimmter Institutionen offenstehen; zuständig für sie ist nicht das Ministerium für öffentliche Gesundheit, sondern z. B. das Eisenbahn-, das Verteidigungs-, das Innen-, das Luftfahrt-, das Außenhandels- und das Finanzministerium oder das Ministerium für höhere und berufliche Ausbildung, das Außenministerium, die Luftfahrtbehörde, der KGB, die Akademie der Wissenschaften und das GUM, das bekannte Kaufhaus am Roten Platz ([17], S. 15).

Für die Bevölkerung allgemein gibt es im Gesundheitsministerium neben der für ländliche Gebiete insgesamt zuständigen Abteilung 2 zusätzliche Abteilungen für städtische Gebiete. Die städtischen Krankenhäuser sind teils zur Ausbildung von Medizinern berechtigt, teils nicht, wobei letztere Berichten zufolge viel schlechter eingerichtet sind, ein weniger qualifiziertes Personal haben und im allgemeinen überbelegt sind. Außerdem gibt es sowohl in den Städten als auch auf dem Land medizinische Versorgungseinrichtungen für die Arbeitnehmer bestimmter Industrie- und Wirtschaftsunternehmen, die sich in Größe und Qualität je nach Region und je nach Einhaltung der vom Gesundheitsministerium gesetzten Standards stark unterscheiden. Somit ist es schwierig, generelle Aussagen über ihre medizinische und sonstige Versorgungsleistung zu machen.

Jedoch ist es nicht schwierig, über das Gesundheitswesen auf dem Lande generelle Aussagen zu machen. Damit ist es schlecht bestellt. Die Krankenhäuser in den regionalen Zentren sind häufig weit von den Wohnorten auf dem Lande entfernt und oft viel schlechter ausgerüstet als die städtischen Polikliniken und Krankenhäuser. Eine Konsequenz dieses Qualitätsgefälles ist ein Zustrom zu den städtischen Einrichtungen mit spezialisierten Ärzten und moderner, zumindest besserer apparativer Ausstattung. Mit verbesserten Verkehrsverhältnissen in ländlichen Gebieten wird der Andrang der Landbevölkerung in den städtischen Einrichtungen zweifellos weiter ansteigen, zumal sich die Situation durch den Mangel an voll ausgebildeten Ärzten und apparativer Ausstattung in den ländlichen, lokalen Institutionen weiter verschärft.

Die Aufwendungen für den Gesundheitssektor sind in absoluten und in Pro-Kopf-Ziffern gestiegen. Die Anzahl der Ärzte und Krankenhausbetten ist rapide gestiegen. Dieser Input hat aber nicht unbedingt eine entsprechende Erfolgsbilanz bewirkt. 1982 wurden 16 Mrd. Rubel aus dem Staatshaushalt dem Gesundheitssektor zugewiesen, das ist das 2½fache der Aufwendungen von 1965 (16035 zu 6669 Mio. Rubel) ([20], S. 524). Die Bevölkerung des Landes wuchs gleichzeitig von 232,2 auf 271,2 Mio. zwischen Ende 1965 und 1982 ([20], S. 5), was einem Zuwachs von 17% entspricht. Unabhängig von den höheren Pro-Kopf-Aufwendungen sank der Anteil des Gesundheitsetats am Staatshaushalt drastisch: 1965 betrug er 6,6%, 1982 4,7% ([20], S. 521), was eine relative Abnahme von fast 30% bedeutet. Wie wir später sehen werden, haben sich die Meßzahlen für den Gesundheitsstatus der Bevölkerung, beispielsweise die Sterblichkeitsziffer, nicht entsprechend der Mittelzuweisung an den Gesundheitssektor entwickelt, sondern in den letzten beiden Jahrzehnten zum Negativen verändert.

Die Anzahl der Ärzte wird – Ende 1982 – in sowjetischen Statistiken mit etwas über 1 Mio. angegeben ([20], S. 497). Diese Zahl ist für unsere Begriffe um etwa 10% zu hoch angesetzt, da die Sowjets Zahnärzte und Kieferorthopäden zur Kategorie der „Ärzte aller Fachrichtungen" zählen. Mit einem Verhältnis von etwa 38 : 10 000 (nach nicht bereinigter Statistik) können sich die Sowjets rühmen, eine viel bessere Relation als andere Länder zu haben. Gleiches gilt für die Zahl der Krankenhausbetten je Einwohner – ebenfalls eine standardisierte Meßzahl. Jedoch steht Quantität noch lange nicht für Qualität und besagt nichts über die Outputseite der Gesundheitsversorgung. Und diese, d. h. die „Effektivität", läßt viel zu wünschen übrig.

Sie wird in sehr negativen Morbiditäts- und Mortalitätstrends manifest, die von bemerkenswerter Dauer und erheblichem Ausmaß sind.

Nachdem die Krankheitshäufigkeit im Vergleich zu den Ausgangsziffern seit der Oktoberrevolution (1917) stetig bis 1950 sank, konnte sich die sowjetische Führung mit Recht ihrer Errungenschaften rühmen. Jedoch scheint seit Mitte der 60er Jahre und insbesondere in letzter Zeit seit Ende der 70er Jahre etwas im Gesundheitszustand der sowjetischen Bevölkerung schiefzulaufen. Insgesamt gesehen ist die undifferenzierte Sterblichkeitsziffer (d. h. die Anzahl der Todesfälle je 1 000 Einwohner ohne Rücksicht auf Alter und Geschlecht) in den letzten 2 Jahrzehnten erheblich gestiegen. Nach offiziellen Angaben in statistischen Jahrbü-

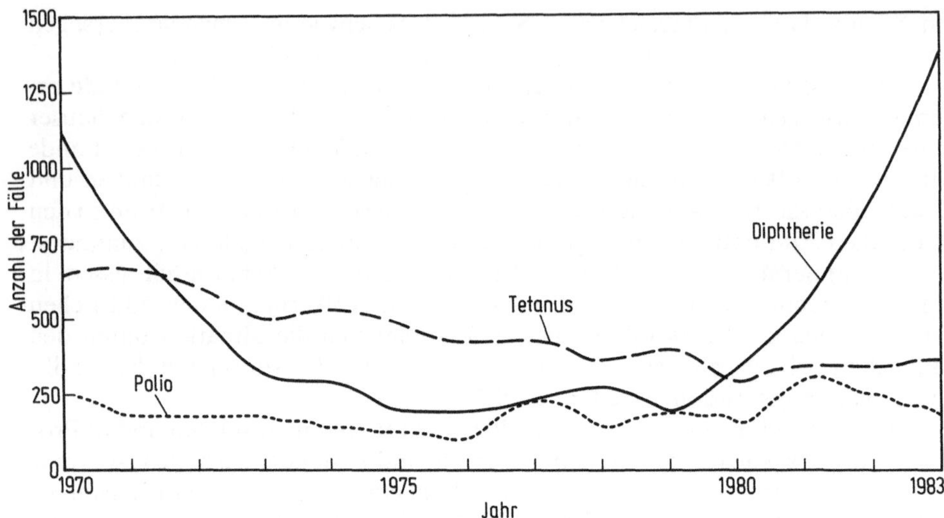

Abb. 1. Inzidenz von Diphtherie (——), Polio (···) und Tetanus (–––) in der UdSSR (1970–1983). (Aus M. Feshbach, *A compendium of Soviet health statistics;* Table 27. Washington, DC, 1985)

chern der Sowjetunion erreichte sie 1964 ihren tiefsten Stand mit 6,9 Todesfällen je 1 000 Einwohner. Seitdem jedoch ist sie unerbittlich gestiegen: um fast 57% auf 10,8 im Jahre 1984. Und zwar gab es nach einem Anstieg auf 10,3 im Jahre 1980 in den nächsten beiden Jahren einen Rückgang um jeweils 0,1 je 1 000 Einwohner auf 10,1, dann wieder einen Anstieg auf 10,4 im Jahre 1983 bis auf die historische Nachkriegsmarke von 10,8 im Jahre 1984. Was treibet diese Mortalitätsrate in die Höhe? Ist es lediglich der Wandel in der Altersstruktur der Bevölkerung, nachdem die Fertilität zurückging? Oder gibt es andere Gründe? Wenn ja, dann ist es zweifellos eine Trendverschiebung, gekennzeichnet durch höhere Säuglingssterblichkeit, höhere Sterblichkeit von jungen Männern sowie größere Probleme im Zusammenhang mit der medizinischen Versorgung und mit einem Wandel in der Einstellung der sowjetischen Ärzte.

So hat sich nach einem Rückgang vieler Infektionskrankheiten offenbar in dieser Zeitspanne wieder eine Aufwärtstendenz eingestellt (vgl. Abb. 1). Ein Beispiel ist die Diphtherie. 1979 wurden in der Sowjetunion 200 Fälle gemeldet; 1983 betrug die offiziell gemeldete Zahl 1 410. Vielleicht war die erstgenannte Zahl zu niedrig, weil diese ungewöhnliche Krankheit in manchen Fällen gar nicht diagnostiziert worden ist, aber zu der 1983er Ziffer sind womöglich auch noch einige unerkannte Fälle hinzuzuzählen (bis zu 1 600?). Außerdem ist mit einer weiteren Ausbreitung dieser Krankheit zu rechnen, da nach neuesten sowjetischen Quellen in einigen Republiken mit insgesamt etwa zwei Dritteln der Gesamtbevölkerung der Union etwa 30–50% der Kinder im 1. Lebensjahr nicht gegen Diphtherie geimpft werden ([25], S. 7).

Ähnlich sieht es bei Polio aus: Die Impfung erreicht etwa 30–58% der Kinder in 5 Republiken mit insgesamt etwa zwei Dritteln der Gesamtbevölkerung nicht.

Sonstige Impfungen, wie gegen Grippe, Masern, Mumps, Paratyphus, werden nur in geringem Umfang durchgeführt. Die den Centers for Disease Control in den USA gemeldeten Mumpsfälle betrugen 1983 und 1984 etwa 2000 in einer Bevölkerung von etwa 235 Mio.; 1968, als die Meldepflicht für Mumps in Kraft trat, betrug die Zahl 152209. In der Sowjetunion mit einer um etwa 15% größeren Bevölkerung (etwas über 275 Mio.) wurden 1966 (dem Jahr mit den letzten offiziell bekanntgegebenen Zahlen) etwa 600000 Fälle registriert. Unter Zugrundelegung der Inzidenz (Neuerkrankungsfälle je 100000 Einwohner), die aus den Arztbesuchsdaten errechnet ist, habe ich die Zahl der Mumpsfälle hochgerechnet auf über 900000 im Jahr 1979 und auf 1300000 in jüngerer Zeit ([7], S. 12). (Anzumerken ist, daß sowohl sowjetische als auch Autoren anderer Länder meinen, daß sich aus den Arztbesuchsdaten nicht ohne weiteres die tatsächliche Inzidenz ablesen läßt, da vielleicht nur die Hälfte der Fälle erfaßt wird.)

Auch die Hepatitis hat in dieser Zeitspanne signifikant zugenommen. Die Centers for Disease Control in den USA registrierten etwa 65000 Fälle im Jahre 1984, wobei je 30000 auf Hepatitis A und B und die restlichen 5000 auf Nicht-A-, Nicht-B-Hepatitis und unspezifische Typen entfielen. In der Sowjetunion mag die Zahl mindestens 1400000 in den letzten Jahren betragen haben, und sie zeigt eine steigende Tendenz. Paratyphus ist in der Sowjetunion mit etwa 18000 im Jahr 1983 registriert, während in den USA die Zahl zwischen 100 und 500 schwankt. Diese und noch weitere Zahlen, die ich heranziehen könnte, sind geeignet, uns die unerwartete Tiefendimension und Tendenz der Morbidität zu zeigen.

Einer der möglichen Gründe für das vermehrte Auftreten von Infektionskrankheiten ist die Kürzung des Anteils am Staatshaushalt für den Gesundheitssektor, von der ich schon sprach. Diese geringe Quote findet ihren Niederschlag in den sehr geringen Aufwendungen je Patientenpflegetag in der Klinik, aus denen sich eine schlechtere Versorgung und die Unfähigkeit, mit einem wachsenden Problem fertigzuwerden, ablesen kann. So werden die Basiskosten für die Versorgung der Patienten in der chirurgischen Station eines Krebskrankenhauses in einer aus dem Jahr 1980 stammenden Studie in 3 Kategorien aufgeschlüsselt:

1) direkte Aufwendungen für die Spezialbehandlung (einschließlich Personalkosten, Amortisation und Abnutzung der Sachanlagen sowie der laufenden Kosten für Instrumente): 1,98 Rubel je Pflegetag in einem Krebskrankenhaus;
2) andere direkte Ausgaben für die Behandlung und die Dienstleistungen für die Krankenverpflegung (1,35) und die Medikamente (1,27); zusammen also 2,62 Rubel/Tag;
3) indirekte Kosten: 5,89 Rubel.

In summa kostet also ein Tag in der chirurgischen Abteilung des Krankenhauses 10,49 Rubel ([16], S. 95).

Dieser Betrag von umgerechnet $ 13,64 je Tag ist unglaublich niedrig in seinen Einzelkategorien, besonders für Verpflegung oder gar Arzneimittel. (Der Rubel wird z. Z., Juni 1985, offiziell zu $ 1,30 notiert.)

Selbst bei staatlich gelenkten Preisen für Waren und Leistungen sind solche Zahlenangaben kaum zu glauben. Ausgehend von den Mehraufwendungen der Sonderkliniken der Parteikader und des Kremls für Leistungen, die in etwa dem im Westen üblichen Niveau für Verpflegung und Medikation oder Krankenhaustag entsprechen, müßte man die Aufwendungen für das gesamte Gesundheitswesen der Sowjetunion mit dem Faktor 7, 10 oder noch mehr multiplizieren, um es dem Leistungsstand anderer Länder anzugleichen. Oft wird auf die Kosten für Antibiotika, komplexe Medikation, wie Tuberkulostatika (Rifampicin), hingewiesen, die nicht weiter verbreitet werden sollten, wenn sie nicht bald nach Anwendung erfolgreich sind oder innerhalb weniger Monate eine signifikante Besserung hervorrufen; statt ihrer werden operative Eingriffe empfohlen, um den Arzneimitteletat zu entlasten. Vielleicht liegt hier auch ein Grund für die Überhandnahme der Bestechung von Ärzten, damit sie Medikamente unter Umgehung der Richtlinien verschreiben.

Auch die Investitionen in medizinische Einrichtungen variieren innerhalb der 15 Unionsrepubliken, 1970 z. B. von 266000 Rubel je 10000 Einwohner in Usbekistan bis zum 3fachen, d.h. 792000 Rubel in Lettland ([2], S. 243). Vermutlich besteht sogar innerhalb Usbekistans eine erhebliche Disparität zwischen Stadt und Land, und deshalb dürfte ein großer Teil der ländlichen Bevölkerung – die vornehmlich aus Usbeken besteht, während die Russen die städtische Bevölkerung ausmachen – noch schlechter versorgt sein, als sich aus dem Unterschied in den Investitionen von Republik zu Republik schließen läßt. Selbst in Städten erfahren wir oft von der Umwidmung alter, völlig ungeeigneter Gebäude in medizinische Einrichtungen.

So können wir in dieser Zuteilungspraxis des Staates einen Spiegel seiner ethischen Prinzipien und Prioritäten sehen, denken wir nur an den Rang, den die Gesundheit im Vergleich zur Verteidigung einnimmt. Welche medizinischen Leistungen von den Ärzten verlangt werden, bestimmt ebenfalls der Staat. Typisch ist die Abschaffung des Hippokratischen Eides 1917 unter dem neuen Regime, wodurch das bürgerliche Verständnis von der Arzt-Patienten-Beziehung ausgeräumt werden sollte. Erst Ende der 60er Jahre wurde eine erste Konferenz über ärztliche Deontologie und Ethik abgehalten. Damals ging es um Pflicht und Verhalten des sowjetischen Arztes zu seinem Patienten. Erst im März 1971 wurde eine Art Eid eingeführt. Dieser bekräftigt den Vorrang des Staates, indem er den sowjetischen Arzt in erster Linie auf das Staatsinteresse und in zweiter Linie erst auf das Patienteninteresse verpflichtet. So steht der Arzt im Dienste des Staates – wie die Krankenschwester – und das Verhältnis zu dem einzelnen Patienten spielt eine untergeordnete Rolle. Trotz wohltönender Erklärungen von Zeit zu Zeit ist der Staat an der Gesundheit des einzelnen nur als einem Beitrag zur Wirtschaftskraft des Landes interessiert, nicht an dem Menschen an sich. Offensichtlich gibt es viele Ärzte und Pflegekräfte, denen die Gesundheit des einzelnen Menschen am Herzen liegt, die Schaden von ihm abwenden wollen, umsichtig sind und alles in ihrer Kraft stehende tun, um im Rahmen ihrer begrenzten Möglichkeiten (bei einem Mangel an moderner Ausstattung, an Arzneimitteln, ja sogar Verbandstoffen) dem Menschen zu helfen. Sie sind aber wohl die Ausnahme.

Außerdem ist in Anbetracht des enormen Rückgangs der arbeitsfähigen Bevölkerung im Alter zwischen 20 und 59 Jahren in den letzten 15 Jahren unseres Jahrhunderts (Abnahme von 30 auf 6 Mio. von 1970 bis 1985 bzw. 1986 bis 2000) die Haltung des Staates, sich des medizinischen Personals als einer Art Gesundheitspolizei zu bedienen, verständlich, wenn auch bedrückend. Je mehr es auf jeden einzelnen bei geringerer Gesamtzahl ankommt, desto wichtiger ist der Erhalt seiner Gesundheit als Wirtschaftsfaktor und nicht als Wert an sich. Selbst hohe

Militärs zeigen sich beunruhigt über das Ausbleiben eines Anstiegs der durchschnittlichen Lebenserwartung von männlichen Säuglingen. So hat im Februar 1983 der erste stellvertrtende Leiter der politischen Abteilung des Verteidigungsministeriums, Admiral Sorokin, seine Besorgnis über die stagnierende Lebenserwartung und damit über den Gesundheitsstatus junger Männer geäußert ([22], S. 9).

1977 fand die Zweite Gesamtsowjetische Konferenz über medizinische Deontologie statt. Im Juli des gleichen Jahres wurde eine weitreichende Gesetzesinitiative zur Verbesserung der Gesundheitsversorgung und zur Deckung des Bedarfs verabschiedet. Ungeachtet dessen hat der damalige Generalsekretär, Leonid Breschnjew, in seinem Rechenschaftsbericht vom Februar 1981 die schlechte Moral angeprangert – unbefriedigende Arzt-Patienten-Beziehung, Korruption, Bestechung, Diebstahl von Patientenverpflegung, Nepotismus und Protektion, mangelnde Einhaltung der sanitären Standards usw. – und dieser Mißstand ist noch heute zu beklagen. Oft erscheinen in der sowjetischen Presse Klagen über derlei Vorkommnisse hier oder dort, seitens eines Arztes oder eines Krankenhauses oder einer Gesundheitsbehörde. Das Fehlverhalten von Institutionen oder Einzelpersonen ist also noch weit verbreitet. Außerdem zeigt sich das medizinische Establishment alarmiert durch das offenkundige Mißtrauen gegen die normale medizinische Praxis in der Sowjetunion. Man merkt das an den häufigen Attacken der öffentlichen Medien gegen angebliche Quacksalberei, Gesundbeterei, Schamanentum oder dergleichen. Diese Abwendung von der offiziellen Medizin wird z. T. mit einer Rückkehr zur Religion als Alternative zum vergotteten Staat erklärt.

Möglichen Patienten ist bewußt, daß die materielle Versorgung unzureichend ist und der Primärarzt dem einzelnen Patienten nicht genügend Aufmerksamkeit widmen kann. Sie [i. allg. eine Ärztin] kommt nicht zum Aufschauen, weil sie 36 Personen in 4 Stunden untersuchen und behandeln muß. Durchschnittlich hat sie 7 Minuten für jeden Patienten" ([13], S. 11). Es gibt so viele Beispiele für „Gefühllosigkeit, Hartherzigkeit und sogar kriminelle Fahrlässigkeit beim Personal der medizinischen Institutionen, die zu schwerwiegenden Konsequenzen geführt haben und einen dunklen Schatten auf die Vertreter dieses humanitären und edlen Berufes werfen." In dieser zusammenfassenden Darstellung der Schattenseite des sowjetischen Gesundheitswesens aus dem Jahre 1984 heißt es weiter:

> Die öffentlichen Gesundheitsbehörden stellen mit Bestürzung fest, daß mangelndes Pflichtbewußtsein einiger Ärzte erheblich die Effektivität vieler Maßnahmen beeinträchtigt hat, die zur Hebung des Niveaus des öffentlichen Gesundheitsdienstes ergriffen worden sind. Die Zahl der Beschwerden über ein mit der ärztlichen Ethik unvereinbares Verhalten hat in den letzten Jahren nicht abgenommen ([14], S. 1).

Wenn es sich nur um einige Ärzte handelte, warum dann die Bestürzung? Wie konnte eine angeblich kleine Zahl die Effektivität von gesetzlichen Maßnahmen zur Beseitigung von Mißständen erheblich beeinträchtigen? Es muß sich schon um eine beträchtliche Zahl handeln, wenn allein in der SFSR (der größten Teilrepublik mit ungefähr der Hälfte der Gesamtbevölkerung) 1983 „mehr als 400 Ärzten ... die Lizenz wegen grober Fahrlässigkeit entzogen worden ist, 72 Ärzte pflichtwidrigen Verhaltens für schuldig befunden worden sind und viele Angestellte von medizinischen Einrichtungen Disziplinarstrafen erhielten" ([14], S. 1).

Diese unverhüllte Attacke gegen ärztliche Inkompetenz und Verstöße gegen die Berufsethik ist womöglich noch milde, wenn einem Leitartikel Glauben zu schenken ist, der einige Monate zuvor in der *Meditsinskaya Gazeta*, dem nationalen Ärzteblatt, erschienen ist. Danach werden jungen Ärzten in ihren ersten 3 Praxisjahren nach dem Examen alle Kunstfehler verziehen, selbst wenn es sich um nicht besonders komplizierte Eingriffe handelt oder wenn die klinischen Probleme „keine besonderen Anforderungen an die normale diagnostische Kompetenz eines Arztes stellen" ([11], S. 1). Der kritische Artikel fährt fort:

> Offenbar besteht ein ungeschriebenes Gesetz, die jungen Ärzte in ihren ersten 3 Berufsjahren zu schonen. [Untersucht man aber ihre Kompetenz], stellt sich häufig heraus, daß er oder sie nicht einmal die Reanimation voll beherrscht..., manchmal in Verlegenheit bei elementaren Fragen der Diagnose von akuten kardiovaskulären oder abdominalen Krankheiten ist. ... Heute ist die Approbation mit allen Konsequenzen nur ein Verwaltungsakt. ... Warum sollten wir aber einen 25jährigen, erwachsenen Menschen noch bemuttern, wegen seiner „Jugend" Nachsicht üben und uns mit seiner Fahrlässigkeit abfinden? ([11], S. 1)

Dieser Artikel erhebt Vorwürfe gegen die Medizinerausbildung, gegen die Berufseinstellung der jungen Ärzte und gegen ein System, das so etwas zuläßt.

Eine Umfrage bei 303 Kinderärzten, die sich 1982–1983 an einem Fortbildungslehrgang in Kasachstan beteiligten, erwies die erschreckende Unkenntnis dieser wichtigen Ärztegruppe. Fast drei Viertel (71%) waren zwischen 30 und 50 Jahren alt; sie hatten Positionen vom leitenden Pädiater ländlicher Regionen bis zu den Chefs der Kinderabteilung in Kliniken und zu den Bezirkskinderärzten in Stadt und Land ([3], S. 9–12). Sie hatten 5- bis 20jährige Berufserfahrung. Nur die Hälfte (47,4%) kannte 6 der „16 genannten modernen Medikationen weitverbreiteter Anwendung". Ein Viertel (23,4%) kannte 4 davon; d. h. daß weniger als die Hälfte auch nur diesen kleinen Teil der neuen Medikationen kannte. Noch schlimmer, 18,9% kannte überhaupt keine davon ([3], S. 10). Ein Drittel wußte kein medizinisches Fachbuch zu nennen, das sie/er in den letzten 2 Jahren gelesen hätte. Man kann nur hoffen, daß dieses Umfrageergebnis nicht repräsentativ für den ganzen Berufsstand der Pädiater oder gar aller Ärzte in der Sowjetunion ist, aber...

Dieser defiziente Wissensstand der jungen wie der älteren sowjetischen Ärzte mag auch der Hintergrund für Berichte über das Verhalten von ehemaligen Sowjetbürgern sein, die neu nach Amerika gekommen sind. Eine Studie über die Skepsis der einzelnen Emigranten gegenüber der Gesundheitsversorgung an ihren neuen Wohnorten (in und um San Francisco) gibt bestens Aufschluß über die für Sowjetbürger typischen Erwartungen, über ihr Verhalten gegenüber dem Rat oder der Verordnung des Arztes und über den Stand ihres Wissens ([23], S. 900–904).

Es zeigte sich z. B. ein totales Mißtrauen gegenüber dem jungen Arzt, sei er auch noch so gut ausgebildet und bewandert in den neuen Diagnose- und Therapieverfahren. Nach der Vorstellung der emigrierten Patienten kann er einfach nicht in der Lage sein, in cleverer, d. h. in richtiger Weise zu behandeln. Ein Arzt muß ein Spezialist mit grauen Haaren sein, raffiniert genug, um sich bestechen zu lassen, das „Richtige" zu tun. Mit dem Alter kommen Weisheit und Erfahrung. Die Patienten erwarten keine Aufklärung über die diagnostische Indikation für einen operativen Eingriff; sie erwarten keine Nachbehandlung durch den Operateur; angenehme, freundliche Betreuer – sei es der Arzt, die Schwester oder der Arzthelfer – werden nicht erwartet; die Blutabnahme durch eine Schwester, das Kämmen durch eine andere und das Bettmachen durch eine dritte als Routine wird als „Belästigung“ oder als „Verhöhnung“ des Patienten erachtet und nicht als pflichtgemäßes Handeln. Nichtautoritäres Verhalten des Arztes wird interpretiert als Unwissen, was zu tun ist, und eine Diskussion möglicher Alternativen bestätigt nur den Eindruck von mangelnder Kenntnis oder Unsicherheit. Die Überweisung an ältere Fachärzte wird womöglich auch nur als Abschieben verstanden, als Ersatz für fehlendes Wissen oder unzureichende Ausstattung. Eine gründliche Untersuchung zur Erstellung einer umfassenden Diagnose läßt auf eine Krankheit schließen, für die eindeutige Symptome fehlen, und deshalb ist man i. allg. gegen diese Standardprozedur. „... Einen Nutzen hat nur der Arzt, der sie als Versuchskaninchen benutzt“ ([23], S. 902).

Die Befolgung der ärztlichen Verordnungen, die Compliance, läßt ebenfalls Schlüsse auf die Erfahrungen in ihrem früheren Land zu: Wenn ein Medikament im Krankenhaus oder der örtlichen Apotheke sofort erhältlich ist, dann kann es nicht wirksam sein. Etwas so leicht Verfügbares ist überhaupt nichts wert; nur etwas, an das man hinten herum und schwer herankommt, ist gut. Außerdem ermittelte die kalifornische Studie, daß die Emigranten (die früher durchaus zur städtischen Bevölkerung der UdSSR gehörten) beim ersten Anzeichen einer Besserung ihrer Beschwerden mit der Arzneimitteleinnahme aufhören. Sie „glauben fest, daß alle Arzneimittel in gewisser Weise Gift sind“. Das erklärt – oder ist erklärlich durch – die weitverbreitete Verwendung von Galenika in der sowjetischen Pharmakopöe. Vielleicht ein Drittel der Arzneimittel wird aus Pflanzen gewonnen, die in spezialisierten Staatsplantagen unter der Ägide des Ministeriums für Pharmaindustrie der UdSSR gezüchtet werden. In Jahren mit generell schlechter Ernte (wie in den letzten 6 Jahren) oder regional schlechter Ernte dort, wo diese Plantagen liegen, wird die sprichwörtliche Arzneimittelknappheit von den Ärzten und Apothekern mit schlechtem Wetter entschuldigt. Dies hilft dem einzelnen Patienten wenig, der Digitalis oder andere pflanzliche Arzneimittel dringend benötigt. Einige dieser Mittel sind ja tatsächlich wirksam.

Ehemalige sowjetische Patienten sind auf eine längere Verweildauer im Krankenhaus eingestellt und rechnen nicht mit einer schnellstmöglichen Entlassung. Sie sind dort, so meinen sie, wegen der Bettruhe, der üblichsten Behandlungsmethode in der Sowjetunion, wie die Studie ergeben hat. Das ist vielleicht auch ein Grund, warum die Zahl der stationären Aufnahmen 1983 auf ein Viertel der sowjetischen Bevölkerung gestiegen ist (etwa 67 Mio. Aufnahmen, einschließlich wiederholter Aufnahmen der gleichen Patienten, bei einer Bevölkerung von 270 Mio.).

Von einer mehr philosophischen Warte aus ist es instruktiv, sowjetische Quellen über die unterschiedlichen Normen der Medizin in Ost und West heranzuziehen. Ein Medizinphilosoph vom Medizinischen Institut in Kazan stellt folgendes fest: „Die Ethik eines sowjetischen Arztes unterscheidet sich von der eines bürgerlichen Arztes qualitativ insofern, als die Ziele und Aufgaben der ärztlichen Tätigkeit in den beiden Gesellschaftsordnungen diametral entgegengesetzt sind“ ([4], S. 3). Ein anderer Autor, der in der gleichen Zeitschrift Stellung nimmt, verknüpft die sowjetische Betrachtungsweise direkt mit der kommunistischen Philosophie: „Die moderne Medizin ... stößt in ihrer Suche nach einer allgemeinen Theorie und Definition ... unweigerlich auf den dialektischen Materialismus, das einzige wissenschaftlich-philosophische System, das die fundamentalen Probleme des Seins des Menschen richtig interpretiert..." ([1], S. 241). Oder: „In der sowjetischen Wissenschaft, die auf der marxistisch-leninistischen Methodologie beruht, tritt die These, daß eine organische Beziehung zwischen dialektischer materialistischer Philosophie und Medizin besteht, als wichtiges theoretisches Prinzip zutage, das für die Wissenschaftler in ihrer Forschung leitend ist ([8], S. 27).

Daraus ergibt sich, wie Loren Graham herausgearbeitet hat, daß die Ethik wie die Werte auch zu Gegenständen eines wissenschaftlichen Studiums, wie z. B. der Biologie, bestimmt werden, und das bringt die Sowjetmarxisten zu einem „naturalistischen Fehlschluß", zu einer Position, die sich von westlichen Ansichten über biomedizinische Ethik wesentlich unterscheidet. Graham erklärt im Lichte dieser Erkenntnis, warum sich die Sowjets nicht mit ethischen Fragen und Dilemmata in Zusammenhang mit der Humangenetik und nicht mit XYY-Chromosom-Debatten befassen oder überhaupt Interesse dafür zeigen, warum sie keine Ethikkommissionen an Kliniken bilden, warum sie nicht über das Problem der Verwendung von Feten für Forschungszwecke diskutieren usw. In Anwendung der Unterscheidung Beauchamps von „resolution" oder „closure" eines Themas stellt Graham fest, wie „diametral entgegengesetzt" – um das obige Zitat wiederaufzunehmen – die sowjetische Option ist. Dort wird weitgehend die "sound argument closure" und nur selten die "negotiated closure" gewählt ([8], S. 30). Da ein Staatsbediensteter in der Sowjetunion zumindest nicht offen die standardisierten Verfahren, Haltungen und den auf höherer Ebene festgelegten Sittenkanon in Frage stellt, ist eine diskursive Verhandlung gar nicht denkbar, nachdem die Richtigkeit der Entscheidungen auf höherer Ebene praktisch unbestreitbar ist.

Die Option des sowjetischen Systems in medizinethischen Fragen läßt sich gut am Verhalten der Ärzte in Sachen Schweigepflicht prüfen. Sie sind erwartungsgemäß befugt, vertrauliche Informationen nur an Personen oder Stellen weiterzugeben, die sie kennen müssen; sie sind aber nicht gehalten, dem Patienten selbst eine ungünstige oder letale Prognose zu sagen. So erfahren Patienten mit Krebs, besonders die Sterbenden, nichts von ihrer Krankheit und werden nicht über die vorgesehene Behandlung in Kenntnis gesetzt. Sie werden mit Euphemismen abgespeist. So schreibt der Fakultätssprecher des Medizinischen Instituts von Ryazan im offiziellen nationalen Ärzteblatt folgendes:

> Die Frage der Geheimhaltung der Diagnose vor dem Patienten hat große praktische Bedeutung. Wenn die Krankheit nicht gefährlich oder die Prognose günstig ist, dann stellt sich kein Problem, weil die Art der Krankheit vor dem Patienten nicht verheimlicht zu werden braucht. Ganz anders ist die Sache bei einer Krankheit, die nach dem gegenwärtigen Stand der Medizin unheilbar ist und eine schlechte Prognose hat ([12], S. 48).

Michael Ryan gibt Beispiele für die euphemistischen Umschreibungen, die Krebspatienten zu hören bekommen. Es wird von Tumoren oder Neoplasmen oder Blastomen oder malignen Geschwüren gesprochen, aber nicht von „Krebs", da diese Begriffe „keine so negative psychologische Wirkung" hätten. Ein Interview mit dem Leiter des führenden Krebsforschungsinstituts, den Ryan zitiert, zeigt, daß der Zweck des Versteckspiels die Beschwichtigung der Angst und die

Aufrichtung des Selbstvertrauens ist, weil die Aufklärung „den Willen des Patienten nicht aktivieren, sondern lähmen würde“ ([18], S. 480).

Es kommt offenbar öfters vor, daß medizinische Einrichtungen die Aufnahme von Patienten im Endstadium ablehnen, was nicht nur vom ethischen Dilemma mit der ärztlichen Ehrlichkeit, sondern auch eine „gewisse geheime Statistik“ entlastet. Es handelt sich um einen Erfolgsindex für jede Institution, bei dem die Mortalitätsrate eine Grundmeßzahl ist. Bei einer Abhandlung über diese Geheimstatistik in der *Iswestja* Anfang 1982 geht der Autor mit dem Chefarzt eines Krankenhauses ins Gericht, das die Aufnahme eines Schwerkranken abgelehnt hatte. Dem Autor des Artikels hatte man die Auskunft gegeben, daß das Krankenhaus einen hoffnungslos kranken Patienten i. allg. nicht aufnimmt, weil „den Patienten mit Heilungsaussichten der Vorrang gegeben wird“ ([21], S. 3).

Bei einmal aufgenommenen Patienten kann eine Operation ohne Information und Einverständnis der Betroffenen bzw. deren Angehörigen erfolgen. Zum Beispiel berichtete 2 Jahre später die *Iswestja*, daß die Eltern eines 14jährigen Kindes über eine früh am Morgen ohne Einwilligung durchgeführte Operation gar nicht informiert wurden. Der Tenor des Artikels ist, daß bei Personen unter 16 Jahren die Einwilligung eingeholt werden sollte, aber nicht erforderlich ist, wenn die Umstände einen sofortigen Eingriff angezeigt sein lassen. In diesem Fall brauchen die Eltern oder der Vormund nicht einmal benachrichtigt zu werden ([15], S. 3). Es ist wahr, daß einige Ärzte und Institutionen wegen angeblicher "malpractice" verschiedenster Art verklagt werden. Nach den Zahlen für 1979 für die Sowjetunion insgesamt wurden aber 89,0% der Klagen schon im ersten Ermittlungsstadium fallengelassen, 3,5% wurden vor Gericht gebracht und davon endeten insgesamt 7,3% mit einem Schuldspruch ([19], S. 149) [2]. Eine zunehmend zu beobachtende Offenheit hinsichtlich solcher Daten ist vielleicht ein Zeichen dafür, daß die Beschwerden so weitverbreitet sind, daß es im Interesse des Systems liegt, sie nicht undiskutiert zu lassen.

Ein anderer Wind weht offenbar neuerdings auch in der offeneren, wenn auch beaufsichtigten Diskussion über die Euthanasie. So veröffentlichte im Juni 1984 die Zeitschrift der Akademie der medizinischen Wissenschaften einen Artikel mit dem Tenor, daß die Euthanasie in der UdSSR nicht in Frage kommt ([9], S. 72–77). Es heißt dort, daß sie vom Hippokratischen Eid, den, wie gesagt, die sowjetischen Ärzte nicht abzulegen haben, strikt verboten und von den „Nazi-Ärzten vorexerziert“ worden ist. Und es wird festgestellt, daß sie in den letzten 2 Jahrzehnten im Westen mehr Aufmerksamkeit auf sich gezogen hat ([9], S. 73). Die Autoren verwerfen die Euthanasie nicht nur wegen der Gefahr einer Fehldiagnose, sondern auch, weil sie darin einen Reflex des „bürgerlichen Individualismus“ sehen ([9], S. 73). Trotz allem erschien im Dezemberheft 1984 der *Voprosy filosofii* ein Artikel, der die westliche Praxis zwar attackiert, aber zugleich einen Überblick über die westliche Literatur zu diesem Thema gibt. Handelt es sich hier um eine indirekte Methode, die Diskussion bislang nicht diskutierter Fragen anzubahnen und auf rationale Grundlage zu stellen? In Anbetracht der Probleme in großen Bereichen des Gesundheitswesens der Sowjetunion ist nicht völlig auszuschließen, daß Ansätze für ein Umdenken im Keim vorhanden sind und eine Chance haben.

[2] Ein weiterer Bericht über Zahl und Art der Beschwerden in Tadzhikistan findet sich in der unter [24] genannten Zeitschrift, dort S. 86.

Literatur

1. Baltanov RG (1984) Pressing problems of the relationship between Marxist philosophy and modern medicine. Kazanskiy meditsinskiy zhurnal 4
2. Burenkov SP et al. (1982) Zdravookhraneniye v periode razvitogo sotsializma. Planirovaniye i upravleniye (Gesundheitswesen zur Zeit des Aufbaus des Sozialismus. Planung und Leitung. Meditsina, Moskau
3. Davidovskiy LYa, Il'yasova RN (1984) Aktual'nyye voprosy povysheniya professional'noy kvalifikatsii pediatrov (Aktuelle Fragen der beruflichen Weiterbildung von Pädiatern). Zdravookhraneniye Kazakhstana 10
4. Fedyayev AP (1983) Kommunisticheskaya moral'kak osnova vrachebnoy etiki (Kommunistische Moral als Grundlage der ärztlichen Ethik). Kazanskiy meditsinskiy zhurnal 1
5. Feshbach M (1982) The Soviet Union: population trends and dilemmas. Population Reference Bureau, vol 37/2, Washington DC
6. Feshbach M (1984) Testimony for the Joint Economic Commitee and House Foreign Relations Commitee, US Congress. Political Economy of the Soviet Union
7. Feshbach M (1985) A compendium of Soviet health statistics, CIR Staff Paper no 5. US Bureau of the Census, Washington DC, p 81
8. Graham LR (1982) When ideology and controversy collide: The case of Soviet science. The Hastings Center Report
9. Ivanyushkin AYa, Dubova YaA (1984) Evtanaziya: problemy, suzhdeniya, poisk al'ternativy (Euthanasie: Probleme, Ansichten, Suche nach Alternativen). Vestnik Akademii meditsinskikh nauk
10. Kaverin N (1984) "Your opinion, Doctor?" Without allowances for youth. Meditsinskaya gazeta
11. Kupov IYa (1981) Nekotoryye aspekty vrachebnoy tayny (Einige Aspekte des Arztgeheimnisses). Sovetskoye zdravookhraneniye 6
12. Ministerstvo dravookhraneniya RSFSR, Leningradskiy nauchno-issledovatel'skiy institut epidemiologii i mikrobiologii imeni Pastera (Ministerium für Gesundheitswesen der RSFSR, Leningrader Pasteurinstitut – wissenschaftliches Forschungsinstitut für Epidemiologie und Mikrobiologie) (1983) Zakonomernosti epidemicheskogo protsessa (Gesetzmäßigkeiten des epidemischen Prozesses). Trudy (Veröffentlichungen) Bd 61, S 12
13. Pakin A, Silina G (1978) The sector physician. Literaturnaya gazeta (27. September 1978)
14. "A physician's responsibility". Sovetskaya Rossiya (30. Juni 1984)
15. „Pravo patsienta“ (Das Recht des Patienten). Sovetskaya Rossiya
16. Rutgayzer VM et al. (1980) Ob izmerenii effektivnosti zatrat na meditsinskoye obsluzhivaniye (Über das Messen der Effektivität von Aufwendungen für medizinische Dienstleistungen). Seriya ekonomicheskaya 5
17. Ryan M (1978) The organization of Soviet medical care. Blackwell, Oxford
18. Ryan M (1979) Ethics and the patient with cancer. Br Med J 6188/2
19. Tsaregorodtsev GJ, Ivanyshkin AYa (1983) Meditsina i etika (Medizin und Ethik). Voprosy filosofii (Fragen der Philosophie) 9:149
20. TsSU SSSR (1983) Narodnoye khozaystvo SSSR v 1982 godu, statisticheskiy yezhegodnik (Die Volkswirtschaft der UdSSR im Jahre 1982, statistisches Jahrbuch). Finansy i statistika (Finanzen und Statistik), Moskau
21. Tutorskaya S (1982) A want of compassion. Izvestiya (24. Januar 1982)
22. Voprosy filosofii (Fragen der Philosophie) no. 2 (February 1983)
23. Wheat M, Brownstein H, Kvitash V (1983) Aspects of medical care of Soviet Jewish emigres. Western J Med 139/6
24. Zdravookhraneniye Tadzhikistana (Das Gesundheitswesen Tadžikistans) no. 2 (März/April 1982)
25. Zhurnal mikrobiologii, epidemiologii i immunologii (Zeitschrift für Mikrobiologie, Epidemiologie und Immunologie) no. 7 (Juni 1984)

Überlegungen eines amerikanischen Arztes zum Gesundheitssystem in den USA und in der Bundesrepublik Deutschland

Michael Rie

In Nationalstaaten bilden sich Gesundheitssysteme als Abbild der kulturellen Wertestruktur der Gesellschaften heraus, denen sie dienen. Die Professoren Buchanan, Cassel und Henke haben für das amerikanische und westdeutsche System anschauliche Beweise für diese Behauptung geliefert. Ihre Beiträge in diesem Buch befassen sich mit 2 Ländern, die die Verteilung der Finanzierungslast für die persönliche Gesundheitsversorgung auf unterschiedliche Weise angehen. Doch stecken beide Systeme in einem ähnlichen Dilemma, das für jedes postindustrielle Gesundheitswesen mit High-Tech-Medizin gilt.

Ob es sich um den privat versicherten amerikanischen Arbeiter oder um den privat versicherten amerikanischen Arbeiter oder um einen gesetzlich versicherten Bürger der Bundesrepublik Deutschland handelt, die hohen Kosten der Gesundheitsversorgung werden durch komplexe soziale und kulturelle Werte und individuelle Ansprüche auf Versorgung sowie durch konkurrierende Visionen von Verteilungsgerechtigkeit im Gleichgewicht gehalten. Der menschliche Selbsterhaltungstrieb veranlaßt die Mehrheit der Bürger, in der Gesundheitsversorgung ein hohes Gut zu sehen, das die endliche Existenz des sterblichen Menschenwesens quantitativ und qualitativ fördert; selbst wenn die medizinischen Dienstleistungen nur einen sehr beschränkten Nutzen bringen mögen. Aber, wie Buchanan richtig hervorhebt, gibt es auch noch andere Ziele in der menschlichen Bevölkerung, die im Wettbewerb um die begrenzten Ressourcen in den privaten und öffentlichen Sektoren der Wirtschaft stehen und die das Leben lebenswert machen und ihm individuell und kollektiv einen Sinn geben.

Das deutsche System ist nach 100jährigem Bestehen stabil und ausgereift. Nord, Henke und Cassel beschreiben ein allumfassendes, gesetzlich verankertes Sozialversicherungssystem. Dies hat zu einer hierarchischen Gliederung der Leistungserbringer in Institutionen und Einzelpraxen geführt, die ihre „Waren" einer komplexen Phalanx von Kassen mit gesetzlichem Auftrag liefern. Die Gesundheitsversorgung ist ein Unternehmen mit „beschränkter Mitgliedschaft", wie ich es aus der Perspektive des Arztes sehe. Ein Arzt muß Mitglied der Ärztekörperschaft sein, die die Gebühren aushandelt und als „Zahlmeister" verteilt. Die Stärke des deutschen Systems ist nach von Schulenburg und Thust, daß die wirtschaftliche Nachfrage der Leistungserbringer, d. h. ihre Entgeltung, durch Gebührenordnungen auf nationaler, d. h. Bundesbene, ausgehandelt wird, und zwar auf der Basis von Gebühr gegen Leistung.

Wenn die nationale Wirtschaftsproduktivität wächst, „dürfen" die Gebühren steigen, ohne daß der Staat in die Verhandlungen eingreift. Wenn die Leistungserbringer Forderungen stellen, die über das wirtschaftliche Vermögen hinausgehen, wissen die Verhandlungspartner, daß sie sich mäßigen müssen, um einen staatlichen Eingriff in den Verhandlungsprozeß zu vermeiden.

Ethik und öffentliches Gesundheitswesen
Hrsg.: H.-M. Sass

Meine deutschen Arztkollegen sind in einer Gesellschaft aufgewachsen, die strukturell auf Gehorsam und Unterwerfung gegenüber der Autorität des Staates und auf dessen Allgegenwart in Dingen des persönlichen und beruflichen Lebens ausgerichtet ist. Es ist ein System, in dem sowohl die Ärzte als auch die Patienten in ähnlicher Weise von Geburt an getrimmt werden, die Ordnung der Gesellschaft zu verstehen und anzunehmen. Es ist führwahr ein menschenfreundliches System, das viele soziale Annehmlichkeiten bietet, wie z. B. Kuraufenthalte, die in Amerika unbekannt sind. Das System beansprucht im Namen der Solidarität, fast universellen Zugang zur Gesundheitsversorgung zu bieten. Das Solidaritätsprinzip verpflichtet alle Bürger und die Erbringer von Gesundheitsleistungen, „das Spiel mitzuspielen", da es das einzige ist, das geboten wird.

Dennoch ist es ein reglementierter Wohlfahrtsstaat, der es versäumt hat, Anreize für einen effizienten Einsatz der Ressourcen zu schaffen und aus dessen „Schmalztiegel" die westdeutsche Pharmaindustrie subventioniert wird. Ärzte, die Patienten ambulant versorgen, sind nicht in den stationären Bereich integriert und haben erhebliche Anreize, nach unternehmerischen Gesichtspunkten zu handeln, was bedeutet, daß für den Patienten („Verbraucher") mehr Leistungen von nicht unbestrittenem Wert und zweifelhafter Qualität erbracht werden. Auch hat das Fehlen eines Revisionsverfahrens oder von Normen der Krankenhausinanspruchnahme hohe Aufwendungen und eine lange Verweildauer zur Folge.

Meine Prognose ist, daß ein System dieser Art sich in den kommenden Jahren auf etwas strengere Reglementierung hin entwickeln muß, da die Unausgewogenheit der individuellen Versorgungsansprüche einerseits und der verfügbaren Mittel andererseits die Regierung zu politischen Entscheidungen zwingt um so mehr, als die Bevölkerung altert und die erwerbstätige jüngere Generation immer weniger in der Lage sein wird, für die ältere zu zahlen.

Bei einem Überangebot an Ärzten und einem Überhang an Bettenkapazität muß das System die Gebührensätze senken, was die Leistungserbringer nur dazu bringen wird, die Leistungen in kleinere und weniger bedeutungsvolle „Bündel zu verpacken". Oder das System muß den Umfang der Leistungen vermindern, den Leistungserbringern also Ineffizienz vorwerfen, wie es in den USA der Fall gewesen ist. Letzteres bedeutet Zeitgewinn, wie Aaron u. Schwartz [1] festgestellt haben, aber schiebt eben den Tag nur heraus, an dem notwendigerweise der individuelle Rechtsanspruch auf Verbrauch monetarisiert werden muß. Dieser Gedanke hat weder in der BRD noch in den USA derzeit ein politisches Forum, aber ich behaupte, daß dieses Konzept in beiden Ländern, wenn auch von verschiedenen Ausgangspositionen aus, propagiert werden wird.

Was ich über das Verpacken in kleineren Bündeln gesagt habe, hat ein deutscher Arzt plastisch, wenn auch anekdotenhaft bestätigt. Er erläuterte, wie man den Umfang der Konsultationen aufblähen kann, indem man eine gründliche Untersuchung auf mehrere Termine verteilt, statt sie im Rahmen eines einzigen Arztbesuchs durchzuführen. Herz und Lunge werden beim ersten Termin untersucht, für die Untersuchung der Beckenorgane und die Rektoskopie wird der Patient nochmals bestellt usw. Einen ähnlichen Effekt erzielt man dadurch, daß Patienten zum Arzt kommen müssen, um ein Rezept oder eine Arbeitsunfähigkeitsbescheinigung zu erhalten. Dadurch fallen Gebühren für ärztliche Leistungen an, unabhängig vom medizinischen Wert der Leistung, die für den Patienten allerdings wichtig sein mag, weil er sekundäre soziale Vorteile davon hat. Solche Anreize sind verführerisch für unterbeschäftigte Ärzte, um ihren Lebensunterhalt zu verdienen.

Aber wie kann Deutschland mit seiner Überkapazität an Medizinern fertig werden, wenn es nicht die medizinischen Fakultäten schließen, die Ärzte arbeitslos machen und das Krankenhauspersonal auf die Straße setzen und so den Gesundheitssektor der Wirtschaft lahmlegen will? Meines Erachtens ist die Antwort: vermehrter Wettbewerb, den ich „das Recht zum Berufstod" nennen will, wenn eben die Leistungen der Ärzte vom System nicht mehr gewünscht werden. Fraglos werden von Staats wegen Möglichkeiten der Umschulung und anderweitigen Beschäftigung eröffnet werden, aber das deutsche System wird auf seine Weise mit der bitteren Pille, "The Painful Prescription" von Aaron u. Schwartz [1], zurechtkommen. Dabei wird Deutschland die Vorteile von höherer Selbstbeteiligung bei Arztbesuchen und anderen Leistungen entdecken, die im Grenznutzenbereich liegen, als eine der Methoden, wie man das Verantwortungsbewußtsein des einzelnen Patienten aktiviert – gerade mit Blick auf das typische „Trittbrettfahrersyndrom" bei Nutzung gemeinschaftlicher Ressourcen. Sind die Deutschen solidaritätsbewußter als die Amerikaner? Werden sie aufgrund ihrer Wertekultur explizite Rationierungsmaßnahmen eher hinnehmen als die Amerikaner? Inwieweit gestattet eine Demokratie mit einer autoritären und hierarchischen Kultur einer Regierung, individuelle Rechtsansprüche auf Gesundheitsversorgung ohne politische Rückwirkungen zu beschneiden?

Buchanan versucht, das derzeitige amerikanische Gesundheitssystem zu beschreiben, aber er versäumt es, seine historischen Ursprünge und deren Nachwirkung auf die soziale Revolution und den dynamischen Wandel zu zeigen, der sich fast täglich Mitte der 80er Jahre vollzieht. In seinen einleitenden Bemerkungen beleuchtet er das philosophische Dilemma, eine gerechte Verteilung der Gesundheitsleistungen festzulegen, um der Forderung nach „gleicher Gesundheitsversorgung für alle" gerecht zu werden. Er bezeichnet ein strikt egalitäres Verteilungsmodell als ethisch fragwürdig, was so zu verstehen ist, daß es nur eines unter vielen unvollständigen Modellen der Verteilungsgerechtigkeit ist. Wie er meint, führt das Streben, in einem strikt egalitären System jedem alles zu geben, zu unerträglichen Eingriffen in die individuelle Freiheit, zu Produktivitätshemmung und zu einer Umleitung der Ressourcen aus anderen sinnvollen menschlichen Aufgabenbereichen. Akzeptiert man ein egalitäres Verteilungssystem in einem kapitalistischen Land, setzt man die Gültigkeit der Behauptung voraus, daß Gesundheitsversorgung einen absoluten Wert hat, auch auf Kosten anderer Leistungen. Selbst wenn eine solche Behauptung durch ein demokratisches Plebiszit für richtig befunden würde, bleibt das Problem, daß die Gesamtproduktivität der übrigen Wirtschaft, also ohne den Gesundheitssektor, die universelle Wirkung des egalitären Systems innerhalb von festen Grenzen auffangen muß, so daß ihr künftiges Funktionieren nicht bedroht ist. Wenn diese Grenzen erreicht sind, kommt es der Regierung zu, die moralische Autorität herzustellen, um den Ansprüchen der Menschen auf Gesundheitsversorgung Vorrang zu geben.

Es ist vielleicht nützlich, einige wesentliche Punkte der amerikanischen Geschichte, Staatsform und Wirtschaft Revue passieren zu lassen, um die kulturellen Unterschiede zwischen dem amerikanischen und dem westdeutschen Gesund-

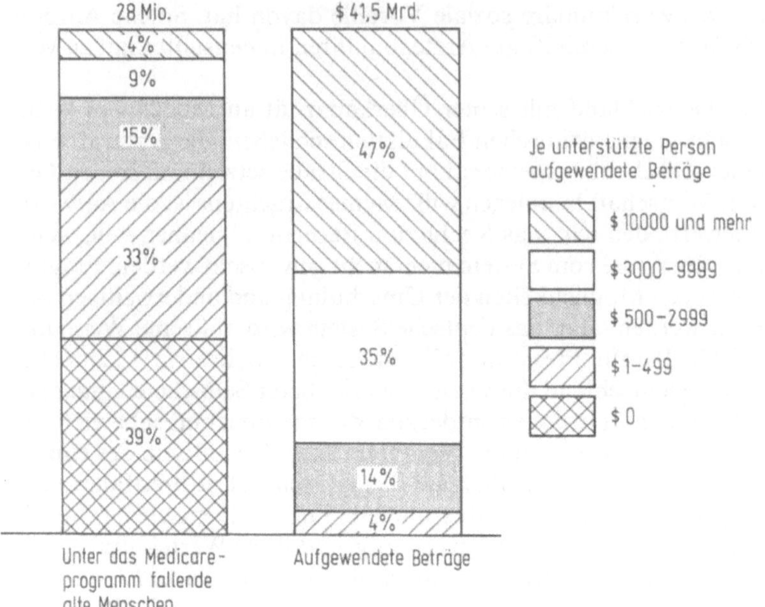

Abb. 1. Medicareempfänger und -aufwendungen 1982 (aus: *Health Care Financing Administration)*. Man beachte, daß die obersten 4% der Empfänger 47% des Budgets verbrauchen, wobei $^2/_3$ dieser Aufwendungen in den letzten 6–12 Monaten des Lebens anfallen. (Daten nach Rice [6])

heitssystem zu verdeutlichen. Amerika ist keine einheitliche Kultur, sondern ein Schmelztiegel aufeinanderfolgender Einwanderungswellen aus vielen Völkern, Rassen und Religionen, die zu einer dynamischen, säkularen, pluralistischen Demokratie integriert sind. Die Menschen kamen im Laufe der letzten 210 Jahre in die USA, um ihr Leben nach eigenen Vorstellungen zu führen in einem Land, das relativ dünn besiedelt, reich an natürlichen Rohstoffen und in seinem Regierungsstil tolerant war. Gewiß gab es Habgier, Wirtschaftsmonopole und Rücksichtslosigkeit. Dennoch wuchs die Gesellschaft, gedieh und der durchschnittliche Lebensstandard sowie der allgemeine Gesundheitszustand verbesserten sich drastisch.

In dieser Gesellschaft lebte der Arzt am Rande der ökonomischen Hackordnung, bevor, nach dem 2. Weltkrieg, der Krankenversicherungsschutz immer mehr Verbreitung fand [5]. Die Arbeitsethik war wirksam und die einzelnen konnten die Auswirkungen dieser Ethik sehen. In dieser Umgebung galt die soziale Pflicht der arbeitenden Generation gegenüber der alten Generation auf lokaler Ebene. Der Social Security Act brachte dann eine Teilunterstützung der Älteren, die noch leicht zu finanzieren war. 1935 standen 10 Erwerbstätige einem in Ruhestand lebenden Bürger gegenüber. 1985 ist das Verhältnis knapp 3 : 1. Während der letzten 50 Jahre, als diese demographische Verschiebung stattfand, hat sich die Medizin von einer arbeitsintensiven Heimindustrie zu einer mit kapitalintensiver Technologie arbeitenden Dienstleistungsindustrie mit hohem personellen

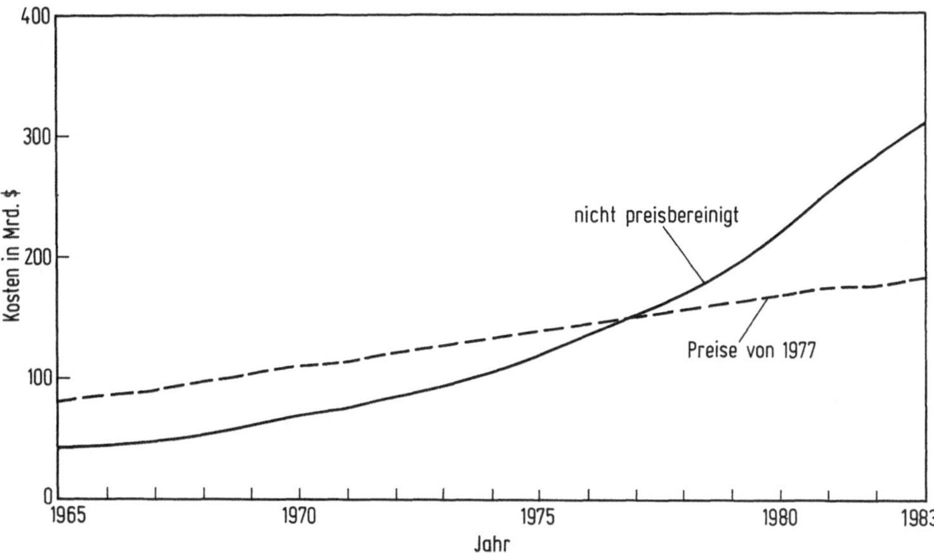

Abb. 2. Aufwendungen für die persönliche Gesundheitsversorgung, nicht preisbereinigt und unter Zugrundelegung der Preise von 1977. (aus: *Health Care Financing Administration)*

Einsatz gemausert. Das Ergebnis ist der wohl bekannte Sachverhalt hoher Kosten des Gesundheitswesens verbunden mit steigenden Zahlen an älteren Mitbürgern, die große Mengen an Gesundheitsleistungen konsumieren, die (mit oder ohne ihre Zustimmung) aufgrund eines Zahlungssystems mit gleichem Zugang für alle großzügigst an sie ausgeteilt werden. Außerdem hat eine Hochtechnologiemedizin das Phantom einer äußerst teuren Versorgung entstehen lassen, deren Nutzen in den ohnehin letzten 6–12 Monaten des Lebens bei alten und auch jungen Menschen fragwürdig ist (vgl. Abb. 1).

Die Bundesregierung führte am 1. Juli 1966 das Medicareprogramm ein, das allen über 65jährigen das Recht auf Gesundheitsversorgung nach dem Blue-Cross-/Blue-Shield-Privatversicherungsmodell garantiert, das für Arbeiter über ihr Beschäftigungsverhältnis oder über Privatankauf offensteht. Der neue Bedarfsschub führte zur Ausweitung des Krankenhaussektors und zur Bildung von Reservoirs an Ärzten und anderem Personal in den Jahren 1966–1977. Die Quote an den Ressourcen der Nation, die für das Gesundheitswesen ausgegeben wird, erhöhte sich, ausgedrückt als Prozentsatz des Bruttosozialprodukts. Anders als in Deutschland beschränkte das amerikanische Gesundheitssystem seine Expansion nicht, als es mit der Wirtschaft in der Zeit von 1977–1981 bergab ging, so daß der Staat und die Arbeitgeber lauter nach Preiskontrollen innerhalb der bestehenden Strukturen verlangten (vgl. Abb. 2).

Offenbar haben wir hier eine Machtverlagerung in Richtung auf Großeinkäufer von Gesundheitsversorgung, auf den Staat und auf große Arbeitgeber über private Versicherungsträger. Da aber jede Zahlergrupper mit Nachdruck darauf besteht, nur den angemessenen Kostenanteil für ihre jeweilige Klientel zu zahlen, werden die von Buchanan angesprochenen Zugangsprobleme immer offensichtlicher und lassen die Forderung nach „sozialer Gerechtigkeit" und Zugang für alle unüberhörbar werden. Bemerkt sei, daß das amerikanische System 90% der Bevölkerung absichert und daß es den höchsten Standard an medizinischer Versorgung in der heutigen Welt bietet. Die 30 Mio. von Buchanan genannten Amerikaner (etwa 10% der Bevölkerung) kommen der öffentlichen Debatte politisch und ökonomisch zupaß, weil die klassischen Methoden der Ablastung von Krankenhauskosten der Bedürftigen auf die Versicherten und die traditionelle „Robin-Hood"-Ethik der Praxisärzte durch die Machtergreifung der Korporationen bedroht ist, die derzeit das amerikanische Gesundheitssystem „durchforstet".

Die Käufermentalität des Staates und der Korporationen hat heute einen Punkt erreicht, wo man die kaufmännische Ethik des Wettbewerbs, des freien Marktes und die Gleichsetzung der Gesundheitsversorgung mit einem Warenkauf als das neue Ordnungsprinzip in Nordamerika aufziehen sieht. Beobachter sowohl aus dem linken als auch aus dem rechten Lager sind sich einig, daß ein Gesundheitsversorgungsmonopol, vom Staat betrieben und finanziert, wohl kaum im Kommen ist. Die Gründe dafür scheint Buchanan nicht zu nennen und auch nicht zu entwickeln, der, wie viele akademische Beobachter der amerikanischen Szene, mit überzogener Kritik das Unvermögen des Systems konstatiert, die unglücklichen 10% der Bevölkerung unterzubringen, die nicht einmal „angemessenen Mindestzugang" zur Gesundheitsversorgung wegen organisatorischer „Risse im Netz der sozialen Sicherheit" haben. Für Amerika im derzeitigen Übergangsstadium möchte ich die Frage stellen: Sollte man ein sehr erfolgreiches, zweispuriges und teures System wegen einer 10%igen Fehlerrate über Bord werfen oder sollte man die Effizienz durch eine Korporatisierung, d. h. stärkere Beteiligung von Verbänden und Unternehmen, steigern, um die Versorgung der Ärmsten billiger zu machen für eine bereits bankrotte Nation? In der Formulierung steckt schon meine Auffassung, daß eine Korporatisierung die Regionalisierung der Hochtechnologiemedizin erreichen könnte, um die sich die Regierung seit 20 Jahren bemüht, der aber jede Allokationsmacht fehlt und die somit zum Scheitern verurteilt ist.

Buchanan hat offenbar übersehen, wie hoch im Kurs das individuelle Selbstbestimmungsrecht bei den Amerikanern in allen Bereichen ihres Lebens steht. Selbst eine Bevölkerung mit sozialistischen Tendenzen, wie die von Massachusetts (die kürzlich mit 72% gegen 28% für ein nationales Gesundheitswesen gestimmt hat), ist gegen ein Gesetz, das das Anlegen von Gurten im Auto vorschreibt, weil sie es als Einmischung des Staates in die private Sphäre empfindet. Dieser Komplex des privaten Autonomiebewußtseins und der öffentlichen Beflissenheit in Sachen individueller Gesundheit wird vielleicht am besten in folgendem Zitat gefaßt, das 2 Jahrhunderte soziologischer Beobachtung überspannt: „Viele Beobachter, angefangen von de Tocquille, haben bemerkt, daß die Amerikaner in einzigartiger Weise um ihr individuelles Wohlergehen besorgt sind. Seit den 1830er Jahren, als Tocquille Amerika besuchte, sind die Vereinigten Staaten von einer Reihe von Massenbewegungen überrollt worden, die die Gesundheit verbessern wollten, sei es durch Diät, Fitneßtraining, moralischen Purismus, positives Denken oder religiösen Glaubenseifer. Heute würde Tocquille, könnte er die

Amerikaner in den Parks joggen, in den Reformläden einkaufen, Psychoblaba reden und endlose Leitfäden zum Fithalten, zur richtigen Ernährung und Gesunderhaltung lesen sehen, wahrscheinlich den Schluß ziehen, daß diese Obsession heute noch ausgeprägter ist" ([5], S. 7).

Was sich bislang in der Revolution des amerikanischen Gesundheitswesens ereignet hat, ist erst der Anfang und für Prof. Buchanan oder für mich schwer in einen ethischen Zusammenhang zu bringen. Es sieht jedoch so aus, daß das Hervortreten von korporativen Strukturen im Gesundheitswesen nur die Frage aufwerfen kann, welchem Ethos die Ärzte folgen sollten, wenn sie in der Hand von Korporationen sind. Die Korporationen könnten sehr wohl auf Kosten der Freiheit der Ärzte eine Effizienz erreichen, die Buchanans Vorstellung vom hippokratischen Vertrauensverhältnis zwischen Patient und Arzt völlig zuwiderlaufen würde. Doch nach korporativer Philosophie gibt es nichts, was eine Korporation davon abhalten könnte, ihre Geschäftsprinzipien um eine neue Vision von „korporativer medizinischer Ethik" herumzugruppieren und gegenüber den Arbeitern und anderen Verbrauchergruppen zu vertreten, daß die individuelle Gesundheitsversorgung Sache der Korporation ist, kurz: einer „über jeden sittlichen Zweifel erhabenen Gesundheitskorporation".

Schließlich meine ich, daß der Übergang der Gesundheitsversorgung in die Hände von Korporationen für den Kongreß verlockend ist, der gern aus dem Versicherungsgewerbe für die Alten aussteigen würde. Medicare funktioniert ja weniger nach dem Prinzip „Rente nach Leistung", sondern ist eher ein Transfer von Jung nach Alt. Indem man den älteren Amerikanern sagt, sie sollten sich auf dem Markt umsehen und mit Bedacht ausgeben, was ihnen in Form von Transfermitteln zur Verfügung steht, können die gewählten Amtsträger die moralische Fragwürdigkeit eines solchen Generationenvertrags als Transfer gesellschaftlicher Ressourcen von den Jungen zu den Alten bei dem derzeitigen demographischen Ungleichgewicht umgehen. Amerika hat immer schon den Kapitalismus, die Jugend und die Produktivität hochgehalten und die intergenerationellen Pflichten auf öffentlicher Ebene eher heruntergespielt [3]. Diese historische Tatsache wurde treffend von Richard Lamm, dem Gouverneur von Colorado, benannt, der von einer „Pflicht der Alten zu sterben" sprach. Obwohl ihm diese Äußerung viel Empörung eingetragen hat, sind die historischen und philosophischen Wurzeln dieses Denkens in einem Aufsatz von Battin gut nachzulesen [2].

Durch den historischen Zusammenhang, der uns in die postindustrielle Welt und ihren ständigen sozialen Wandel versetzt hat, sind beide Länder, die USA und Westdeutschland, zu Teilhabern an der Weltwirtschaft geworden. Eine weltweite Rezession mit stockendem Kapitalfluß und eine Abnahme der Geburtenziffern in der westlichen Welt führen uns auf schwankendem Boden in bioethische Gefilde. Wie Deutschland und Amerika sich zurechtfinden werden, hängt nicht nur von den kulturellen Wurzeln und Werten ihrer Gesundheitssysteme ab, sondern auch von der Erkenntnis, daß die Hochtechnologiemedizin uns Menschen, die wir eine begrenzte Existenz und nur begrenzte gemeinschaftliche Mittel zur Verfügung haben, eine Entscheidung abverlangt, wie mit den individuellen Ansprüchen auf Gesundheitsversorgung zu verfahren ist. Diese Entscheidung ist deshalb so schwierig, weil Gesundheitsversorgung nur einer unter vielen Werten ist, die der menschlichen Existenz Sinn geben.

Literatur

1. Aaron HJ, Schwartz WB (1984) Rationing hospital care. Brookings Institution Press, Washington, DC
2. Battin M (1987) Age rationing and the just distribution of health care: is there a duty to die? Bioethics (January)
3. Daniels N (1983) Am I my parents' keeper? In: Securing access to health care. President's Commission for the Study of Ethical Problems in Medicine and Biomedical and Behavior Research (Appendix K), pp 265–291
4. Rice D (1986) The medical care system: past trends and future projections. NY Med Q 6/1:39–70
5. Starr P (1982) The social transformation of American medicine. Basic Books, New York

Marktwirtschaft und Solidarität. Zielvorstellungen zum Gesundheitswesen in der Bundesrepublik Deutschland

Peter Oberender

Einführung und Problemstellung

Aufgrund steigender Gesundheitsausgaben und vielfältiger Probleme („Kostenexplosion", „Bettenberg", „Ärzteschwemme", „Apothekerschwemme") rückte der Gesundheitsbereich seit Mitte der 70er Jahre zunehmend in das politische und wissenschaftliche – insbesondere ökonomische – Interesse. Der Anteil der Gesundheitsausgaben am Bruttosozialprodukt wuchs in der Bundesrepublik von 6,3% (1960) auf 12,6% (1984). Eine solche überproportionale Zunahme der Gesundheitsausgaben ist ordnungspolitisch unproblematisch, solange sie das Ergebnis freier Entscheidungen mündiger Bürger darstellt. Dies setzt allerdings voraus, daß der Gesundheitsbereich frei von staatlichen konstruktivistischen Eingriffen ist. In der Bundesrepublik handelt es sich beim Gesundheitswesen jedoch um einen wettbewerbspolitischen Ausnahmebereich, der umfassenden staatlichen Regulierungen unterliegt.

Gegenwärtig wird das Gesundheitswesen wieder einmal von finanzieller Atemnot geplagt: Im Frühjahr 1987 bestand in der Gesetzlichen Krankenversicherung (GKV) ein Finanzierungsdefizit von 1,6 Mrd. DM (Deutsche Bundesbank 1987)! Diese Tastache wird im Augenblick wieder einmal als Rechtfertigungsgrund für Beitragserhöhungen der GKV benutzt. Steigende Beitragssätze bedeuten aber nicht nur eine höhere Belastung der Lohneinkommen und hemmen damit die Leistungsbereitschaft der Arbeitnehmer, sondern zugleich nehmen die Lohnnebenkosten für die Arbeitgeber zu, was die Beschäftigungschancen beeinträchtigt. Gegenwärtig müssen ca. 35% der versicherungspflichtigen Entgelte an die 3 großen Sozialversicherungszweige (12% an die Krankenkasse, 4% an die Arbeitslosenversicherung und 19,2% an die Rentenversicherung) gleich einer Steuer abgeführt werden [5]. Für viele handelt es sich deshalb bei den steigenden Beiträgen der GKV zwar um eine unerfreuliche und unerwünschte Erscheinung, die aber – wie ein Schicksal – hingenommen wird: die Betroffenen glauben nichts gegen diese Entwicklung unternehmen zu können.

Diese Entwicklung und die vielfältigen Probleme im Gesundheitswesen erfordern jedoch Intervention der Ökonomen, weil in diesem Bereich nicht nur in großem Umfang knappe Mittel verbraucht werden, sondern darüber hinaus der begründete Verdacht besteht, daß es aufgrund falscher Anreize zu einem unwirtschaftlichen Verhalten aller Beteiligten und damit zu einer Verschwendung kommt; eine Lösung der Probleme muß gefunden werden [9].

Adäquate Maßnahmen zur Behebung der gegenwärtigen Schwierigkeiten können jedoch nur dann vorgeschlagen werden, wenn deren Ursachen bekannt sind. Hierzu werde ich gleichsam „diagnostische" Anmerkungen machen; anschließend werden dann im Rahmen einer „Therapie" Maßnahmen vorgeschla-

Ethik und öffentliches Gesundheitswesen
Hrsg.: H.-M. Sass

gen, die zur Genesung des Patienten „Gesundheitswesen" beitragen. Da die GKV das Gesundheitswesen in der Bundesrepublik entscheidend prägt (immerhin entfällt nahezu die Hälfte der Gesundheitsausgaben auf ihren Bereich), steht sie im Vordergrund der Überlegungen.

Zu klären sind folgende Fragen: Wie haben sich die Ausgaben im Gesundheitswesen und in der GKV seit 1960 entwickelt? Welche Ursachen liegen den gegenwärtigen Problemen im Gesundheitswesen zugrunde? Welche Maßnahmen wurden bisher zur Lösung der Probleme ergriffen? Welche Maßnahmen erfordern eine ursachenadäquate Therapie?

Zunächst geben wir eine Übersicht über die Entwicklung und die Struktur der Ausgaben der GKV (1960/1984.

Tabelle 1. Ausgaben der GKV 1960 und 1984. (Nach [4], Tabellen 8–27 ff.)

	1960 Mrd. DM	1984 Mrd. DM	Zunahme 1960–1984
Gesamtausgaben (in Mrd. DM)	9,5 (100%)	108,2 (100%)	11,4 faches
Darunter:			
Ärztliche Behandlung	1,9 (19,7%)	18,9 (17,5%)	9,9 faches
Zahnärztliche Behandlung	0,5 (4,9%)	6,6 (6,1%)	13,2 faches
Zahnersatz	0,3 (2,8%)	7,4 (6,8%)	24,5 faches
Arzneimittel	1,1 (11,5%)	15,6 (14,4%)	14,2 faches
Heil- und Hilfsmittel	0,2 (2,2%)	5,9 (5,5%)	29,8 faches
Krankenhaus	1,6 (16,5%)	33,1 (30,6%)	20,7 faches
Krankengeld	2,7 (28,3%)	6,3 (5,8%)	2,3 faches
Sonstige Leistungen	0,8 (8,3%)	9,5 (8,8%)	11,9 faches
Verwaltungskosten	0,6 (5,8%)	4,9 (4,5%)	8,1 faches

Entwicklung und Struktur der GKV-Ausgaben 1964–1984

Die Ausgaben im Gesundheitswesen nahmen von 19,0 Mrd. DM (1960) auf 220 Mrd. DM (1984) zu, was eine Steigerung um das 11,6fache darstellt. Die Ausgaben der GKV stiegen während des gleichen Zeitraums von 9,5 Mrd. auf 108,2 Mrd. DM, d.h. es fand eine Zunahme um das 11,4fache statt. Im gleichen Umfang stiegen die Ausgaben der privaten Krankenversicherung von 1,2 Mrd. DM (1960) auf 14,7 Mrd. DM (1984). Die Entwicklung der GKV-Ausgaben der einzelnen Bereiche von 1960 bis 1984 verläuft recht unterschiedlich, so daß beträchtliche Strukturverschiebungen zu konstatieren sind. Überproportional stiegen die Ausgaben für Heil- und Hilfsmittel (auf das 29,8fache), für Zahnersatz (das 24,5fache) sowie für den Krankenhausbereich (das 20,7fache). Unterproportional nahmen dagegen die Ausgaben für Krankengeld (das 2,3fache) zu, was darin begründet liegt, daß ab 1970 das Krankengeld während der ersten 6 Wochen der Arbeitsunfähigkeit vom Arbeitgeber zu bezahlen ist.

Die Struktur der Ausgaben zeigt, daß 1984 33,1 Mrd. DM (33,6%) auf die Krankenhäuser, 18,9 Mrd. DM (17,5%) auf ärztliche Behandlung sowie 15,6 Mrd. DM (14,4%) auf Arzneimittel entfielen. Um eine Vorstellung von der Höhe dieser Ausgaben zu erhalten, sei erwähnt, daß 1984 in der Bundesrepublik für Genußmittel insgesamt 57,1 Mrd. DM (alkoholische Getränke 32,8 Mrd. DM, Tabakwaren 24,3 Mrd. DM) ausgegeben wurden. Darüber hinaus wurden im gleichen Jahr fast 10 Mrd. DM für Glücksspiele – davon allein 6,5 Mrd. DM für Toto und Lotto – aufgewandt [40].

Werden die GKV-Ausgaben in Ausgaben der allgemeinen Krankenversicherung (hierunter fallen alle erwerbstätigen oder arbeitslosen Mitglieder mit ihren Familienangehörigen) und in solche der Krankenversicherung für Rentner unterschieden, so zeigt sich, daß von 1960 bis 1984 die Ausgaben für die Rentner von 1,3 Mrd. DM auf 40 Mrd. DM und somit auf das 30,8fache anwuchsen. Dagegen nahmen die Ausgaben der allgemeinen Krankenversicherung „lediglich" um das 8,3fache (von 76 Mrd. auf 63,3 Mrd. DM) zu. Dies hatte zur Konsequenz, daß der Anteil der Ausgaben der Krankenversicherung der Rentner an den gesamten GKV-Ausgaben von 14,8% (1960) auf 38,7% (1984) anstieg (vgl. Tabelle 2)!

Aussagekräftiger als diese aggregierten Werte ist die Ausgabenentwicklung je Mitglied und je Rentner. Tabelle 2 zeigt, daß die Ausgaben je Rentner von 1960 bis 1984 auf das 15,7fache stiegen, während die je Mitglied lediglich um das 7fache zunahmen (die Zunahme der Ausgaben je Rentner bzw. je Mitglied ist deshalb geringer als die jeweiligen Gesamtausgaben, weil die Zahl der in der GKV versicherten Mitglieder und Rentner während dieses Zeitraumes stieg). Während die Ausgaben je Mitglied für Zahnersatz (auf das 21,2fache) und für Heil- und Hilfsmittel (auf das 17,3fache) am stärksten wuchsen, nahmen die Ausgaben je

Tabelle 2. Ausgaben der GKV insgesamt und nach Bereichen je Mitglied sowie je Rentner 1960 und 1984. (Nach [4], Tabellen 8–28.1.ff.)

	1960	1984	Zunahme 1960–1984
Je Mitglied insgesamt (DM)	354,22	2489,16	7 faches
Davon:			
Ärzte	71,26 (20,1%)	480,66 (19,3%)	6,7 faches
Zahnärzte	20,24 (5,7%)	233,15 (9,4%)	11,5 faches
Arzneimittel	34,96 (9,9%)	275,14 (11,1%)	7,9 faches
Heil- und Hilfsmittel	7,73 (2,2%)	133,92 (5,4%)	17,3 faches
Zahnersatz	10,40 (2,9%)	220,25 (8,8%)	21,2 faches
Krankenhaus	54,39 (15,4%)	639,30 (26,5%)	11,8 faches
Je Rentner insgesamt	241,54	3787,80	15,7 faches
Davon:			
Ärzte	61,43 (25,4%)	636,47 (16,8%)	10,4 faches
Zahnärzte	5,69 (2,4%)	62,47 (1,6%)	11 faches
Arzneimittel	61,74 (25,6%)	809,01 (21,4%)	13,1 faches
Heil- und Hilfsmittel	8,33 (3,4%)	243,96 (6,4%)	29,3 faches
Zahnersatz	8,09 (3,3%)	162,29 (4,3%)	20,1 faches
Krankenhaus	71,41 (29,6%)	1547,07 (40,8%)	21,7 faches

Rentner für Heil- und Hilfsmittel (das 29,3fache) sowie für Krankenhäuser (das 21,7fache) am stärksten zu.

Hinsichtlich der Struktur der Ausgaben nach Bereichen ergeben sich zwischen Mitgliedern und Rentnern erhebliche Unterschiede. Entfallen 1984 26,5% der Ausgaben je Mitglied auf Krankenhäuser und 19,3% auf Ärzte, so werden 40,8% der Ausgaben je Rentner für die stationäre Behandlung und 21,4% für Arzneimittel ausgegeben.

„Diagnose“: Ursachen der gegenwärtigen Probleme

In der Bundesrepublik sind gegenwärtig über 92% der Bevölkerung Mitglieder in einer der 1 215 (1985) gesetzlichen Krankenkassen [4]. Ein wesentliches Element der GKV als Sozialversicherung stellt der *soziale Ausgleich* dar, der durch eine einkommens*abhängige* Beitragserhebung und eine beitrags*unabhängige* Gewährung medizinischer Leistungen gekennzeichnet sind (*Solidarprinzip*). Außerdem wird das *Sachleistungsprinzip* angewandt, d. h. die Abrechnung des Verbrauchs an Gesundheitsleistungen des einzelnen erfolgt nicht monetär, sondern über Scheine („Hilfe in natura“).

Im Krankheitsfall besitzt der einzelne Versicherte eine Kostenvolldeckung. Aus gesundheits- und sozialpolitischen Gründen wird die individuelle Gesundheitsnachfrage bewußt *nicht* durch das Preisausschlußprinzip begrenzt. Dadurch wird nicht nur die Nachfrage nach Gesundheitsleistungen völlig *preisunempfindlich* und damit einer „Freifahrermentalität“ Vorschub geleistet, sondern darüber hinaus besteht für die Versicherten oft ein Anreiz, aufgrund der bezahlten Prämien, die eine Pauschale darstellen, die Summe der nachgefragten Gesundheitsleistungen zu maximieren („Moral-hazard-Phänomen“).

Dieser Sachverhalt läßt sich graphisch sehr instruktiv anhand der Situation im Arzneimittelbereich demonstrieren (vgl. Abb. 1).

Wird davon ausgegangen, daß zur Behandlung einer Erkrankung verschiedene Arzneimittel zur Verfügung stehen, die der betreffende Patient selbst zu bezahlen hat, so nimmt die nachgefragte Menge eines bestimmten Medikaments normalerweise mit steigendem Preis ständig ab (Nachfragegesetz; Kurve N in Abb. 1). Werden nun – wie im Falle des Sachleistungsprinzips der GKV – die Arzneimittelausgaben jedoch vollständig von der Krankenkasse übernommen (100% ige Erstattung), so wird der Preis für den Nachfrager völlig unbedeutend. Dies hat zur Folge, daß sich die Nachfragekurve so lange um die Sättigungsmenge x_S dreht, bis sie parallel zur Preisachse verläuft. Es entsteht somit eine völlig starre, d. h. völlig preisunelastische Nachfrage. Der Preis hat damit keinen Einfluß mehr auf die nachgefragte Menge. Da dies zumindest bei Arzneimitteln politisch unerwünscht erschien, wurde in diesem Bereich bereits 1925 eine Selbstbeteiligung eingeführt. Seit 1983 muß der einzelne Patient – von Ausnahmen abgesehen – bei verordneten und erstattungsfähigen Medikamenten einen festen Betrag (DM 2,– je Präparat) selbst bezahlen. Da nun der einzelne Patient den Wunsch hatte, für die entrichtete Pauschale von DM 2,– eine möglichst große Packung des betreffenden Arzneimittels zu erhalten, bewirkte dies, daß sich die Nachfrage bei einem Arzneimittelpreis von $p=\bar{p}=2$ über die Sättigungsmenge x_S hinaus auf z. B. x_M

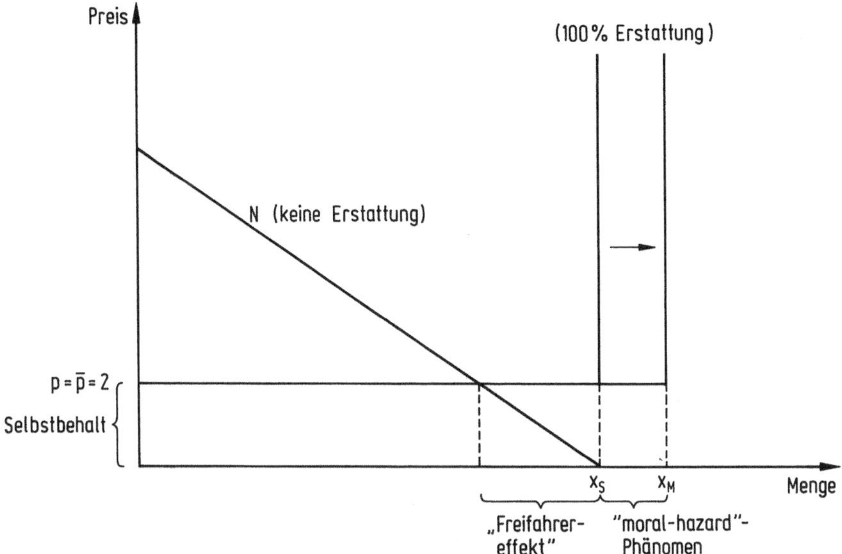

Abb. 1. Änderung der Nachfragekurve *N* bei Arzneimitteln (s. Text)

vergrößerte [26, 36]. So ging beispielsweise 1983 gegenüber 1982 zwar die Anzahl der Arzneimittelverordnungen durch Ärzte bei der GKV um 10,4% zurück, gleichzeitig stiegen jedoch die Packungsgrößen beträchtlich, so daß die Arzneimittelausgaben der GKV insgesamt um 5,4% zunahmen [39].

Außerdem besteht generell die Gefahr einer angebotinduzierten Nachfrage, d. h. Anbieter von Gesundheitsleistungen (z. B. Arzt, Krankenhaus) erhöhen die nachgefragte Menge, weil für sie dadurch der Umsatz und damit der Gewinn wächst, ohne daß dies für sie – in einem gewissen Rahmen – mit Sanktionen verbunden wäre. Damit haben auch die Leistungserbringer ein Interesse daran, die Nachfrage nach Gesundheitsleistungen auszudehnen [41]. Dieser Aspekt gewinnt v. a. vor dem Hintergrund steigender Ärztezahlen an Bedeutung.

Aufgrund dieser Gegebenheiten entsteht bei *allen* Beteiligten ein Verantwortungsvakuum [29], was zu *Rationalitätenfallen* [19] führt: Der einzelne Versicherte verhält sich völlig rational, indem er für seinen Versicherungsbeitrag möglichst viele und hochwertige Gesundheitsleistungen nach dem Motto „Nur das Beste ist gerade gut genug" nachfragt, wenn ihm dadurch unmittelbar keine höheren Kosten entstehen. Allerdings führt dies gesamtwirtschaftlich zu einer Verschwendung und damit zu einer Überforderung des Systems der sozialen Sicherheit mit den bekannten ökonomisch und politisch unerwünschten Ergebnissen.

Wegen der falschen Anreize entsteht ein *Teufelskreis* im Gesundheitswesen: Durch die steigenden Beiträge nehmen „Freifahrermentalität", „moral hazard" sowie die angebotinduzierte Nachfrage zu. Dies erhöht das Anspruchsdenken, was sich in einer wachsenden Nachfrage und in steigenden Ausgaben niederschlägt. In der Vergangenheit bewirkte dies, daß die Einnahmen der GKV die Ausgaben nicht mehr deckten. Um dieses *Finanzierungsproblem* zu bewältigen, wurden die Einnahmen durch die Anhebung der *Beitragssätze* der GKV von 6%

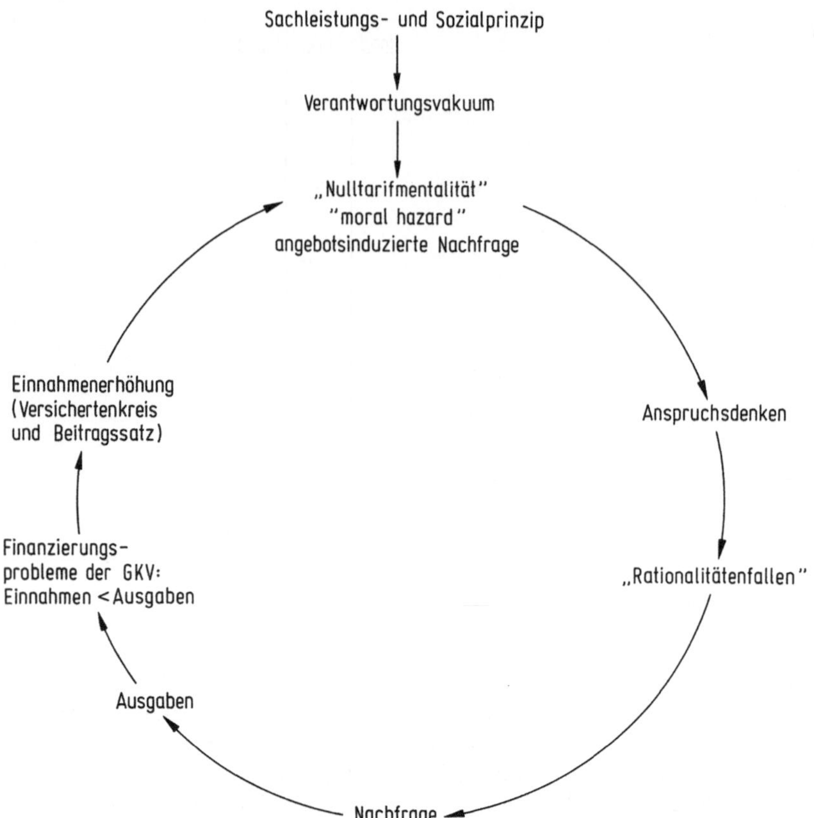

Abb. 2. Circulus vitiosus bei den Ausgaben im Gesundheitswesen

(1950) auf ca. 12% (1985) des Bruttoeinkommens [4, 25] der Versicherungspflichtigen sowie durch eine Heraufsetzung der *Beitragsbemessungsgrenze* von 4500 (1950) auf 48600 DM (1985) pro Jahr und durch die Ausdehnung des *Versichertenkreises* erhöht [3]. Dies wiederum führte zu einer Zunahme der „Freifahrermentalität", des „Moral-hazard-Phänomens" sowie der Induzierung der Nachfrage durch das Angebot (vgl. Abb. 2). Letztlich findet damit eine „Ausbeutung aller durch alle" statt, wodurch das Solidarprinzip zunehmend ausgehöhlt wird [20, 21].

Diese Entwicklung wurde durch die permanente Ausweitung des Leistungskatalogs (u. a. Ausdehnung des Krankheitsbegriffs) der GKV seit 1960 begünstigt. Hierfür sind in erster Linie der Gesetzgeber, aber auch die Rechtsprechung der Sozialgerichte [23] sowie die Selbstverwaltung verantwortlich. Vor allem aber wirkte die Einbeziehung weiterer Bevölkerungsgruppen in die GKV (Landwirte, Schwerbehinderte, Studenten und Rentner) ausgabenerhöhend.

Die Verlängerung der Lebenserwartung und die Herabsetzung des Pensionsalters führten ebenfalls zu einer Zunahme der Zahl der Rentner in der GKV [2]. So erhöhte sich der Anteil der Rentner an der Gesamtzahl der GKV-Mitglieder von 20,3% (1960) auf 29,3% (1984) [3]; diese Zunahme stellt deshalb ein Problem dar, weil die Krankenversicherung der Rentner (durch die Rentenversicherungsträger BfA und LVA) weniger als 50% (1984: 44,5%) der von den Rentnern verursachten Kosten deckt [4]. Die seit einiger Zeit erhobenen Krankenversicherungsbeiträge der Rentner fließen der Rentenversicherung und nicht der GKV zu, so daß sich an dieser Situation für die GKV nichts verändert hat.

Als weitere Ursache für die Ausgabensteigerungen der GKV muß die Zunahme der Leistungserbringer genannt werden. So stieg die Zahl der Ärzte von 79 350 (1960) auf etwa 149 200 (1984) [4], was sich aufgrund des Systems der Einzelleistungshonorierung in entsprechend höheren Ausgaben bei der GKV niederschlug. Weiterhin muß hier erwähnt werden, daß wegen des medizinisch-technischen Fortschritts immer teuerere Diagnoseverfahren und Behandlungsmethoden angewandt wurden.

Alle diese Faktoren wirkten sich aufgrund der *falschen Anreize* extrem ausgaben- und damit kostensteigernd im Gesundheitswesen aus. Darüber hinaus darf nicht übersehen werden, daß mit steigendem Wohlstand beim einzelnen Bürger die Präferenz für Gesundheitsleistungen zunimmt. Er ist nicht nur bereit, einen immer größeren Teil seines Einkommens für Gesundheitsleistungen auszugeben, sondern zugleich können diese Wünsche durch die quantitative und qualitative Erweiterung des Angebots auch befriedigt werden [34].

Bilanz der bisherigen Maßnahmen zur Lösung der Probleme

Diese Entwicklung wäre wahrscheinlich nicht so rasch und nachdrücklich in den Mittelpunkt öffentlichen und wissenschaftlichen Interesses gerückt, wäre nicht gleichzeitig aufgrund verlangsamten ökonomischen Wachstums und steigender Arbeitslosigkeit der finanzielle Spielraum der GKV merklich enger geworden. Konnten früher die gesetzlichen Krankenkassen weitgehend problemlos die Einnahmen den Ausgaben anpassen, so mußten nunmehr die Ausgaben den Einnahmen angepaßt werden. An die Stelle einer ausgabenorientierten Einnahmenpolitik trat damit eine einnahmenorientierte Ausgabenpolitik.

Die finanzellen Probleme der GKV versuchte man, durch vermehrte staatliche Interventionen – z. B. Krankenversicherungskostendämpfungsgesetz (KVKG), Krankenhauskostendämpfungsgesetz (KHKG), Kostendämpfungsergänzungsgesetz (KVEG), Haushaltsbegleitgesetz 1983, Haushaltsbegleitgesetz 1984, Gesetz zur Neuordnung der Krankenhausfinanzierung, Verordnung zur Regelung der Krankenhauspflegesätze – zu lösen [34].

Durch diese staatlichen Eingriffe wurden jedoch die persönliche Freiheit und damit die Verantwortung des einzelnen immer mehr eingeschränkt.

Grundsätzlich läßt sich gegen diese Maßnahmen einwenden, daß mit Hilfe staatlich vorgegebener Zielgrößen global die Ausgabenentwicklung der GKV ex ante festgelegt wird, und zwar ohne das Wissen, das sich erst im Prozeßverlauf ergibt [10]. Da das Wissen, das in komplexen Systemen vorhanden ist und entdeckt wird, nicht zentralisierbar ist [16, 17], lassen sich Marktprozesse nicht ohne Nachteil für alle Beteiligten durch andere Lenkungs- und Koordinationsmechanismen ersetzen.

An dieser Stelle bedarf es noch einiger weiterer grundsätzlicher Bemerkungen zur staatlichen Kostendämpfungspolitik. Werden die Ausgabenzuwächse der GKV auf die Einkommenszuwächse der Versicherten begrenzt, so wird durch die umfassenden staatlichen Vorschriften nicht nur die individuelle Freiheit sowohl der Versicherten als auch der Leistungserbringer im Gesundheitswesen weitgehend beseitigt, sondern es besteht ein Konflikt mit der Wachstumsdynamik des Gesundheitssektors [34]. Wird die Entwicklung des Gesundheitsbereichs auf die Zunahme der Grundlohnsumme begrenzt, so wird für diesen Bereich höchstens ein Wachstum in der Höhe der Einkommenselastizität nach Nachfrage von eins zugelassen. Damit wird jedoch nicht nur die Souveränität der Konsumenten eingeengt, sondern zugleich wird die Wachstumsdynamik, die bei steigendem Wohlstand besonders im Dienstleistungsbereich sehr groß ist, willkürlich gedämpft.

Soll eine solche Politik der globalen Ausgabenbegrenzung greifen, so muß sie darüber hinaus durhc entsprechende Vorschriften dem einzelnen Leistungserbringer auf der untersten Stufe Art und Umfang der Leistung vorschreiben. Wird nur der Umfang vorgeschrieben, so besteht die Gefahr, daß über entsprechende Preissteigerungen diese Einengung kompensiert wird. Wird deshalb nicht bis ins letzte Detail festgelegt, was der einzelne Leistungserbringer im konkreten Fall zu tun hat, so ist eine solche Politik der Kostendämpfung nahezu wirkungslos. Wie Hauser [13, 14] nachweist, hat das KVKG von 1977 das Ausgabenwachstum in der GKV „nicht fühlbar beeinflußt“, weil weiterhin die falschen Anreizstrukturen bestehen blieben.

Damit stellt sich die Frage nach der adäquaten Therapie zur Lösung der bestehenden Probleme im Gesundheitswesen. Bevor nun konkrete Vorschläge zur Sanierung des Gesundheitswesens – v. a. der GKV – gemacht werden, müssen zunächst die Ziele und die Aufgaben einer gesetzlichen Krankenversicherung definiert werden.

Krankenversicherung in einer sozialen Marktwirtschaft: Individual- vs. Sozialprinzip

Grundlegende Bemerkungen

Da in der Bundesrepublik Deutschland die soziale Marktwirtschaft als Ordnungsrahmen gewählt wurde, müssen im Gesundheitswesen neben marktwirtschaftlichen Elementen auch sozialstaatliche Elemente enthalten sein. Es gilt, Individualprinzip (Äquivalenzprinzip: Leistung und Gegenleistung entsprechen sich) und Sozialprinzip (Solidarprinzip: für jeden besteht unabhängig von der Höhe seines Beitrags der gleiche Anspruch) so zu kombinieren, daß das Subsidiaritätsprinzip nach dem Grundsatz „Subsidiarität soweit wie möglich, Solidarität soweit wie nötig“ zum Tragen kommt [32].

In den vergangenen Jahren drang im Gesundheitsbereich das Sozialprinzip auf Kosten des Individualprinzips immer stärker vor, so daß die Gefahr der Entartung des Sozialstaates zum Wohlfahrts- und Versorgungsstaat besteht. Das damit verbundene Fehlverhalten und die dadurch bewirkte Verschwendung überfordern die Marktwirtschaft zunehmend. Deshalb müssen sozialstaatliche Elemente auf ein marktwirtschaftlich vertretbares Ausmaß reduziert und der individuelle Handlungsspielraum so weit wie möglich erweitert werden.

Dies stellt keine soziale Demontage oder gar einen Schritt auf dem Weg zu einer Ellenbogengesellschaft dar, wie dies von einigen Politikern behauptet wird, sondern ist vielmehr Ergebnis der Einsicht, daß die ständige Überforderung der marktwirtschaftlichen Ordnung durch Staat und Sozialsystem die freiheitliche Wirtschafts- und Gesellschaftsordnung in ihrer Existenz bedroht. Es müssen deshalb alle Bereiche des Gesundheitswesens von den staatlichen Fesseln befreit und die Voraussetzungen für mehr Markt und damit Wettbewerb – soweit sozialpolitisch vertretbar – geschaffen werden. Dadurch findet eine Erhöhung der Freiheitsspielräume und somit eine Stärkung sowie Förderung der Selbstverantwortung, der Eigeninitiative und der Eigenvorsorge des mündigen Bürgers statt. Das Gesundheits- und Krankheitsverhalten des einzelnen muß nachhaltig beeinflußt werden, indem ein *gesundheitsbewußtes und krankheitsvermeidendes Verhalten belohnt* sowie ein *gesundheitsgefährdendes* und *krankheitsbegünstigendes* bzw. *krankheitsauslösendes Verhalten bestraft* werden.

Zur Lösung der vielfältigen Probleme im Gesundheitswesen müssen deshalb in einer freiheitlichen Ordnung adäquate individuelle Anreize und Möglichkeiten für *alle* Beteiligten geschaffen werden, mit den knappen Ressourcen verantwortungsbewußt umzugehen, d. h. Gesundheitsleistungen bedarfsgerecht und kostengünstig anzubieten sowie preisbewußt nachzufragen. Dies setzt voraus, daß eigenverantwortliches Handeln auf der untersten Stufe und damit mehr Markt sowie Wettbewerb möglich sind. Dadurch wird eine effiziente Verwendung der knappen Mittel (*ökonomische* Funktion des Wettbewerbs) bei größtmöglicher Handlungs- und Wahlfreiheit des einzelnen (*gesellschaftliche* Funktion des Wettbewerbs) erreicht.

Bei einer solchen Reform des Gesundheitswesens geht es nicht nur um die Lösung bestehender Steuerungs- und Finanzierungsprobleme, sondern v. a. auch um die Wiederherstellung und Erhaltung der freiheitlichen Grundordnung in der Bundesrepublik. Es stehen deshalb nicht nur Effizienzgesichtspunkte im Mittelpunkt des Interesses, sondern vielmehr auch die Eigenverantwortung und die Souveränität des einzelnen Bürgers als Leistungsnachfrager bzw. Leistungserbringer.

Hierbei muß es selbstverständlich offenbleiben, wie sich die Gesundheitsausgaben entwickeln, denn jeder Bürger muß die Freiheit besitzen, über die Verwendung seines Einkommens gemäß seinen Präferenzen frei zu entscheiden. Das Gesundheitswesen ist derzeit ein Sektor mit einer hohen Wachstumsdynamik [34]. Viele Bürger sind bereit, mehr als bisher für Gesundheit auszugeben. Als ein Indiz hierfür kann die Zunahme der Zahl der Heilpraktiker von 2732 (1960) auf 8423 (1983) angesehen werden [4]. Wie bereits erwähnt, stellen alle Versuche, die aufgrund einer willkürlich gewählten Referenzbasis (z. B. Entwicklung der Grundlohnsumme) isoliert auf eine Dämpfung der Gesundheitsausgaben gerichtet sind, deshalb ein Ziel dar, das mit einer freiheitlichen Wirtschafts- und Gesellschaftsordnung nicht vereinbar ist, weil durch diese administrativen Eingriffe die Expansionschancen für die Anbieter beschnitten und der Patient bevormundet und damit letztlich entmündigt wird.

Eine marktwirtschaftliche Steuerung im Gesundheitswesen wird oft mit der Behauptung abgelehnt, Gesundheit sei ein besonderes Gut, das man nicht ohne weiteres dem Spiel von Angebot und Nachfrage überlassen dürfe. Dieses Argument ist normativ und damit willkürlich! Im Grunde genommen kann jedes beliebige Gut – etwa Kleidung oder Nahrungsmittel – zu einem besonderen Gut erklärt werden, denn ohne Nahrung und Kleidung ist der Mensch nicht überlebensfähig. Wie die Realität jedoch zeigt, funktioniert die Versorgung mit Kleidung und Nahrungsmitteln auch ohne die Schaffung wettbewerbspolitischer Ausnahmebereiche.

Gegen eine Marktlösung wird häufig auch eingewandt, daß aufgrund der fehlenden Markttransparenz der einzelne Patient überfordert sei. Jedoch weist der einzelne Nachfrager auf vielen anderen Märkten eine sehr beschränkte Transparenz auf. Der mündige Bürger behebt dieses Defizit dadurch, daß er sich entsprechende Informationen beschafft. Auch im Gesundheitsbereich kann deshalb davon ausgegangen werden, daß – wenn entsprechende Rahmenbedingungen bestehen – ein Markt für Gesundheitsinformationen, auf dem Tests von Ärzten, Krankenhäusern und Medikamenten gehandelt werden, entsteht. Bei Medikamenten gibt es bereits einige unabhängige Informationsdienste. Dadurch erhält der Patient, wenn er aufgrund bestimmter Anreize ein Interesse daran hat, Informationen, die ihm bei seiner Entscheidungsfindung und seinem Verhalten helfen. Hierbei fällt auch dem Arzt als Experten eine wichtige Rolle zu. Es spricht deshalb nichts dagegen, auch im Gesundheitsbereich einen marktwirtschaftlichen Ordnungsrahmen bei ausreichendem Schutz wirtschaftlich Schwacher und chronisch Kranker zu wählen.

Es müssen folglich solche Rahmenbedingungen geschaffen werden, die eine möglichst ungehinderte Entfaltung dieser Wachstumsdynamik des Gesundheitssektors zulassen. Für die Gestaltung dieses Ordnungsrahmens bildet der Stellenwert, den die GKV im Gesundheitswesen einnehmen soll, eine wichtige Rolle.

Ziele und Aufgaben der GKV

Eingangs sei darauf hingewiesen, daß es sich bei der Definition der Ziele und der Aufgaben des GKV um normative Aussagen handelt, die auf subjektiven Entscheidungen und Wertorientierungen beruhen.

Die GKV muß im Zusammenhang mit der Sozialpolitik als soziale Sicherungspolitik gesehen werden. Letztlich geht es darum, individuelle Risiken durch eine staatliche Sicherung aufzufangen, d. h. es findet eine Sozialisierung individueller Risiken statt. Da soziale Sicherheit als absoluter Zustand nicht möglich ist, „stellt sich für die soziale Sicherungspolitik neben der Aufgabe, einen generellen Rahmen des erwünschten und machbaren und damit finanzierbaren Sicherheitsniveaus abzustecken, auch die Aufgabe, aus der Vielzahl identifizierbarer Risikosituationen in einer Gesellschaft diejenige auszuwählen, für die die öffentlichrechtliche Schutzeinrichtung etabliert werden soll [1, 2].

Angesichts des gestiegenen Lebensstandards erscheint es angebracht, die GKV auf solche Risiken zu beschränken, die einen existenzgefährdenden Charakter haben, d. h. auf sog. Großrisiken. Versicherungstechnische Bagatellrisiken sollten dem Verantwortungsbereich des einzelnen mündigen Bürgers übertragen werden. Durch eine Krankheit darf zwar niemand in seiner ökonomischen Existenz bedroht werden, aber zugleich gilt es auch zu verhindern, daß einzelne – wie dies gegenwärtig häufig geschieht – diesen Schutz schamlos ausnützen.

Weiterhin müssen Krankenversicherungs- und Umverteilungsgesichtspunkte getrennt werden. Es kann nicht die Aufgabe der GKV sein, eine allgemeine Umverteilungspolitik zu betreiben. Hierfür stehen andere Instrumente zur Verfügung.

Weiterhin hat eine allgemeine Sozialpolitik in der GKV nichts zu suchen. So sind beispielsweise alle *versicherungsfremden* Leistungen aus dieser Versicherung herauszunehmen wie beispielsweise Ausgaben, die mit einer Mutterschaft, mit einer Schwangerschaftsunterbrechung, mit einer freiwilligen Sterilisation, mit kosmetischen Operationen, mit natürlichem Altern (Pflegefälle gehören nicht in die GKV!) und Sterben, mit Kinderkrankengeld und Sterbegeld zusammenhängen.

Therapie: Ursachenadäquate Reformmaßnahmen

Im folgenden werden v.a. einzelne Elemente eines dezentral geplanten Systems der Steuerung der Gesundheitsnachfrage dargelegt: Eigenbeteiligung der Patienten, Gestaltung der Krankenversicherung, Vorschläge zur Auflockerung der Angebotsstruktur im Gesundheitswesen.

Selbstbeteiligung

Eine wirtschaftliche Verwendung der Mittel im Gesundheitsbereich kann nur erreicht werden, wenn für den einzelnen Akteur die durch seine Gesundheitsnachfrage entstehenden Kosten unmittelbar fühlbar werden. Als Instrument bietet sich hier ein Selbstbehalt an. Dieser Selbsthalt kann entweder als fixer Pro-Kopf-Betrag pro Jahr (z. B. 4000 DM) oder in Abhängigkeit vom Einkommen festgelegt werden. Ich schlage vor, einen Selbstbehalt bis zu 10% des steuerpflichtigen Jahreseinkommens für alle – also ohne Einkommensbegrenzung nach oben – einzuführen. Gleichzeitig muß der Beitrag zur gesetzlichen Pflichtversicherung auf 1% gesenkt werden. Für diese Festlegung eines solchen Höchstbetrages für den Selbstbehalt wurde als Orientierung die gegenwärtige Höhe der Beiträge der pflichtversicherten Patienten in der GKV genommen. Wird davon ausgegangen, daß gegenwärtig ein Pflichtversicherter (einschließlich des vom Lohn einbehaltenen Arbeitgeberanteils) etwa 12% bis 14% seines Bruttoeinkommens als Zwangsbeitrag für die GKV aufzubringen hat (unter Berücksichtigung der Lohnfortzahlung sind es 18–20%), so ist ein Selbstbehalt von 10% des steuerpflichtigen Jahreseinkommen zumutbar. Für 1984 würde dies bedeuten, daß bei einem jährlichen Arbeitnehmerdurchschnittseinkommen von 43155 DM ein (durchschnittlich verdienender) Arbeitnehmer maximal 4315,50 DM für ärztlich verordnete und erstattungsfähige Gesundheitsleistungen aus eigener Tasche zu bezahlen gehabt hätte!

Diese Eigenbeteiligung sollte sich grundsätzlich auf *alle* Gesundheitsbereiche und Gesundheitsleistungen beziehen. Es könnte hier eingewandt werden, es sei sinnvoll, den Umfang und die Art des Selbstbehalts nach Preisempfindlichkeit und damit nach der Dringlichkeit unterschiedlich zu regeln. So nimmt in aller Regel die Preiselastizität der Nachfrage vom Arzneimittel über die ambulante zur stationären Behandlung sukzessive ab. Eine ökonomische Erklärung hierfür ist der von der Arzneimitteltherapie zur stationären Behandlung steigende Zeitpreisanteil [37]. Einen weiteren Erklärungsgrund stellte die sukzessiv steigenden Motivationsbarrieren dar, d.h. dem einzelnen Patienten fällt es emotional immer schwerer, die betreffenden Leistungen vom Arzneimittel über die ambulante hin zur stationären Behandlung nachzufragen [33]. Da diese Preiselastizität sowohl von Patient zu Patient als auch von Krankheitsfall zu Krankheitsfall variiert, sollten *keine* unterschiedlichen Selbstbehaltsregelungen für einzelne Gesundheitsbereiche bzw. Gesundheitsleistungen getroffen werden, um Diskriminierungen und damit Wettbewerbsverzerrungen zu vermeiden. Bestünde nämlich nur in einzelnen Bereichen ein Selbstbehalt, so käme es vermutlich zu Substitutionsprozessen, die nicht nur zu einer Diskriminierung, sondern u. U. auch zu einer schlechteren und kostenintensiveren Gesundheitsversorgung führen könnten. Käme es z. B. zu einer fühlbaren Erhöhung der Eigenbeteiligung nur bei Arzneimitteln, so verschöbe sich vermutlich die Nachfrage zugunsten der ambulanten und der stationären Behandlung. Abgesehen von dieser Diskriminierung der Arzneimittel, käme es hier auch zu Kostensteigerungen der Therapie [18]. Darüber hinaus bestünde dann die Gefahr, daß die durch pharmakologische Fortschritte mögliche Substitution der ambulanten bzw. stationären Therapie durch Medikamente, wenn nicht gänzlich verhindert, so doch u. U. entscheidend behindert und verzögert werden. Dadurch werden vorhandene Rationalisierungsreserven der Arzneimittel überhaupt nicht bzw. nur sehr unzureichend und verzögert ausgenutzt.

Ziel eines Selbstbehalts muß es primär sein, daß die Nachfrager sich preisbewußt verhalten. Ein solches Preisbewußtsein kann sich nur dann auswirken, wenn die Nachfrage nach bestimmten Gesundheitsleistungen nicht starr ist. Es wird somit unterstellt, daß die Nachfrage dieser spezifischen Gesundheitsleistungen entweder zeitlich aufgeschoben werden, auf andere Leistungen (Substitutionsmöglichkeit) ausweichen kann oder durch den Verzicht auf den Leistungsbezug keine extremen Nutzenausfälle entstehen. Nun gibt es jedoch Situationen (beispielsweise Notfälle), in denen die Möglichkeiten nicht bestehen. Vielmehr ist ein unmittelbarer Handlungsbedarf gegeben, d. h. die Nachfrage nach Gesundheitsleistungen ist in diesem Falle starr.

Aus sozial- und gesundheitspolitischen Überlegungen spricht deshalb zunächst einiges dafür, eine Sonderregelung für solche Fälle einzuführen, indem beispielsweise auf einen Selbstbehalt verzichtet wird. Eine Voraussetzung hierbei ist, daß zweifelsfrei festgestellt werden kann, wann eine solche Situation vorliegt. Diese Aufgabe könnte weitgehend vom Arzt wahrgenommen werden. Darüber hinaus ist relevant, ob diese Notfallsituation mit oder ohne Verschulden des Betroffenen eingetreten ist. Nur wenn kein eigenes Verschulden vorliegt, wäre eine Ausnahme von der Selbstbehaltsregelung zu vertreten. Eine solche Ausnahme für Notfälle wäre mit einem unverhältnismäßig hohen Aufwand verbunden. Ferner wird es immer Grenzfälle geben, die sich nicht zweifelsfrei klären lassen. Außerdem wären Ärzten einem verstärkten Druck seitens der Patienten ausgesetzt, Erkrankungen als Notfälle ohne eigenes Verschulden zu deklarieren, um in den Genuß zu kommen, überhaupt keinen oder einen geringeren als den üblichen Selbstbehalt tragen zu müssen. Selbst wenn hier sehr strenge Kriterien festgelegt würden, wäre nicht zu verhindern, daß die einzelnen Ärzte gleichgelagerte Fälle recht unterschiedlich beurteilen würden. Es ist deshalb zweckmäßig, *keine Ausnahmen* vom Selbstbehalt zuzulassen.

Mit dem Selbstbehalt soll die *Eigenverantwortung* des einzelnen Bürgers gestärkt werden. Dadurch sollen die Gesundheitseinstellung sowie das Gesundheits- und Krankheitsverhalten positiv beeinflußt werden, indem vom einzelnen potentielle Gefahren gemieden und die Sorglosigkeit gegenüber Krankheitsrisiken beträchtlich reduziert werden. Auch das Informationsinteresse des einzelnen hinsichtlich aller mit der Gesundheit zusammenhängenden Fragen soll dadurch erhöht werden. Dies könnte zu einer Anhebung des Informationsniveaus führen, was sich wiederum positiv auf das Verhalten der Betroffenen auswirken dürfte.

Gleichzeitig würde vermutlich das Interesse an einer *Kontrolle der erbrachten Leistung* zunehmen. Damit stiege das Interesse daran, möglichst rationelle Therapien anzuwenden. Ein solches Verhalten der Patienten bliebe nicht ohne Wirkung auf die Marktgegenseite: Es bestünden für die Leistungserbringer Anreize, die Behandlungseffizienz und -effektivität zu erhöhen, was sich in einem Wettbewerb der Leistungserbringer um den einzelnen Patienten niederschlagen dürfte.

In diesem Zusammenhang könnte ein *Markt für unabhängige Sachverständige* entstehen, auf dem jeder bei Bedarf die von einem Arzt verordnete Therapie sowie die geforderten Honorare überprüfen lassen könnte. Eine solche Überprüfung wäre nicht nur deshalb erforderlich, weil zu vermuten ist, daß gegenwärtig im Rahmen des Sachleistungsprinzips eine beträchtliche Differenz zwischen auf dem Krankenschein abgerechneten und tatsächlich erbrachten Leistungen besteht, d.h. Anreize zur Manipulation der Abrechnung gegenüber der Krankenkasse vorhanden sind [15], sondern auch weil der einzelne Patient als mündiger Bürger ein Recht darauf hat zu erfahren, welche Leistungen zu welchem Preis erbracht wurden, um seine Markttransparenz zu erhöhen und somit die Voraussetzungen für ein wirtschaftliches Verhalten zu schaffen.

Gegen einen Selbstbehalt wird oft eingewandt, daß Kranke veranlaßt werden könnten, nicht rechtzeitig einen Arzt aufzusuchen, was dann zu einer kostspieligeren oder gar nicht mehr möglichen Behandlung führt. Einer solchen möglichen Fehlhaltung könnte durch flankierende Maßnahmen (z.B. kostenlose Vorsorgeuntersuchungen, intensive Gesundheitsaufklärung und Gesundheitserziehung) vorgebeugt werden. Hierbei könnte daran gedacht werden, eine volle Erstattung der anfallenden Gesundheitsausgaben durch die Versicherung nur dann zu gewähren, wenn der betreffende Patient alle geforderten Vorsorgeuntersuchungen lückenlos nachweist. Ferner kann davon ausgegangen werden, daß Patienten mit einem bestimmten Leidensdruck ohnehin einen Arzt oder einen Apotheker aufsuchen. Durch einen Selbstbehalt würden also primär Bagatellfälle betroffen werden.

Bei der vorgeschlagenen Selbstbehaltsregelung besteht die Gefahr, daß die Nachfrage nicht zurückgedrängt, sondern lediglich zeitlich auf die Jahre verlagert wird, in denen beispielsweise aufgrund eines gravierenden Unglücksfalls oder einer schweren und teueren Erkrankung und der dann entstehenden Dringlichkeit der Behandlung die einkommensabhängige Selbstbehaltsgrenze ohnehin überschritten wird. Da diese Situation einer 100%igen Vollversicherung entspricht, kann erwartet werden, daß sich die Betroffenen ähnlich wie gegenwärtig die GKV verhalten werden. Die Patienten werden u. U. sogar dazu neigen, die bisher zurückgedrängte Nachfrage nach Gesundheitsleistungen „nachzuholen" und für kommende Perioden – soweit dies möglich ist – „vorzusorgen" (z. B. Auffüllen der Hausapotheke). Es muß jedoch davon ausgegangen werden, daß immer nur ein kleiner Teil der Nachfrage zeitlich verlagert und damit nachgeholt werden kann [22].

Ferner kann nicht von der Hand gewiesen werden, daß Patienten versuchen, besonders teuere Gesundheitsleistungen in Anspruch zu nehmen, um möglichst rasch die Grenze des einkommensabhängigen Selbstbehalt zu erreichen. Diesem Verhalten könnte dadurch entgegengewirkt werden, daß für die Berechnung des Selbstbehalts nur die im Katalog der Grundversorgung genannten Leistungen bis zum dort angegebenen Betrag berücksichtigt werden.

Aufgrund einer verstärkten Eigenbeteiligung der Patienten kann erwartet werden, daß Gesundheitsleistungen preisbewußter nachgefragt werden und zugleich – bei entsprechenden Rahmenbedingungen – die Leistungserbringer Gesundheitsleistungen bedarfsgerechter sowie kostengünstiger als bisher anbieten werden. Damit wird der gegenwärtig stark verbreiteten Verschwendung durch die Schaffung individueller wirtschaftlicher Anreize entscheidend entgegengesteuert.

Duales Versicherungssystem

Es wird für die Krankenversicherung ein Mischsystem vorgeschlagen: eine obligatorische Grundversorgung sowie eine freiwillige Zusatzversicherung.

Grundversorgung

Für jeden Bürger sollte eine Pflicht zum Abschluß einer Grundversicherung gegen Großrisiken bestehen. Durch eine solche obligatorische Versicherungspflicht soll u. a. vermieden werden, daß sich Personen von vornherein im Krankheitsfall auf die Unterstützung durch den Staat und damit durch die Gesellschaft verlassen. Für den einzelnen existiert zwar kein Kassenarztzwang, aber eine Versicherungspflicht. Ähnlich wie bei der Kraftfahrzeughaftpflicht steht es ihm frei, bei welcher Versicherung er diese gesetzlich vorgeschriebene Grundversicherung abschließt.

Für Versicherungsunternehmen besteht ein Kontrahierungszwang zum Abschluß dieser Grundversorgung, d. h. die Versicherer können keine Selektion der Versicherten nach dem Ausmaß des Risikos vornehmen. Das einzelne Versicherungsunternehmen muß jedoch davor geschützt werden, daß die Einnahmen der kontrahierungspflichtigen Grundversicherung nicht zur Deckung der Krankheitskosten ausreichen. Ein hierbei entstehender Verlust muß deshalb in Form eines Solidarfonds abgedeckt werden. Um nun aber zu verhindern, daß Versicherungsunternehmen Leistungen auf diesen Fonds überwälzen, die nicht zur Grundversorgung gehören (z. B. Zusatzleistungen und Serviceleistungen), ist es erforderlich, eine Standardisierung hinsichtlich Preis, Art und Umfang der Leistungen der Grundversorgung vorzunehmen. Außerdem muß darauf geachtet werden, daß dieser Fonds von den beteiligten Unternehmen nicht zur Abstimmung eines wettbewerbsbeschränkendes Verhaltens mißbraucht wird.

Die Gesundheitsgrundversorgung wird nach dem Solidaritätsprinzip organisiert und gilt grundsätzlich für alle Personen [38]. Die Finanzierung sollte über Pflichtbeiträge erfolgen. Hierbei stehen zwei Möglichkeiten der Ausgestaltung zur Verfügung. Zum einen kann der Beitrag in Abhängigkeit vom Einkommen festgelegt werden, beispielsweise einheitlich 1% des steuerpflichtigen Einkommens ohne – wie bisher – Einkommensgrenze nach oben; zum anderen kann – soll auf eine Einkommensumverteilungskomponente verzichtet werden – ein einheitlicher Pro-Kopf-Beitrag erhoben werden. Im ersten Fall würde vermutlich die Senkung der Beiträge von gegenwärtig 12% auf 1% des steuerpflichtigen Jahreseinkommens zur Finanzierung der Grundversorgung ausreichen. Sollten sich wider Erwarten dennoch Defizite ergeben, so wäre zunächst zu prüfen, ob der Leistungskatalog eingeschränkt werden kann. Erst wenn dies nicht möglich ist, sollte neben einer Steuerfinanzierung auch eine Beitragserhöhung zur Disposition stehen.

Aus sozial- und gesundheitspolitischen Gründen sollten Impfungen, *Früherkennungsuntersuchungen* (z. B. Schwangerschafts- und Kindervorsorgeuntersuchungen) und die Behandlung von ansteckenden Krankheiten weiterhin unentgeltlich angeboten werden, weil sie Investitionen in das Gesundheitsvermögen der Bevölkerung darstellen. Die Inanspruchnahme dieser Programme durch den einzelnen sollte allerdings bei der Gestaltung der Versicherungsbedingungen berücksichtigt werden, um Anreize für die Inanspruchnahme der Vorsorgeuntersuchungen zur Verbesserung des Gesundheitsverhaltens und -zustands zu schaffen. So sollte ein Anspruch auf eine volle Erstattung der Krankheitsausgaben nur dann bestehen, wenn die Vorsorgeuntersuchungen und Impfungen lückenlos nachgewiesen werden.

Obwohl die Regelleistungen der Grundversorgung hinsichtlich Umfang und Honorierung durch den Solidarfonds gesetzlich festgelegt sind, könnte sich ein Wettbewerb der verschiedenen Versicherungsunternehmen um die versicherungspflichtigen Bürger entwickeln. Beispielsweise wäre es möglich, daß sich die Versicherungsunternehmen bezüglich der Leistungserbringung unterscheiden. Auch der „Aktionsparameter Service" (z. B. Kundenbetreuung, Öffnungszeiten, Kundennähe) könnten hierbei eingesetzt werden. Ein solcher *Wettbewerb um Mitglieder* ist für Versicherungsunternehmen deshalb interessant, weil sie bei den Pflichtversicherten keinen Verlust machen können, sie aber auf den Abschluß einer freiwilligen Zusatzversicherung und anderer Versicherungen hoffen können. Hierbei muß allerdings verhindert werden, daß zusätzliche von der Versicherung freiwillig übernommene Leistungen zu Lasten des Solidarfonds gehen.

Damit Wettbewerb um den einzelnen Versicherten der Grundversorgung unter den Krankenkassen stattfinden kann, müssen die Rahmenbedingungen so verändert werden, daß gesetzliche und private Krankenkassen miteinander konkurrieren können. Keine Versicherung besitzt dann mehr durch staatliche Privilegien eine Bestandsgarantie. Vielmehr gilt es, sich im Wettbewerb immer wieder neu zu bewähren.

Einkommensschwachen Bürgern, die die Beiträge für diese Grundversorgung nicht aus eigenen Mitteln aufbringen können, sollte aus sozialpolitischen Gründen ein direkter staatlicher Einkommenstransfer (z. B. negative Einkommensteuer) gewährt werden.

Zusatzversicherung

Neben der Grundversorgung muß es jedem generell freistehen, sich über die Pflichtversicherung hinaus durch eine freiwillige Zusatzversicherung höher zu versichern, um seinen subjektiven Versorgungswünschen hinsichtlich der Risikoabdeckung und der Leistungserbringung Rechnung zu tragen. Der einzelne muß sowohl das Versicherungsunternehmen als auch Art und Umfang des zusätzlichen Versicherungsschutzes frei wählen können. Diese Krankenversicherung wird nach dem *Äquivalenzprinzip* aufgebaut, d. h. Leistung und Gegenleistung stehen miteinander in Beziehung.

Diese umfassende Wahlfreiheit des einzelnen wird vermutlich den Wettbewerb der Versicherungen um die Versicherten intensivieren. Wahrscheinlich wird auch der „Aktionsparameter Leistung-Prämien-Relation" verstärkt eingesetzt werden, was sich u. a. in unterschiedlichen Leistungs- und Tarifangeboten niederschlägt, wie dies die Angebotsvielfalt bei den privaten Krankenversicherungen zeigt.

Bei einer solchen Regelung ergibt sich allerdings das Problem, daß Versicherer Menschen, die ein hohes Krankheitsrisiko aufweisen, nicht aufnehmen. Dies kann zum einen über den Preis geschehen, indem sehr hohe Prämien gefordert werden, oder zum anderen dadurch, daß mit diesen Personen überhaupt keine Versicherungsverträge abgeschlossen werden. Es könnte hier daran gedacht werden, dieses Problem durch staatliche Eingriffe zu lösen. Es sollte in diesen Fällen jedoch auf jegliche staatliche Intervention verzichtet werden, so auch auf eine Subventionierung des betroffenen Personenkreises, um nicht das Äquivalenzprinzip außer Kraft zu setzen und damit die Marktsteuerung einzuschränken. Darüber hinaus gibt es auch für sozialpolitische Maßnahmen eine ökonomische Grenze. Sie wird im vorliegenden Fall von der Pflichtversicherung markiert. Es soll deshalb der Bereich der Zusatzversicherung ausschließlich einer Marktsteuerung vorbehalten bleiben.

Um dem einzelnen Versicherten einen Wechsel von einem Versicherer zu einem anderen zu erleichtern, sollte bei einem Wechsel das angesammelte Risikokapital von einem Unternehmen auf das andere übertragen werden können. Dies trägt nicht nur zu einer Erhöhung der Flexibilität der Versicherten bei, sondern schafft auch die Voraussetzungen für eine Intensivierung des Wettbewerbs unter den Versicherungsunternehmen.

Im Wettbewerbsprozeß muß eine freie Vertragsgestaltung für Leistungserbringer, Leistungsnachfrager und Versicherer möglich sein. Hierbei muß für alle Beteiligten ein freier Einsatz der Aktionsparameter gewährleistet sein. Mündige Bürger müssen die Freiheit haben, sowohl die Krankenkasse als auch Leistungsart und Leistungsumfang über die obligatorische Grundversorgung hinaus zu wählen. Durch die Einführung einer Experimentierungsklausel in die Reichsversicherungsordnung müssen Handlungsspielräume geschaffen werden, die Innovationen im Gesundheitswesen nicht nur erlauben, sondern ermuntern. So existieren beispielsweise in den USA Health Maintenance Organizations (HMO), bei denen ein einheitlicher, nicht nach dem Individualrisiko differenzierter Beitrag pro Kopf erhoben wird und eine unbegrenzte Leistungspflicht nach dem Solidarprinzip sowie dem Sachleistungsprinzip besteht. Allerdings ist die Arztwahl auf die Mitgliedsärzte der HMO beschränkt. Durch diese Verbindung von Versicherung und ärztlicher Leistungserbringung bestehen für Ärzte Anreize für eine möglichst effiziente und effektive Behandlung [7, 42].

Auflockerung der Angebotsstrukturen

Eine Reform des Gesundheitswesens darf sich nicht auf die Nachfrageseite und den Versicherungsbereich beschränken, vielmehr erfordert die Ganzheitlichkeit der Gesundheit, daß entsprechende Deregulierungen in allen Bereichen stattfinden. Im folgenden wird deshalb noch kurz auf die bisher noch nicht angesprochenen Bereiche eingegangen.

Allgemein läßt sich sagen, daß auch für alle Leistungserbringer individuelle Anreize geschaffen werden müssen, die nicht in Krankheit, sondern die *Gesundheit honorieren.* Hierbei muß neben der Reichsversicherungsordnung auch das ärztliche Standesrecht liberalisiert werden.

Leistungserbringer, die sich wirtschaftlich verhalten, müssen finanziell belohnt und solche, die sich unwirtschaftlich verhalten, bestraft werden. Zur Lösung dieses Problems bieten sich verschiedene Möglichkeiten an. Grundsätzlich ist jedoch sicherzustellen, daß der einzelne Leistungserbringer besonderes Interesse an einem hohen Gesundheitsstand der Patienten hat, ohne daß es hierbei zu einer Unterversorgung oder Selektion von Patienten kommt, die ein stärkeres Risiko darstellen.

Bei der Lösung dieses Problems spielt das Honorierungssystem eine entscheidende Rolle [35]. In einem System konkurrierender Versicherungen muß es einzelnen Versicherern möglich sein, Behandlungsverträge mit einzelnen Ärzten abzuschließen. Eine solche Integration von Leistungsfinanzierung und Leistungserbringung kann in unterschiedlicher Weise erfolgen (z. B. nach amerikanischem Muster; Prepaid Group Practice, Individual Practice Association, Health Maintenance Program; vgl. [8, 26]). Über die konkrete Ausgestaltung des Honorierungssystems (z. B. Einzelleistungs- oder/und Pauschalhonorierung) muß im Wettbewerbsprozeß der Krankenkasse um die Versicherten und um die Ärzte entschieden werden [28]. Eine entscheidende Rolle dürften hierbei die Parameter Preis und Leistung spielen. Da die Bedürfnisse der Menschen unterschiedlich sind, kann erwartet werden, daß verschiedene Versicherungs- und Honorierungssysteme miteinander im Wettbewerb stehen und nebeneinander sowie als Mischsysteme existieren. Solche Systeme aufzudecken, ist auch Aufgabe des Wettbewerbs als Entdeckungsverfahren.

Damit solche Prozesse möglichst reibungslos zum Vorteil aller ablaufen können, sind Änderungen der Rahmenbedingungen im ambulanten Bereich erforderlich. So müssen durch die Aufhebung der Betriebsformenbeschränkung in der ambulanten Versorgung sowie durch die Abschaffung der strengen Trennung zwischen ambulanter und stationärer Versorgung die Voraussetzungen für diese Prozesse geschaffen werden. Es muß auch möglich sein, integrierte Gesundheitsunternehmen zu gründen und zu betreiben, die eine Krankenhauskette mit weiteren Leistungsangeboten wie beispielsweise Gruppenpraxen, Apotheken und sonstige Einrichtungen der Gesundheitspflege verbinden. In den USA entstehen gegenwärtig solche Unternehmen als „Supermeds" [6]. Damit auch in der Bundesrepublik solche *integrierte Gesundheitseinrichtungen* entstehen können, sind umfangreiche Deregulierungen auch im Krankenhausbereich notwendig [11]. Krankenhäusern muß es erlaubt sein, unternehmerisch zu handeln, d. h. sie müssen sich bei ihren Überlegungen vom *Gewinnprinzip* leiten lassen. Sie müssen über die Höhe der Pflegekosten – *wie ein Unternehmer* – frei entscheiden können. Allerdings müssen die Krankenhausträger auch das volle Risiko übernehmen. Die öffentliche Hand sollte sich aus diesem Bereich – soweit dies gesundheitspolitisch vertretbar ist – völlig zurückziehen. Wie die Erfahrungen mit den Paracelsus-Kliniken zeigt, sind privatwirtschaftlich orientierte Kliniken nicht nur in der Lage, die gesundheitliche Versorgung zu übernehmen, sondern darüber hinaus ist in aller Regel die Versorgung besser und billiger [24].

Ärzten muß es grundsätzlich erlaubt sein, ihre Verbände frei zu wählen, d. h. das ärztliche Zwangskartell muß aufgelöst werden. Daneben müssen freie Vertragsabschlüsse zwischen Ärzten, Krankenkassen, Krankenhäusern und Apotheken erlaubt sein. Es müssen *neue Angebotsformen* im Wettbewerb entdeckt und zugelassen werden, auch solche, die Gesundheits- und Versicherungsleistungen als Paket anbieten. Darüber hinaus muß insbesondere angesichts steigender Ärztezahlen – manche Autoren sprechen bereits von einer „Ärzteschwemme" – der Sicherstellungsauftrag aus der RVO ersatzlos gestrichen werden.

Der Arzneimittelbereich [30, 31] muß von den bestehenden vielfältigen Wettbewerbsbeschränkungen befreit werden. So ist die Verschreibungspflicht auf ein vernünftiges Maß zu reduzieren. Die Vertriebsbindung muß bei allen Medikamenten, die keiner besonderen Behandlung bedürfen, aufgehoben werden. Die Festzuschlagsregelung, das Aut-Simile-Verbot, das Auseinzelungsverbot sowie das Mehr- und Fremdbesitzverbot bei Apotheken müssen abgeschafft werden.

Ergebnis und Ausblick

Die *Diagnose* lautet: Das Gesundheitswesen in der Bundesrepublik Deutschland ist krank. Es leidet aufgrund falsch gesetzter Rahmenbedingungen an einer Verschwendung knapper Ressourcen durch alle Beteiligten. In allen Bereichen bestehen umfangreiche Steuerungsdefizite. Als *Therapie* zur Lösung der vielfältigen Probleme wird eine Rückbesinnung auf die konstitutiven Elemente der sozialen Marktwirtschaft gefordert: Es ist notwendig, ein marktkonformes soziales Gesundheitssystem durch adäquate ordnungspolitische Maßnahmen zu schaffen.

Beim einzelnen müssen Eigenverantwortung, Eigeninitiative und Eigenvorsorge wesentlich gesteigert werden. Dies erfordert eine Neuorientierung nach dem Grundsatz: Subsidiarität soweit wie möglich, Solidarität soweit wie nötig.

Es werden eine Eigenbeteiligung sowie ein duales Versicherungssystem vorgeschlagen: eine obligatorische Grundversorgung nach dem Solidarprinzip für alle und eine freiwillige Zusatzversicherung nach dem Äquivalenzprinzip. Hierbei muß das Versicherungsprinzip gegenüber dem Versorgungsprinzip stärker angewandt werden. Der bestehende Kassenarztzwang muß durch eine Versicherungspflicht ersetzt werden. Der einzelne muß selbst entscheiden können, bei welchem Versicherer er seine Grundversicherung abschließen will. Gleichzeitig wird ein genereller Selbstbehalt bis zu 10% des steuerpflichtigen Jahreseinkommens empfohlen. Alle durch ärztliche Verordnungen entstehenden Krankheitsausgaben, die diese Grenzen übersteigen, müssen im Rahmen der Vorschriften der obligatorischen Grundversicherung erstattet werden. Die Grundversicherung sollte sich auf sog. Großrisiken beschränken, d. h. Bagatellfälle sind vom einzelnen selbst zu übernehmen. Dies bedeutet, daß der Leistungskatalog der GKV überprüft und gestrafft werden muß. Neben Bagatelleistungen müssen dabei alle krankenversicherungsfremden Leistungen aus dieser Grundversicherung herausgenommen werden. Eine allgemeine Sozialpolitik kann nicht Gegenstand der Krankenversicherung sein, sondern vielmehr muß eine solche Politik über direkte staatliche Unterstützungen erfolgen.

Weiter sind die Voraussetzungen für einen stärkeren Wettbewerb der Krankenversicherungen untereinander zu schaffen.

Auch bei den Leistungserbringern sind umfangreiche Reformen notwendig. So ist der Sicherstellungsauftrag der Kassenärztlichen Vereinigung aufzuheben, weil er aufgrund der sich abzeichnenden Ärzteschwemme obsolet ist. Darüber hinaus müssen neue Versicherungsformen sowie Betriebs- und Unternehmensformen der Leistungserbringer zugelassen werden. Auch bei Arzneimitteln sind die bestehenden Wettbewerbsbeschränkungen zu eliminieren. Generell muß der Gesundheitsbereich dereguliert werden, d. h. die bestehenden staatlichen Regulierungen und Reglementierungen sind – soweit dies sozial- und gesundheitspolitisch vertretbar ist – abzuschaffen. Generell müssen wegen des hohen Komplexitätsgrades der Wirklichkeit die Rahmenbedingungen im Gesundheitswesen so gestaltet werden, daß sich in evolutorischen Such- und Entdeckungsprozessen jeweils dasjenige System herausbilden kann, daß dem sich ständig ändernden menschlichen Bedürfnis nach Gesundheit in seiner Gesamtheit und den ökonomischen Gegebenheiten entspricht.

Durch eine verstärkte dezentrale Steuerung im Gesundheitsbereich werden die Bürger wieder autonomer, was zugleich heißt, daß für sie neben das Recht auf Gesundheit als untrennbare Komplemente stärker die Eigenverantwortung sowie die Pflicht zur Gesundheitserhaltung sowie Gesundheitsförderung treten.

Die politische Umsetzung der vorgeschlagenen Reformen sollte auf dem Wege sukzessiver Änderungen erfolgen. Zunächst sollte eine Experimentierklausel in der RVO verankert werden, um Erfahrungen mit marktwirtschaftlichen Elementen zu sammeln. Außerdem sollten die bestehenden Selbstbehalte erhöht und schrittweise auf alle Bereiche des Gesundheitswesens ausgedehnt werden. Der Leistungskatalog der GKV muß in dem oben dargelegten Sinn überprüft und gestrafft werden. Zugleich könnte die gegenwärtige Zwangsversicherung durch eine Versicherungspflicht zum Abschluß einer Grundversicherung ersetzt werden.

Literatur

1. Beske F (1984) Gesetzliche Krankenversicherung: Systemerhaltung und Finanzierbarkeit. Schmidt & Klaunig, Kiel
2. Beske F, Zalewski T (1981) Gesetzliche Krankenversicherung. Analyse, Probleme, Lösungsansätze. Schmidt & Klaunig, Kiel
3. Bundesminister für Arbeit und Sozialordnung (Hrsg) (1985) Statistisches Taschenbuch 1985. Arbeits- und Sozialstatistik. Bundesministerium für Arbeit und Sozialordnung, Bonn (Tabellen 7.8, 8.1)
4. Bundesverband der Pharmazeutischen Industrie (Hrsg) (1985/86) Basisdaten des Gesundheitswesens. Frankfurt/M [Tabelle 9.4-1. (1985); Tabellen 1-1, 8-1, 8-7.1, 8-25ff. (1986)]
5. Deutsche Bundesbank (1986) Monatsberichte 38/1
6. Ellwod PM (1987) Here come the supermeds. In: Münnich FE, Schwartz F (Hrsg) Die Zukunft des Gesundheitswesens: Struktur seiner ökonomischen Probleme. Bleicher, Gerlingen („Beiträge zur Gesundheitsökonomie" der Robert Bosch Stiftung, Bd 12)
7. Enthoven AC (1979) Consumer-centered vs. job-centered health insurance. Harvard Business Rev 57
8. Enthoven AC (1980) Health care cost control through incentives and competition. In: Brandt A et al. (eds) Cost-sharing in health care. Springer, Berlin Heidelberg New York
9. Frankfurter Allgemeine Zeitung vom 22. Februar 1984
10. Hamm W (1980) Irrwege der Gesundheitspolitik. Mohr, Tübingen
11. Hamm W (1985) Wettbewerb in der Krankenhauswirtschaft. In: Hamm W, Neubauer G (Hrsg) Wettbewerb im Gesundheitswesen. Bleicher, Gerlingen (Beiträge zur Gesundheitsökonomie der Robert Bosch Stiftung, Bd 7)
12. Hauser H (1981) Health maintenance organizations: Ansatzpunkte einer marktwirtschaftlichen Reform im Gesundheitswesen. Sozial Präventivmed 1
13. Hauser H (1985) Beurteilung des Systems der Globalsteuerung im Rahmen des KVKG. In: Andreae CA, Theurl E (Hrsg) Marktsteuerung im Gesundheitswesen. Bachem, Köln (Veröffentlichungen der Hanns Martin Schleyer-Stiftung, Bd 15)
14. Hauser H, Sommer J (1984) Kostendämpfung im Gesundheitswesen in den USA, in Kanada und in der BRD. Haupt, Bern Stuttgart
15. Häußler S (1986) Gegen Abrechnungsbetrug. Eine Stellungnahme des Ersten Vorsitzenden der Kassenärztlichen Bundesvereinigung. Dtsch Ärztebl 28. März 1986
16. Hayek FA von (1970) Die Irrtümer des Konstruktivismus und die Grundlagen legitimer Kritik gesellschaftlicher Gebilde. München Salzburg
17. Hayek FA von (1976) Individualismus und wirtschaftliche Ordnung, 2. Aufl. Rentsch, Salzburg
18. Helms J, Newhouse JP, Phelps CE (1978) Copayment and demand for medical care: The California medicaid experience. The Bell J Econ 9
19. Herder-Dorneich P (1985) Wettbewerb und Rationalitätenfallen im System der Gesetzlichen Krankenversicherung. In: Hamm W, Neubauer G (Hrsg) Wettbewerb im Gesundheitswesen. Bleicher, Gerlingen (Beiträge zur Gesundheitsökonomie der Robert Bosch Stiftung, Bd 7)
20. Herder-Dorneich P, Schüller A (Hrsg) (1983) Die Anspruchsspirale. Schicksal oder Systemdefekt? Enke, Stuttgart Berlin Köln Mainz
21. Knappe E (1981) Ausgabenexplosion im Gesundheitssektor. Folge einer ordnungspolitischen Fehlsteuerung. In: Issing O (Hrsg) Zukunftsprobleme der Sozialen Marktwirtschaft. Duncker Humboldt, Berlin (Schriften des Vereins für Socialpolitik, N.F., Bd 116)
22. Knappe E, Fritz W (1983) Direkte Beteiligung der Patienten an den Ausgaben für ambulante medizinische Leistungen und Zahnersatz. Diskussionsbeitrag. Trier
23. Krasney OE (1986) Entwicklungstendenzen für die Finanzierung der gesetzlichen Krankenversicherung als Folge der Rechtsprechung und der Novellierung der Reichsversicherungsordnung seit dem Jahre 1970. In: Finanzierung im Gesundheitswesen.

Bleicher, Gerlingen (Beiträge zur Gesundheitsökonomie der Robert Bosch Stiftung, Bd 10)
24. Kruckemeyer H (1987) Expertengespräch zum Thema „Kosten, Leistung, Finanzierung und Anreizsystem des Praxis-Klinik-Modells eines neuen Systems der Krankenhausversorgung. In: Henke KD, Metze J (Hrsg) Finanzierung im Gesundheitswesen. Bleicher, Gerlingen (Beiträge zur Gesundheitsökonomie der Robert Bosch Stiftung, Bd 10)
25. Lampert H (1980) Sozialpolitik. Springer, Berlin Heidelberg New York
26. Metze I (1981) Marktwirtschaftliche Lenkung als Alternative zur staatlichen Planung – Ein Konzept zur Organisation des Gesundheitswesens. In: Gäfgen G, Lampert H (Hrsg) Betrieb, Markt und Kontrolle. Bleicher, Gerlingen (Beiträge zur Gesundheitsökonomie der Robert Bosch Stiftung, Bd 2)
27. Münnich FE (1980) Modelle der Selbstbeteiligung. In: Internationale Gesellschaft für Gesundheitsökonomie (Hrsg) Selbstbeteiligung im Gesundheitswesen. Fischer, Stuttgart
28. Münnich FE (1985) Möglichkeiten einer Marktsteuerung in der Gesetzlichen Krankenversicherung – Begründung und Ziele. In: Geigant F, Oberender P (Hrsg) Möglichkeiten und Grenzen einer Marktsteuerung im Gesundheitswesen. Bleicher, Gerlingen (Beiträge zur Gesundheitsökonomie der Robert Bosch Stiftung, Bd 8)
29. Nord D (1979) Steuerung im Gesundheitswesen. Systemanalyse der Arzneimittelversorgung in der Bundesrepublik Deutschland. MPS, Frankfurt am Main
30. Oberender P (1984) Mehr Wettbewerb auf dem Arzneimittelmarkt. Eine ursachenadäquate Therapie. Wirtschaftsdienst 9:455–461
31. Oberender P (1984) Für Marktwirtschaft. Bundesarbeitsblatt 12
32. Oberender P (1985) Möglichkeiten und sozialpolitische Grenzen einer Marksteuerung der Gesundheitsnachfrage. In: Geigant F, Oberender P (Hrsg) Möglichkeiten und Grenzen einer Marktsteuerung im Gesundheitswesen der Bundesrepublik Deutschland. Bleicher, Gerlingen (Wege zur Gesundheitsökonomie der Robert Bosch Stiftung, Bd 7)
33. Pflanz M (1969) Gesundheitsverhalten. In: Mitscherlich A et al. (Hrsg) Der Kranke in der modernen Gesellschaft, 2. Aufl. Kiepenheuer & Witsch, Berlin Köln
34. Sachverständigenrat zur Begutachtung der gesamtwirtschaftlichen Entwicklung (1985/86) Auf dem Weg zu mehr Beschäftigung. Jahresgutachten 1985/86. Kohlhammer, Stuttgart Mainz
35. Schulenburg J-M Graf von der (1981) Systeme der Honorierung frei praktizierender Ärzte und ihre Allokationswirkungen. Mohr, Tübingen
36. Schulz W, Ederer F, Ruhl A (1985) Selbstbeteiligungsmodelle im Gesundheitswesen. WiSt 14:63 ff
37. Seyfarth L (1981) Zur Ökonomik des Gesundheitssicherungssystems und seiner präventiven Steuerung. Lang, Frankfurt Bern
38. Töns H (1983) Solidarität als Aufgabenbegrenzung der Gesetzlichen Krankenversicherung. PKV Dokumentation, Köln
39. Wissenschaftliches Institut der Ortskrankenkassen (WIdO) (1984) Arzneimittelverordnungen 1983 aus Daten des GKV-Arzneimittelindex. Bonn
40. Ziegler H (Hrsg) (1986) Jahrbuch zu Fragen der Suchtgefahren 1985. Neuland Verlagsgesellschaft, Hamburg
41. Zweifel P (1982) Ein ökonomisches Modell des Arztverhaltens. Springer. Berlin Heidelberg New York
42. Zweifel P, Pedroni G (1981) Die Health Maintenance Organization – Die Alternative im Gesundheitswesen? Pharma Information, Basel